泌尿系肿瘤多学科诊疗典型案例解析

主　编　廖　洪　叶定伟
副主编　李长岭　姚　欣　周芳坚　魏少忠

科学出版社
北　京

内 容 简 介

本书是一本泌尿系肿瘤多学科诊疗（MDT）的临床参考书，汇总了全国多家知名大型医院编写的62例典型MDT案例解析，涵盖前列腺癌、肾癌、膀胱癌、上尿路尿路上皮癌、睾丸癌、阴茎癌及尿道癌等多种癌种及相关并发症。每个病例从病史回顾、实验室及影像学检查、病理诊断、多学科讨论、治疗方案制订及随访管理等方面进行详细解析，突出多学科协作在肿瘤诊疗中的重要性。书中不仅展示了规范的诊疗流程，还针对疑难病例和特殊情况进行深入探讨，帮助读者提升临床决策能力。本书适合泌尿外科、肿瘤科、放射科、病理科、影像科等领域的临床医师、研究生及科研人员阅读参考，旨在推动泌尿系肿瘤诊疗的规范化、个体化和精准化发展，最终提高患者的生存质量和预后。

图书在版编目（CIP）数据

泌尿系肿瘤多学科诊疗典型案例解析 / 廖洪，叶定伟主编. -- 北京：科学出版社，2025.6. ISBN 978-7-03-082151-5

Ⅰ．R737.1

中国国家版本馆 CIP 数据核字第 2025G6Y573 号

责任编辑：程晓红 / 责任校对：张 娟
责任印制：师艳茹 / 封面设计：吴朝洪

科 学 出 版 社 出版
北京东黄城根北街 16 号
邮政编码：100717
http://www.sciencep.com

三河市春园印刷有限公司印刷
科学出版社发行　各地新华书店经销

*

2025 年 6 月第　一　版　　开本：787×1092　1/16
2025 年 6 月第一次印刷　　印张：21 1/2
字数：506 000

定价：198.00 元
（如有印装质量问题，我社负责调换）

编委和点评专家名单

主　　编　廖　洪　叶定伟
副 主 编　李长岭　姚　欣　周芳坚　魏少忠
编　　委（按姓氏汉语拼音排序）

　　白　宇　云南省肿瘤医院
　　毕　兴　新疆医科大学附属肿瘤医院
　　卜桂宁　广西医科大学附属肿瘤医院
　　陈　东　中山大学附属肿瘤医院
　　陈锦超　浙江省肿瘤医院
　　陈永胜　哈尔滨医科大学附属肿瘤医院
　　刁　磊　天津医科大学肿瘤医院
　　董金凯　解放军总医院第五医学中心（307医院）
　　顾伟杰　复旦大学附属肿瘤医院
　　关有彦　中国医学科学院肿瘤医院
　　管考鹏　中国医学科学院肿瘤医院
　　郝海龙　山西省肿瘤医院
　　何叶叠　浙江省肿瘤医院
　　洪保安　首都医科大学附属北京安贞医院
　　胡　滨　辽宁省肿瘤医院
　　黄　骥　江西省肿瘤医院
　　黄　雷　湖北省肿瘤医院
　　黄航捷　福建医科大学附属第二医院
　　蒋学文　山东大学齐鲁医院
　　居正华　福建省肿瘤医院
　　李　军　甘肃省肿瘤医院
　　李　俊　重庆大学附属肿瘤医院

梁　旭	四川省肿瘤医院
林　洋	吉林省肿瘤医院
林志涛	福建省肿瘤医院
刘　治	中国科学技术大学附属第一医院
刘海龙	上海交通大学医学院附属新华医院
刘洪宇	山西省肿瘤医院
刘三河	湖北省肿瘤医院
麦海星	解放军总医院第五医学中心（307医院）
穆中一	辽宁省肿瘤医院
皮　卓	新疆医科大学附属肿瘤医院
齐　盼	河北医科大学第四医院
丘震寰	广西医科大学附属肿瘤医院
宋彦平	重庆大学附属肿瘤医院
陶　陶	中国科学技术大学附属第一医院
王　伟	北京和睦家医院
吴　毅	四川省肿瘤医院
吴佳成	南通大学附属肿瘤医院
肖英明	四川省肿瘤医院
徐　丁	上海交通大学医学院附属新华医院
徐海飞	江苏南通肿瘤医院
徐永鹏	哈尔滨医科大学附属肿瘤医院
徐子程	江苏省肿瘤医院
杨春光	华中科技大学同济医学院附属同济医院
杨盛柯	四川省肿瘤医院
杨振宇	中山大学附属肿瘤医院
阴煜明	福建医科大学附属第二医院
张　超	山东省肿瘤医院
张　凯	北京和睦家医院
张　强	甘肃省肿瘤医院
张爱莉	河北医科大学第四医院
张崇剑	云南省肿瘤医院

张峻瑜　复旦大学附属肿瘤医院
张振庭　天津医科大学肿瘤医院
赵　强　北京大学肿瘤医院
赵鹏程　河南省肿瘤医院
赵世明　河南省肿瘤医院
周昌东　吉林省肿瘤医院
周伟敏　江西省肿瘤医院
朱耀丰　山东大学齐鲁医院
邹本奎　山东省肿瘤医院

点评专家（按姓氏汉语拼音排序）

边家盛　山东省肿瘤医院
陈　鹏　新疆医科大学附属肿瘤医院
陈惠庆　山西省肿瘤医院
陈立军　解放军总医院第五医学中心（307医院）
陈旭升　天津医科大学肿瘤医院
崔殿生　湖北省肿瘤医院
戴　波　复旦大学附属肿瘤医院
郝海龙　山西省肿瘤医院
何朝宏　河南省肿瘤医院
胡　滨　辽宁省肿瘤医院
胡志全　华中科技大学同济医学院附属同济医院
居正华　福建省肿瘤医院
雷永虹　云南省肿瘤医院
李　俊　重庆大学附属肿瘤医院
李　强　兰州大学第二医院
李长福　哈尔滨医科大学附属肿瘤医院
李长岭　中国医学科学院肿瘤医院
李毅宁　福建医科大学附属第二医院
李永红　中山大学附属肿瘤医院
廖　洪　四川省肿瘤医院
刘　南　重庆大学附属肿瘤医院

蒙清贵　广西医科大学附属肿瘤医院
穆中一　辽宁省肿瘤医院
齐　隽　上海交通大学医学院附属新华医院
秦晓健　复旦大学附属肿瘤医院
沈海波　上海交通大学医学院附属新华医院
史本康　山东大学齐鲁医院
涂新华　江西省肿瘤医院
王小林　南通大学附属肿瘤医院
魏少忠　湖北省肿瘤医院
鲜　鹏　重庆大学附属肿瘤医院
肖　峻　中国科学技术大学附属第一医院
杨　磊　甘肃省肿瘤医院
杨　勇　北京大学肿瘤医院
姚　欣　天津医科大学肿瘤医院
岳中瑾　甘肃省肿瘤医院
张　宁　首都医科大学附属北京安贞医院
张奇夫　吉林省肿瘤医院
张志勇　甘肃省肿瘤医院
朱　刚　北京和睦家医院
朱绍兴　福建医科大学附属协和医院
邹　青　江苏省肿瘤医院

序

  泌尿系肿瘤，一种影响广泛、处理复杂的医疗挑战，一直是多学科诊疗（MDT）的焦点之一。正因如此，对于不同学科间如何协同工作，以及如何将各种最新的医疗技术和理念融入实际诊疗工作中，有着极其重要的意义。《泌尿系肿瘤多学科诊疗典型案例解析》是一本致力于解答这一问题的专著。

  本书的诞生源于多年的临床实践和深入的研究，旨在提供一个全面的视角来解读和理解泌尿系肿瘤的诊断与治疗。通过详尽的病例解析，本书展示了多学科团队如何通过集思广益、互相合作来达到最佳的治疗效果。这些病例既有教学价值，也有实用价值，无疑将为从事泌尿系肿瘤诊疗的医师和相关医疗工作者提供宝贵的参考。

  各位编者和点评专家都是在这一领域经验丰富的专家。他们不仅有着丰富的临床诊疗经验，而且在教学和研究方面也有着显著的成就。本书综合了这些专家的智慧和经验，力求使内容既科学严谨，又实用易懂。

  在高度专业化和细分化的今天，多学科合作已经不再是一种选项，而是一种必然。因此，这本书不仅仅是一本教科书或参考书，更是一本促进多学科合作与交流的平台。

  在此，我要对所有参与本书创作的作者表示最诚挚的感谢。你们的付出和努力，使得这本书能够成为这一领域中的一部重要著作。

  愿本书能为推动泌尿系肿瘤多学科诊疗的进步与发展做出自己的一份贡献。

叶定伟
复旦大学附属肿瘤医院

前　言

医学，作为一个不断发展的学科，总是在寻找新的方法和技术来更好地诊断和治疗各种疾病。泌尿系肿瘤是一种严重而复杂的医疗问题，其诊断和治疗涉及多个学科领域，包括泌尿外科、医学影像、肿瘤内科、放射治疗、病理学和康复医学等。因此，一本全面、多角度分析典型案例的书籍是至关重要的。这本《泌尿系肿瘤多学科诊疗典型案例解析》正是为了填补这一空缺而编写的。

多学科合作不仅可以提供更全面的疾病理解，还可以推动更有效和个体化的治疗方案。随着诊断技术和治疗方法的不断进步，泌尿系肿瘤的管理也在迅速发展。因此，了解各个学科如何相互影响并合作解决问题是非常必要的。

本书汇集了一系列典型的泌尿系肿瘤案例，涵盖了从初步诊断到治疗方案选择，再到术后管理和康复的全过程。每个案例都经过了多学科专家团队的细致分析，旨在展示最佳实践和多学科合作的优点。

书中的案例解析不仅详细介绍了诊疗过程，还着重强调了各个学科在解决问题中的关键作用，以及它们如何相互补充和协作。此外，书中也讨论了各种现代诊断和治疗技术，包括但不限于最新的影像诊断工具、微创手术技术、靶向治疗和免疫治疗。

我们诚挚地希望这本书能成为泌尿系肿瘤多学科诊疗的有用资源，不仅能帮助医疗专业人士提高诊疗水平，也能为患者提供更全面、更高质量的医疗服务。

感谢所有参与本书编写的专家和学者，以及为提高泌尿系肿瘤诊疗水平做出贡献的所有医务工作者。我们也对读者提出的任何建议和反馈持开放态度，以不断完善和更新本书。

愿读者在学习和应用本书内容的过程中获得满意和成功。

廖　洪

电子科技大学附属肿瘤医院（四川省肿瘤医院）

目 录

概述 ··· 1
病例1　早期前列腺癌的多学科全程管理 ··· 3
病例2　局部晚期前列腺导管腺癌的综合诊治 ··· 7
病例3　局部晚期前列腺癌的诊断与处理 ·· 13
病例4　局部晚期前列腺癌的手术治疗 ··· 20
病例5　局部进展期前列腺癌的诊断与治疗策略 ·· 23
病例6　前列腺癌经典诊治策略 ·· 28
病例7　T_{3b}期前列腺癌综合治疗 ·· 32
病例8　T_4期前列腺腺鳞癌的诊疗实践 ·· 40
病例9　基于PSMA-PET-CT检测的前列腺癌精准治疗 ··· 47
病例10　前列腺电切术后行腹腔镜前列腺癌根治术的处理策略 ··· 51
病例11　前列腺癌根治术后不同PSA水平的应对策略 ·· 56
病例12　保留性神经根治性前列腺切除术后切缘阳性的诊断与处理 ······································· 63
病例13　寡转移去势抵抗性前列腺癌的治疗 ··· 67
病例14　寡转移性前列腺癌的综合治疗 ··· 75
病例15　寡转移性前列腺癌的多学科全程管理 ·· 79
病例16　前列腺癌阴茎转移病例分析和讨论 ··· 86
病例17　非转移性去势抵抗性前列腺癌的个体化治疗 ··· 93
病例18　传统内分泌治疗在转移性前列腺癌中的应用 ··· 98
病例19　前列腺癌放射性粒子植入术后挽救性根治手术 ·· 102
病例20　多西他赛再挑战治疗转移性前列腺癌 ·· 107
病例21　前列腺癌个体化多学科诊疗 ··· 116
病例22　膀胱癌经典诊治策略 ··· 120
病例23　极高危膀胱癌保膀胱综合治疗 ··· 125
病例24　膀胱癌新辅助治疗 ··· 132
病例25　肌层浸润性膀胱癌保膀胱综合治疗的应对策略 ·· 136
病例26　肌层浸润性膀胱癌术前新辅助化疗的应用 ·· 145
病例27　新辅助动脉介入化疗在T_{4a}期膀胱肿瘤治疗中的应用 ·· 150
病例28　基因检测指导转移性膀胱癌的治疗 ·· 154

病例29	合并多种内科疾病晚期膀胱癌免疫联合靶向药物的新辅助治疗及全膀胱切除术后并发症的处理	157
病例30	不愿接受根治性手术的晚期膀胱癌患者的全程综合治疗	164
病例31	膀胱全切术后尿道继发癌	168
病例32	膀胱尿路上皮癌根治术后继发上尿路尿路上皮癌的诊断与处理	173
病例33	膀胱透明细胞腺癌的诊治策略	178
病例34	膀胱癌伴肉瘤样分化治疗分析	186
病例35	局部晚期肾占位的诊断与处理	191
病例36	肾部分切除术后局部复发的处理策略	196
病例37	散发性双侧肾癌的多学科全程管理	199
病例38	肾实质肿瘤与肾盂肿瘤术前鉴别策略	206
病例39	中晚期肾癌的诊断与临床决策	210
病例40	晚期肾癌并全身多发转移患者的多学科联合治疗	216
病例41	晚期肾癌病例	221
病例42	晚期肾癌转移灶的局部治疗	225
病例43	晚期转移性肾细胞癌的治疗	228
病例44	肾尤文肉瘤的诊断与处理	235
病例45	肾脏巨大脂肪瘤样型血管平滑肌脂肪瘤的诊断与处理	239
病例46	小儿双侧肾母细胞瘤的治疗	244
病例47	Xp11.2易位/*TFE3*基因融合肾细胞癌全程管理	249
病例48	上尿路尿路上皮癌综合治疗	254
病例49	孤立肾肾盂癌综合保肾治疗	259
病例50	高龄女性上尿路尿路上皮癌患者的全程综合治疗	262
病例51	转移性肾盂恶性肿瘤的治疗选择	267
病例52	转移灶减瘤联合系统治疗使转移性尿路上皮癌患者生存获益	271
病例53	睾丸混合性生殖细胞肿瘤的诊断与处理	278
病例54	生殖细胞混合瘤伴腹膜后淋巴结转移的治疗	283
病例55	晚期睾丸肿瘤的诊断与治疗经验分享	289
病例56	转移性睾丸生殖细胞肿瘤的诊断与处理	294
病例57	阴茎癌及腹股沟淋巴结清扫术后复发的再次手术挑战	298
病例58	腹膜后平滑肌肉瘤伴腔静脉癌栓的诊治	304
病例59	膀胱癌根治术后输尿管髂血管瘘的诊断与处理	312
病例60	腹腔镜保留肾单位手术术后肾假性动脉瘤的诊断与处理	318
病例61	腹腔镜保留肾单位手术术后输尿管瘘的诊断与处理	323
病例62	肿瘤热的诊断与处理	327

概述

多学科诊疗（multi-disciplinary team，MDT）已成为临床治疗的模式和发展方向，疾病的综合治疗需要多学科的参与，更需要多个学科的团结协作。为了规范肿瘤患者诊治工作，发挥多学科综合力量，提高重症疑难患者诊疗水平，根据国家卫计委下发的《关于加强肿瘤规范化诊疗管理工作的通知》和中国医师协会外科医师分会MDT专委会《MDT的组织和实施规范（第一版）》，各大医疗中心相继开展MDT模式。

一、MDT的定义与目标

MDT指由来自两个以上相关学科、相对固定的专家组成工作组，针对某一器官或系统疾病，通过定时、定址的会议，提出科学、合理意见的临床治疗模式。

医院管理MDT团队的目标是制订适合具体患者的最佳个体化方案，建立团队成员交流平台，促进不同学科的交流与合作，提升学科诊疗能力和学术水平。通过MDT团队的工作，让MDT理念深入人心，让规范化、合理化的疾病治疗从MDT模式中得到实现，让更多医师从MDT中获得成长，让更多患者从MDT中获益。

二、MDT在泌尿系肿瘤诊疗中的意义

泌尿系肿瘤具有高度异质性，其诊断和治疗涉及泌尿外科、肿瘤内科、放疗科、影像科、病理科等多个学科。传统的单一学科诊疗模式难以满足个体化、精准化治疗的需求。

MDT模式在泌尿系肿瘤诊治中具有以下优势：

1. 提高诊断准确率　多学科专家共同讨论，综合分析患者的临床表现、影像学检查、病理学结果等信息，可以最大程度地减少误诊和漏诊。

2. 制订个体化治疗方案　根据患者的具体情况，结合各学科的最新进展，制订最优化、最合理的治疗方案，以提高治疗效果。

3. 改善患者预后　MDT模式可以避免过度治疗和不足治疗，提高患者的生存率和生活质量。

4. 促进学科交流与合作　MDT模式为不同学科的专家提供了交流平台，有利于促进学科间的合作与发展。

三、泌尿系肿瘤MDT的组成与运作

1. 成员组成　泌尿系肿瘤MDT通常由以下学科的专家组成：泌尿外科、肿瘤内科、放疗科、影像科（放射科、超声科等）、病理科、护理团队及其他相关学科（如介入科、核医学科等）。

2. 运作流程

（1）病例筛选：由泌尿外科医师初步筛选适合进行MDT讨论的病例。

（2）资料准备：收集患者的病史、影像学资料、病理学报告等相关资料。

（3）MDT讨论：各学科专家共同讨论病例，分析病情，制订治疗方案。

（4）方案实施：由主管医师负责将MDT讨论结果告知患者，并组织实施治疗方案。

（5）随访评估：定期随访患者，评估治疗效果，并根据病情变化调整治疗方案。

四、泌尿系肿瘤MDT的挑战与展望

尽管MDT模式在泌尿系肿瘤诊疗中取得了显著成效，但仍面临一些挑战：

1. 医疗资源不足　MDT模式需要投入大量的人力、物力和财力，在一些医疗资源相对匮乏的地区难以推广。

2. 学科间沟通不畅　不同学科的专家可能存在专业术语、诊疗理念等方面的差异，影响沟通效率。

3. 患者参与度不足　部分患者对MDT模式缺乏了解，参与度不高，影响治疗效果。

未来，随着医疗技术的进步和医疗资源的优化配置，MDT模式将在泌尿系肿瘤诊疗中发挥更加重要的作用。我们需要不断完善MDT的组织架构和运作流程，加强学科间的沟通与合作，提高患者的参与度，为患者提供更加优质、高效的医疗服务。

本书将围绕泌尿系肿瘤的常见类型选取典型案例进行详细解析，展示MDT模式在泌尿系肿瘤诊治中的具体应用和价值。

病例 1

早期前列腺癌的多学科全程管理

【导读】

前列腺癌是全球发病率第2位的男性恶性肿瘤，且死亡率居高不下。由于饮食习惯和生活方式的变化，近年来，我国前列腺癌发病率呈现持续快速增长趋势，已经位列所有男性癌症发病率第6位，而死亡率位列所有男性癌症第10位，严重威胁男性健康和生活质量。前列腺癌的确诊依靠前列腺穿刺活检，标本病理分析所得的Gleason评分是预后的重要指标，6分的前列腺癌有较长的隐匿期，该类患者生存期较长，而≥7分的前列腺癌往往具有很高的侵袭性和致死率，必须及时采取合适的治疗手段进行积极干预。因此，如何早期诊断高风险前列腺癌，准确评估肿瘤侵袭性，是前列腺癌管理的重要问题。

【病例介绍】

患者，男性，54岁，因"体检发现PSA升高2年"入院。患者2年前参加复旦大学附属肿瘤医院社区前列腺癌精准筛查时发现前列腺特异性抗原（prostate specific antigen，PSA）升高，后就诊于复旦大学附属肿瘤医院，复查PSA为9.8ng/ml，2019年6月行超声引导下经直肠前列腺穿刺术，病理报告提示为前列腺良性组织伴炎性细胞浸润。之后定期随访发现PSA逐渐升高，最近复查PSA为13.2ng/ml。近3个月出现排尿不畅、夜尿增多，否认血尿和尿痛。现为进一步治疗收治入院。

1. 既往史　无特殊。
2. 体格检查　神志清晰，精神好，腹部软，无压痛，无反跳痛，无曲张静脉，双下肢无水肿。直肠指检提示前列腺Ⅱ度增大，中央沟变浅，质地软，无压痛，与直肠无粘连。
3. 实验室检查　肿瘤标志物：总PSA（tPSA）13.2ng/ml。
4. 影像学检查　外院盆腔MRI：前列腺增生，未见肿大盆腔淋巴结。
5. 初步诊断　①良性前列腺增生；②前列腺癌不除外。

【临床决策分析】

根据病史及影像学表现，前列腺增生诊断成立，PSA升高＞10ng/ml，因此前列腺癌不能除外。

2020版中国临床肿瘤协会前列腺癌诊治指南中重复穿刺指征为：

①首次穿刺病理发现非典型性增生或前列腺高级别上皮内瘤变（prostatic intraepithelial neoplasis，PIN），尤其是多针病理结果如上；②复查PSA持续升高或影像学随访

异常；③复查PSA 4～10ng/ml，可结合游离PSA（fPSA）比值、PSA密度、直肠指检或前列腺健康指数的随访情况。

该患者PSA复查持续升高，鉴于目前存在一定的尿路梗阻症状，故首先推荐进行重复前列腺穿刺。患者此前外院仅行了盆腔MRI检查，因此首先予以多参数前列腺MRI检查，如果有靶病灶则优先考虑前列腺靶向穿刺术。

【治疗过程】

1. 多参数前列腺MRI检查提示右侧外周带异常信号（图1-1），前列腺影像报告与数据系统（prostate imaging reporting and data system，PI-RADS）评分为4分。

2. 机器融合前列腺多参数MRI和经直肠超声引导下靶向前列腺穿刺术。

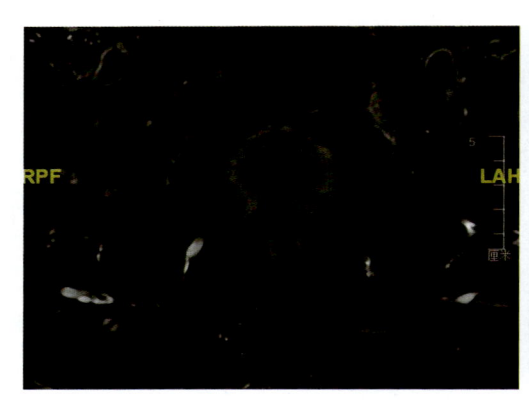

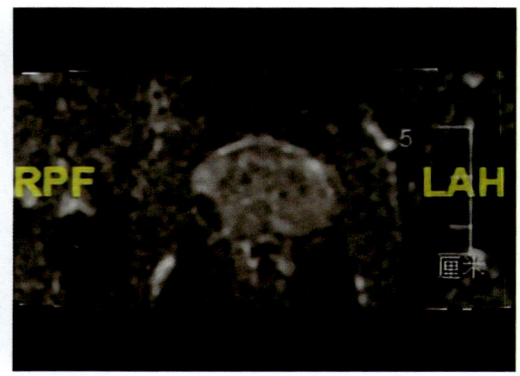

图1-1 前列腺多参数MRI

T_2提示右侧外周带稍低信号（左图），ADC（右图），b＝1400s/mm^2，右侧外周带明显低信号（PI-RADS评分4分）

【术后情况】

患者术后出现尿路梗阻症状轻度加重，给予甲磺酸多沙唑嗪缓释片改善尿路梗阻，同时予以抗生素抗感染治疗。

术后5d病理报告为前列腺腺癌，靶区穿刺2针阳性，肿瘤占比分别为50%、60%，Gleason评分均为3＋4＝7。补充行全身骨ECT提示T_4、L_2、左侧第2肋骨等摄取增高。

【多学科讨论】

参与学科：泌尿外科、放射治疗科、肿瘤内科、病理科、放射诊断科和核医学科。

病史摘要：患者全身骨ECT提示多发骨转移不能除外，追问病史患者曾经出现严重车祸伤。骨ECT检查敏感度高，但是特异度低，因此，予以前列腺特异性膜抗原（prostate specific membrane antigen，PSMA）-PET-CT检查，进一步确认。

治疗决定：根据指南，患者可以进行前列腺癌根治性手术或根治性放射治疗。但是患者相对年轻，预期寿命长，根治性前列腺切除手术能提供的治愈机会最大。至于术后可能出现的尿失禁、勃起功能障碍等并发症，虽有一定的概率，但是可以通过更精细的手术（如机器人辅助的腹腔镜手术）获得更好的早期功能保留及康复，并可以在术后尽早进行提肛训练、阴茎康复等功能康复运动，获得长期的生活质量改善。

方案确定：根据与会专家讨论，最后一致同意，先行PSMA-PET-CT检查评估骨病灶，评估勃起功能。评估完成后行机器人辅助的腹腔镜保留神经的根治性前列腺切除术。术后尽快进行阴茎康复训练。

效果评价：患者进行PSMA-PET-CT评估后未见PSMA摄取增高，初步排除骨转移。完善其他评估后，行机器人辅助的腹腔镜保留神经的根治性前列腺癌术，术后病理考虑前列腺癌，Gleason评分$3+4=7$，T_2N_0。术后2周，拔除导尿管后，立即进行提肛训练及负压泵阴茎康复训练。术后1个月，尿控完全恢复，可以勃起并完成性生活，PSA降至0.008ng/ml。

【经验与体会】

1.前列腺癌早诊早治十分重要　前列腺癌早期诊断对前列腺癌死亡率降低有重要的作用。前列腺癌早期诊断得益于PSA筛查和经直肠超声引导下的系统性前列腺穿刺活检技术的开展和精确化，以及大众对前列腺癌警觉性提高。我国前列腺癌整体发病率虽然较低，但初诊前列腺癌的分期较晚。在美国初诊前列腺癌患者中，临床局限性前列腺癌病例占81%；而我国多中心研究资料提示，仅有1/3的初诊前列腺癌患者为局限性前列腺癌，大部分患者在初诊时已经处于中晚期。而肿瘤治疗的疗效主要取决于诊断时疾病分期以及治疗手段的选择。以上海为例，2013年，前列腺癌患者5年生存率仅为53.5%；而同期美国前列腺癌患者的5年生存率达到了99%。初诊患者分期较晚是造成国内和欧美国家前列腺癌生存率差异的主要原因。如何早期诊断高风险前列腺癌，准确评估肿瘤侵袭性，是临床亟待解决的问题，也是学界研究的热点。前列腺癌筛查可以提高早期前列腺癌患者的就诊比例，而着重提高前列腺癌诊断的准确性可以减少过度治疗或治疗不足的发生。

2.前列腺多参数MRI在早期诊断有重大的意义　多参数MRI的发展也极大地助力于前列腺癌的诊断，帮助临床医师进行穿刺策略的选择。多参数MRI是公认的无创检查前列腺疾病的最佳检查方法。北美放射学年会上发表了在多参数MRI基础上形成的第二版前列腺影像报告与数据系统（PI-RADS，v2）。该报告系统使得前列腺检查更加规范化、报告更加标准化。PI-RADS采用5分制分别对前列腺不同区带的病变进行评分。外周带主要参考DWI序列，移行带主要参考T_2序列。这样的报告系统有助于发现严重威胁健康的高风险前列腺癌的检出。目前有较多的临床证据证明多参数MRI和超声图像融合穿刺可以有效地提高有临床意义肿瘤的诊断，同时可降低惰性肿瘤的检出。Woo发表的Meta分析提示，基于2015年发布的PI-RADS第二版报告系统，当PI-RADS≥4分时，多参数MRI诊断前列腺癌的敏感度为89%，特异度为73%。第二版报告系统明显提高了诊断的敏感度。当PI-RADS≥3分时，敏感度可以提升到95%，但是特异度只有47%。

多参数MRI引导的前列腺穿刺发现有临床意义的前列腺癌概率在44%～87%，显著高于超声引导的12针法随机前列腺穿刺的42%的发现率。文献报道，多参数MRI引导的前列腺穿刺相比传统的超声引导的前列腺穿刺所用的穿刺针数更少（9针 vs. 37针），且多参数MRI可以发现超声引导系统前列腺穿刺遗漏的有临床意义的前列腺癌为9%（5%～16%）。

多参数MRI不仅可在诊断中起到重大作用，还可以帮助精准分期为下一步治疗奠定基础。

（顾伟杰）

▶【专家点评】

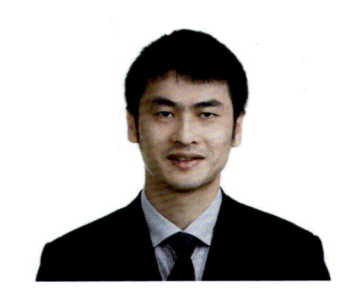

秦晓健，医学博士，硕士研究生导师，复旦大学附属肿瘤医院泌尿外科主任医师。中国非公立医疗协会泌尿外科专业委员会副主任委员兼秘书长，中国抗癌协会整合前列腺肿瘤委员会委员兼副秘书长，中国初级卫生保健基金会泌尿外科专业委员会秘书长，上海市抗癌协会泌尿肿瘤专业委员会秘书长

早诊早治对于降低前列腺癌死亡率有极其重要的作用。加强大众对前列腺健康的关注，早期发现、早期诊断前列腺癌是目前中国人群急需解决的问题，而多学科模式下的前列腺癌筛查、精准诊断、全程管理是有效的解决方案。复旦大学附属肿瘤医院泌尿系肿瘤多学科团队经过多年的探索，深入社区进行科普讲座和公益筛查。仅仅在2017—2019年，团队进行了总共41场次的筛查和现场咨询，足迹遍布上海各个区县，并在江苏苏州、昆山、南京及山东潍坊等地与当地医疗机构协作开展前列腺癌筛查。总共筛查了2926人，PSA＞4ng/ml的人数为360人，比例12.3%；83人进行了超声引导下前列腺穿刺（2.8%），41人最终诊断为前列腺癌（1.4%）。团队在社区实践中发现我国男性的前列腺健康意识虽然有大幅度提高，但普遍偏低，PSA升高的高危人群接受穿刺诊断比例较低，科普工作仍旧任重道远。此外，不同医疗机构、不同区域间医疗水平不均衡，是前列腺癌早诊早治及全程管理有效实施的最大技术障碍。以高危人群筛查为起点的前列腺健康全程管理及区域一体化的诊疗模式，结合适宜医疗机构的前列腺癌诊疗一体化中心的建设，可能是改善我国前列腺癌患者生存预期的最优实践。

参考文献

Wong MCS，Goggins WB，Wang HH，et al. Global incidence and mortality for prostate cancer：analysis of temporal patterns and trends in 36 countries［J］. Eur Urol，2016，70（5）：862-874.

Woo S，Suh CH，Kim SY，et al. Diagnostic performance of magnetic resonance imaging for the detection of bone metastasis in prostate cancer：a systematic review and meta-analysis［J］. Eur Urol,2018,73（1）：81-91.

Wysock JS，Mendhiratta N，Zattoni F，et al. Predictive value of negative 3T multiparametric prostate MRI on 12 core biopsy results［J］. BJU Int，2016，118（4）：515-520.

病例 2

局部晚期前列腺导管腺癌的综合诊治

【导读】

前列腺导管腺癌（ductal adenocarcinoma of the prostate，PDA）是一种罕见的前列腺癌组织学亚型，占所有前列腺癌的0.4%～0.8%，与预后不良有关。鉴于前列腺导管腺癌文献中报道的病例很少，因此人们对这种类型前列腺癌的特点及诊治手段知之甚少。

直肠损伤、出血是腹腔镜前列腺癌根治术的严重并发症，总体发生率不足2%。一旦发生，对患者及其家属的身心、经济等都是巨大的负担；更是对手术医师临床决策、心理素质、医患沟通能力的全面考验。

【病例介绍】

患者，男性，69岁，因"会阴部疼痛4个月"入院。患者4个月前无明显诱因出现会阴部疼痛，无尿频、尿急、尿痛等，就诊于外院，查泌尿系彩超提示前列腺增生、膀胱残余尿45ml，PSA正常，考虑前列腺增生合并慢性前列腺炎可能，给予抗感染、α受体阻滞剂等对症处理后未见明显好转，遂转诊我院。

1. 既往史　无特殊。

2. 体格检查　直肠指检：前列腺轻度肿大，质韧，无触痛，前列腺左侧可触及一肿物，大小约3.0cm×2.0cm，边界不清，质硬，活动度差，表面光滑。

3. 实验室检查

（1）PSA 1.053ng/ml，fPSA 0.285ng/ml，fPSA/PSA 0.27。

（2）肿瘤标志物九项（男性）：糖类抗原（CA）19-9 27.6U/ml。

4. 影像学检查

（1）经直肠前列腺彩超：①左侧精囊腺内实性病变；②前列腺内多发实性病变；③前列腺轻度增生；④右侧精囊腺未见明显异常。

（2）盆腔MRI：①左侧精囊腺异常信号，考虑恶性病变可能；②前列腺中央区信号稍欠均匀；③左侧阴囊团块状T_2WI高信号影（图2-1）。

（3）全身骨ECT、胸部CT、消化系彩超：未见明显异常。

5. 穿刺病理　（前列腺左1-5）导管腺癌；（前列腺右1-5，尖部）良性前列腺组织；（左侧精囊占位）见腺癌浸润。免疫组化：P504s（＋），P63（－），CK5/6（－），PSA（－），CK7（＋），CK20（－），CDX-2（＋），CDX-2（CA19-9）（少量＋），Villin（－），Ki-67（＋30%）（图2-2）。

6. 初步诊断　前列腺导管腺癌（$cT_{3b}N_0M_0$）。

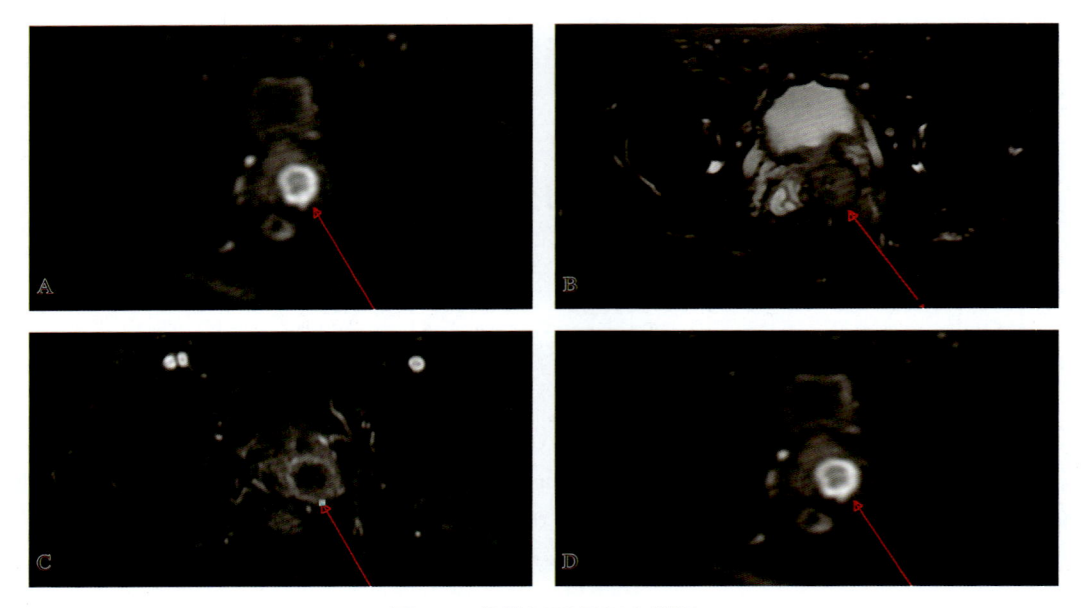

图2-1　盆腔MRI平扫＋增强
左侧精囊腺异常信号（箭头所指处为精囊占位）

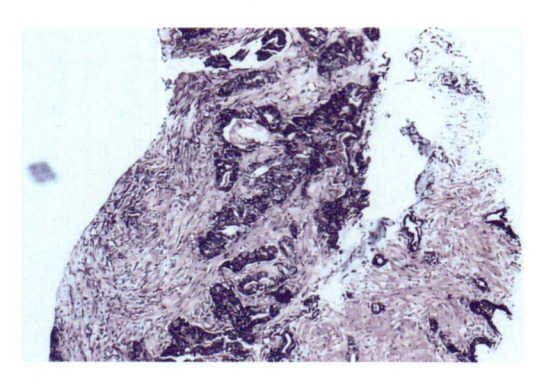

图2-2　前列腺穿刺病理

【临床决策分析】
根据病史、直肠指检、MRI、穿刺病理等证据判断，诊断成立。

1. 手术指征　据2019版EAU前列腺癌诊疗指南，对选择性高危患者（cT_{3a}或Gleason评分8～10或PSA＞20ng/ml）、严格筛选的极高危患者（cT_{3b}～T_4N_0或$cT_{any}N_1M_0$）可行根治性手术。有文献指出对高危前列腺癌患者，根治性手术生存率优于根治性放疗，故对本例患者，根治性手术联合术后辅助治疗是对患者有利的。

2. 术前评估
（1）血常规：白细胞$11.6×10^9$/L，中性粒细胞百分比81.1%，血红蛋白113g/L。
（2）常规生化、凝血全套、传染病三项、尿培养、动态心电图：未见明显异常。
（3）心脏彩超：轻度二尖瓣、主动脉瓣反流，左心室舒张功能不全（可疑）。

3. 手术方案　腹腔镜下根治性前列腺切除术＋盆腔淋巴结清扫术。

4.术后注意事项

（1）术后1周是患者恢复的关键期，需注意各种引流液量、尿量、进食、活动等身体恢复情况，有无并发症等。主要并发症有术中严重出血、直肠损伤、术后阴茎勃起功能障碍、尿失禁、膀胱尿道吻合口狭窄、尿道狭窄、深部静脉血栓、淋巴囊肿、尿瘘、肺栓塞等，目前围手术期死亡率为0～2.1%。

（2）引流管的拔除：术后常规留置引流管，保证引流通畅，一般在术后5～6d拔除。术后若有持续的吻合口漏尿则应待漏口愈合后再拔管。

（3）导尿管留置时间：若膀胱颈保留完整且吻合满意，可早期拔管；若手术后出现吻合口瘘，则需待瘘口闭合后再拔管。拔除导尿管可有两种方式：对于吻合确实者，可于术后7d行膀胱造影，无造影剂外溢可拔除导尿管；对于吻合存有疑虑者，可嘱患者带管出院，术后14d后拔除。住院期间出现漏尿者，必须先行膀胱造影，无造影剂外溢方能拔管。

【治疗过程】

1.手术过程　患者于2018年10月23日在全身麻醉、平卧（头低足高位）下行"经腹膜外途径腹腔镜下根治性前列腺切除术＋盆腔淋巴结清扫术"。

（1）腹膜外间隙的建立：取脐下3cm切口，打开腹白线于腹膜外置入自制手套扩张球囊，充气扩张腹膜外空间。

（2）清扫双侧髂血管旁淋巴结，上至髂血管起始，下至股动脉分叉，后至闭孔神经，外至股神经处。

（3）分离膀胱前间隙、切开两侧盆筋膜，剪断耻骨前列腺韧带，显露耻骨后血管复合体，行8字缝扎。

（4）距膀胱颈2cm前列腺8字缝合，切开膀胱颈前壁，显露尿道；离断膀胱颈后壁，辨认输尿管开口，在输尿管开口与前列腺之间横行切开膀胱颈后壁，切开狄氏筋膜前层，分离输精管和精囊，见左侧前列腺、左侧精囊与直肠粘连明显，切开狄氏筋膜后层，钝性分离前列腺与直肠前间隙。

（5）分离结扎两侧前列腺血管束、保留神经血管束，游离前列腺尖部，紧靠前列腺尖部切断后尿道；检查两侧输尿管开口喷尿后行膀胱尿道吻合。

2.术后病理　前列腺符合导管腺癌，可见粉刺样坏死，侵犯左精囊腺，癌紧邻左侧环周切缘。右侧环周切缘、右精囊腺、上切缘、尿道、左右输精管断端、膀胱颈切缘均未见癌累及。左侧盆腔淋巴结7枚，右侧盆腔淋巴结5枚：均未见转移癌。目前认为前列腺导管腺癌不适用于典型的Gleason分级标准，但其中大部分等同于Gleason 4级前列腺癌，出现粉刺样坏死等同于Gleason 5级前列腺癌。免疫组化：P504s（＋），PSA（－），AR（－），PAX-2（－），GATA-3（－），P63（－），CK7（＋），CK20（－），Villin（小灶＋），CDX-2（部分＋），Ki-67（＋约40%）。

3.术后辅助治疗

（1）术后辅助化疗：2018年12月24日—2019年5月6日。

方案：多西他赛120mg（第1天）联合泼尼松5mg（每天2次），21d为1个疗程。

（2）术后辅助内分泌治疗：术后至今。

方案：比卡鲁胺50mg，每天1次；戈舍瑞林3.6mg，每28天1次。

（3）治疗过程中随访睾酮、PSA变化情况（图2-3）。

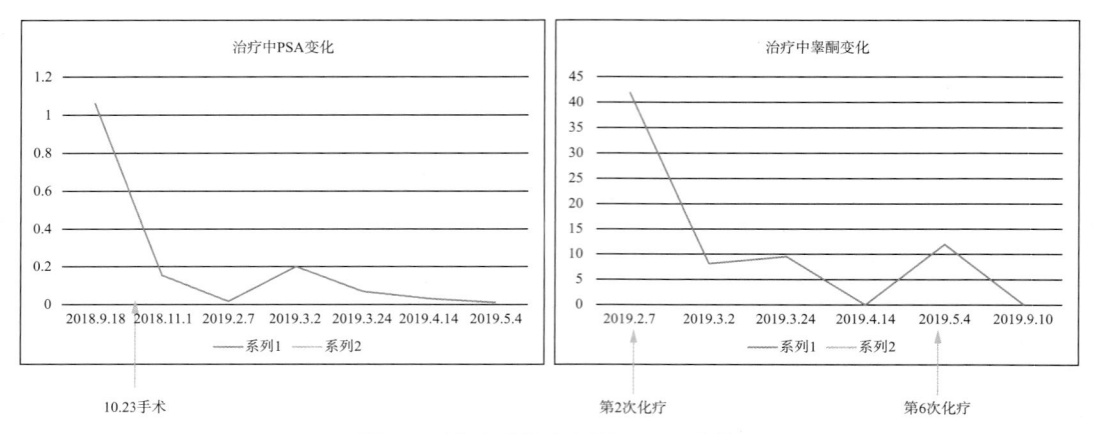

图2-3　治疗过程中睾酮、PSA变化

【经验与体会】

1. 前列腺导管腺癌的临床及病理特点　前列腺导管腺癌好发于老年男性，在早期多无前列腺质硬结节和PSA升高等典型表现，易被临床忽略，确诊时肿瘤分期较晚。由于肿瘤发生于前列腺导管，肿瘤体积较小时不易通过直肠指检发现，只有在肿瘤体积足够大甚至侵及前列腺周围组织时，指检才可发现肿瘤结节，正如本例患者，发现前列腺结节时肿瘤已侵及精囊，病理分期为T_{3b}期。在前列腺导管腺癌中，由于肿瘤起源于导管上皮，分泌PSA的能力较差，因此PSA在肿瘤早期时可无明显升高，只有在肿瘤出现扩散时，才表现为PSA的升高。在本病例中，患者肿瘤已侵及精囊，PSA的水平仍在正常范围内，使得该病早期发现较为困难。

Hertel等表明膀胱镜下的导管腺癌表现多为外生性、绒毛或息肉样生长，或外有白色的"蠕虫状"肿瘤叶状突入尿道。大体上，导管腺癌通常是外生性的，但也可以是导管内的。虽然导管腺癌由于起源于中央前列腺导管而典型地位于中央，但它们也可以位于中央和外围，甚至可以孤立在外围区域。根治性前列腺切除术标本中，导管腺癌的病理分期往往比单纯腺癌高，且体积较大。导管腺癌以乳头状和（或）筛状生长形式扩散到前列腺之外，包括前列腺周围软组织、精囊、盆腔淋巴结和远处部位（包括肺和骨）。

2. 前列腺导管腺癌的治疗　与普通类型前列腺癌一样，PDA的治疗方法主要有根治性前列腺切除术、内分泌治疗、放化疗等。PDA在肿瘤分化程度上与Gleason评分为8的前列腺腺泡腺癌（acinar adenocarcinoma of the prostate，PAC）相当，但与PAC相比，PDA具有更高的迁徙、侵袭和转移能力。本例中前列腺癌侵犯精囊，临床分期为T_{3b}，无远处转移证据，考虑局部晚期前列腺癌，在最新的NCCN、EAU指南中，选择性高危患者或严格筛选的极高危前列腺癌患者可行根治性手术，Tu等在文献中指出单纯前列腺导管腺癌倾向于惰性临床病程，并增加局部复发的风险。局部控制（特别是前列腺癌根治术）可能会改善单纯前列腺导管腺癌患者的临床结果。Ujiwara等指出接受多西紫杉醇化疗可以提高转移性前列腺癌患者的总体生存率。Meeks等的大宗临床数据显示PDA患者似乎更能从根治性切除或根治性放疗联合内分泌治疗（RT＋ADT）等积极治疗措施中获益。本例以根治性前列腺切除术＋化疗＋内分泌治疗为主，患者经治疗后PSA、睾酮下降，病情得到缓解，故认为值得临床应用及推广。

3.直肠损伤及术后出血的防治　直肠损伤是前列腺癌根治术常见并发症，亦是最严重的并发症之一。由于狄氏筋膜邻近直肠的间隙变窄，通常直肠损伤发生在游离前列腺尖部、分离前列腺侧面时出现，术前应常规进行肠道准备，术中常规直肠指检有无直肠损伤。一旦在术中发现直肠损伤，应立即修补破口，若修补完全，大多预后良好，无须粪便改道；若术后发现直肠损伤，大多因感染严重需在感染控制后行二期手术治疗。

血管损伤及出血是腹腔镜前列腺癌根治术另一常见的并发症，大多发生在分离、切割血管时。盆底结构复杂，血管丛丰富，阴茎背静脉复合体和阴茎背深静脉处理不当是大出血的常见原因。术中处理静脉复合体前必须充分游离前列腺两侧的盆筋膜和腹侧的耻骨前列腺韧带，于前列腺尖部远端"8"字贯穿缝扎静脉复合体，术后密切观察引流量及患者生命体征，及时做好相应处理，必要时再次手术止血。

【小结】

前列腺导管腺癌临床罕见，早期难以发现，应掌握其临床特征及病理特点，其中病理及免疫组化为诊断本病的重要依据，早期诊断、及时手术、术后全身综合治疗是提高患者生存时间的关键。

（阴煜明）

▶【专家点评】

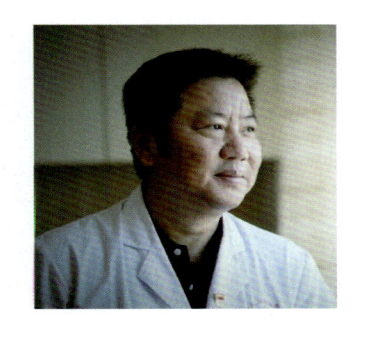

李毅宁，主任医师，福建医科大学附属第二医院泌尿医学中心主任。海峡两岸医药卫生交流协会泌尿外科专业委员会常委，中国抗癌协会泌尿男生殖系肿瘤专业委员会委员，福建省海医会泌尿外科分会会长，福建省抗癌协会泌尿男生殖肿瘤专业委员会副主任委员

PDA是一种罕见的前列腺癌亚型，其侵袭性强于传统的PAC。PDA表现出与前列腺腺泡腺癌相似的临床特征，因此，这两种疾病的临床鉴别非常困难，组织病理学在该病的诊断中起着重要作用。PDA总体预后较差，生化复发率和全身性扩散较高。目前尚无可靠、特异的临床手段来检测和鉴别PDA和PAC，因此，病理科医师正确认识和报告PDA的存在和百分比至关重要。Gleason评分系统可用于对PDA进行分级以预测其生物学行为：HGPIN样PDA类似于Gleason分级为3级的PAC，乳头状和筛状PDA（无粉刺样坏死时）类似于Gleason分级4级的PAC，实质型和粉刺样坏死类似于Gleason分级5级的PAC。前列腺导管腺癌的临床处理和治疗可参考类似Gleason分级和分期的腺泡腺癌，晚期转移性PDA甚至缺乏标准的治疗方案，其治疗经验仅见于不足50例的病例报告。本例以根治性前列腺切除术＋化疗＋内分泌治疗为主，患者经治疗后PSA、睾酮下降，影像学复查可见病情得到缓解。但Fujiwara等研究发现前列腺导管腺癌对多西他赛敏感性差异较大，有效性从4个月至3年不等；另外一些个案报道则提示PDA似乎存在对多西他赛原发耐药，患

者接受该治疗后不敏感，发现转移至死亡时间仅4～12个月。目前，前列腺导管腺癌存在临床发病率低、难以早期诊断、病程进展快、生存率低等临床特点，而关于老年前列腺导管腺癌的报道则少之又少。故对前列腺导管腺癌的诊治，今后仍需更多样本的研究以及长期追踪观察。

参 考 文 献

黄健，王建业，孙垂泽，等．中国泌尿外科和男科疾病诊断治疗指南（2019版）［M］．北京：科学出版社，2019：69-70.

梅骅，陈凌武，高新．泌尿外科手术学［M］．北京：人民卫生出版社，2018：996-997.

Baig FA, Hamid A, Mirza T, et al. Ductal and acinar adenocarcinoma of prostate: morphological and immunohistochemical characterization［J］. Oman Med J, 2015, 30（3）: 162-166.

Fujiwara R, Kageyama S, Tomita K, et al. Metastatic prostatic ductal adenocarcinoma successfully treated with docetaxel chemotherapy: a case report［J］. Case Rep Oncol, 2015, 8（2）: 339-344.

Kamiyama Y, Mitsuzuka K, Watanabe M, et al. Chemotherapy with gemcitabine and cisplatin for advanced ductal adenocarcinoma of the prostate: clinical courses of two patients［J］. Tohoku J Exp Med, 2015, 237（4）: 317-321.

病例 3

局部晚期前列腺癌的诊断与处理

【导读】

前列腺癌是男性最常见的疾病之一，国内发病率逐年升高。局部晚期前列腺癌治疗后易进展、复发，治疗难度极大。目前以手术为主的综合诊治模式是局部晚期前列腺癌的最佳治疗。

【病例介绍】

患者，男性，69岁，因"发现下腹部肿物10d"入院。患者10d前自查发现下腹部肿物，无腹痛、腹胀、尿频、排尿困难，就诊于外院，行B超检查：左下腹巨大肿物。

1. 既往史　无特殊。

2. 体格检查　神志清晰，心肺查体无特殊。腹部查体：左下腹可触及大小约15cm×15cm的质硬肿物，活动性差，无明显压痛。

3. 实验室检查　肿瘤标志物：tPSA 3044 ng/ml。

4. 影像学检查

（1）盆腔CT：盆腔左侧可见大小约20cm×15cm肿物，增强后可轻中度强化，盆腔多发淋巴结肿大（图3-1）。

（2）盆腔MRI：前列腺外周带为主占位，前列腺癌符合，侵及双侧精囊腺，双侧髂血管旁及骶前多枚大小不一肿块、结节影，转移性首先考虑（图3-2）。

（3）骨ECT：未见明显骨转移（图3-3）。

5. 前列腺穿刺病理　前列腺腺癌（Gleason评分4＋3＝7，分级分组3）（图3-4）。

6. 盆腔肿物穿刺活检　浸润或转移性癌（图3-5）。

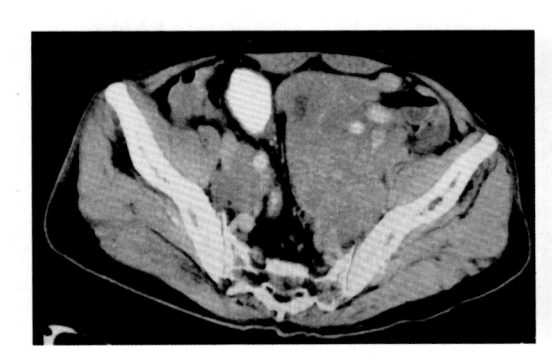

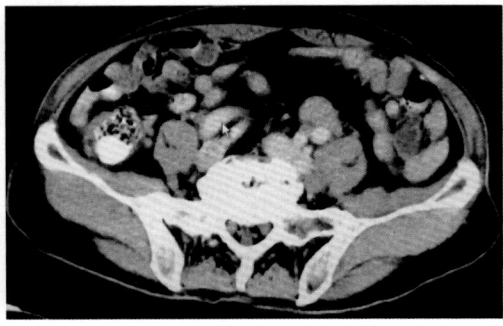

图3-1　下腹盆腔CT

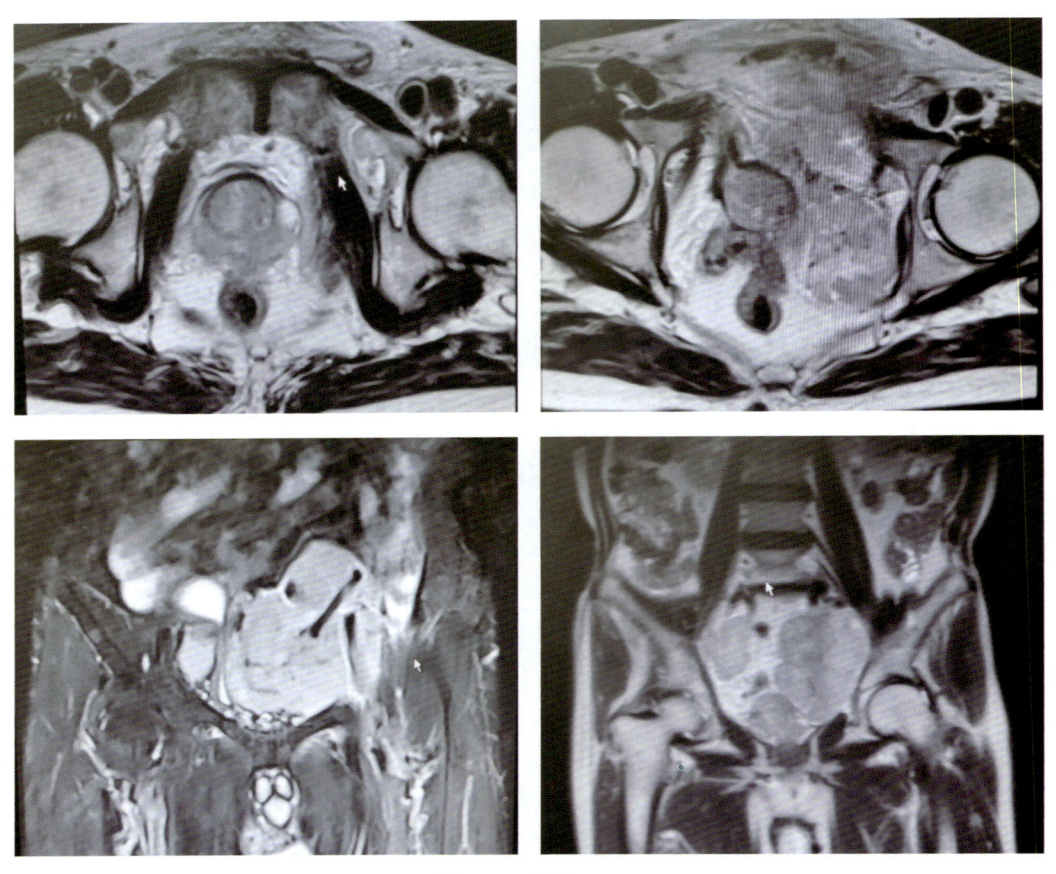

图3-2　盆腔MRI

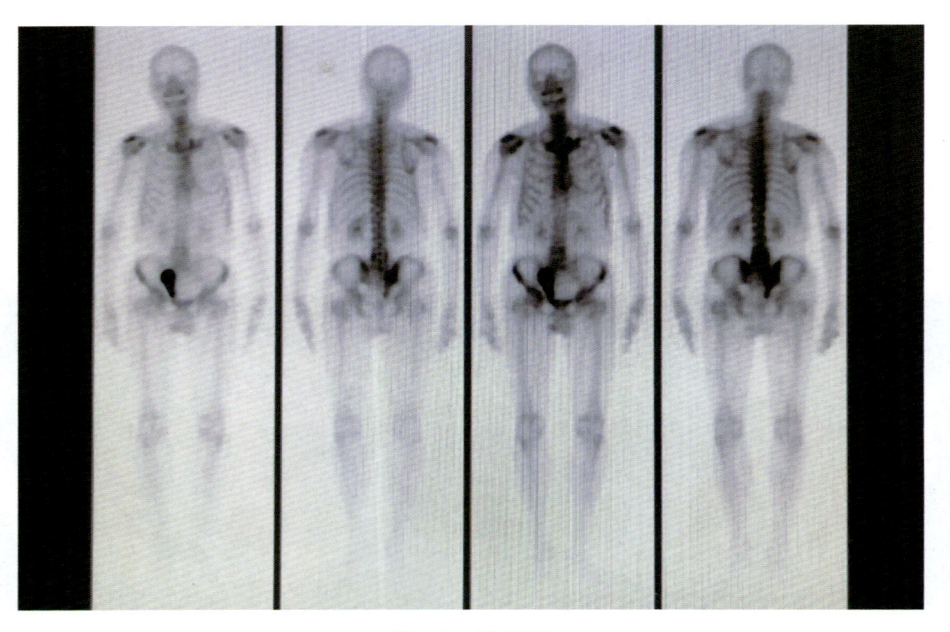

图3-3　骨ECT

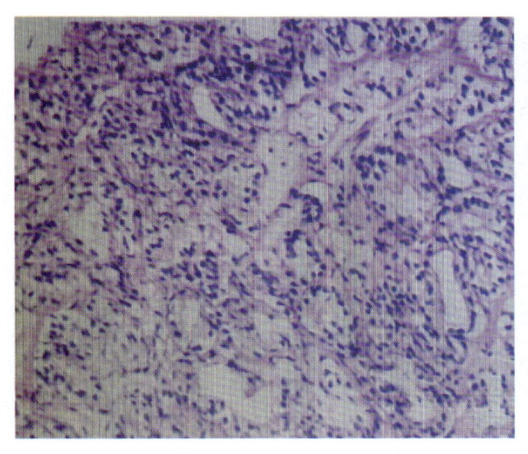

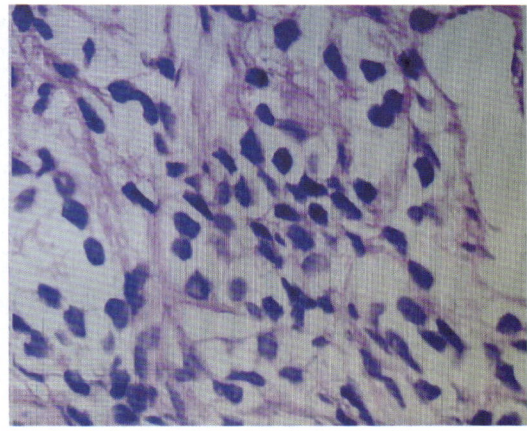

图 3-4　前列腺穿刺活检

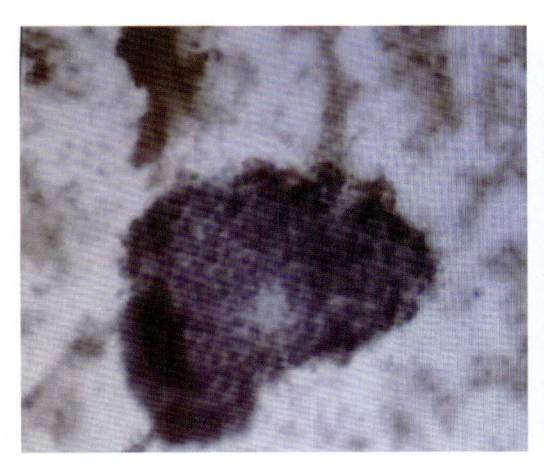

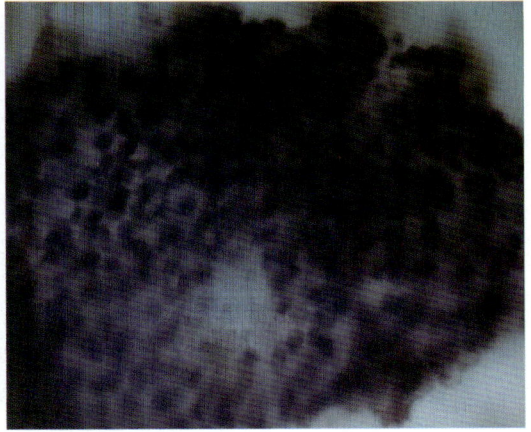

图 3-5　盆腔肿物穿刺活检

7. 初步诊断　前列腺癌（$T_{3b}N_1M_0$）。

【多学科讨论及临床决策分析】

根据病史、PSA、CT、MRI、前列腺穿刺病理、盆腔肿物穿刺病理等证据判断，诊断成立。

患者局部晚期的高危前列腺癌，预期寿命大于10年，根据NCCN指南，推荐的治疗方式包括外放疗＋内分泌治疗、外放疗＋内放疗＋内分泌治疗或前列腺癌根治术＋盆腔淋巴结清扫术（根据术后病理决定后续辅助治疗方式）。但患者合并有盆腔巨大淋巴结，考虑直接行手术治疗难度、风险极大，建议行新辅助治疗，缩小淋巴结。虽然目前研究证实新辅助治疗无法延长患者的无进展生存期（progression-free survival，PFS）和总生存期（overall survival，OS），但可以减少切缘阳性率、淋巴结阳性率，达到降低分期的目的。鉴于该患者伴有盆腔巨大淋巴结，行新辅助治疗指征明确，通过缩小肿瘤利于手术的开展。

前列腺癌的化疗一般用于转移性前列腺癌，无论是激素敏感的转移性前列腺癌还是去势抵抗的转移性前列腺癌，化疗均可以改善患者的预后。对于高危局部晚期的前列腺癌，目前指南并不推荐进行全身化疗。但是近来有研究显示，对于高危前列腺癌，在新辅助内分泌治疗的基础上加上化疗，可以增强新辅助治疗的疗效，使PSA快速下降，达到明显的降期目的，但是对远期预后的影响尚不可知。由于该患者有巨大的盆腔淋巴结转移，考虑在新辅助内分泌治疗的基础上加上多西他赛的新辅助化疗，可能可以达到迅速缩小肿瘤的目的。

【新辅助治疗】

2018年12月开始内分泌治疗，同时加上多西他赛120mg，每3周1次，共3次。新辅助治疗共持续3个月，治疗后患者PSA明显下降（图3-6）。

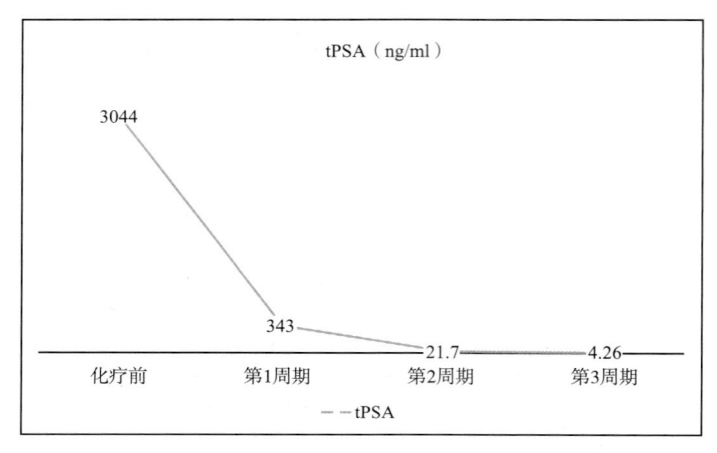

图3-6 新辅助治疗后患者的PSA变化

新辅助治疗后复查CT，可见左盆腔巨大淋巴结明显缩小，几乎消失，前列腺局部也明显缩小，精囊腺显示较前清晰（图3-7）。

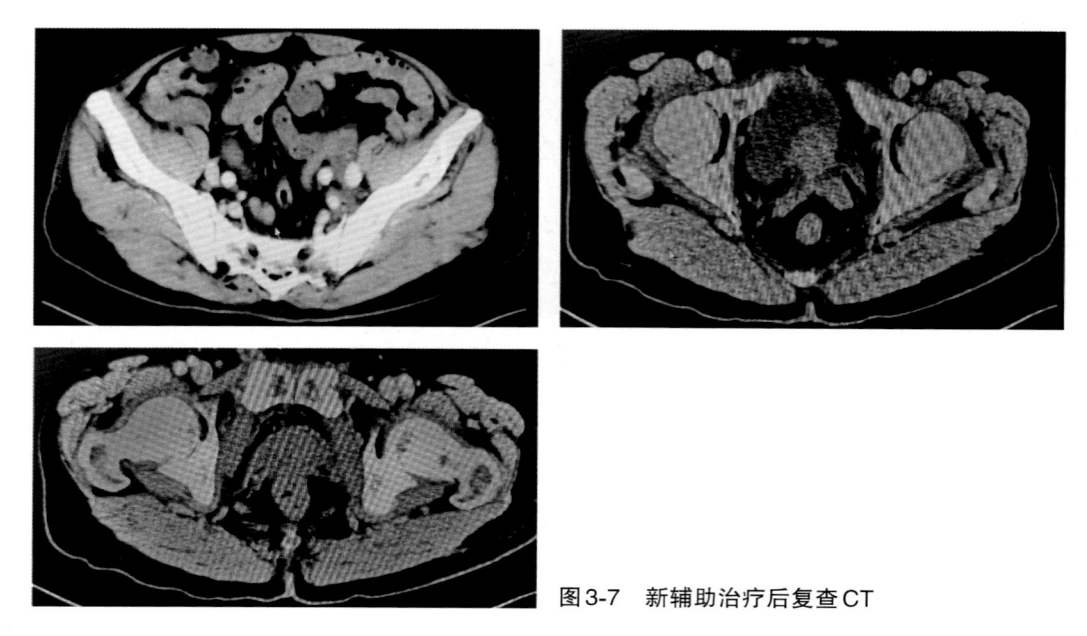

图3-7 新辅助治疗后复查CT

【手术或治疗过程】

2019年2月行腹腔镜下前列腺癌根治术＋扩大淋巴结清扫术。术中出血50ml，术后恢复良好，术后1周出院。

术后病理：前列腺癌化疗后，前列腺腺癌伴退变，间质纤维组织增生及泡沫样组织细胞反应，符合2级化疗后改变，累及双侧精囊腺，可见神经侵犯及脉管瘤栓，转移至左盆腔10/12，右盆腔2/10只淋巴结，切缘阴性（图3-8）。

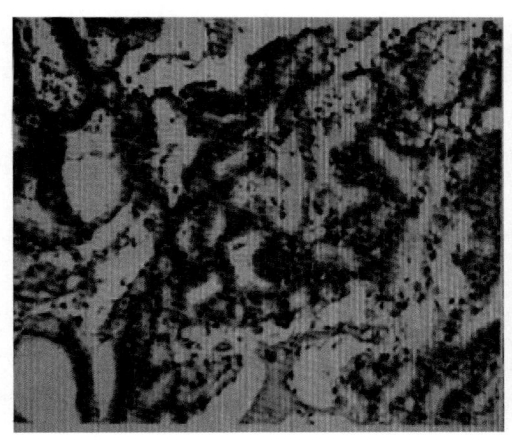

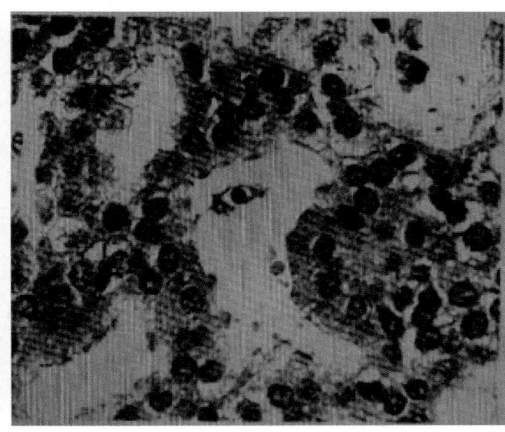

图3-8　术后病理

【术后情况及预后】

患者术后继续内分泌治疗。2019年8月（术后6个月）行放疗：CTV1为前列腺瘤床＋精囊腺＋盆腔淋巴引流区，CTV2为前列腺瘤床＋精囊腺，PTV为CTV外扩0.5cm，95% PTV1 4500cGy/25F，95% PTV2 6480cGy/36F，直肠V30 3.3cc，V40 6.5cc，小肠D_{max} 4888cGy。

患者治疗过程中，tPSA随访情况见图3-9。

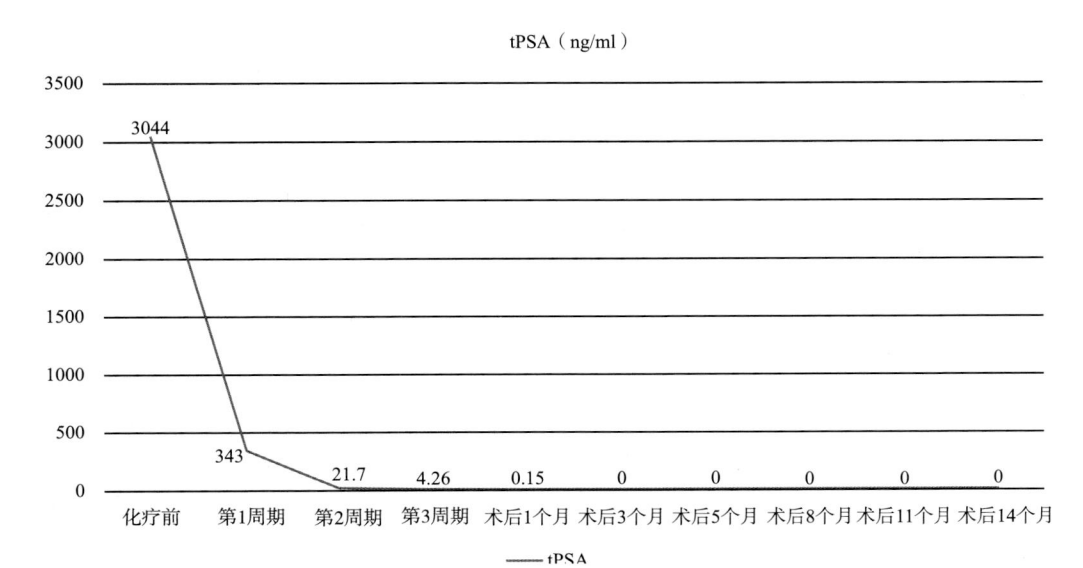

时间	tPSA (ng/ml)
化疗前	3044
第1周期	343
第2周期	21.7
第3周期	4.26
术后1个月	0.15
术后3个月	0
术后5个月	0
术后8个月	0
术后11个月	0
术后14个月	0

图3-9　tPSA下降情况

【经验与体会】

1. **局部晚期前列腺癌的新辅助治疗** 新辅助治疗指在前列腺癌采取根治性切除前，对患者进行一定时间的治疗，以期达到缩小肿瘤体积、降低临床分期、降低切缘阳性率、降低血清PSA水平，从而提高生存率及预后的方法。新辅助治疗的方法包括新辅助内分泌治疗、新辅助化疗等。前列腺癌中最常用的为新辅助内分泌治疗，新辅助化疗较少用。

国内外数十年的临床研究已经证实了新辅助内分泌治疗能取得一些临床疗效，但是在远期无生化复发率及总生存率上差异并不存在统计学意义。而对于新辅助化疗，有文献报道前列腺癌新辅助化疗后97.3%出现PSA下降，96.7%在前列腺癌根治术后检测不出PSA，肿瘤平均缩小46.4%，48.3%达到降期，96.7%术后恢复尿控，但是仍有26.7%存在切除困难、33.3%切缘阳性。目前，前列腺癌新辅助化疗对于肿瘤的预后还需要前瞻性随机对照研究进一步证实。

2. **局部晚期前列腺癌的辅助治疗** 前列腺癌的辅助治疗是指患者在经过确切治疗后接受的后续补充治疗。

根治术后辅助内分泌治疗的适应证：①术后病理证实为T_3期；②术后病理淋巴结阳性（pN+）；③≤T_2期伴高危因素（Gleason评分>7，PSA>20ng/ml）。特别是对于精囊侵犯和（或）淋巴结阳性的患者，根治术后几乎全部复发，这些高危患者确切地需要辅助治疗。

本例患者局部晚期前列腺癌术后，病理提示累及双侧精囊腺、淋巴结阳性，指南明确推荐对于术后病理提示淋巴结阳性的前列腺癌患者有明确的术后内分泌治疗指征，可改善患者预后。

前列腺癌术后放疗指征包括pT_3期、切缘阳性、精囊受累或检测到PSA。切缘阳性的患者可能获益最大。放疗时机一般为根治性前列腺切除术后1年内，恢复尿控，并且任何手术副作用均已得到改善或稳定时进行辅助性放疗。

（陈锦超）

▶【专家点评】

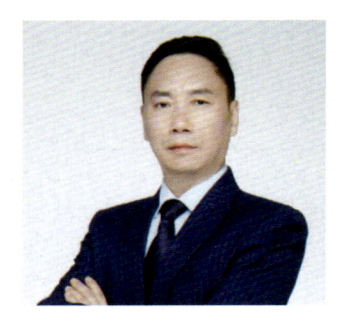

朱绍兴，主任医师，医学博士，博士研究生导师，福建医科大学附属协和医院泌尿外科主任。中国抗癌协会男生殖肿瘤专业委员会副主任委员，中国抗癌协会泌尿系肿瘤专业委员会常委，中国抗癌协会腔镜与机器人专业委员会委员，中国临床肿瘤学会前列腺癌专家委员会常委

局部晚期前列腺癌需要综合治疗，包括手术、内分泌治疗、放疗，对于部分患者可选择新辅助治疗，缩小肿瘤体积、降低临床分期、降低切缘阳性率，有利于手术的进行。新辅助治疗方式可选择内分泌治疗、新型内分泌治疗、化疗。

局部晚期前列腺癌手术需要根据病理情况决定后续辅助治疗的实施，有效的术后辅助治疗可以减慢疾病的进展。

参 考 文 献

Cha EK, Eastham JA. Chemotherapy and novel therapeutics before radical prostatectomy for high-risk clinically localized prostate cancer [J]. Urol Oncol, 2015, 33 (5): 217-225.

病例 4

局部晚期前列腺癌的手术治疗

【导读】

前列腺癌是男性最常见的恶性肿瘤之一。局部晚期前列腺癌定义为肿瘤突破前列腺包膜，侵犯精囊或邻近脏器（$T_{3a\sim4}$），或者合并区域淋巴结转移，且没有远处转移的前列腺癌（$T_{3a\sim4}N_{0\sim1}M_0$）。

局部晚期前列腺癌恶性程度高，治疗后复发或转移发生率高，需要采取手术、内分泌治疗和放疗等综合治疗，才能最大程度改善患者预后。

【病例介绍】

患者，男性，72岁，因"排尿费力1个月"入院。患者无明显诱因出现下腹部不适，外院tPSA 148.374ng/ml，泌尿系彩超：前列腺肥大。无肉眼血尿，无尿频、尿急，无全身多发疼痛。为求进一步诊治至我院就诊。

1. 既往史　无特殊。

2. 体格检查　腹平软，直肠指检前列腺Ⅲ度大，中央沟变浅，弥漫性增大，质硬，指套无血染。

3. 实验室检查　tPSA 148.374ng/ml。

4. 影像学检查　盆腔MRI提示前列腺癌病变侵犯右侧精囊，双侧盆腔可见淋巴结肿大（图4-1）。全身PET-CT未见明确远处转移。前列腺穿刺病理：前列腺腺癌，Gleason评分4＋4＝8。

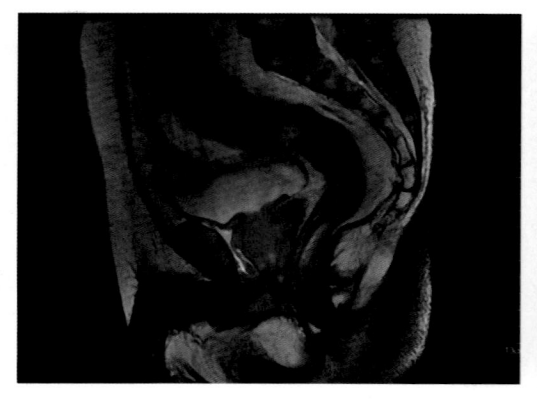

图4-1　盆腔MRI

5.初步诊断　前列腺癌伴精囊侵犯，盆腔淋巴结转移（$T_{3b}N_1M_0$）。

【术前讨论及临床决策分析】

患者局部晚期前列腺癌诊断明确，需采取多模式肿瘤综合治疗，以期最大程度改善患者预后。计划治疗方案：①新辅助内分泌治疗；②腹腔镜前列腺癌根治加双侧盆腔淋巴结清扫术。③术后辅助放疗联合辅助内分泌治疗。

【手术或治疗过程】

1. 2014年6月—2015年9月予以药物去势＋比卡鲁胺全雄阻断新辅助内分泌治疗，过程顺利。2015年6月25日复查血肿瘤标志物PSA 0.4ng/ml。

2. 2015年9月16日在全身麻醉下行腹腔镜下前列腺癌根治加双侧盆腔淋巴结清扫术。术后病理：前列腺腺癌，神经受累、尿道切缘及精囊癌浸润，双侧盆腔淋巴结未见转移。

3. 2015年10月28日—2015年12月23日行6MV-X线适形调强放射治疗，DT 70Gy/36F。术后持续予以全雄阻断内分泌治疗，持续应用至2017年3月（术后18个月）。

【术后情况及预后】

患者术后排尿通畅，尿控自如。无特殊不适症状。

2017年9月复查胸部CT、肝胆胰脾彩超、全身骨显像均未见转移征象。复查MRI前列腺术区局部无复发征象（图4-2）。2018年4月17日复查血肿瘤标志物tPSA 0.02ng/ml。

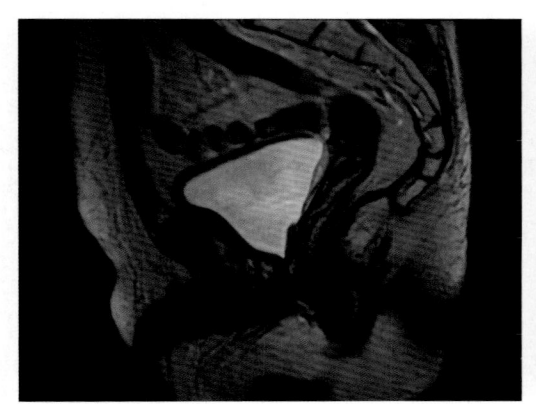

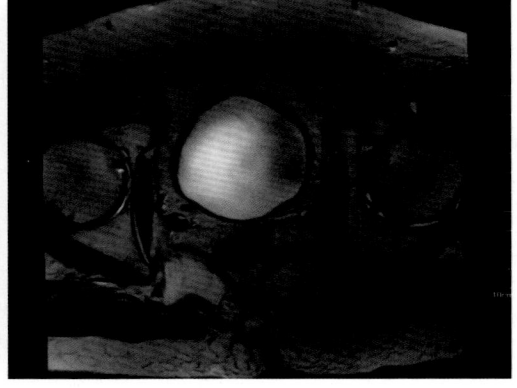

图4-2　盆腔MRI复查提示前列腺术区未见肿瘤复发

2019年1月复查血肿瘤标志物tPSA 1ng/ml，影像学检查未见明确转移复发病灶。考虑生化复发，随即继续予以应用药物去势＋比卡鲁胺内分泌治疗。2020年8月27日末次复查tPSA 0.01ng/ml，前列腺肿瘤控制满意。

【经验与体会】

本例局部晚期前列腺癌患者，通过新辅助内分泌治疗、腹腔镜前列腺癌根治术加双侧盆腔淋巴结清扫术、术后辅助内分泌治疗及辅助放疗等肿瘤综合治疗，自初治至今6年有余，现病情控制满意、疗效佳。因此，局部晚期前列腺癌通过肿瘤综合治疗，部分患者仍能取得满意的治疗效果、获得长期生存。

（杨铁军　赵世明）

▶【专家点评】

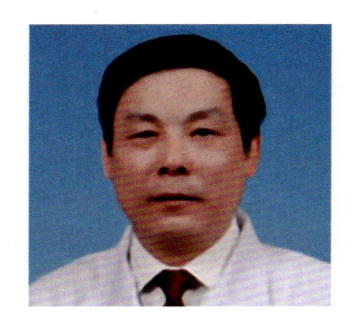

何朝宏，主任医师，医学博士，硕士研究生导师，河南省肿瘤医院（郑州大学附属肿瘤医院）泌尿外科主任。中国抗癌协会泌尿男生殖系肿瘤专业委员会常委，中国抗癌协会男生殖系统肿瘤专业委员会常委，中国临床肿瘤学会前列腺癌专家委员会委员，河南省医学会泌尿外科专科分会副主任委员

既往局部晚期前列腺癌的常用治疗方案为放疗联合内分泌治疗。随着对盆腔前列腺相关解剖的认识深化、对前列腺癌生物学行为的深入理解、腹腔镜手术设备的发展和外科医师手术技术的进步，局部晚期前列腺癌外科手术的安全性和可行性也在不断提高，这使得接受前列腺癌根治术的局部晚期前列腺癌患者不断增多。

通过外科手术可能根治性切除肿瘤，明显改善局部晚期前列腺癌患者生存；对于前列腺体积大和病灶负荷大的患者，新辅助治疗后再行前列腺癌根治术，可能降低手术难度和切缘不净风险；术后辅助放疗和辅助内分泌治疗，可以进一步改善高危前列腺癌患者的预后。

参 考 文 献

黄健，张旭，周立群，等. 腹腔镜前列腺癌手术规范专家共识［J］. 微创泌尿外科杂志，2020，9（3）：145-154.

姚旭东. 局部晚期前列腺癌手术治疗策略及疗效［J］. 山东大学学报（医学版），2019，57（1）：21-25.

病例 5

局部进展期前列腺癌的诊断与治疗策略

【导读】

局部进展期前列腺癌包括高危和极高危的局限性前列腺癌,也包括区域淋巴结转移的前列腺癌。对于局部进展期前列腺癌理想的治疗方案长期存在较多争议,既往临床多采用联合治疗方案(内分泌+放疗)。近年来,随着对前列腺癌临床治疗模式的深入研究,越来越多的循证医学证据表明前列腺癌根治术是局部进展期前列腺癌多模式治疗方案中的重要部分。

【病例介绍】

患者,男性,62岁,因"体检发现PSA升高1个月"入院。患者1个月前检查tPSA 59.25ng/ml。1周前超声引导下经直肠前列腺系统穿刺活检,病理结果为前列腺腺癌,Gleason评分4+4=8,分级分组4,可见神经侵犯。诉近来出现尿频、尿急,无排尿不畅感,无肉眼血尿,无全身骨痛等不适,现为进一步治疗收住入院。

1. 既往史　无特殊。

2. 体格检查　直肠指检前列腺Ⅱ度增大,表面欠光滑,质地硬,中央沟浅,无压痛。右侧叶可触及黄豆大小结节,左侧未触及结节。肛门括约肌紧张度好,指套无血染。

3. 实验室检查　tPSA 59.25ng/ml。

4. 影像学检查

(1)盆腔MRI:前列腺两侧叶外周带均可见异常信号影(PI-RADS 5分),右侧可见包膜侵犯,考虑前列腺癌(图5-1)。

(2)骨ECT:未见明显骨转移病灶(图5-2)。

5. 初步诊断　前列腺腺癌($T_{3a}N_0M_0$)。

【术前讨论及临床决策分析】

根据病史、PSA升高、MRI、前列腺穿刺病理等证据判断,诊断明确。

对于前列腺肿瘤未固定于盆壁,且年龄较轻、身体状况较好的高危/极高危前列腺癌患者,可考虑行前列腺癌根治术+盆腔淋巴结清扫术。有回顾性研究提示,清扫更多的淋巴结区域可以提供更好的生存获益,可能是因为清除了微转移灶,但目前缺乏相关的前瞻性临床研究结论。目前对于高危/极高危前列腺癌,可考虑行扩大淋巴结清扫术,目的是获得更为精确的分期信息,但该术式并发症较多。可根据淋巴结转移风险选择清扫手术范围。盆腔淋巴结清扫应该包括髂外静脉前面、盆壁侧面、膀胱壁中间、盆底后面、Cooper韧带远端和髂内动脉近端所围成的区域。

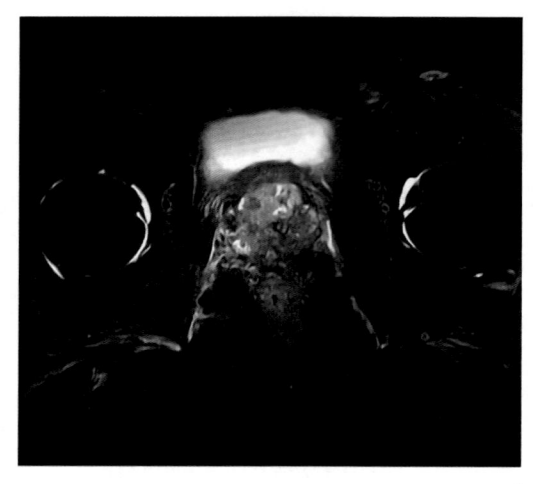

图5-1　前列腺MRI（T$_2$WI）

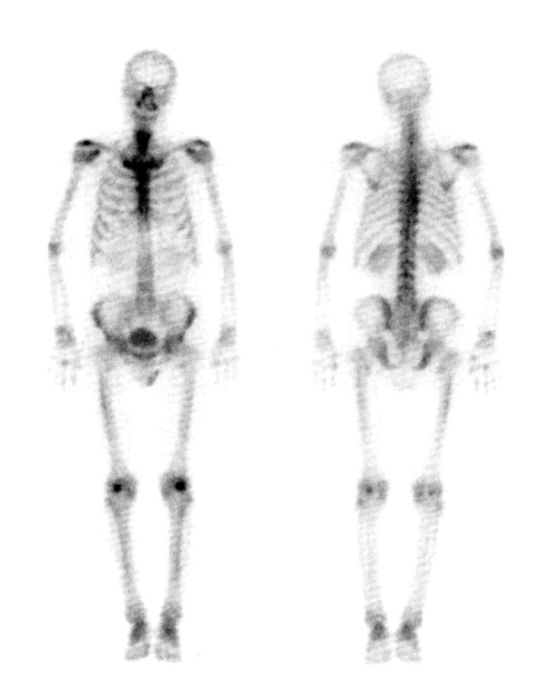

图5-2　全身骨ECT显像

外放射治疗联合近距离照射治疗及1～3年的雄激素剥夺治疗也普遍适用于局部进展期前列腺癌患者。

【手术过程】

手术方法：腹腔镜前列腺癌根治术＋盆腔扩大淋巴结清扫术，步骤如下。

1.显露前列腺及盆筋膜。盆腔及髂血管探查，分别行盆腔扩大淋巴结清扫术。

2.锐性切开盆底筋膜，显露前列腺。1-0可吸收缝线缝扎阴茎背静脉丛的远端。在前列腺和膀胱颈交界处切开膀胱颈部，再切开膀胱颈后壁，分离显露出左、右输精管并切断。再分离显露出左、右精囊腺。分离前列腺两侧面到达前列腺尖部，切断尿道。

3. 用2-0可吸收线将尿道和膀胱颈部吻合，采用连续缝合法。留置F22Foley三腔尿管。

【术后情况及预后】

术后病理：前列腺腺癌，Gleason评分4＋4＝8，分级分组4。右侧突破前列腺包膜，癌组织侵犯神经，脉管内见癌栓。手术标本下切缘见癌组织，上切缘及前列腺环周切缘未见癌组织残留，双侧精囊腺及输精管切缘未见癌组织累及。左盆腔淋巴结2/11枚见癌转移。右盆腔淋巴结0/11未见癌转移（图5-3）。术后病理分期$T_{3a}N_1M_0$。术后即刻雄激素剥夺治疗（androgen deprivation therapy，ADT），术后1个月PSA 0.003ng/ml。尿控术后1个月内恢复。

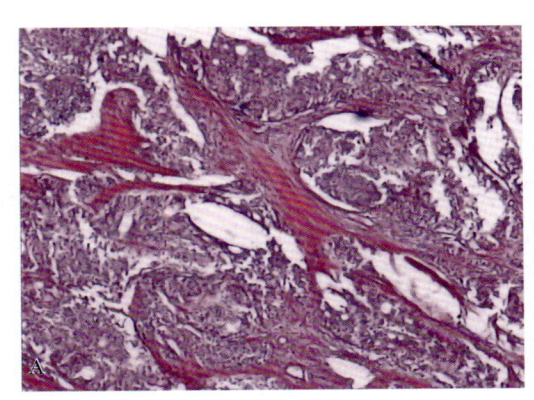

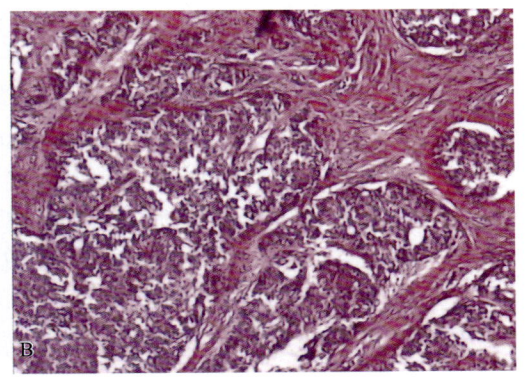

图5-3 前列腺腺癌术后病理

术后3个月开始辅助放疗，三维适形调强放疗，靶区范围为前列腺及精囊瘤床区。前列腺及精囊腺区域放射剂量70Gy，盆腔淋巴结引流区剂量50Gy。术后定期复查PSA、骨ECT等，PSA维持在0.003ng/ml，ADT持续1.5年停止。术后26个月患者PSA开始升高至0.64ng/ml，后继续ADT，PSA降至0.003ng/ml。术后40个月PSA开始升高，49个月升至2.1ng/ml，查PSMA-PET-CT未见明确转移病灶，诊断为非转移性去势抵抗性前列腺癌（non-metastatic castration-resistant prostate cancer，nmCRPC），开始口服阿帕他胺240mg，每日1次至今，PSA维持在0.01ng/ml。

【经验与体会】

1. 局部进展期前列腺癌患者适合手术吗？

对于肿瘤负荷相对较低的局限性高危前列腺癌患者，可选择根治性前列腺切除术。因高危前列腺癌患者根治术后淋巴结转移的风险可达15%～40%，故建议对此类患者施行扩大淋巴结清扫。近年来部分回顾性研究显示，局部进展期前列腺癌接受以根治性手术为基础的综合治疗同样能获得良好的生存获益。因此，可以有选择地实施根治性前列腺切除术，同时行扩大淋巴结清扫。对于临床分期为$cT_{3b\sim4}$期前列腺癌患者，回顾性研究显示此类患者行根治术后15年的肿瘤特异性生存（cancer specific survival，CSS）率和总生存率分别为87%和65%。但是，$cT_{3b\sim4}$期前列腺癌患者手术治疗围手术期并发症发生率高,应在与患者充分沟通的基础上谨慎选择手术。

2. 根治性前列腺切除术中扩大盆腔淋巴结清扫的意义及范围是什么?

扩大盆腔淋巴结清扫有利于较准确的术后病理分期及切除微小的淋巴转移灶,对术后的辅助治疗有重要的指导价值。扩大盆腔淋巴结清扫是相对于单纯的闭孔淋巴结活检而言,包括髂外动静脉、髂内动脉内侧及闭孔旁淋巴结。

3. 术后辅助治疗的原则及适应证有哪些?

术后病理存在高危因素如包膜外侵犯、精囊腺侵犯、切缘阳性、淋巴结转移,建议术后即刻进行辅助内分泌治疗;术后6~8周后tPSA不能降至0.1ng/ml以下或持续升高,评估检查提示存在残余及转移灶风险,可辅助内分泌治疗。病理淋巴结阳性早期辅助内分泌治疗能改善10年肿瘤特异性生存率及总生存率。根治术后6~8周,tPSA即使降至0.1ng/ml以下,具有$pT_{3\sim4}$期、淋巴结转移、切缘阳性等病理特征,术后有较高的生化复发、临床进展和肿瘤特异性死亡率。推荐尿控恢复6个月内接受辅助放疗。

4. nmCRPC的治疗策略?

nmCRPC的诊断指前列腺癌患者血清睾酮维持在去势水平,PSA间隔1周测量1次,连续3次较基础升高>50%,总值>2ng/ml,传统影像学检查包括CT、MRI及骨ECT未发现远处转移。SPARTEN研究显示,对于具有高危转移风险的nmCRPC患者,接受ADT+阿帕他胺治疗较安慰剂组可显著延长无转移生存期(40.5个月vs.16.2个月)。研究终期分析证实其在nmCRPC具有显著的总生存时间获益(73.9个月vs.59.0个月)。

(徐子程)

▶【专家点评】

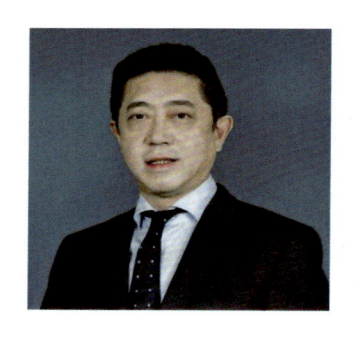

邹青,主任医师,江苏省肿瘤医院泌尿外科主任。中国抗癌协会泌尿男性生殖系统专业委员会常委,江苏省医师协会泌尿外科专业委员会常委,江苏省抗癌协会泌尿男性生殖肿瘤专业委员会副主任委员

本例患者初次诊断时为高危局限性前列腺癌,目前国际及国内指南推荐该分期前列腺癌的治疗可采用前列腺癌根治术联合盆腔淋巴结清扫术,或选择前列腺癌根治性外放疗联合ADT治疗。目前通过MRI判断前列腺癌分期仍有误差,患者术前的临床分期和术后的病理分期之间存在一定的误差。这一误差表现为临床对pT_2的肿瘤分期术前往往过高,而对pT_3期肿瘤术前过低分期。有研究报道43%~75%的cT_2期肿瘤术后证实为pT_3期。欧洲一项大型的研究中,43.8%的患者术前诊断cT_3期而术后病理确定为pT_2期,这使得一部分局限期前列腺癌患者因过度分期诊断而丧失了手术治愈的机会。前列腺癌根治术中盆腔淋巴结清扫可以准确判断患者有无淋巴结转移,对于淋巴结阳性的患者术后可以即刻进行内分泌治疗。而对于淋巴结阴性的患者可以密切监测血PSA水平,根据PSA来决定辅助治疗或挽救性治疗的时机。因此,前列腺癌根治术联合盆腔淋巴结清扫术的一个优势在于可以准确提供淋巴结转移信息,对术后治疗方案的决定提供重要

依据。

参 考 文 献

Fossati N, Willemse PM, Van den Broeck T, et al. The benefits and harms of different extents of lymph node dissection during radical prostatectomy for prostate cancer: a systematic review [J]. Eur Urol, 2017, 72 (1): 84-109.

病例6

前列腺癌经典诊治策略

【导读】

前列腺癌是男性泌尿生殖系统最常见的恶性肿瘤之一。我国前列腺癌的发病率虽低于欧美国家，但随着人口老龄化、生活方式的改变以及诊断水平的提高，近年来前列腺癌的发病率呈明显上升趋势，已成为严重影响我国男性身体健康的一个重要疾病。

【病例介绍】

患者，男性，58岁，因"体检发现PSA升高2月余"入院。患者2个月前在外院体检发现PSA升高，tPSA 50ng/ml，无尿频、尿急、尿痛，无肉眼血尿，无发热畏寒。门诊以"前列腺癌？"收入我院。患者近来精神、食欲、睡眠可，大小便正常，体重无明显改变。

1. 既往史　直肠指检：无特殊。
2. 体格检查　直肠指检：直肠壁光滑，未触及肿物，前列腺呈栗果状，质中，中央沟存在，表面光滑，无压痛，指套无血染。
3. 实验室检查　tPSA 54ng/ml。
4. 影像学检查

（1）盆腔CT：前列腺稍大，大小约4.6cm×3.4cm（图6-1），其内见点状或小结节状钙化影，增强扫描呈不均匀强化表现；精囊腺和膀胱未见明显异常（图6-2）；直肠壁、骶前软组织未见增厚；膀胱、直肠陷窝未见积液和异常密度灶；双侧髂血管旁、腹股沟区淋巴结未见肿大，建议结合MRI检查助诊。

（2）MRI：前列腺外周带T_2WI信号减低，但左右侧信号尚对称，DWI和ADC未见明确局灶性异常信号区，中央区稍增大，信号尚正常，部分凸入膀胱内，双侧精囊腺对称，大小形态正常，直肠周围脂肪间隙正常。考虑前列腺轻度增生，前列腺炎症可能性大。

（3）骨ECT：全身骨骼显像未见异常。

5. 前列腺穿刺（经直肠）病理　（左内下）前列腺腺泡腺癌，Gleason评分4＋3＝7，预后分组3组，癌组织占送检组织30%。（右内下）前列腺腺泡腺癌，Gleason评分4＋4＝8，预后分组4组，癌组织占送检组织80%。（右外上）前列腺腺泡腺癌，Gleason评分4＋4＝8，预后分组4组，癌组织占送检组织10%。送检（左内上）（左内中）（左外上）（左外中）（左外下）（右内上）（右内中）（右外中）（右外下）前列腺组织，未见癌。

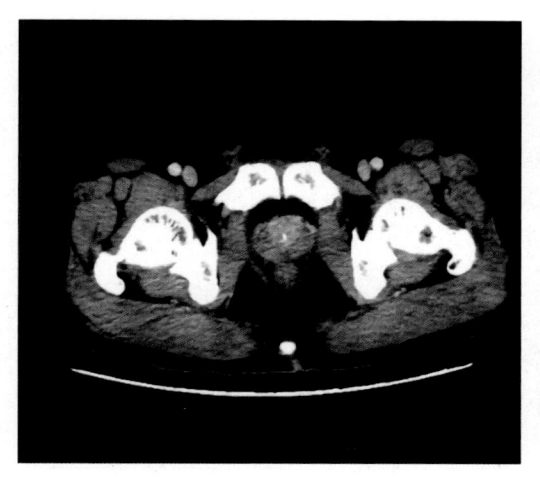

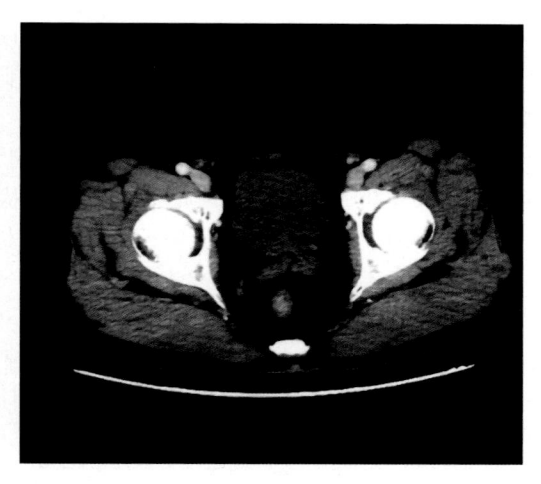

图6-1　盆腔CT（前列腺）　　　　　　　图6-2　盆腔CT（膀胱和精囊腺）

6. 初步诊断　前列腺癌（$T_{2c}N_0M_0$）。

【临床决策分析】

1. 手术指征　前列腺穿刺病理提示前列腺腺泡腺癌侵犯两叶；患者58岁，身体状况良好，没有严重心肺疾病，预期寿命≥10年；根据2014年中华医学会制定的泌尿外科疾病治疗指南，前列腺癌根治性手术指征明确。

2. 手术评估　术前血常规、肝肾功能未见明显异常；正常心电图；肺功能：轻度限制性肺通气功能障碍，小气道功能正常，肺弥散功能正常，气道阻力在正常范围。

3. 手术方案　根治性前列腺切除术。

术前准备及术后注意事项：①肠道准备。术前3d口服链霉素粉和甲硝唑片，术前1d半流质饮食，术前2h灌肠等肠道准备。②术前饮食。麻醉前8h禁食高脂高蛋白食物，麻醉前6h禁食固体食物。③术前用药。前列腺癌根治手术应在手术前30～60 min常规静脉使用预防性抗生素。④术后注意引流液颜色和量的变化，注意能量补充，保持水钠及电解质平衡。

【治疗过程】

1. 手术过程　患者在全身麻醉下行"腹腔镜下根治性前列腺切除术"，在下腹肚脐上缘做一3cm的切口，将10mm Trocar置入腹腔，分别于脐旁两侧约5cm处、双侧髂前上棘内上2cm做切口并置入相应Trocar。分离膀胱前壁、侧壁，切开两侧盆筋膜；缝扎耻骨后血管复合体；切开膀胱颈前、后壁；分离结扎两侧前列腺血管束、保留神经血管束；游离前列腺尖部、切断后尿道；膀胱颈成形，尿道膀胱吻合。清点器械及纱布无误，观察无活动性出血，放置盆腔引流管，妥善固定后，撤除腹腔镜器械。从腹腔镜孔取出前列腺标本。手术过程顺利，术毕，送ICU复苏。

2. 术后情况及手术并发症　术后尿管固定于腹壁并持续牵拉，尿管通畅，尿液清。盆腔引流管通畅，引流液术后第1天为200ml，血性，逐日减少，至术后第7天，引流液为5ml，拔出盆腔引流管。术后第1天进清质流食，逐渐过渡至正常饮食。鼓励患者术后第1天开始下床活动并完成每日制订的活动目标，如术后第1天下床活动1～2h，至出院时逐日增加活动量。无明显手术并发症。

3. 预后　患者术后第10天带导尿管出院，出院后1周到门诊拔除导尿管；拔除导尿管后，排尿顺畅，无尿频、尿痛、血尿，排尿困难等不适。

【经验与体会】

1.前列腺癌的手术适应证　根治术用于可能治愈的前列腺癌。手术适应证要考虑肿瘤的临床分期、患者预期寿命和总体健康状况。尽管手术没有硬性的年龄界限，但应告知患者，70岁以后伴随年龄增长，手术并发症及死亡率将会增加。

（1）临床分期

$T_1 \sim T_{2c}$期：推荐行根治术。

T_{3a}期：目前认为根治术在T_{3a}期前列腺癌治疗中占据重要地位。部分患者术后证实为pT_2期而获得治愈机会；对于术后证实为pT_{3a}期的患者可根据情况行辅助内分泌治疗或辅助放疗，亦可取得良好的治疗效果。

$T_{3b} \sim T_4$期：严格筛选后（如肿瘤未侵犯尿道括约肌或未与盆壁固定，肿瘤体积相对较小）可行根治术并辅以综合治疗。

N_1期：目前有学者主张对淋巴结阳性患者行根治术，术后给予辅助治疗，可使患者生存受益。

（2）预期寿命：≥10年者可选择根治术。

（3）健康状况：前列腺癌患者多为高龄男性，手术并发症的发生率与身体状况密切相关。因此，只有身体状况良好，没有严重心肺疾病的患者适合根治术。

（4）高危患者的处理：对于PSA＞20ng/ml或Gleason评分≥8的局限性前列腺癌患者，符合上述分期和预期寿命条件的，根治术后可给予其他辅助治疗。

2.前列腺癌的根治术术式

（1）开放性经会阴、耻骨后前列腺癌根治术：术野开阔，操作简便易行，可经同一入路完成盆腔淋巴结切除和前列腺癌根治术。

（2）腹腔镜前列腺癌根治术：是近年发展起来的新技术，其疗效与开放性手术类似，手术切除步骤和范围同开放性手术。优点是损伤小、术野及解剖结构清晰，术中和术后并发症少；缺点是技术操作比较复杂。

3.机器人辅助腹腔镜前列腺癌根治术（RALP）　正在逐步取代耻骨后前列腺癌根治术成为临床局限性前列腺癌治疗的金标准手术方案。但是，目前尚缺乏高质量、前瞻性、多中心的对照研究，以证明RALP在提高尿控率、保留勃起功能和降低切缘阳性率等方面较传统手术方式存在显著优势。

【小结】

前列腺癌是老年男性的常见病之一，发病率和死亡率极高。根治性前列腺切除术是治愈局限性前列腺癌最有效的方法之一。存在手术适应证的患者应尽早行根治术治疗，争取治疗效果的最大化。

（丘震寰）

▶【专家点评】

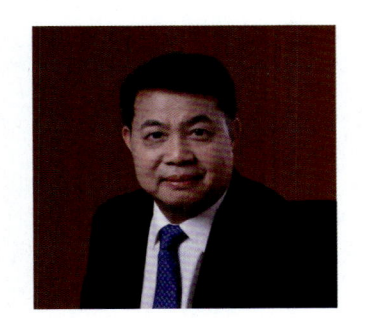

蒙清贵，主任医师，广西医科大学附属肿瘤医院泌尿外科主任。中国抗癌协会泌尿男生殖系统肿瘤专业委员会委员，中国临床肿瘤学会前列腺癌专家委员会委员，中国抗癌协会泌尿男生殖系统肿瘤专业委员会膀胱癌学组委员，广西抗癌协会泌尿男生殖系统肿瘤专业委员会主任委员

前列腺癌早期通常没有任何症状，如同本例患者，体格检查发现PSA异常升高，提示前列腺癌病变的可能。因此，国内专家共识对于50岁以上男性常规进行PSA检查，对于有前列腺癌家族史的男性人群，应该从45岁开始定期检查。

前列腺系统性穿刺活检是诊断前列腺癌最可靠的检查。结合影像学检查，进行前列腺癌的分期诊断，从而为合理治疗提供依据。一旦确定前列腺癌，并符合根治性手术条件者，应采取根治术。手术的并发症主要有术中严重出血、直肠损伤，术后局部并发症有阴茎勃起功能障碍、尿失禁、膀胱尿道吻合口狭窄、尿道狭窄、尿瘘。本例患者术后无明显并发症。术后根据病理结果、切缘情况是否采取其他治疗。

经验1：膀胱尿道吻合，可使用2根3-0可吸收薇乔线缝合，一根从5点钟方向开始，逆时针连续缝合，经3点钟、1点钟处缝合；一根从7点钟方向开始，顺时针连续缝合，经9点钟、11点钟处缝合。注意尿道和膀胱颈解剖对位吻合，可减少术后并发症，尽快恢复控尿功能。

经验2：彻底冲洗膀胱内的小血块，以防术后堵塞尿管；将导尿管轻轻牵拉，妥善固定于腹壁，术后10～14d可拔除导尿管。

参 考 文 献

汪涌，祝广峰，窦晓亮，等. 2019版EAU前列腺癌指南更新摘要［J］. 现代泌尿外科杂志，2020，25（3）：209-213.

杨进益，杨明州，魏伟，等. 前列腺癌发生发展的流行病学研究进展［J］. 临床泌尿外科杂志，2017，32（9）：721-725.

病例 7

T_{3b} 期前列腺癌综合治疗

【导读】

对于 T_{3b} 期前列腺癌患者，临床上的治疗方案目前尚无定论，倾向多种治疗方式联合治疗，在制订治疗方案时主要依据患者的病情发展和病理特点选取个体化治疗。

目前临床上联合治疗方式多为根治性前列腺切除术联合内分泌治疗、根治性前列腺切除术联合放射治疗和内分泌联合放射治疗，选择最佳的治疗方法有待临床实践探索。

【病例介绍】

患者，男性，70岁，因"进行性排尿困难1年，发现前列腺癌1个月"入院。患者1年前，无明显诱因出现进行性排尿困难，尿线细，伴尿频，夜尿3～4次，间断服用坦索罗辛治疗。1个月前，症状加重，于当地医院就诊，PSA 56.29ng/ml，后在超声引导下行经直肠前列腺穿刺活检术，术后病理为前列腺癌，Gleason评分5+4=9，现为求进一步诊治收入我院。

1. 既往史　无特殊。

2. 体格检查　直肠指检：前列腺Ⅱ度增大，质韧，中央沟变浅，左侧叶可触及质硬结节，无触痛，肛门括约肌功能良好，指套无血染。

3. 实验室检查　tPSA 52.84ng/ml。

4. 影像学检查

（1）肺及腹部CT：左肺陈旧性病变，双侧多发小结节影；肝脏小囊肿；膀胱后壁局部增厚，前列腺局部改变。

（2）盆腔MRI：前列腺占位性病变，前列腺癌可能性大，左侧膀胱精囊角不清，信号不均匀，可疑受侵（图7-1）。

（3）骨ECT：正常骨显像。

5. 初步诊断　前列腺恶性肿瘤（$cT_{3b}N_0M_0$）。

【术前讨论及临床决策分析】

根据病史及辅助检查等证据判断，诊断成立。

参考2020版欧洲泌尿外科指南，从危险分层来说，患者是局部进展期前列腺癌，从病理来看，Gleason评分5+4=9，ISUP 5组，恶性度高。根据目前的循证医学证据，术前新辅助内分泌治疗并不能改善PSA的无复发生存期和肿瘤的特异性生存期，但是可以降低肿瘤分期，减少切缘阳性率，减少术后淋巴结阳性率。综合患者的分期及病理情况，考虑先给予3个周期的ADT治疗。

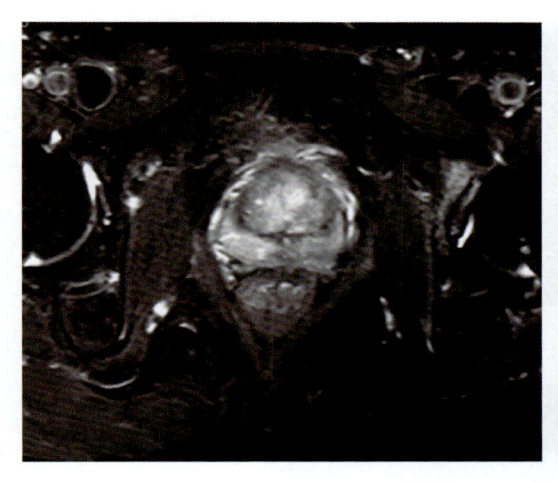

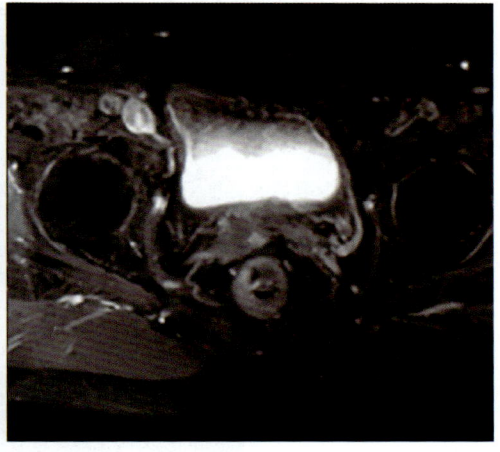

图 7-1　盆腔 MRI

【治疗过程】

1.黄体生成素释放激素（LHRH）激动剂＋比卡鲁胺3个周期后行腹腔镜下根治性前列腺切除术，标准盆腔淋巴结清扫术。

术后病理：前列腺大小5.5cm×5cm×3cm，切面黄白质韧（图7-2），左侧精囊腺与前列腺粘连。前列腺浸润性腺泡腺癌，累及左侧精囊腺，Gleason评分5＋4＝9，左盆腔淋巴结（1/6），右盆腔淋巴结（0/4）。病理分期前列腺癌pT$_{3b}$N$_1$M$_0$。

疾病转归：术后6周PSA 1.67ng/ml。

2.挽救性放疗＋ADT治疗（图7-3）

放疗靶区：盆腔前列腺床。放疗剂量：33次共66Gy。ADT：LHRH激动剂。

疾病转归：20个月后患者出现腹膜后淋巴结转移（图7-4），PSA连续升高，为8.79ng/ml，进入转移性去势抵抗性前列腺癌（metastatic castration-resistant prostate cancer，mCRPC）。

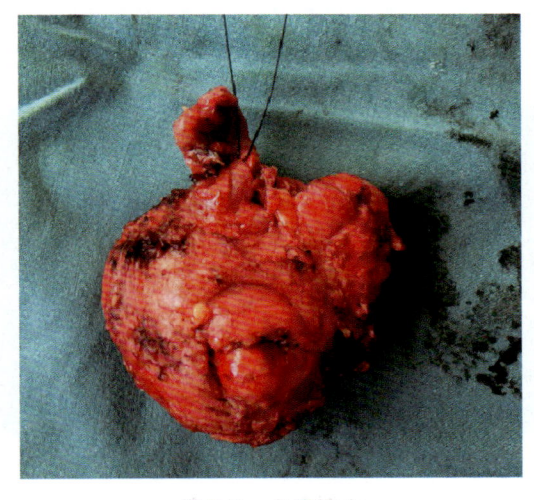

图 7-2　术后标本

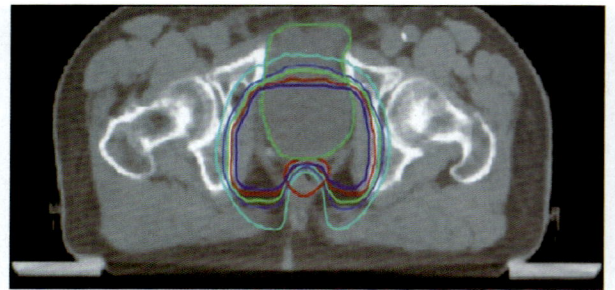

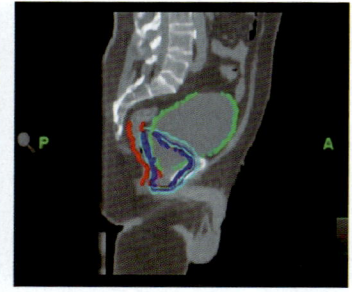

图7-3　放疗靶区

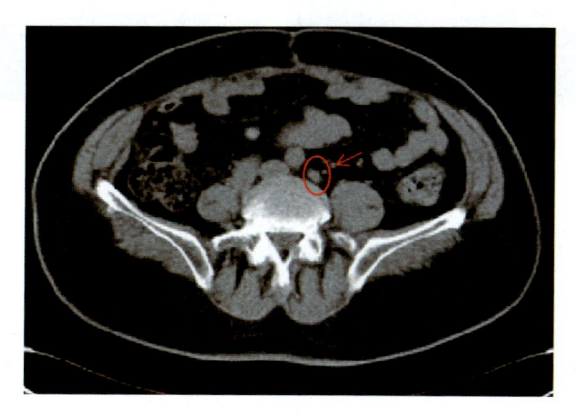

图7-4　术后20个月腹部CT

3. 多西他赛＋泼尼松＋ADT治疗

多西他赛：75mg/m², 化疗前地塞米松预处理, 同时泼尼松5mg, 每天2次口服；ADT：LHRH激动剂。

疾病转归：化疗初始PSA逐渐下降，影像学评价PR（部分缓解）；6个周期后PSA再次连续升高，CT提示腹膜后肿大淋巴结较前增多（图7-5），考虑多西他赛耐药。

4. 阿比特龙＋泼尼松＋ADT治疗

阿比特龙：1000mg，每天1次，同时泼尼松5mg，每天2次口服；ADT：LHRH激动剂。

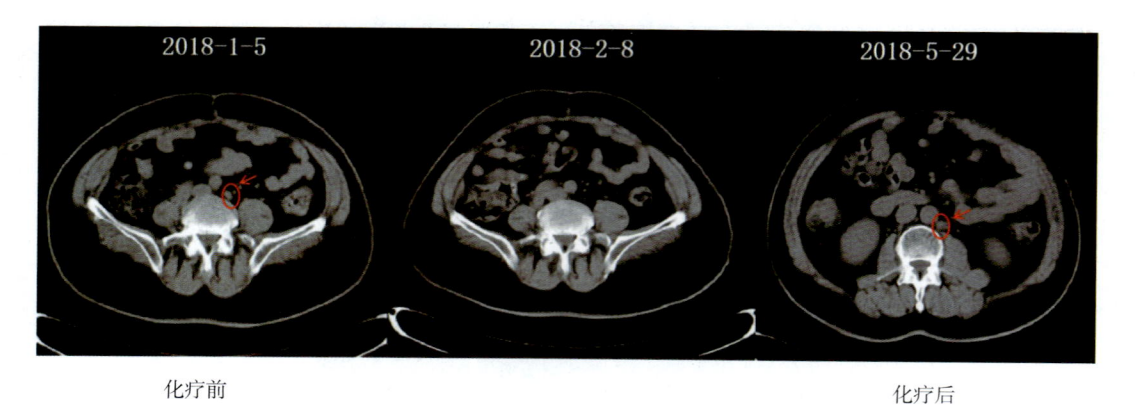

化疗前　　　　　　　　　　　　　　　　　　　化疗后

图7-5　化疗前、后CT

疾病转归：阿比特龙使用3个月后，影像学评价CR（完全缓解），之后病情稳定持续16个月。之后PSA再次连续升高，胸椎MRI提示第12胸椎可疑骨转移，行基因检测（血液），结果AR及DNA修复相关基因未见明确有害突变（图7-6）。

5.阿比特龙＋泼尼松＋ADT＋唑来膦酸治疗

阿比特龙：1000mg，每天1次，同时泼尼松5mg，每天2次口服；ADT：LHRH激动剂；唑来膦酸：4mg。

疾病转归：治疗3个月后PSA仍缓慢升高，开始出现背部疼痛，MRI提示胸腰椎多发骨转移瘤（图7-7）。

6.恩扎卢胺＋ADT＋唑来膦酸治疗＋腰椎放疗

恩扎卢胺：160mg，每天1次；ADT：LHRH激动剂；唑来膦酸：4mg；放疗：肋骨、$T_{10\sim 12}$，L_4-骶骨10次共33Gy。

疾病转归：使用恩扎卢胺2个月，PSA仍持续升高，且背部症状加重，卧床，脊髓压迫，再次行基因检测，结果提示*AR*扩增（图7-8），考虑恩扎卢胺及阿比特龙耐药。

【多学科讨论】

影像团队：MRI见典型骨转移病灶，且腰椎转移点较前增多，脊髓受压，疾病较前进展，未见其他实质脏器转移。

放疗团队：患者术后曾行挽救性放疗。术后放疗在欧洲进行过3个大型临床研究，都验证了术后的辅助放疗可以改善患者的局部控制，其中一个研究提示可以改善OS，

内分泌治疗＋分子分型＋驱动基因相关突变检测结果		免疫治疗相关检测结果	
内分泌治疗	*AR* p.P259A	突变负荷（TMB，Muts/Mb）	2.B1
	AR p.S230W		
	AR p.S336C	微卫星稳定/不稳定分析（MSS/MSI）	微卫星稳定（MSS）
神经内分泌分化	未检出		
DNA修复	*CHEK2* p.A392V	免疫疗效相关基因突变 正相关	未检出
	POLD1 p.R1008H		
*HSD3B1*基因多态性	1245A/A（野生型）	免疫疗效相关基因突变 负相关	未检出
其他驱动基因突变	*IKZF1* p.A230T		

基因	碱基改变	氨基酸改变	突变丰度	临床意义	突变类别
IKZF1	c.688G>A	p.A230T	0.56%	有害突变	体细胞突变
AR	c.689C>G	p.S230W	1.80%	意义未明	体细胞突变
AR	c.775C>G	p.P259A	1.40%	意义未明	体细胞突变
AR	c.1007C>G	p.S336C	1.00%	意义未明	体细胞突变
POLD1	c.3023G>A	p.R1008H	0.61%	意义未明	体细胞突变
CHEK2	c.1175C>T	p.A392V	0.50%	意义未明	体细胞突变

图7-6 基因检测结果

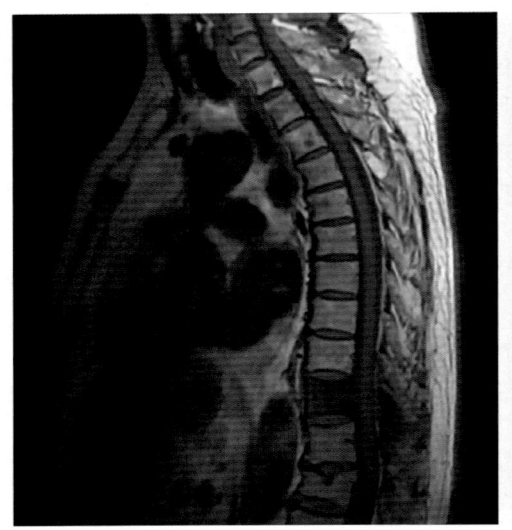

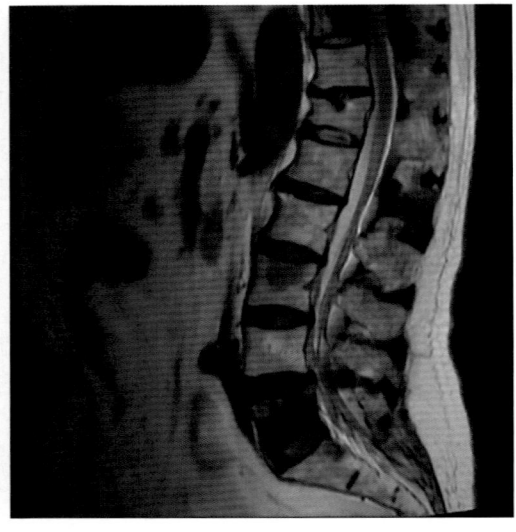

图 7-7 胸、腰椎 MRI

个体化诊疗	检测结果
内分泌治疗相关基因	AR 扩增
	FOXA1 p.M253_G257delinsS
	AR p.S336C
	AR p.S230W
	AR p.P259A
神经内分泌分化相关基因	未检出
DNA 修复相关基因	ATM p.D2016G
化疗相关信息	请见"化疗药物相关多态性检测结果"
预后相关基因	PTEN p.C211fs*32
遗传性肿瘤相关基因	未检出

基因	碱基改变	氨基酸改变	突变丰度	临床意义	突变类别
PTEN	c.632dupG	p.C211fs*32	21.20%	有害突变	体细胞突变
FOXA1	c.758_769del12	p.M253_G257delinsS	17.10%	意义未明	体细胞突变
ATM	c.6047A>G	p.D2016G	13.20%	意义未明	体细胞突变
AR	c.1007C>G	p.S336C	9.40%	意义未明	体细胞突变
AR	c.689C>G	p.S230W	9.30%	意义未明	体细胞突变
AR	c.775C>G	p.P259A	8.00%	意义未明	体细胞突变

基因	缺失/扩增	拷贝数
AR	扩增	9.80

图 7-8 基因检测结果

但并不是所有患者都需要接受术后辅助放疗。EAU 和 NCCN 指南建议术后放疗的指征：不良的病理切缘阳性，肿瘤分期大于 T_3 和 PSA 术后可检测。该患者术后 PSA 为 1.67ng/ml，没有降到预期值，是术后考虑放疗的重要因素。患者进入 mCRPC 后，出现症状进展，放疗对缓解骨转移瘤引起的疼痛，减少病理性骨折的发生及减轻肿瘤对脊髓压迫等有明显疗效。但目前患者又再次进展，可考虑行锶-89 治疗。

泌尿外科团队：患者初始为局部进展期前列腺癌，后进展为 mCRPC，曾行手术、放疗、内分泌、化疗、新型内分泌等综合治疗，目前共治疗 54 个月。两次基因检测结果相差较多，这也说明前列腺癌进入 mCRPC 阶段后的复杂性。目前基因检测结果提示的 AR 扩增是 mCRPC 患者耐药的主要原因之一，提示阿比特龙、恩扎卢胺等新型内分泌治疗效果不佳。无DNA修复基因缺陷，提示可能奥拉帕利等PARP抑制剂疗效差。*PTEN*突变提示PI3K/AKT信号转导通路异常，针对此通路可尝试AKT抑制剂，但目前临床应用证据有限。

肿瘤内科团队：从NCCN及EAU指南来看，患者下一步可考虑使用卡巴他赛或镭-223治疗。TROPIC研究证实，多西他赛治疗失败的mCRPC患者使用卡巴他赛可延长患者OS，改善患者症状。ALSYMPCA研究证实，伴骨转移的mCRPC患者使用镭-223可延长骨骼相关性事件的时间，降低死亡率。但是目前两种药物尚未获批在国内上市，下一步患者可以尝试多西他赛联合卡铂的化疗。

骨科团队：患者因多发骨转移已出现骨相关事件（skeletal-related event，SRE），脊柱不稳定，活动后椎体错位压迫脊髓造成疼痛，下一步可考虑行脊柱固定，改善患者症状。

【经验与体会】

1.局部进展期前列腺癌最佳治疗方式是什么？

关于局部进展期前列腺癌的最佳治疗方法仍未统一，仍是一个重要的临床问题。在CSCO指南中，前列腺癌根治术+盆腔淋巴结清扫及外照射放疗（EBRT）+长程ADT治疗都为标准Ⅰ类证据推荐。因缺少两者间的大型RCT研究，所以并无最佳治疗方法。

法国的一个中心回顾性地比较了前列腺癌根治术+盆腔扩大淋巴结清扫术（RP-ePLND）与区域放疗+长程内分泌治疗（RT-HT）对于高危前列腺癌的肿瘤控制效果。主要观察终点为无生化复发生存率，次要观察终点为无转移生存率及前列腺癌特异性死亡。结果显示，分别经过12.2个月和17.2个月的随访后，RT-HT组合RP-ePLND组的无病生存率分别为96%和90%，两组之间差异无统计学意义。该中心认为对于局限性高危前列腺癌，RP-ePLND能够获得与RT-HT类似的肿瘤控制效果，这一结论还需要更长时间的随访来支持。

笔者体会选择手术还是放疗要综合不同患者的情况来决定，虽然两者治疗效果差异不大，但是术后并发症是完全不同的，要结合患者的实际条件来选择合适的治疗方法。

2.局部进展期前列腺癌是否需要新辅助治疗？

局部进展期前列腺癌是否需要新辅助治疗是业内一直在讨论的话题，尤其在新型内分泌治疗药物出现后，这一话题再次成为热点。之前一些RCT分析了新辅助传统ADT治疗在RP前的影响，它们大多数采用3个月的新辅助ADT治疗。Cochrane综述总结了主要观点，新辅助性ADT与病理降期、阳性切缘减少和阳性淋巴结发生率降低有关。随着治疗时间的延长（长达8个月），这些益处更大。然而，由于PSA对复发生存率和肿瘤特异性生存率均无改善，新辅助ADT并未被指南推荐。

但随着多西他赛、阿比特龙、恩扎卢胺等药物的适应证逐渐前移，专家开始重新审视新辅助治疗的意义。一项来自日本的回顾性研究分析了新辅助ADT联合化疗对于局部进展期前列腺癌的疗效。研究共入组613例高危及局部进展期前列腺癌患者，分成两组，一组接受新辅助ADT联合多西他赛化疗，另一组未接受任何新辅助治疗。研究发现接受新辅助ADT＋多西他赛化疗的患者无生化复发生存率及总生存率均明显优于未接受新辅助治疗组的患者。

另外，最近的一项RCT比较了65例局部高危的前列腺癌患者在RP前单独使用新辅助ADT治疗与使用ADT＋阿比特龙＋泼尼松的疗效，共随访4年。研究发现联合治疗组的患者肿瘤体积缩小更为明显，生化复发率也显著降低。

当然目前还只是一些小规模的临床研究，新辅助联合治疗的意义还需要更多大样本的前瞻性的研究数据来证实。

3.阿比特龙耐药后再使用恩扎卢胺是否有效？

既往研究表明，阿比特龙耐药后，恩扎卢胺治疗效果通常也比较差，因为它们同是作用于AR通路的药物。目前研究表明，阿比特龙和恩扎卢胺的耐药机制主要是由于*AR*基因发生变异，包括*AR*扩增、*AR*突变、AR剪切变异体（AR-Vs）等。但近来一些研究表明，阿比特龙耐药后，其中*L702H*、*V716M*、*V731M*、*T878A*、*T878S*、*H875Y*等基因点突变，可通过换用恩扎卢胺解决。

为探究恩扎卢胺在使用阿比特龙后的抗肿瘤活性和安全性，专家设计了一个多中心、4期单臂开放标签研究，2018年发表在 *Eur Urol* 杂志上。本研究共纳入214例患者，其中145例未经化疗，中位随访时间为14个月。此前接受阿比特龙中位时间是54周（经过化疗与未经化疗的患者分别为60周和52周）。结果表明，恩扎卢胺在部分使用阿比特龙≥24周后进展的患者中具有抗肿瘤活性，恩扎卢胺中位治疗时间为5.7个月，中位rPFS为8.1个月，经化疗组中位OS为18个月，总体PSA应答率为27%，均有明显获益。

【小结】

T_{3b}期前列腺癌患者异质性强，尤其在进入mCRPC阶段，医师此时往往面临的问题就是如何选择有效的治疗药物。随着二代测序技术的广泛开展，前列腺癌的诊治开始迈进精准治疗时代。对于处于mCRPC阶段的患者行基因检测，可以有效地帮助医师选择合适的药物。《中国前列腺癌患者基因检测专家共识》的出版也为临床工作指明方向。

（谢庆鹏　穆中一）

▶【专家点评】

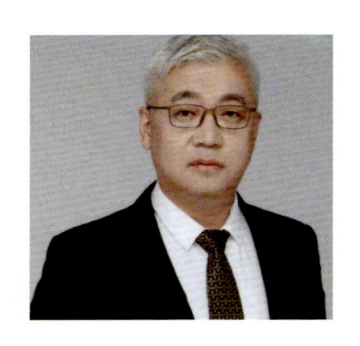

胡滨，主任医师，医学博士，博士研究生导师，辽宁省肿瘤医院泌尿外科主任及泌尿外科教研室主任。辽宁省"五一劳动奖章"获得者，辽宁省抗癌协会泌尿肿瘤专业委员会主任委员，中国抗癌协会前列腺癌整合防筛专业委员会副主任委员，中国抗癌协会泌尿及男生殖肿瘤专业委员会常委

该病例是临床常见的mCRPC病例，初次诊断属于T_{3b}期的肿瘤，经根治性手术后没有达到根治的效果，后续持续地进行ADT治疗、化疗、放疗、新型内分泌治疗等，对于T_{3b}期的前列腺癌，PSA 56.29 ng/ml，Gleason评分5＋4＝9，目前生存期近5年，整体治疗效果非常好。

局部进展期前列腺癌可采用前列腺癌根治术＋盆腔淋巴结清扫术，术前新辅助治疗能够降低术后切缘阳性率、术后病理分期及淋巴结阳性率，并达到缩小前列腺体积的目的，术后可行辅助内分泌治疗或放疗以消灭术后瘤床的残余病灶、残余阳性淋巴结及其他部位的微小转移灶，以提高生存率。当患者进入mCRPC阶段，治疗难度较大，可尝试使用恩扎卢胺、阿比特龙、化疗、PARP抑制剂、核素治疗等多种药物，为制订精准的个体化治疗方案，可行基因检测。

参 考 文 献

De Bono JS，De Giorgi U，Rodrigues DN，et al. Randomized phase Ⅱ study evaluating akt blockade with ipatasertib，in combination with abiraterone，in patients with metastatic prostate cancer with and without PTEN loss［J］. Clin Cancer Res，2019，25（3）：928-936.

Efstathiou E，Davis JW，Pisters L，et al. Clinical and biological characterisation of localised high-risk prostate cancer：results of a randomised preoperative study of a luteinising hormone-releasing hormone agonist with or without abiraterone acetate plus prednisone［J］. Eur Urol，2019，76（24）：418-424.

Fujita N，Koie T，Ohyama C，et al. Overall survival of high-risk prostate cancer patients who received neoadjuvant chemohormonal therapy followed by radical prostatectomy at a single institution［J］. Int J Clin Oncol，2017，22（6）：1087-1093.

病例 8

T$_4$期前列腺腺鳞癌的诊疗实践

【导读】

前列腺癌是男性泌尿生殖系统常见的恶性肿瘤。在我国，随着人口老龄化的加剧，前列腺癌发病率逐年上升，更为严重的是，我国新诊断前列腺癌患者中，局部进展和远处转移占58%，而这一数字在美国初诊患者中仅占16%。此外，前列腺癌具有高度的异质性。不同的病理类型前列腺癌的生物学行为和预后大不相同。

【病例介绍】

患者，男性，55岁，2个月前无明显诱因出现尿频、尿急、尿不尽，无畏寒、发热。曾就诊于当地医院，行CT检查提示"前列腺增生、左侧输尿管上段扩张、左肾积水"。外院膀胱镜活检病理：尿路上皮异型性改变，为求进一步诊治转入我院。患病以来一般情况尚可，睡眠较差，饮食良好，大便正常，体重无明显变化。

1. 既往史　无特殊。

2. 体格检查　直肠指检：前列腺质硬，中央沟消失，双侧前列腺增大明显，未触及明显结节。

3. 实验室检查　tPSA 6.91ng/ml。

4. 病理切片专家会诊意见　前列腺增生的纤维结缔组织内可见巢团状异型增生的上皮细胞，尿路上皮性肿瘤性病变不能除外。

5. 影像学检查

（1）CTU平扫＋增强＋三维重建：左侧输尿管下段占位，肿瘤性病变可能，伴左侧肾盂及输尿管扩张积水，前列腺增大，膀胱壁稍厚（图8-1）。

（2）前列腺MRI平扫＋弥散＋增强：①前列腺增生，偏右侧异常信号，炎症性病变可能性大；②左侧输尿管下段近膀胱入口处病变，盆腔淋巴结肿大，请结合膀胱镜检查（图8-2）。

6. 初步诊断　①左侧输尿管下段占位性病变伴左侧肾盂及输尿管积水；②前列腺增生；③PSA升高待查。

【临床决策分析与治疗过程】

第一阶段：

1. 病情讨论与分析　根据患者主诉、外院病理切片会诊结果及我院影像学诊断意见，治疗组讨论认为患者膀胱壁增厚，左侧输尿管下段近膀胱入口处病变性质不明。需要确定是尿路上皮来源还是前列腺来源，故决定行经尿道膀胱诊断性电切（备输尿管镜

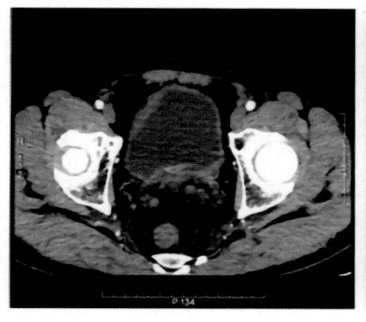

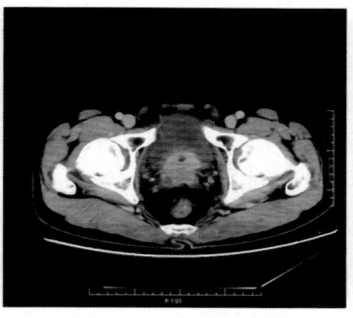

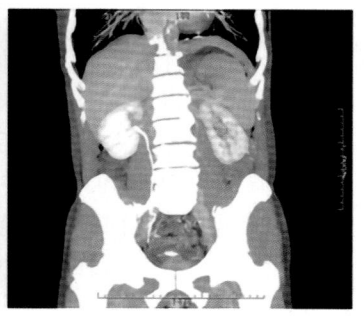

图8-1 CTU显示左侧输尿管下段占位，左肾盂及输尿管扩张积水，前列腺增大，膀胱壁稍厚

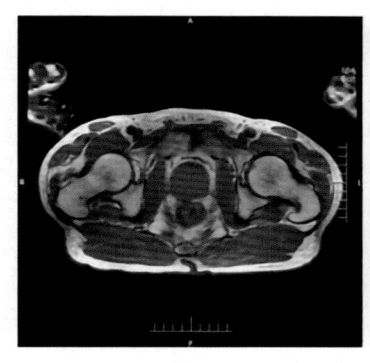

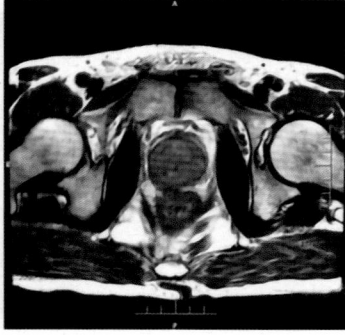

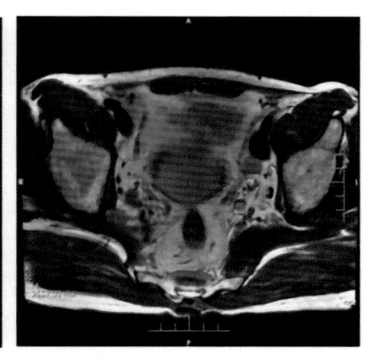

图8-2 盆腔MRI显示前列腺增生，偏右侧异常信号；左侧输尿管下段近膀胱入口处病变，盆腔淋巴结肿大

探查）。

2.手术过程

（1）麻醉后取截石位，术野常规消毒铺巾。

（2）电切镜克服尿道阻力入膀胱，双侧输尿管口可见，膀胱三角区可见滤泡状组织，左侧输尿管口见增生滤泡组织，前列腺轻度增生，电切120W，电凝80W，分别于左侧输尿管口下缘和膀胱三角区取活检，切至膀胱浅肌层。

（3）创面彻底止血，ELLIC冲洗膀胱，探查无活动性出血，退镜，输尿管导管引导下置入三腔导尿管，水囊注水40ml并牵引固定，膀胱持续冲洗。

3.术后病理 大体：灰白小组织2枚。送检少量黏膜组织镜下见增生的纤维组织内少量异型细胞，呈小管状、巢团状浸润，经免疫组化标记结果结合HE形态，符合低分化腺癌（前列腺来源）。免疫组化标记：CK（+），P504s（+），PSA（+/-），GATA-3（-），CK5（-），P63（-），34βE12（-），CK7（-），Ki-67（+8%）。

第二阶段：

1.病情讨论与分析 根据《中国泌尿外科疾病诊断治疗指南》，T_4期前列腺癌定义为：前列腺癌固定或侵犯除精囊外的其他邻近组织结构，如膀胱颈、尿道外括约肌、直肠、肛提肌和（或）盆壁。本例患者膀胱三角区活检组织见低分化腺癌（前列腺来源），符合T_4期前列腺癌。

10年前，根治性前列腺切除术的适应证仅限于早期患者。《中国泌尿外科疾病诊疗指南》和《欧洲泌尿外科诊疗指南》中推荐，$T_{3b\sim 4}$期前列腺癌在严格筛选后，可以实施根治性前列腺切除术联合综合治疗。美国梅奥医学中心的回顾性研究结果显示，根治性手术能够使高危和局部进展期前列腺癌患者获得较长的肿瘤特异性生存期，根治性手术后局部进展期前列腺癌患者15年无进展生存率超过60%，而10年总生存率为75%。临床$T_{3b\sim 4}$期患者接受根治性手术后，10年肿瘤特异性生存率为87%，总生存率为65%。研究表明，即便对极高危〔临床分期T_4和（或）PSA $50\sim 100$ng/ml，任何N，M_0〕前列腺癌患者，接受根治性手术仍能降低死亡风险。根治性手术应用于淋巴结转移和骨转移等寡转移前列腺癌患者，也获得了较好的肿瘤控制结果。

对于侵犯膀胱的局部高危前列腺癌是否行膀胱与前列腺联合根治性切除，尚存在争议。最新循证医学数据显示，对211例侵犯膀胱的局部高危前列腺癌患者行膀胱与前列腺联合根治性切除，术后5年肿瘤特异性生存率87.1%，5年生化无进展生存率62.2%，这一数据较为可观。

此患者第一阶段诊疗中，影像学检查提示：①前列腺增生，偏右侧异常信号，炎症性病变可能性大，建议进一步检查；②左侧输尿管下段近膀胱入口处病变，盆腔淋巴结肿大。经尿道膀胱诊断性电切提示膀胱三角区可见滤泡状组织，左侧输尿管口见增生滤泡组织，切除标本病理符合低分化腺癌（前列腺来源）。符合侵犯膀胱的局部高危前列腺癌。综合考虑患者年龄、身体状况、肿瘤分期与性质及目前最新诊疗进展等数据，拟行腹腔镜下根治性膀胱＋前列腺切除术＋标准盆腔淋巴清扫术。术前严格肠道准备。

2.手术过程

（1）麻醉后取截石位，头低足高，保留F18 Foley导尿管，常规消毒铺巾。

（2）脐部上1cm切口，Veress针进入腹腔后充气至15mmHg。自切口置入10mm Trocar并放置30°腹腔镜头。直视下于脐下1cm双侧腹直肌外侧缘置入12mm Trocar，双侧髂前上棘内上方置入Trocar作为操作通道。分离乙状结肠与右侧髂血管周围的粘连，显露右侧髂总血管。打开动脉鞘，向远端游离至耻骨支。将右侧髂血管分叉以下髂外、髂内、脐动脉、闭孔周围淋巴组织、髂总血管上方淋巴结完整切除，同法进行标准左侧盆腔淋巴结清扫术，将清扫组织取出体外。游离双侧输尿管至近膀胱入口处，注意保护输尿管血供。

（3）切开Douglas窝腹膜，游离出双侧精囊、输精管。将输精管壶膜部切断，上提精囊输精管，向远端游离。打开Denonvillier筋膜，直肠前方继续向前列腺尖部游离。钝锐性游离膀胱侧韧带，以一次性组织闭合夹（Hem-o-lok）妥善处理血管残端。打开盆底筋膜，妥善处理前列腺血管蒂，注意保留双侧NVB，至此完成膀胱侧方、后方的游离。

（4）在双侧脐内侧韧带外缘切开腹膜，于脐尿管处汇合切口。游离膀胱前壁，打开Retzius间隙，显露前列腺前壁。将DVC游离后钳夹，切断DVC，继续向远端游离，直至将尿道完整显露。拔除导尿管，Hem-o-lok夹闭尿道后切断。夹闭双侧输尿管远端后切断，完整切除膀胱。降低气腹压，查创面无活动性出血，置入盆腔引流管，清点器械纱布无异常，撤除腹腔镜器械，转开放手术。

（5）取距回盲部20cm左右回肠长约15cm，SR75行回肠侧-侧吻合，闭合残端后用1号线加缝吻合口和残端。将双侧输尿管和回肠通道做端-侧吻合并留置支架从远端引出。将回肠通道远端翻转形成乳头状结构，然后固定于腹直肌外侧缘。

3.术后病理　前列腺腺鳞癌，含前列腺腺癌（Gleason评分4+5=9）及中分化鳞状细胞癌成分，前者约占80%，后者约占20%。膀胱及双侧精囊腺均见癌累及。双侧输精管切缘未见癌累及。癌巢紧邻下尿道切缘。大体：膀胱大小9cm×9cm×6cm，三角区处见3.5cm×2.5cm的黏膜粗糙区，膀胱下连前列腺5cm×4.5cm×4.5cm，左精囊腺2cm×1.5cm×1cm，右精囊腺2cm×1cm×1cm，左输精管长7cm、直径0.4cm，右输精管长8cm、直径0.4cm，未见输尿管。膀胱左侧壁外脂肪内见2cm×2cm×1.8cm的灰白结节。

镜检：癌细胞呈腺管状、筛状、片状排列，弥漫性浸润前列腺左叶及右叶，累及中央区及外周带，侵犯膀胱全层，见神经侵犯。

免疫组化：①腺癌：PSA（+）、P504s（+）、CK7（+）、P63、34βE12、CK5、P40肌上皮缺失；②鳞状细胞癌：P63（+）、34βE12（+）、CK5（+）、P40（+）；Ki-67（+10%）。

右髂血管旁淋巴结2/6枚见癌转移，其中1枚示腺癌转移，另1枚示腺鳞癌转移；膀胱左侧壁外脂肪组织内检及淋巴结1枚示腺癌转移；左髂血管旁淋巴结3枚未见癌转移。

【术后综合治疗与预后】

1.术后辅助治疗及PSA变化（图8-3）

2018年12月16日　戈舍瑞林3.6mg皮下注射。

2019年1月24日　盆腔放射治疗，处方剂量：95%PGTV 6000cGy/30F/6周；95%PTV 5040 cGy/28F/5.5周。

2019年4月18日　戈舍瑞林3.6mg皮下注射+化疗方案：多西他赛+顺铂（DDP）。

2019年5月28日　戈舍瑞林3.6mg皮下注射+唑来磷酸治疗。

2019年7月5日　"多西他赛80mg　第1天+顺铂40mg　第1~2天"方案化疗。

2019年8月13日　"多西他赛+顺铂"方案化疗。

2020年4月7日　戈舍瑞林3.6mg皮下注射。

2020年6月18日　戈舍瑞林3.6mg皮下注射。

2020年7月29日　戈舍瑞林3.6mg皮下注射。

2020年8月25日　"尼妥珠单抗+多西他赛+奈达铂"方案化疗。

2.术后随访的影像学进展

2019年2月11日CT：前列腺癌术后改变，双肺多发小结节。

2019年4月17日CT：右侧髂内动脉旁稍大淋巴结，双肺多发小结节。MRI：前列腺缺如；右侧盆腔肿大淋巴结，考虑转移；右侧耻骨联合面骨质异常信号，转移可能。

2019年5月15日MRI：右侧髂血管旁淋巴结肿大，右侧耻骨联合面骨质异常信号，转移可能（与2019年4月相仿）。

2019年7月5日CT：右侧髂内动脉旁稍大淋巴结；双肺多发小结节（与2019年4月相仿）。

2020年4月6日CT：双肺多发小结节（与2019年7月相仿）。MRI：右侧髂血管旁

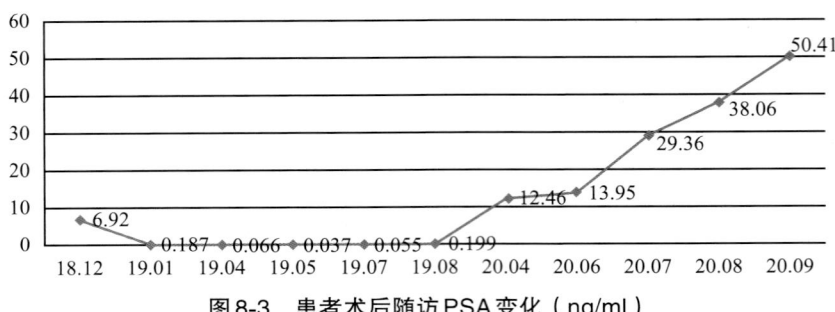

图8-3　患者术后随访PSA变化（ng/ml）

淋巴结较2019年5月明显缩小，左侧耻骨联合区斑片状异常信号灶，转移瘤可能（与2019年5月相仿）。

2020年6月17日CT：双肺散在多发结节灶，考虑转移灶；两侧第7肋及胸5椎体骨性改变，考虑转移灶。

【经验与体会】

1.如何对膀胱三角区及输尿管开口处占位性病变进行鉴别诊断？

膀胱三角区及输尿管开口处占位性病变，要考虑膀胱癌侵犯输尿管或输尿管癌侵犯膀胱，以及前列腺癌侵犯膀胱等可能性，需要结合PSA、尿脱落细胞、CTU、前列腺MRI等综合分析。在目前的诊断条件下，活检病理仍然是"金标准"，可通过前列腺穿刺活检、经尿道膀胱镜检查、输尿管镜探查等方式获取异常组织标本，通过病理检测明确诊断。

2.对于合并鳞癌成分的前列腺癌应当如何进行综合治疗？

前列腺鳞状细胞癌发病率较低，目前暂无一致的治疗方案。从英文文献中有限的关于治疗和结局的完整信息的病例报告来看，对于器官受限的疾病，更积极的治疗包括手术或放化疗联合治疗可以提供最好的结局。Munoz等报道了使用类似肛门起源的鳞状细胞癌的治疗方案，即顺铂＋5-FU＋化疗，患者无病生存期5年，最后局部复发死亡。其他一些关于膀胱前列腺切除术伴或不伴化疗的根治性手术的报道表明，器官受限的疾病也有类似的生存率。Majeed等报道了一例71岁无远处转移的前列腺鳞癌患者，采取了根治性前列腺切除术，并联合米托蒽醌、顺铂＋放疗，无病生存期＞18个月。Little等报道了2例患者，其中一例患者伴盆腔淋巴结和肺转移，两例患者均采取了根治性膀胱前列腺切除术，发生淋巴结和肺转移患者生存期25个月，另一例患者生存期＞40个月。

近几年来，国内也有多家医院报道了前列腺鳞癌相关治疗及随访结果。张连栋等报道了一例81岁前列腺癌合并肾积水的患者，考虑患者高龄预期生存期少于10年，未行根治性手术，而接受经尿道前列腺电切术，术后未行其他治疗，密切随访10个月，无明显肉眼血尿、无明显尿急、尿频等症状。张金刚等报道了一例前列腺鳞癌多发转移患者，经尿道前列腺汽化切除术（TURP），术后予以放疗、顺铂联合甲氨蝶呤化疗，随访8个月，患者仍共瘤生存。王小刚等报道了一例64岁原发性前列腺鳞癌患者，行膀胱前列腺根治性切除术＋双侧盆腔淋巴结清扫术、输尿管腹壁皮肤造口术，术后病理证实左、右髂血管淋巴结转移，术后转放疗科放疗，生存期＞11个月。目前前列腺鳞癌尚无一致的治疗方法，笔者认为早期根治性手术是目前治疗原发性前列腺鳞癌的最有效方法，对于局部进展及多发转移患者可联合放化疗多种模式联合或交替治疗，可一定程度延长患者生存期。

（陶　陶）

▶【专家点评】

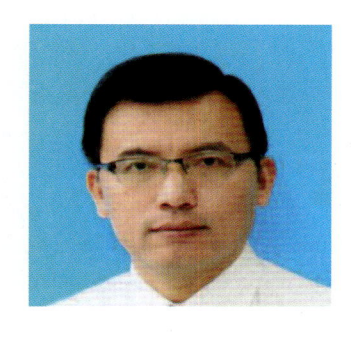

肖峻，主任医师，医学博士，博士研究生导师，博士后工作站导师，中国科学技术大学附属第一医院（安徽省立医院）泌尿外科主任。中华医学会男科学分会委员，中国医师协会泌尿外科医师分会委员，中国抗癌协会男生殖系统肿瘤专业委员会委员，安徽省抗癌协会泌尿男生殖肿瘤专业委员会主任委员

局部高危前列腺癌指的是指PSA＞20ng/ml，Gleason评分＞7分，且cT_{2c}以上期的前列腺癌。2019年EAU指南将临床分期为$T_{3\sim4}$或者N＋的前列腺癌（任何PSA、任何GS）称为局部进展期前列腺癌（locally advanced prostate cancer，LAPC）。我国泌尿外科指南中将$T_{3\sim4}N_0M_0$、$T_{1\sim4}N_1M_0$、$pT_3N_0M_0$称为LAPC。

对于局部高危前列腺癌，多采用根治性手术或放疗为主的方法治疗。瞿旻等对400例高危前列腺癌患者行机器人辅助腹腔镜下根治性前列腺切除术，均顺利完成，6例发生手术并发症，手术中位时间2h左右，术中中位出血量110ml，术后中位随访时间14.4个月，生化复发率33.4%，术后1年尿控率86.6%，显示出其安全性、有效性、可行性。一项对前列腺癌患者行根治术后长达29年的随访也提示，根治术对预期寿命长的局限性前列腺癌患者具有良好的效果，平均寿命延长2.9年。伍宏亮等对44例LAPC患者分组进行了根治手术治疗，观察组术前进行了6个月的新辅助治疗，观察组术后1个月PSA水平、手术时间、术中出血量及切缘阳性和淋巴结浸润率均低于对照组。潘家骅等对156例极高危局部进展期前列腺癌患者行RARP＋ePLND治疗，认为RARP＋ePLND治疗极高危局部进展期前列腺癌安全有效，并且术前新辅助治疗并不增加RARP＋ePLND围手术期并发症，且可提高手术根治率、改善术后病理结果。他们的另一项研究将根治性前列腺切除术与多西他赛及ADT的术前使用联合应用，尽管观察组PSA在统计学意义上更高（$P＜0.001$），Gleason评分更高（$P＜0.001$）和更晚期的临床阶段（$P＜0.001$），但是其中位无生化进展生存时间（bPFS）更长，达到19个月。综合治疗是LAPC的主要治疗方法，而根治性前列腺切除术多居于核心地位。

至于转移性前列腺癌，患者的疾病进展往往已经达到了临床的最晚期，长期以来，非手术治疗一直是临床的主流选择。近些年来，随着对前列腺癌认识的加深，对晚期转移性前列腺癌的减瘤性根治加淋巴结清扫术逐渐走进大家的视线。Elio等首次证明了相比于单纯根治来说，对转移性前列腺癌患者实施根治术加淋巴结清扫术，可以有更低的癌症特异性死亡率（CSM）和总死亡率（OM）。在骨转移的前列腺癌患者中进行减瘤性根治术（CRP）也被认为是一个可行的选择，Axel等的研究中，接受手术的5年生存率为80%，而且显著并发症发生率低，有良好的功能结果，CRP可能是mPCA多模式治疗中的个体化治疗选择。而在转移性去势抵抗性前列腺癌中，根治术似乎并未有何亮点，不过，仍然有研究在进行，但并不推荐作为一线治疗方法。

参 考 文 献

潘家骅，邵晓光，朱寅杰，等．机器人辅助腹腔镜根治性前列腺切除术结合扩大盆腔淋巴结清扫术治疗极高危局部进展期前列腺癌疗效分析［J］．第二军医大学学报，2020，41（7）：737-742.

伍宏亮，汪盛，关翰．新辅助内分泌治疗联合腹腔镜前列腺癌根治术对局部晚期前列腺癌的疗效分析［J］．蚌埠医学院学报，2019，44（6）：768-770.

郑荣寿，孙可欣，张思维，等．2015年中国恶性肿瘤流行情况分析［J］．中华肿瘤杂志，2019,41(1)：19-28.

Mazzone E, Preisser F, Nazzani S, et al. The effect of lymph node dissection in metastatic prostate cancer patients treated with radical prostatectomy: a contemporary analysis of survival and early postoperative outcomes［J］. Eur Urol Oncol, 2019, 2（5）: 541-548.

Pan J, Chi C, Qian H, et al. Neoadjuvant chemohormonal therapy combined with radical prostatectomy and extended PLND for very high risk locally advanced prostate cancer: a retrospective comparative study［J］. Urol Oncol, 2019, 37（12）: 991-998.

Siegel RL, Miller KD, Jemal A. Cancer statistics, 2020［J］. CA Cancer J Clin, 2020, 70（1）: 7-30.

Yuan P, Wang S, Liu X, et al. The role of cystoprostatectomy in management of locally advanced prostate cancer: a systematic review［J］. World J Surg Oncol, 2020, 18（1）: 14.

病例 9

基于 PSMA-PET-CT 检测的前列腺癌精准治疗

【导读】

前列腺癌是异质性肿瘤，高危局限性前列腺癌根治术后的辅助治疗目前仍有争议，针对患者术后生化复发，随着 PSMA-PET-CT 在临床的应用，治疗决策需要参考新型影像学检查结果进行精准治疗。

【病例介绍】

患者，男性，59岁，因"体检发现 PSA 升高"入院。

1. 既往史　无特殊。

2. 体格检查　直肠指检：前列腺Ⅱ度增大，质韧，中央沟变浅，表面光滑，未扪及明显结节，指套无血染。

3. 实验室检查　tPSA 31.7ng/ml。

4. 影像学检查

（1）前列腺 MRI：前列腺右侧周围带不规则病灶，右侧包膜不完整。

（2）全身骨 ECT：未见转移。

5. 初步诊断　前列腺癌（$T_{3a}N_0M_0$）。

【治疗过程】

行前列腺癌根治术＋盆腔淋巴结清扫术，术后病理：前列腺癌（Gleason 评分 4＋5＝9），侵及被膜脂肪组织，可见神经和脉管侵犯，前列腺尖可见癌细胞，左侧精囊腺和双侧输精管断端未见癌细胞。右侧髂血管淋巴结癌转移 1/4，左侧髂血管淋巴结未见癌转移 0/2。

术后诊断：前列腺癌（$T_{3b}N_1M_0$）。

【术后情况】

术后辅助治疗，1个月 PSA 降至 0.01ng/ml，后逐渐上升，3个月后上升至 1.2ng/ml，盆腔 MRI 和骨 ECT 未见异常。考虑前列腺癌术后生化复发，给予每月戈舍瑞林皮下注射内分泌治疗，后 PSA 下降至 0.04ng/ml，遂停内分泌治疗。之后 PSA 又上升至 2.73ng/ml，开始间歇性内分泌治疗，到2014年7月，在维持持续去势水平下 PSA 持续上升，给予盆腔挽救性放疗，仍进一步进展。2017年6月开始加用阿比特龙＋泼尼松，PSA 下降至 0.08ng/ml。到2018年8月出现 PSA 再次上升，至 0.1ng/ml。此阶段患者定期复查盆腔 MRI 和骨 ECT 无异常。

【多学科讨论】

病理科： 患者术后病理为局部进展期前列腺癌，Gleason评分4＋5＝9。

放疗科： 患者局部进展期前列腺癌，切缘阳性，术后应行辅助性放疗，但是术后患者做过一次挽救性放疗，效果不佳，可能放疗区域集中于手术区域，未包含病灶部位。

核医学科： 对于前列腺癌生化复发的患者，目前PSMA-PET-CT对于转移病灶有很高的检出敏感性、特异性，通过PSMA-PET-CT检查可以发现患者隐匿的寡转移病灶，或许可采用局部治疗的方法。

2018年9月17日PSMA-PET-CT：右侧盆腔输尿管旁转移性淋巴结（图9-1）。

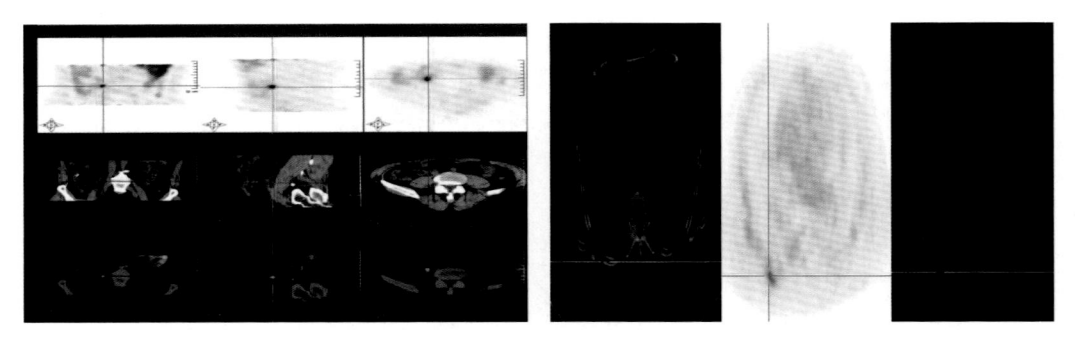

图9-1 PSMA-PET-CT

经过MDT团队讨论，患者转移淋巴结邻近肠管，该区域放疗剂量过大可能会造成肠道损伤，剂量过小达不到根治目的。遂于2018年11月19日行盆腔淋巴结清扫术。术后病理：右腹膜后，淋巴结内见转移性前列腺癌（2/10）。免疫组化：肿瘤细胞CK、PSA及P504s阳性；CgA、Syn及CD56阴性。镜下描述：受累淋巴结完全被肿瘤细胞取代。

术后患者停止所有前列腺癌用药，PSA降至0.008ng/ml，维持6个月。2019年7月PSA上升至0.21ng/ml，再次行PSMA-PET-CT检查：部分肋骨、左侧髂骨局灶性骨PSMA分布轻度，骨密度轻度增高，SUV_{max}＝2.67。再次给予皮下注射戈舍瑞林，每月1次，PSA下降至0.07ng/ml，停药后上升至0.23ng/ml，再次用药下降至0.02ng/ml，目前采取间歇性内分泌治疗。

【经验与体会】

1. 局部高危前列腺癌患者的治疗　本例患者发病诊断为局部高危前列腺癌，根据指南，可以选择根治性放疗或根治性前列腺切除为基础的综合治疗。本例患者发病时年龄不大，充分与患者沟通，结合患者意愿选择根治性前列腺癌切除，术后PSA下降至正常后快速上升。结合目前指南推荐辅助性或挽救性放疗＋ADT治疗。本例患者挽救性放疗似乎没有取得很好的效果，ADT治疗后2年进入了CRPC阶段。

2. 前列腺癌根治术后生化复发的治疗　对于前列腺癌根治术后生化复发的标准治疗方案目前还是需要分层而治，目前指南推荐根据PSA倍增时间来制订治疗策略，主要基于传统影像学检查。随着PSMA-PET-CT检查在临床中的应用，极大地改变了对于前列腺癌根治术后生化复发患者的治疗决策。更多的患者可能采用局部治疗（立体定向放疗或手术），可以取得治愈的机会，或者推后ADT治疗的时间。本例患者经过PSMA-PET-CT检查，并在此基础上行挽救性淋巴结清扫后，PSA得到很好的控制，患者重新进入激素敏感阶段，大大地延长了患者激素敏感阶段的时间，对患者的长期生存带来很好的获益。

（刘洪宇）

▶【专家点评】

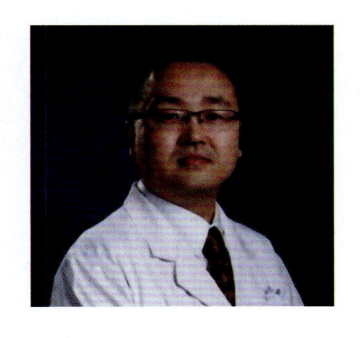

郝海龙，主任医师，博士，硕士研究生导师，山西省肿瘤医院泌尿外科病区主任。中国抗癌协会泌尿生殖肿瘤分会前列腺癌学组委员，中华医学会泌尿外科分会青年委员，中国抗癌协会泌尿生殖肿瘤分会青年委员，山西省健康管理学会男性泌尿生殖健康管理专业委员会副主任委员

本例前列腺患者的诊治过程首先体现了前列腺肿瘤的异质性。第一次手术后，尽管属局部进展期，但是手术仍切除了绝大部分病灶，盆腔淋巴结残留的病灶是造成患者术后生化复发的原因。此处病灶经过ADT治疗，去势抵抗后采用了阿比特龙治疗，此淋巴结已对ADT产生抵抗，PSMA-PET-CT检测出病灶后给予局部切除的治疗方式，患者取得了很好的治疗效果。ADT-FREE时间近6个月后再次出现肋骨转移灶，采用ADT治疗仍有很好的效果，说明骨转移病灶是新发病灶，仍属HSPC状态。此患者两次PSMA-PET-CT检测都对治疗产生决定性的作用，PSMA-PET-CT检查在前列腺癌诊治方面会有越来越广泛的应用。

本病例体现了MDT治疗模式在前列腺癌诊治中的价值。目前，国内外指南一致推荐，对于前列腺癌的治疗首先要基于MDT团队的讨论，从而才能制订出最合理的治疗策略，有研究表明，经过MDT团队诊治的前列腺癌患者生存时间和生活质量会有更好的获益。

参 考 文 献

Carrie C，Magné N，Burban-Provost P，et al. Short-term androgen deprivation therapy combined with radiotherapy as salvage treatment after radical prostatectomy for prostate cancer（GETUG-AFU 16）：a 112-month follow-up of a phase 3，randomised trial［J］. Lancet Oncol，2019，20（12）：1740-1749.

Farolfi A，Ceci F，Castellucci P，et al. ^{68}Ga-PSMA-11 PET/CT in prostate cancer patients with biochemical recurrence after radical prostatectomy and PSA ＜ 0.5 ng/ml. Efficacy and impact on treatment strategy［J］. Eur J Nucl Med Mol Imaging，2019，46（1）：11-19.

Rauscher I，Düwel C，Haller B，et al. Efficacy，predictive Factors，and prediction nomograms for ^{68}Ga-labeled prostate-specific membrane antigen-ligand positron-emission tomography/computed tomography in early biochemical recurrent prostate cancer after radical prostatectomy［J］. Eur Urol，2018，

73（5）：656-661.

Van den Broeck T，van den Bergh RCN，Arfi N，et al. Prognostic value of biochemical recurrence following treatment with curative intent for prostate cancer：a systematic review［J］. Eur Urol，2019，75（6）：967-987.

病例 10

前列腺电切术后行腹腔镜前列腺癌根治术的处理策略

【导读】

由于目前国内前列腺癌筛查工作尚待进一步规范与完善，前列腺电切术后发现临床有意义前列腺癌的情况依然存在。对于前列腺癌的诊断及评估很大程度上决定着整个治疗方案的选择。而前列腺癌的治疗方法也多种多样，其中腹腔镜前列腺癌根治术目前已成为临床上治疗局限性前列腺癌的常规手术方式。该术式兼顾微创性和开放性手术的优点，兼具切除与重建过程，随着手术相关研究的不断开展及医师手术技巧的不断提高，手术适应证的范围也不断扩大。但此手术难度较大，术后并发症发生率也相对较高。

【病例介绍】

患者，男性，49岁，因"前列腺电切术后发现前列腺癌3月余"入院。患者3个月前因排尿困难在外院行经尿道前列腺电切术，术后病理为前列腺腺癌。于我院病理科会诊，结果：前列腺腺癌，Gleason评分4＋3＝7。电切术前未查PSA，术后PSA为91ng/ml。给予患者内分泌治疗：比卡鲁胺＋戈舍瑞林。3个月后，复查PSA为3.2ng/ml。

1. 既往史　无特殊。
2. 体格检查　直肠指检：前列腺右侧叶质偏硬。
3. 实验室检查　tPSA 91ng/ml。
4. 影像学检查

（1）胸腹盆增强CT：未见转移病灶。

（2）骨ECT：颅骨、左侧肱骨近端、左侧耻骨上支等多骨骼局限性显像剂增高灶，骨转移不除外。

（3）PSMA-PET-CT：前列腺电切术后肿瘤残留并双侧盆腔淋巴结转移（图10-1）。

（4）MRI平扫：前列腺电切术后改变，未见其他异常。

5. 膀胱镜检查　双侧输尿管开口窥视清楚，未见膀胱颈口受累。
6. 初步诊断　①前列腺腺癌（$T_{2?}N_1M_0$）；②前列腺电切术后。

【术前讨论及临床决策分析】

根据病史：①患者3个月前因排尿困难在外院行经尿道前列腺电切术；②病理结果显示前列腺腺癌，Gleason评分4＋3＝7；③PSMA-PET-CT影像学等证据判断，诊断成立。

据2020版CSCO指南以及2020版EAU指南，此例前列腺癌属于局部晚期前列

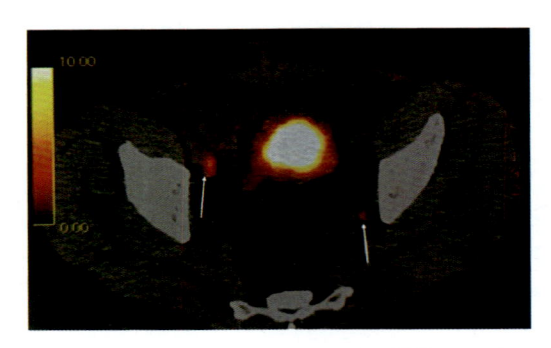

图10-1　PSMA-PET-CT图像

癌。值得注意的是，此例患者骨ECT提示不除外多发骨转移。但联系影像科，对可疑骨转移部位，强化CT再次调至骨窗进行判读，未见明显骨转移表现。因患者情况特殊，年龄相对较小，骨转移等情况不明确，遂行PSMA-PET-CT检查。如果证实为多发骨转移，治疗方案可能会选择ADT＋阿比特龙或化疗；若无多发骨转移，则按照高危或局部晚期前列腺癌进行局部干预。可见肿瘤评估的重要性，会显著影响治疗方案的选择。该例患者行PSMA-PET-CT检查未见骨转移，但发现了传统影像学无法发现的淋巴结转移。因此，该病例为局部晚期前列腺癌。

目前对于局部晚期预期寿命较长的患者，可进行以前列腺癌根治手术为核心的多学科综合治疗，也可以进行局部放疗联合内分泌治疗等。考虑该患者内分泌治疗后，PSA下降程度理想，局部情况（包括膀胱颈口及前列腺直肠间隙）尚可，因此决定行腹腔镜前列腺癌根治性切除术。

【手术过程】

1. 于2019年1月在全身麻醉下进行腹腔镜前列腺癌根治性切除术（经腹腔途径）＋扩大盆腔淋巴结清扫术。

2. 行扩大淋巴结清扫术，清扫至髂总水平，如图10-2。术中未见明显淋巴结肿大及粘连，清扫过程较顺利。

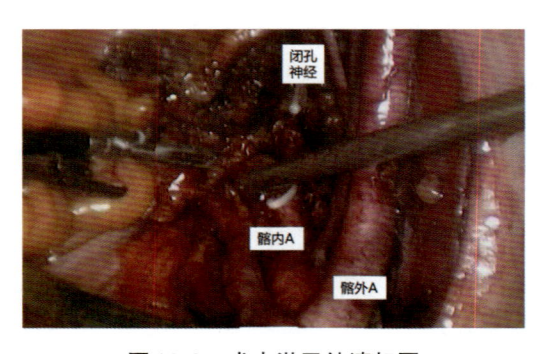

图10-2　术中淋巴结清扫图

3. 术中可见前列腺周围水肿粘连较严重。此外，前列腺中叶仍有轻微突入膀胱的情况，术中开大膀胱颈口，如图10-3。

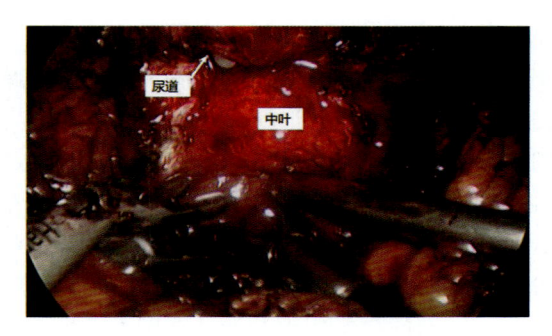

图10-3 术中膀胱颈口处理照片

【术后情况及预后】

患者术后恢复良好,术后盆腔引流量>400ml,但并未有相应并发症发生,术后第3天患者带盆腔引流管出院。术后1周拔除引流管,术后2周拔除导尿管,尿控恢复良好,实现了即刻尿控。

术后病理:前列腺腺癌,Gleason评分4+3=7;切缘阴性,双侧精囊受侵犯,双侧盆腔淋巴结均受累。病理分期:$T_{3b}N_1M_0$。建议患者行辅助内分泌治疗及辅助放疗。患者依从性不良,仅采用了辅助内分泌治疗,目前随访20个月,PSA<0.01ng/ml。

【经验与体会】

1. 局部晚期前列腺癌原发灶是否需要处理?哪种治疗方式更优?

对于局部晚期前列腺癌,如果患者预期寿命较长,那么对原发灶的处理是有意义的。目前大部分临床研究表明,原发灶的最大化放疗和最大化手术治疗整体上的疗效是相当的,都明显优于单纯ADT治疗。但也有部分数据显示,手术效果略优于传统放疗。本例患者49岁,3个月的新辅助内分泌治疗后,经过充分的术前评估,进行了原发灶的手术治疗。术后病理也证实切缘为阴性,该患者实现了原发灶的最大化手术治疗。

2. 前列腺癌应进行哪些影像学检查?PSMA-PET-CT有哪些优势?

本例患者进行了胸腹盆强化CT、骨ECT、前列腺MRI以及PSMA-PET-CT等检查。MRI及CT检查均未发现患者有盆腔淋巴结侵犯,但PSMA-PET-CT发现了盆腔淋巴结受累。术后病理也证实了这一结论,充分显示了PSMA-PET-CT在发现前列腺癌微小转移灶中的优势。骨ECT发现可疑的骨转移,但通过CT以及PSMA-PET-CT检查后,并未发现患者骨转移证据。因此如果条件允许,PSMA-PET-CT检查评估患者全身转移情况还是有意义的。此外,在大批生化复发患者的评估中,PSMA-PET-CT也显示了其巨大优势。

3. 关于淋巴结清扫范围,哪些患者适合扩大淋巴结清扫?扩大淋巴结清扫的利与弊是什么?

指南推荐在高危患者以及中危但淋巴结侵犯风险高的患者中进行扩大淋巴结清扫术。目前前列腺癌扩大淋巴结清扫的范围包括髂内、髂外、闭孔。淋巴结清扫对于肿瘤的控制作用目前是有争议的,尤其是巴西的一项RCT研究并未发现扩大淋巴结清扫使肿瘤控制获益。但是毋庸置疑的是,扩大淋巴结清扫术对于明确肿瘤分期是有重要意义的。当然扩大淋巴结清扫术也有其缺点,包括术后并发症增多,术后住院时间延长。本例患者行扩大淋巴结清扫术，清扫至髂总水平。术后盆腔引流量在400ml以上，但并未有相应并发症发生，患者带盆腔引流管出院，待引流减少后拔管即可。

4.术后辅助内分泌治疗、辅助放疗的指征有哪些？

术后病理淋巴结阳性是辅助内分泌治疗的绝对适应证，有RCT数据表明淋巴结阳性患者术后辅助内分泌治疗明显获益。因此，CSCO指南、欧洲指南、NCCN指南对淋巴结阳性的患者均推荐术后辅助内分泌治疗。对于高危以及局部晚期的患者，术后辅助放疗也是指南所推荐的。本例患者术后病理为淋巴结阳性，同时有精囊侵犯，并且患者年龄相对较小，所以术后辅助治疗要积极开展，本例患者推荐术后辅助内分泌治疗＋放疗。

5.前列腺电切术后多长时间行前列腺癌根治术合适？手术难点有哪些？

根据经验，电切术后至少3个月行根治手术比较合适，与前列腺穿刺不同，电切术后若较早行根治术，前列腺周围水肿粘连较严重。电切术后手术的主要难点是颈口的处理，电切术后的颈口变异较大，术前可行膀胱镜检查，充分了解患者情况。术中不应过分追求较小开口，充分打开前壁，同时注意保护好输尿管口。本例患者前列腺中叶仍有轻微突出，若不注意，容易出现切缘阳性。

【小结】

1.注意前列腺癌的规范筛查与诊断，未查PSA禁行前列腺电切术。

2.重视前列腺癌术前肿瘤评估，关系到整个治疗方案的制订。

3.电切后的前列腺癌根治术存在一定难度，术者需做好充分准备。

（朱耀丰　陈守臻）

▶【专家点评】

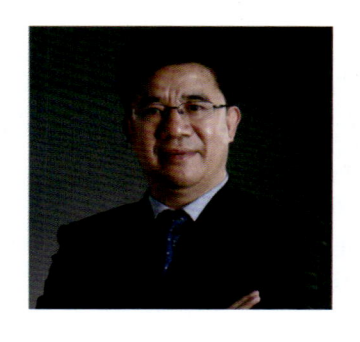

史本康，主任医师，博士研究生导师，山东大学齐鲁医院泌尿外科主任，"泰山学者"特聘专家。中国人体健康科技促进会泌尿男生殖系肿瘤专业委员会主任委员，中华医学会泌尿外科分会前列腺癌研究协作组副组长，中国医师协会泌尿外科分会常委兼膀胱癌协作组副组长，山东省医学会泌尿外科分会主任委员

前列腺癌根治术是治疗局限性前列腺癌的重要手段。该病例具有代表性，提醒大家要重视前列腺癌的规范化诊断、精准化评估，综合制订诊疗方案。PSMA-PET-CT显示出其在激素敏感前列腺癌诊断与评估中的巨大优势。同时，电切术后的前列腺癌又具有特殊性，对于这种特殊的局部晚期前列腺癌，如何更好地实现肿瘤控制与功能保留也值得大家思考。

参 考 文 献

Burdett S，Boevé LM，Ingleby FC，et al． Prostate radiotherapy for metastatic hormone-sensitive prostate cancer：a stopcap systematic review and meta-analysis［J］．Eur Urol，2019，76（1）：115-124．

Fossati N, Willemse PM, Van den Broeck T, et al. The benefits and harms of different extents of lymph node dissection during radical prostatectomy for prostate cancer: a systematic review [J]. Eur Urol, 2017, 72 (1): 84-109.

Wu H, Xu T, Wang X, et al. Diagnostic performance of ^{68}Gallium labelled prostate-specific membrane antigen positron emission tomography/computed tomography and magnetic resonance imaging for staging the prostate cancer with intermediate or high risk prior to radical prostatectomy: a systematic review and meta-analysis [J]. World J Mens Health, 2020, 38 (2): 208-219.

病例 11

前列腺癌根治术后不同PSA水平的应对策略

【导读】

根治性前列腺切除术（radical prostatectomy，RP）是局限性前列腺癌的主要治疗方法，根治性前列腺切除术后PSA值应在6周内降至不可测水平（通常认为＜ 0.1ng/ml）。但27%～53%接受RP的患者PSA值不能下降到不可测水平，或RP后PSA虽下降到不可测水平，但在数月到数年内会再次出现PSA持续升高，即生化复发（连续2次检测PSA＞0.2ng/ml）。RP后PSA持续或生化复发多提示肿瘤局部残留、复发或已发生远处转移，患者预后明显变差。对根治术后PSA持续或出现生化复发的患者，早期施行辅助治疗，可显著改善患者预后，提高总生存率。

【病例介绍】

患者，男性，72岁，因"前列腺癌根治术后35个月，PSA持续升高3个月"入院。患者35个月前，因前列腺癌于外院行机器人辅助下经腹RP＋盆腔淋巴结清扫术，术后病理诊断：前列腺腺癌Gleason评分4＋4＝8，肿瘤侵犯左侧精囊腺，膀胱颈及尿道切缘净，（左盆腔淋巴结）0/12、（右盆腔淋巴结）0/13，均未见癌转移（0/25）。免疫组化：CK5/6（－），P40（－），PSA（＋），P504s（＋），NKX3.1（＋），P63（－），CK34βE12（－），Ki-67（＋2%），CK-L（＋），AR（＋90%），S-100（－），CD34（脉管＋），D2-40（－）。术后6周患者复查tPSA 0.050ng/ml，即未行任何术后辅助治疗。患者于术后5个月恢复尿控。其后患者每3个月定期随访复查，tPSA均＜ 0.1ng/ml（具体数值不详）。入院前3个月，患者于外院及我院连续每月复查tPSA，出现持续上升，分别为0.21ng/ml、0.41ng/ml、0.672ng/ml，遂行骨ECT及前列腺MRI检查均未见肿瘤复发及骨转移。病程中患者有轻度尿频，夜尿2～3次，无尿急、尿痛，无血尿及排尿困难，无畏寒、发热，无腰痛，无腹痛、腹胀等不适，患者为求进一步诊治入院。

1. 既往史　高血压10余年，血压最高160/95mmHg，规范治疗，血压控制良好。
2. 体格检查　直肠指诊：前列腺术后缺如，未扪及异常肿块。
3. 实验室检查　tPSA 0.672 ng/ml，fPSA 0.065 ng/ml。
4. 影像学检查

（1）骨ECT：未见确切骨转移（图11-1）。

（2）盆腔MRI：膀胱颈术后改变？未见确切肿瘤复发征象（图11-2）。

5. 初步诊断　①前列腺癌（$T_{3b}N_0M_0$）；②RP后生化复发。

病例 11 前列腺癌根治术后不同 PSA 水平的应对策略

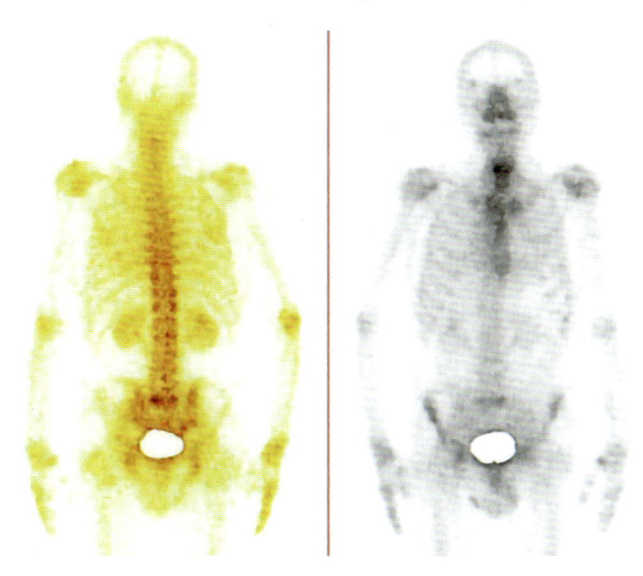

图 11-1 骨 ECT

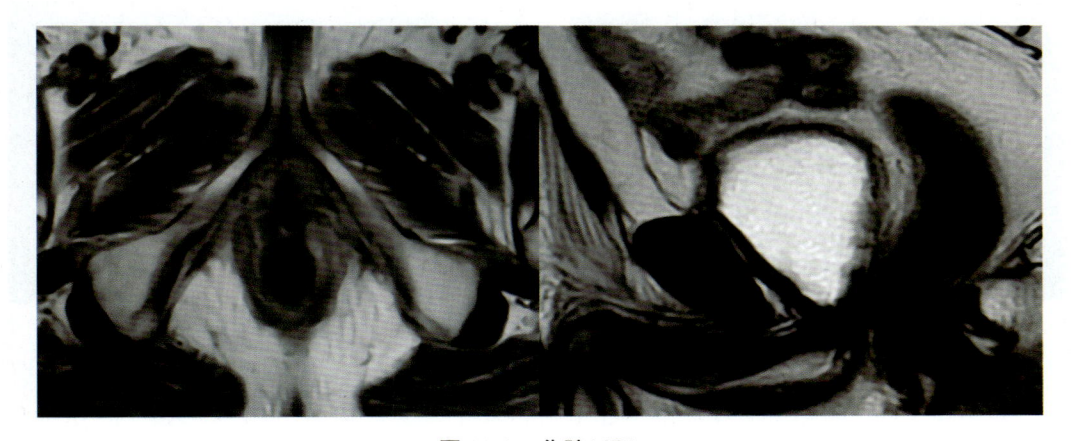

图 11-2 盆腔 MRI

【治疗前讨论及临床决策分析】

根据病史：①前列腺癌病史及手术史；②术后病理检查结果；③术后 PSA 值持续增高等证据判断，诊断成立。

根据 2019 年中国泌尿外科疾病诊疗指南，RP 后连续 2 次 PSA ≥ 0.2ng/ml，即可诊断为前列腺癌术后生化复发。该患者 RP 后 PSA 值持续上升，需进一步明确是肿瘤局部复发或是区域淋巴结转移还是存在远处转移。

由于 RP 后的生化复发平均先于临床转移 7～8 年，无症状患者的常见影像学检查（骨 ECT、腹盆腔 CT 和 MRI）诊断率较低。胆碱能 PET-CT 的敏感性受到 PSA 水平和 PSA 动力学的影响，在 PSA 水平较低的患者中，尤其是 PSA < 1ng/ml 的患者中敏感性较低。而 PSMA-PET-CT 比胆碱能 PET-CT 更敏感，尤其是在 PSA 水平 < 1ng/ml 时，PSA 倍增时间越短，PSMA-PET-CT 阳性率越高。在最近的一项前瞻性研究中，PSMA-

57

PET-CT确定了88例根治术后PSA水平＜1ng/ml的患者中59例（67%）的复发部位。另一项针对323例根治术后生化复发的患者的前瞻性多中心研究显示，相对于骨ECT及盆腔MRI等常规检查，PSMA-PET-CT检查可使疾病复发部位不明的患者人数显著减少（77% vs.19%），而发现转移性疾病的患者人数显著增加（11% vs.57%），从而使62%的患者因诊疗决策发生重大改变而获益。另一项针对272例RP后早期生化复发的前列腺癌患者的前瞻性研究表明，^{68}Ga-PSMA-PET-CT检查可发现30%的患者在较低PSA值（0.2～1ng/ml）时即需要调整治疗方案（如局部治疗与全身治疗）。

【手术或治疗过程】

1.根据MDT意见，此患者RP后35个月，常规检查未发现局部复发及远处转移，但患者PSA持续升高3个月，PSA倍增时间1.72个月，不排除局部复发及远处转移，建议患者行PSMA-PET-CT检查，如有可疑病灶必要时穿刺活检取得病理诊断。

2.患者行^{18}F-PSMA-PET-CT检查：根治性前列腺切除术后，术区见类圆形浓聚灶，早期相及延迟相最大标准摄取值（standard uptake value，SUV）值分别为10.4、15.5，直径约1.2cm；考虑为复发可能（图11-3）。

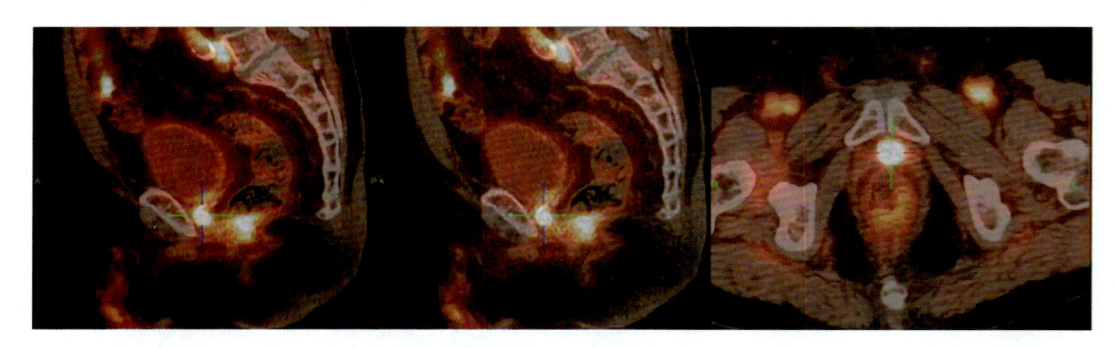

图11-3　^{18}F-PSMA-PET-CT

右侧第5肋骨局部见显像剂浓聚灶（图11-4），早期相及延迟相最大SUV值分别为3.2、3.6，考虑转移。

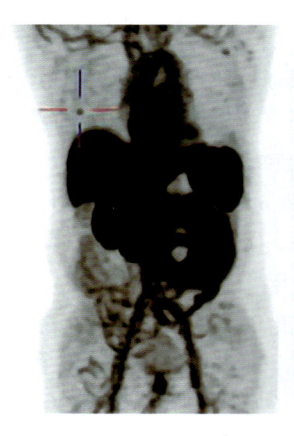

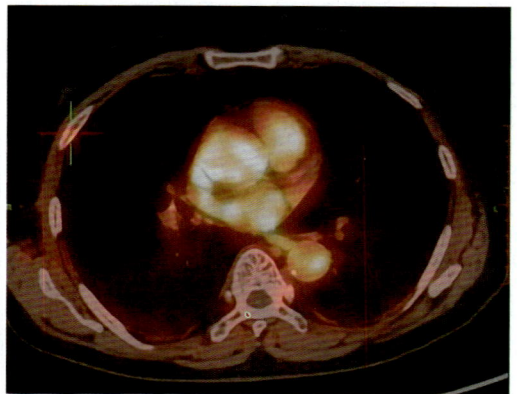

图11-4　^{18}F-PSMA-PET-CT

3. 进一步行前列腺术区可疑病灶彩超引导下经会阴穿刺活检3针，病理：前列腺腺癌，Gleason评分4＋4＝8。

4. 修正诊断：①RP后复发；②前列腺癌（$T_{3b}N_0M_1$）；③肋骨继发性转移癌。

5. 进一步接受辅助内分泌治疗联合前列腺窝局部放疗，孤立肋骨转移灶建议患者手术切除，患者拒绝，因而改行孤立肋骨转移灶的放疗。放疗方案：前列腺窝螺旋断层放疗（tomotherapy）72Gy/36F/2Gy/8周；第5肋骨转移灶适形调强放射治疗（intensity-modulated radiation therapy，IMRT）48 Gy/16F/3Gy/4周。内分泌治疗方案：醋酸戈舍瑞林缓释植入剂10.8mg皮下注射，每3个月1次。

【治疗后情况及预后】

患者接受内分泌治疗耐受良好，除潮热外，未见其他明显不良反应。放疗按计划执行，放疗2个月后有轻度尿频、尿急，无尿痛及血尿，轻度大便变频，无血便，耐受可。治疗1个月后，患者复查PSA下降到0.05ng/ml，2个月后复查PSA＜0.01ng/ml，现已随访15个月，PSA均＜0.01ng/ml。

【经验与体会】

1. RP后辅助治疗如何选择？

辅助治疗是指RP后4～8周PSA降至不可测水平，而为降低复发风险接受的进一步治疗。

RP后辅助内分泌治疗的选择：中华医学会泌尿外科学分会2019版指南建议术后病理切缘阳性、病理淋巴结阳性（pN＋）和术后病理证实为T_3期（pT_3），或≤T_2期但伴高危因素（Gleason评分＞7，PSA＞20ng/ml）的患者应接受辅助内分泌治疗；欧洲泌尿外科学会（European Association of Urology，EAU）2021版指南建议RP后盆腔淋巴结转移（pN_1期）患者接受辅助ADT治疗，早期辅助ADT治疗可显著延长淋巴结转移负荷高、伴多个不良病理特征患者的肿瘤特异性生存期及总生存期，但淋巴结转移范围小的患者能否获益仍不明确。对RP后pN_0期患者不建议辅助ADT治疗；美国国家综合癌症网络（National Comprehensive Cancer Network，NCCN）2020版指南指出RP术后发现淋巴结阳性的患者立即并持续接受ADT治疗与推迟接受ADT治疗相比，能显著改善总生存期。ADT应在RP后4～8周监测到PSA最低点后至术后3个月内开始给药，目前提倡根治术后2～3个月即刻内分泌治疗。

RP后辅助放疗的选择：术后病理切缘阳性、病理淋巴结阳性（pN＋）、前列腺包膜受侵、病理T_3期（pT_3）或T_4期、术后PSA持续升高、精囊受侵、Gleason评分8～10的患者术后辅助放疗获益可能性大。放疗的范围包括：盆腔淋巴结及前列腺窝；放疗的时机：RP后6个月内尿控好转后进行。

本例患者术后分期为$pT_{3b}N_0M_0$期、Gleason评分4＋4＝8，精囊受侵，RP后未及时行辅助治疗，35个月后出现局部复发及远处孤立骨转移灶，因而加做内分泌治疗及挽救性放疗，患者仍能获益。

2. RP后PSA进行性升高，如何鉴别局部复发和远处转移？

影响局部复发和远处转移的因素有：术后PSA升高的时间、PSA倍增时间、组织病理分期和切除标本的Gleason评分。RP后以下情况为局部复发的可能性大于80%：RP 3年后PSA上升，PSA倍增时间＞10个月，Gleason评分≤6，分期低于$pT_{3a}N_0$，pTxR1

（R1：外科切缘阳性）。RP后以下情况之一发生远处转移的可能性大于80%：RP术后1年内PSA上升，PSA倍增时间＜6个月；Gleason评分8～10，病理分期高于pT_{3b}，$pT_x pN_1$。

结合本例患者RP近3年后PSA上升、病理分期pT_{3b}、PSA倍增时间1.72个月，考虑局部复发及远处转移都不能除外。而PSA＜0.5～1.0ng/ml时，传统的影像学检查骨ECT、盆腔MRI和CT等的敏感性不足。而PSMA-PET-CT检查对微小病灶的诊断有优势。本例患者骨ECT及盆腔MRI未能明确局部复发及远处转移，PSMA-PET-CT检查后结合穿刺活检明确了局部复发灶及转移灶，据此改变了患者的治疗方案。患者接受内分泌治疗联合前列腺窝区局部放疗的同时，还接受了孤立骨转移灶的放疗。《前列腺癌骨转移多学科诊疗专家共识（2020版）》建议对于一些寡转移病灶，可以根据患者身体情况以及医疗机构的能力力求整体切除。本例患者拒绝手术切除，根据2020年意大利放疗与临床肿瘤协会的寡转移前列腺癌专家共识，遂行孤立骨转移灶放疗，取得了良好治疗效果。

3. RP后PSA生化复发的治疗选择

RP后PSA值降至不可测水平，此后随访过程中PSA升至＞0.2 ng/ml，称为生化复发。生化复发多提示肿瘤局部复发或有远处转移，常与预后不良相关。

出现RP后生化复发应做影像学检查排除远处转移，PSMA-PET-CT有一定优势。对于无远处转移的患者，根据EAU 2020版前列腺癌指南，需根据危险性不同进行选择：①高危患者（PSA＞0.7 ng/ml，Gleason评分≥8）：挽救性放疗＋2年内分泌治疗；②中危患者（PSA＜0.7 ng/ml，Gleason评分＝8）：挽救性放疗＋6个月内分泌治疗；③低危患者（PSA＜0.5 ng/ml，Gleason评分＜8）：挽救性放疗。

本例患者开始为RP后生化复发，但最后PSMA-PET-CT及穿刺活检证实为局部复发及远处孤立性转移，最后选择内分泌治疗联合局部复发灶和孤立转移灶放疗。

（宋彦平）

► 【专家点评1】

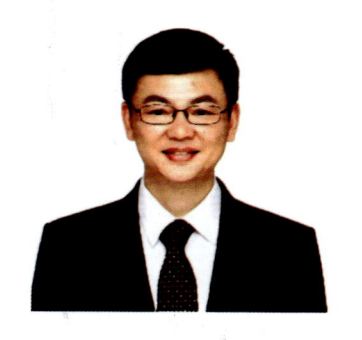

刘南，医学博士，主任医师，硕士研究生导师，重庆大学附属肿瘤医院泌尿外科主任。中国抗癌协会男生殖系肿瘤专业委员会常委，中国临床肿瘤学会前列腺癌专家委员会常委，重庆市老年学和老年医学会泌尿外科专业委员会主任委员，重庆市医学会泌尿外科学分会副主任委员

本例患者外院术后病理提示$pT_{3b}N_0M_0$期、Gleason评分8，为高危患者。若患者在RP后及时加做辅助内分泌治疗及辅助放疗可能获益更大，可进一步延长患者无进展生存和总生存时间。本例患者在出现局部复发及远处孤立肋骨转移病灶后，再行内分泌治疗及挽救性放疗仍可获益，但注意对局部复发灶的放疗区域应覆盖双侧盆腔淋巴结引流区，同时应对孤立骨转移灶行放疗或手术切除，可进一步改善预后。总之，对于孤立的转移灶，局部治疗仍是重要的治

疗手段。

▶【专家点评2】

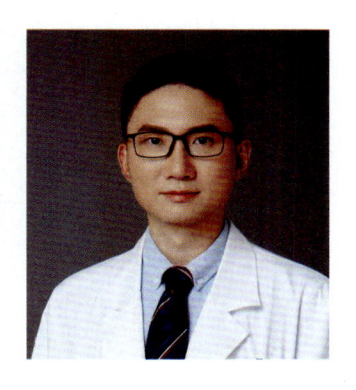

李俊，医学博士，博士研究生导师，重庆大学附属肿瘤医院泌尿外科主任医师，重庆市医学领军人才。中国抗癌协会泌尿系肿瘤专业委员会委员，重庆市老年学和老年医学会泌尿外科专业委员会副主任委员，重庆市医学会泌尿外科学分会青年副主任委员，重庆市医师协会微无创医师分会青年副主任委员

根治性前列腺切除术后的PSA水平很大程度上预示疾病的根治程度，有助于判断是否有病变残留、局部复发或远处转移，进而决定是否需要接受根治术后的辅助治疗。对于根治术后6周内PSA未降至不可测水平的患者，应高度怀疑肿瘤残留或已存在未发现的远处转移，术后应早期行更为敏感的PSMA-PET-CT检测。对于局部肿瘤残留的患者需行局部放疗，对于已发现有远处转移灶的患者应联合内分泌治疗。然而根治术后PSA水平并不是决定术后辅助治疗的唯一指标。对于术后病理切缘阳性、病理淋巴结阳性（pN＋）、术后病理证实为T$_3$期（pT$_3$）或≤T$_2$期但伴高危因素（Gleason评分＞7，PSA＞20ng/ml）的高危或极高危患者行辅助内分泌治疗。对于术后病理切缘阳性、病理淋巴结阳性（pN＋）、前列腺包膜受侵、病理T$_3$期（pT$_3$）或T$_4$期，术后PSA持续升高，精囊受侵，Gleason评分8～10的高危或极高危患者应行术后辅助放疗，而非等待至术后PSA水平上升时再做决定。本病例术后病理显示Gleason评分为8，且存在精囊受侵为T$_{3b}$期，术后在PSA水平未上升前即应早期联合辅助内分泌治疗及放疗，可延长患者骨转移出现及总生存时间。同时注意，术前PSA水平也是判断患者危险因素的重要指标之一，如患者在T分期和Gleason评分均不高的情况下，术前PSA水平显得尤为重要。本病例术前外院PSA水平未知，缺失危险因素判断指标之一，值得读者注意在临床工作中仔细询问记录。

参 考 文 献

Ceci F, Castellucci P, Graziani T, et al. ^{68}Ga-PSMA-11 PET/CT in recurrent prostate cancer: efficacy in different clinical stages of PSA failure after radical therapy [J]. Eur J Nucl Med Mol Imaging, 2019, 46 (1): 31-39.

Perera M, Papa N, Roberts M, et al. Gallium-68 prostate-specific membrane antigen positron emission tomography in advanced prostate cancer-updated diagnostic utility, sensitivity, specificity, and distribution of prostate-specific membrane antigen-avid lesions: a systematic review and meta-analysis [J]. Eur Urol, 2019, 77 (4): 403-417.

Rauscher I, Düwel C, Haller B, et al. Efficacy, predictive factors, and prediction nomograms for

[68]Ga-labeled prostate-specific membrane antigen-ligand positron-emission tomography/computed tomography in early biochemical recurrent prostate cancer after radical prostatectomy[J]. Eur Urol,2018,73(5):656-661.

Roach PJ,Francis R,Emmett L,et al. The impact of ^{68}Ga-PSMA-PET-CT on management intent in prostate cancer：results of an australian prospective multicenter study［J］. J Nucl Med,2018,59（1）:82-88.

病例 12

保留性神经根治性前列腺切除术后切缘阳性的诊断与处理

【导读】

保留性神经的根治性前列腺切除术会增加外科切缘阳性发生风险。如果发生外科切缘阳性，处理需依照指南规范进行，以提高肿瘤控制并保护患者的尿控功能。

【病例介绍】

患者，男性，65岁，因"发现前列腺癌2年，PSA持续升高2年"入院。2016年因发现PSA升高（10.2ng/ml）进行前列腺穿刺活检，病理结果显示前列腺腺癌，Gleason评分3+3=6，活检20针中有6针阳性，$cT_{2c}N_xM_x$。患者拒绝手术治疗，选择主动监测。本次因PSA持续升高，患者决定接受根治性前列腺切除术入院。

1. *既往史* 2015年因肺癌行左侧肺叶切除术，2018年因胆囊炎、胆囊结石行胆囊切除术。

2. *体格检查* 直肠指诊：前列腺右侧叶质地稍硬，未触及明显结节。

3. *实验室检查* tPSA 10.15ng/ml（2017年9月），12.86ng/ml（2018年8月），14.76ng/ml（2018年8月）。

4. *影像学检查*

（1）MRI：前列腺右侧外周带T_2WI低信号，DWI信号轻度增高，PI-RADS 3级病变（图12-1）。

（2）PSMA-PET-CT：前列腺右侧移行带和中央带代谢增高，无明确骨转移和腹腔内脏器转移。

5. *初步诊断* 前列腺癌（$cT_{2a}N_0M_0$）。

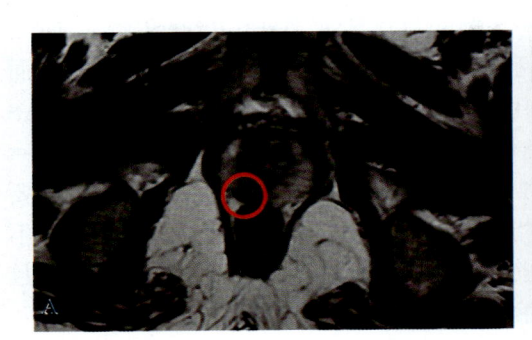

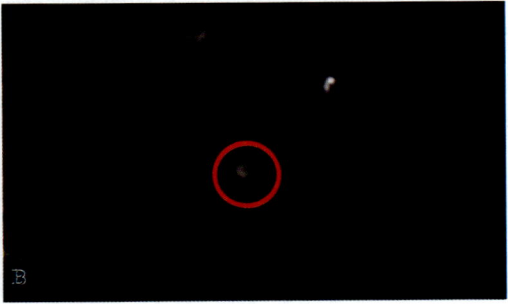

图12-1 盆腔MRI

A. T_2加权相低信号；B. DWI加权相信号增强

【术前讨论及临床决策分析】

1. 手术指征　前列腺癌，穿刺活检Gleason评分3＋3＝6，主动监测期间PSA持续升高。

2. 手术评估

（1）术前血常规：血红蛋白159g/L，尿常规正常，PSA 14.76ng/ml。

（2）心功能：射血分数（EF）65%。

（3）胸部X线片：左肺切除术后改变，右肺未见明显异常。

（4）肺功能：FVC 4.19L，MVV 121.04L/min，FEV_1 3.27L，FEV_1/VC_{max} 75.69%。

3. 手术方案　机器人辅助腹腔镜根治性前列腺切除术（保留左侧性神经）＋扩大盆腔淋巴结清扫术。

4. 术后注意事项　密切监测患者生命体征，注意淋巴漏和直肠损伤情况，以及患者心肺功能。

【手术或治疗过程】

术中发现前列腺尖部与直肠之间有粘连。手术过程顺利，前列腺左侧叶采取筋膜内切除方式，避免使用能量器械，保留左侧神经血管束。完全切除前列腺以及双侧精囊，并行盆腔扩大淋巴结清扫术。手术时间240min，出血量350ml。

【术后情况及预后】

术后患者无发热。术后第1天引流145ml血性液体，第2天引流170ml淡血性液体，第3天引流90ml淡黄色液体。实验室检查引流液肌酐、尿素等指标证实引流液非尿液成分，应为淋巴液。在术后第3天拔除引流管，观察24h患者无明显不适，于术后第4天出院。

患者于术后2周拔除尿管，实现即刻尿控。术后病理显示前列腺腺癌，Gleason评分3＋4＝7，受累前列腺比例10%，可见神经侵犯，未见精囊腺侵犯，未见淋巴血管侵犯，双侧尖部切缘可见浸润性癌累及，淋巴结未见癌转移（0/20），病理分期$pT_{3a}N_0M_0$。

患者术后6周复查PSA 0.01ng/ml，术后3个月复查PSA 0.009ng/ml。患者于术后5个月开始行局部放疗，疗程7周共33次。术后6个月复查PSA 0.005ng/ml。术后1年复查PSA 0.007ng/ml。

【经验与体会】

1. 该患者诊断明确之后是否符合主动监测指征？

前列腺癌主动监测是低危和极低危前列腺癌的治疗选择之一。ProtecT研究显示，对于低危局限性前列腺癌，主动监测和根治手术、放疗在肿瘤特异性生存和总生存方面没有显著差异。但是指南推荐主动监测只适用于高度选择的低危前列腺癌患者。PRIAS研究中主动监测的入组标准包括PSA＜10ng/ml、PSA密度＜0.2、Gleason评分3＋3＝6、临床分期pT_{1c}或pT_2、穿刺活检只有1～2针阳性等，而且选择主动监测的患者需要接受严密的随访，包括定期PSA检查、直肠指诊、重复穿刺等。该患者在诊断之初就不符合主动监测的标准，但坚持不接受根治性前列腺切除术，不接受重复穿刺评估，而且没有接受严密随访，一定程度上贻误了手术治疗的时机。

2. 根治性前列腺切除术后切缘阳性的规范处理

有研究显示，根治性前列腺切除术后存在不良预后因素，如切缘阳性、包膜外侵犯、精囊侵犯，患者5年内生化复发率高达50%。EAU指南建议对于根治性前列腺切除术后切缘阳性但是PSA仍处于0.1ng/ml以下患者，有两个选择：①在泌尿系功能恢复之后，术后6个月内行即刻辅助放疗（手术区域）。②进行严密监测，待PSA上升至0.5ng/ml之后行挽救性放疗。一项大规模回顾性研究对比了即刻放疗和挽救性放疗对于根治手术之后pT_3N_0患者的治疗效果。即刻放疗组包括243例患者，其中74%的具有切缘阳性。挽救性放疗组包括267例患者，其中52%具有切缘阳性。经过中位94个月的随访，两组在无转移性生存和总生存方面差异无统计学意义。由此可见并不是所有切缘阳性患者都必须接受即刻放疗，治疗决定需考虑放疗并发症（包括肠道和膀胱、尿道相关并发症等），由医师和患者讨论后，由患者选择决定。

3.如何减少切缘阳性的发生？

前列腺尖部由于形态个体化差异大，容易发生切缘阳性。研究显示在尖部采用后入路技术可使切缘阳性率由4.4%降至1.4%。保留性神经的手术会增加切缘阳性风险。术前MRI的准确评估，术中精细操作、寻找解剖标志可以在一定程度上降低切缘阳性的风险。此外，术中冷冻病理检查也可以帮助术者判断是否存在切缘阳性，但在临床实际中很少使用。

【小结】

保留性神经的根治性前列腺切除术会增加外科切缘阳性风险。治疗方面需由医师和患者共同协商决定，可采用术后6个月内即刻放疗或挽救性放疗。

（张　凯　王　伟）

▶【专家点评】

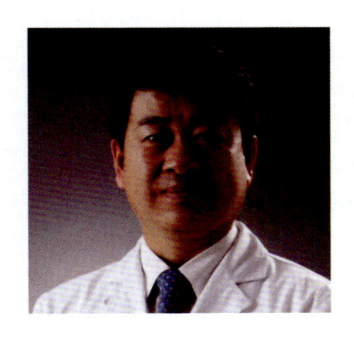

朱刚，主任医师，博士研究生导师，和睦家医疗北京区外科及泌尿外科主任。中国抗癌协会理事，中国抗癌协会泌尿生殖肿瘤整合康复专业委员会主任委员，中国抗癌协会泌尿肿瘤专业委员会副主任委员，亚洲泌尿外科机器人学会科学委员会主席

本病例临床常见，具有代表性。患者在确诊前列腺癌后，一直犹豫是手术还是非手术治疗。其实他不符合主动监测的标准，穿刺阳性针数超过了3针。延误了2年的手术，一个局限低危的前列腺癌发展到了局限高危（pT_{3a}）和外科切缘阳性。

如何选择主动监测的患者？这些患者应该是临床局限性前列腺癌低危或极低危患者。NCCN指南将低危定义为：$T_{1\sim 2a}$，Gleason评分3+3=6或ISUP 1，PSA < 10ng/ml。极低危另外还有3个条件：穿刺活检标本阳性针数少于3条，每一条穿刺出的组织阳性比率少于50%和PSA密度 < 0.15ng/ml/ml。对于选择了主动监测的患者，严密随访很重要。NCCN建议每6个月复查PSA，每年进行直肠指检和重复前列腺穿刺。

主动监测经过10余年的临床验证，正确选择患者，可以取得与根治性前列腺切除术（RP）相似的总生存和癌特异性生存。但其中1/3的患者可能在随访过程中需要转变治疗模式，改为接受治愈性治疗，如RP或放疗。严格选择患者并随访，主动监测还是一个安全的选择。

外科切缘阳性是生化复发的独立危险因素。外科切缘阳性除了与患者的病理状况相关外，也和术者的经验有着密切的关系。机器人手术可以显著降低外科切缘阳性的发生率。因为存在外科切缘阳性风险，一般不保留穿刺阳性侧的神经。术前对保留侧也要进行仔细地评估。MRI可以发挥很好的作用。但遗憾的是本例MRI没有给出警示。发生了外科切缘阳性，就需要给患者更多的关注，可以先监测、观察一段时间，也可以选择辅助放疗。

美国泌尿外科协会及美国放射肿瘤协会建议根治性前列腺切除术后有精囊受侵、外科切缘阳性、肿瘤突破到包膜外的患者接受辅助放射治疗。辅助放疗能降低生化复发、局部复发、临床进展的风险。与挽救性放疗相比较，辅助放疗可以降低经选择患者的过度治疗，外科切缘阳性的患者受益最多。对于pT_3的患者而言，外科切缘阳性、Gleason评分7～10的患者辅助放疗没有过度治疗一说。

放疗的时机很重要，建议在尿控恢复后再进行，同时提醒放疗科医师定位时注意不要伤害外括约肌。需要和患者沟通放疗的潜在并发症，包括放射性肠炎、膀胱炎、继发性膀胱癌、膀胱直肠瘘等。

参 考 文 献

Fossati N，Karnes RJ，Boorjian SA，et al. Long-term impact of adjuvant versus early salvage radiation therapy in pT3N0 prostate cancer patients treated with radical prostatectomy：results from a multi-institutional series［J］. Eur Urol，2017，71（6）：886-893.

Hamdy FC，Donovan JL，Lane JA，et al. 10-Year outcomes after monitoring，surgery，or radiotherapy for localized prostate cancer［J］. N Engl J Med，2016，375（15）：1415-1424.

Mohler JL，Antonarakis ES，Armstrong AJ，et al. Prostate cancer，version 2. 2019，NCCN clinical practice guidelines in oncology［J］. J Natl Compr Canc Netw，2019，17（5）：479-505.

Mottet N，Van den Bergh RCN，Briers E，et al. EAU-EANM-ESTRO-ESUR-SIOG guidelines on prostate cancer—2020 update. Part 1：screening，diagnois，and cocaltreatment with curative intent［J］. Eur Urol，2021，79（2）：243-262.

病例 13

寡转移去势抵抗性前列腺癌的治疗

【导读】

去势抵抗性前列腺癌（castration-resistant prostate cancer，CRPC）是前列腺癌发展的最终阶段，是临床诊疗的难点，如何确定影像学复查的时机，采用怎样的治疗策略尚无定论，本病例分享一例前列腺癌术后复发的诊断与应对策略。

【病例介绍】

患者，男性，71岁，因"前列腺癌术后3年余，PSA升高2年"入院。患者2017年1月于外院接受机器人辅助下前列腺癌根治术，术后病理：Gleason评分4＋4＝8，侵犯包膜，切缘阴性。左侧闭孔淋巴结0/2，右侧未见到淋巴结报告。肿瘤分期$pT_2N_0M_0$，ISUP 4组。PSA从术前PSA 10.46ng/ml降至术后1个月0.03ng/ml。术后给予辅助内分泌治疗（全雄阻断），2018年3月PSA 0.01ng/ml，停止内分泌治疗。2018年10月复查PSA上升，再次给予内分泌治疗（戈舍瑞林），睾酮达到去势水平，但PSA仍逐渐上升，相继升至0.37ng/ml及0.56ng/ml，该院安排骨ECT、盆腔MRI检查，无特别异常发现。2019年6月PSA进一步升至1.7ng/ml，来我院接受PSMA-PET-CT检查：未见复发或转移。7月PSA 3.53ng/ml，7月20日起服用阿比特龙＋ADT。8月PSA 7.62ng/ml，睾酮仍然处于去势水平，8月1日至9月29日在外院接受前列腺区域放疗，具体剂量未知。9月PSA 7.52ng/ml，NSE 13ng/ml，睾酮0.04nmol/L。10月我院PSMA-PET-CT检查显示左侧结肠旁系膜2处软组织结节，PSMA异常增高，考虑转移。10月24日PSA 6.23ng/ml（图13-1）。

1. 既往史　否认慢性疾病病史。

2. 体格检查　神志清晰，精神可，心肺未见异常，腹部软，无压痛，无反跳痛，双下肢无水肿。直肠指检：前列腺术后，未触及异常结节。

3. 辅助检查

（1）2017年1月前列腺癌根治术后病理：Gleason评分4＋4＝8，侵犯包膜，切缘阴性。左侧闭孔淋巴结0/2，右侧未见到淋巴结报告。免疫组化：PSA（＋）、PAP（＋）、ERG（－）、AmACR（＋）、Ki-67（20%）、P53（＋）、周围缺乏表达P63、34βE12的基底细胞。

（2）2018年10月外院骨ECT提示阴性，盆腔MRI未见肿瘤复发。

（3）2019年6月28日 ^{18}F-PSMA-PET-CT：前列腺癌术后，局部未见复发，淋巴结、骨骼及脏器未见转移迹象，建议随访。

（4）2019年10月16日 ^{18}F-PSMA-PET-CT：左侧结肠旁系膜2处软组织结节，PSMA异常增高，考虑转移。

（5）2019年10月23日全身 ^{18}F-PET/CT：①左侧结肠旁系膜结节伴代谢增高（2处，19cm×22mm），考虑转移；②肝实质FDG摄取不均匀增高，建议随访，必要时MRI增强。

（6）2019年11月外周血基因检测：内分泌及靶向治疗相关基因阴性，*TMB*突变负荷低，*ERCC4*胚系突变，*AR-V7*未见突变。

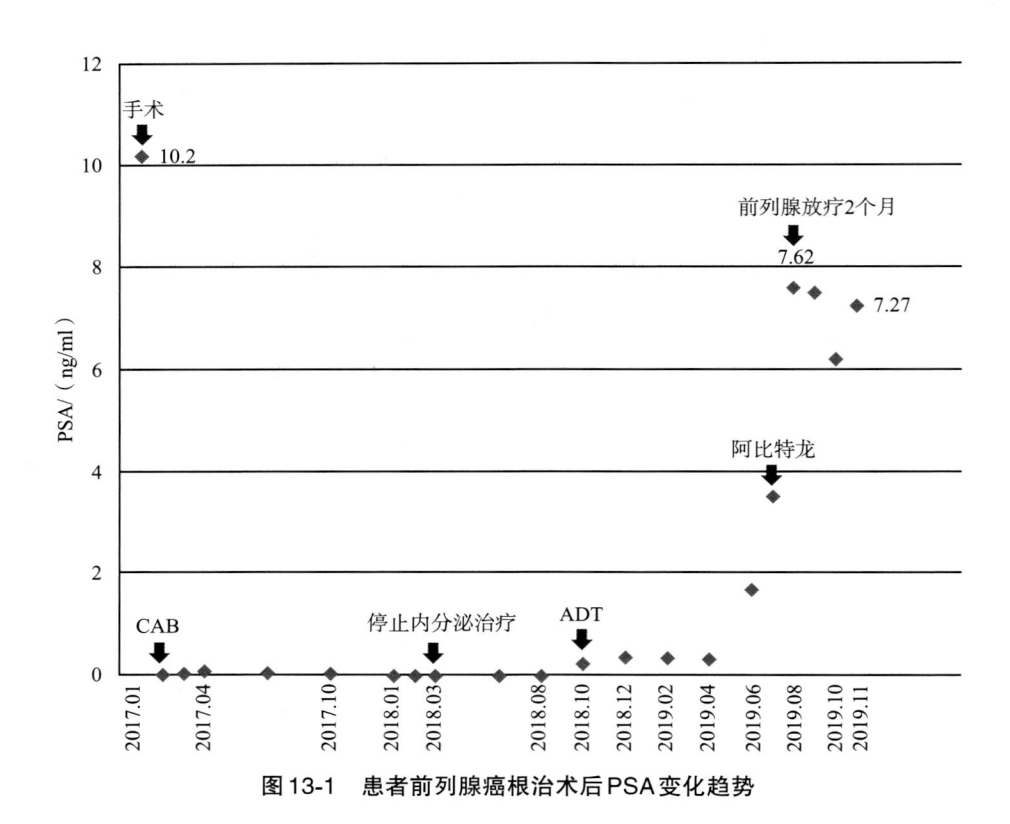

图13-1 患者前列腺癌根治术后PSA变化趋势

4.初步诊断　转移性去势抵抗性前列腺癌（metastatic CRPC，mCRPC）。

2019年10月30日患者于我院行MDT讨论，商讨进一步治疗方案。

【术前讨论及临床决策分析】

1.泌尿外科　据中国泌尿外科疾病诊疗指南，CRPC定义为经过初次持续雄激素剥夺治疗（ADT）后疾病依然进展的前列腺癌，应同时具备以下条件：①血清睾酮达去势水平（＜50ng/dl或＜1.7nmol/L）；②间隔1周，连续3次PSA上升，较最低值升高50%以上。

根据病史、多次PSA升高50%以上、睾酮达到去势水平、PET-CT发现左侧结肠旁系膜2枚结节，考虑转移，患者转移性去势抵抗性前列腺癌（mCRPC）诊断成立。

（1）ADT治疗是CRPC治疗的基石，患者睾酮处于去势水平，建议继续维持ADT治疗。

（2）该患者自身无不适症状，影像学检查只发现左侧结肠旁系膜2枚结节，属于未经化疗的mCRPC患者。COU-AA-302研究表明，该类患者使用阿比特龙＋泼尼松较安慰剂对照组有明显的生存获益（OS：34.7个月 vs.30.3个月，HR 0.81，$P = 0.0033$）。因此，中国泌尿外科疾病诊疗指南、CSCO前列腺癌诊疗指南及EAU和NCCN指南，推荐mCRPC应用新型内分泌药物、CYP17抑制剂阿比特龙作为一线治疗方案。有报道，存在AR-V7剪切变异体的前列腺癌患者更容易对阿比特龙耐药，患者基因检测结果不存在在AR-V7变异体，提示很可能对阿比特龙有效。

实际上患者7月份起已经应用阿比特龙3个月余，外加2个月的前列腺区域放疗，期间PSA从3.53ng/ml到7.62ng/ml、7.52ng/ml、6.23ng/ml（图13-1），除了PSA进展，10月PET-CT较4个月前比有新发病灶，综合考虑，该患者应用阿比特龙效果并不理想。

恩扎卢胺是新型雄激素受体拮抗剂，阿比特龙与恩扎卢胺可能存在交叉耐药，使用恩扎卢胺之后进展的mCRPC患者，更换或加用阿比特龙后并无临床获益。另一项多中心、单臂、开放的临床试验发现，在应用阿比特龙之后24个月以上才进展的这部分患者，改用恩扎卢胺有一定的获益。该患者应用阿比特龙之后很快就发生疾病进展，远远低于24个月，因此预计直接改用恩扎卢胺效果也不理想。

2.肿瘤放疗科　对于前列腺癌术后生化复发的挽救性放疗，指南推荐即刻进行。生化复发患者PSA越低，挽救性放疗疗效越好。患者在2018年10月PSA再次升高后，由于传统影像学检查（骨ECT、盆腔MRI）阴性，当时安排了盆腔前列腺部位放疗，但实际上患者已属于CRPC。在ADT＋阿比特龙＋前列腺局灶放疗情况下，PSA波动于7ng/ml左右，未再进一步进展。CRPC患者以全身治疗为主，患者目前也没有骨转移相关症状，暂不考虑继续行局部放疗。

3.肿瘤化疗科　化疗是CRPC的重要治疗手段。经典的TAX327研究证实，作为CRPC的一线治疗，每3周一次的多西他赛化疗方案，可延长OS至19.2个月，使患者死亡风险降低24%，并且可提高肿瘤缓解率、疼痛缓解率、PSA缓解率。也有证据表明，多西他赛作为阿比特龙耐药之后的二线治疗仍然有相当的疗效，可使67%的患者PSA下降超过50%。该患者ECOG评分0分，肝肾功能等正常，无禁忌，建议采用多西他赛化疗。

【手术或治疗过程】

2019年12月12日行第1疗程化疗：多西他赛140mg第1天＋泼尼松5mg每天2次；21d为1个疗程。

化疗后出现Ⅳ度白细胞减少。给予吉粒芬升白细胞治疗后好转。

2020年1月2日行第2疗程化疗：多西他赛140mg第1天＋泼尼松5mg每天2次；21d为1个疗程。

化疗后无骨髓抑制。

2020年1月23日行第3疗程化疗：多西他赛140mg第1天＋泼尼松5mg每天2次；21d为1个疗程。

化疗后出现发热性中性粒细胞减少。

【术后情况及预后】

2020年3月4日复查^{18}F-PET-CT：①左侧结肠旁系膜2枚结节，均较前缩小，但其中一枚代谢较化疗之前增高，另一枚较化疗前下降。②肝实质FDG摄取不均匀增高，建议继续随访。③两肺上叶散在炎症，纵隔、肺门炎性淋巴结首先考虑。

虽然^{18}F-PET-CT证实转移病灶缩小，PSA有下降趋势，但目前仍在较高水平（图13-2），且患者出现化疗相关发热性中性粒细胞减少，不愿意再次化疗。

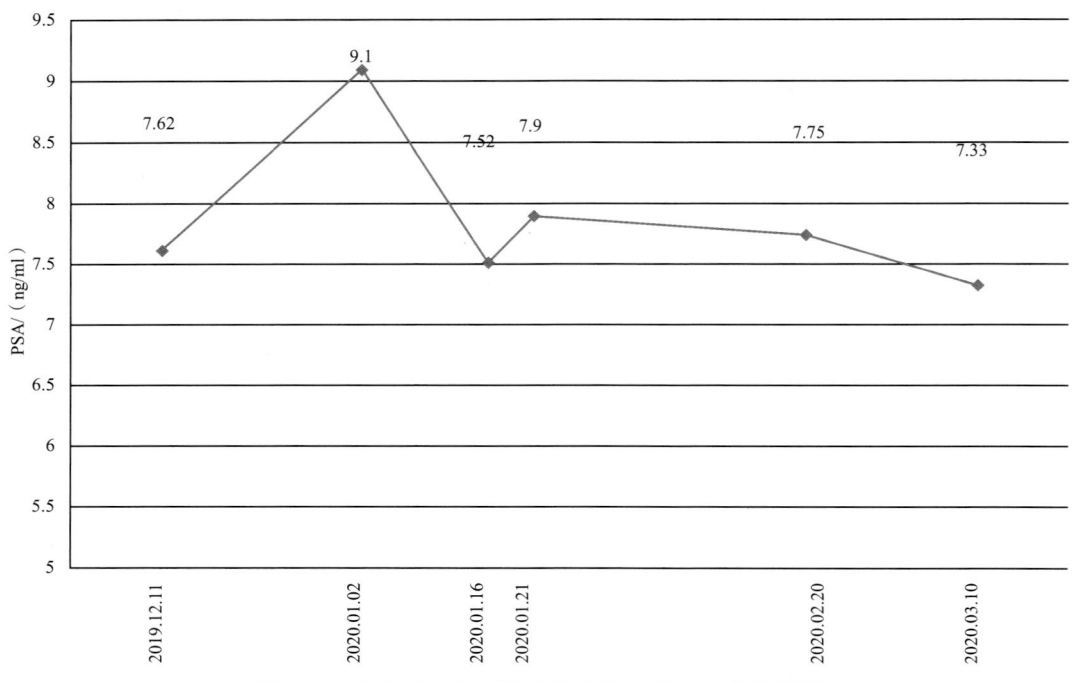

图13-2 患者采用多西他赛化疗前、后PSA变化趋势

2020年3月，展开第2次MDT讨论。

讨论意见：患者经过全身系统性治疗后PSA无进一步进展，影像学发现唯一的病灶是左侧结肠旁系膜的局限性转移病灶。对于mCRPC寡转移病灶的局部治疗，目前证据比较少。小样本的回顾性研究表明，针对mCRPC寡转移病灶的放疗或手术治疗可推迟后续治疗的时间。在充分告知患者局部治疗可能带来获益及风险的前提下，患者愿意并要求行结肠旁寡转移病灶切除术。

后续治疗：2020年3月11日行腹腔镜探查手术，术中见左侧结肠旁系膜2枚结节，非常重要的是在手术中发现腹膜表面斑点状改变，临床判断多发转移小病灶（图13-3）。最后给患者施行了降结肠旁转移性肿瘤病灶姑息性切除手术。

病理结果：送检肠段系膜内见癌结节伴囊性变，结合病史及免疫组化提示为前列腺癌转移。免疫组化：AE1/AE3（+），PSA（+），PSMA（弱+），P63（-），P40（-），CK5（-），CK20（-），CK19（+），CK7（-），GATA3（-），Ki-67（60%），P53（5%），CEA（-），CDX2（部分+），VIM（-）。

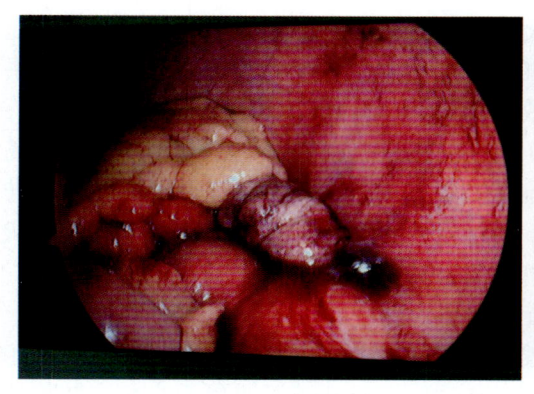

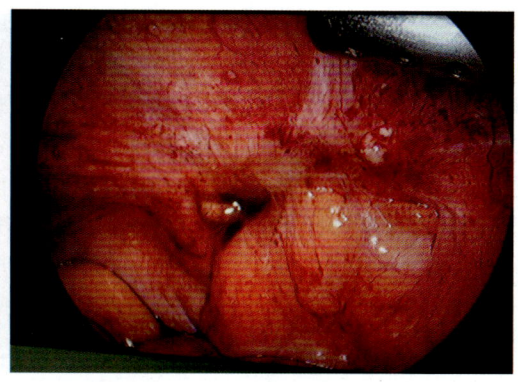

图13-3　腹腔镜探查术中发现腹膜表面斑点状改变，考虑肿瘤多发转移病灶

术后复查：
2020年3月18日PSA 1.34ng/ml。
2020年5月21日PSA 2.57ng/ml。
2020年6月18日PSA 20.5ng/ml。

【经验与体会】

1.一线选用阿比特龙治疗失败后，mCRPC患者的二线治疗如何选择？

一线治疗失败后，如何选择二线治疗药物有时很困难。在一线接受ARATAs（阿比特龙或恩扎卢胺）治疗的患者中，接着应用另一种ARATAs还是多西他赛进行二线治疗尚存一定争议。过去的一系列研究显示，恩扎卢胺和阿比特龙存在交叉耐药。来自日本的研究团队开展了一项临床研究，探究在既往未接受多西他赛治疗，一线应用ARATA治疗的mCRPC患者，二线应用另一种ARATA或多西他赛疗效和安全性的差异。研究结果表明，ARATA-多西他赛组患者PSA水平下降＞0、≥30%和≥50%的比例分别为70.2%、52.6%和42.1%，而ARATA-ARATA组这一数值分别为50.0%、33.3%和21.3%。OS方面，ARATA-ARATA、ARATA-多西他赛两组的中位OS分别为14.5个月和17.5个月，进一步亚组分析表明，AA-Enz、Enz-AA、AA-多西他赛、Enz多西他赛的中位OS分别为15.0个月、11.7个月、18.8个月和16.9个月，该研究告诉我们，对于一线应用ARATA治疗后的mCRPC患者来说，二线治疗应用多西他赛能够显著改善患者的PSA、PFS和OS。另一项美国的回顾性真实世界研究也得出了相同的结论。因此，如果患者无禁忌，多西他赛较恩扎卢胺可能是更好的选择。

PARP抑制剂利用DNA修复途径的缺陷诱导肿瘤细胞凋亡，约12%的mCRPC患者携带*BRCA1/2*突变，使PARP抑制剂对该类型患者存在巨大的治疗前景。PROfound研究是一项前瞻性、多中心、随机、开放标签的临床Ⅲ期试验，旨在评估奥拉帕利对比ARATAs治疗药物在既往已接受ARATAs药物后出现病情进展，且携带HRR通路相关基因突变的mCRPC患者中的疗效和安全性。研究发现靶向于*HRR*基因突变的奥拉帕利显著延迟了疾病进展，特别对*BRCA1/2*或*ATM*基因突变的前列腺癌患者更有效。基于PROfound的Ⅲ期临床试验结果，FDA批准奥拉帕利用于治疗携带有害或可能有害的同源重组修复通路（HRR）基因突变（胚系/体系）的mCRPC患者，这些患者既往已接受过恩扎卢胺或阿比特龙治疗。另一种PARP抑制剂Rucaparib也表现出了不俗的疗效。TRITON2研究为国际多中心、开放标签的Ⅱ期临床试验，患者明确携带有体系或胚系*BRCA1/2*有害突变或其他对PARP抑制剂敏感的DNA损伤修复（DNA damage repair，DRR）基因突变。客观反应率可达到50.8%，PSA进展中位数时间为6.5个月。该研究还显示出*BRCA2*突变相较于*BRCA1*突变可能具有更好的反应率，但尚需更大的样本进行验证，体系和胚系*BRCA*突变对Rucaparib具有相近的反应率。因此，对于携带*HRR*突变，尤其是*BRCA1/2*突变的患者，PARP抑制剂也是一种二线治疗选择。

2. mCRPC转移病灶的局部治疗是否可行？

mCRPC是前列腺癌发展的终末期，以全身性的治疗为主，但是也有研究发现寡转移病灶的局部治疗对控制疾病进展起到了一定的作用。Triggiani等回顾了41例寡转移的CRPC患者，接受转移病灶的立体定向放疗（SBRT）后，中位的远处转移无进展生存（DPFS）可以达到11个月，1年、2年的DPFS分别是43.2%和21.6%。一项更大规模的多中心回顾性分析了86例寡转移mCRPC患者，在接受转移灶的立体定向放疗后，平均12.3个月没有新发转移病灶，1年、2年的DPFS分别是52.3%和33.7%，平均延缓了21.8个月新型内分泌治疗或化疗的介入时机。如果在全身治疗的基础上，忽略稳定的病灶，而仅仅对进展的转移病灶进行放疗或手术切除，PFS也可以达到10个月。另一项研究发现，寡转移的mCRPC患者，进展病灶接受局部放疗联合全身治疗较单独的全身治疗相比，PSA失败时间（9.7个月 vs. 4.2个月，$P = 0.066$）、更换治疗的时间（14.9个月 vs. 8.8个月，$P = 0.025$）、远处无转移生存的时间（12.7个月 vs. 8.9个月，$P = 0.045$）均有好转。对于CRPC阶段孤立的肺转移病灶，有个案报道手术切除后PSA降至无法测出，疾病得到了有效控制。孤立的脑转移病灶切除后也取得了类似的效果，但也仅限个别报道。对于孤立的肠转移病灶的局部治疗，目前尚无相关的报道，需要严格评估手术的获益与风险，并充分告知患者后共同决定。本案例也是探索性的治疗，在肠转移病灶切除后，PSA一度下降至1.34ng/ml，但3个月后又快速反弹，结合术中所见，临床判断腹膜多发转移小病灶，本次手术并没有根除。从本例病例来看，CRPC阶段仍要以全身性的治疗为主，一些微小转移病灶目前的影像学检查水平难以发现，个体化的转移病灶治疗仍需进一步探索。

【小结】

内分泌治疗是前列腺癌的主要治疗手段之一，但是绝大部分患者在经受18～24个月的抗雄激素疗法后会出现mCRPC。mCRPC阶段，由于前列腺肿瘤细胞自身也开始分泌雄激素，自给自足促进肿瘤的生长繁殖，导致虽然现有的治疗手段（手术去势、药物去势、抗雄等）可以有效地阻断睾丸、肾上腺来源的雄激素，但疾病仍然进展迅速。同时患者症状会逐渐加重，若不采取有效的治疗手段，患者的自然病程较短，中位生存期仅为12个月。

基于现有的循证医学证据，CSCO前列腺癌指南将阿比特龙、多西他赛、恩扎卢胺、镭-223作为mCRPC的一线治疗Ⅰ级推荐（1A类证据）。其中镭-223用于伴多发骨转移的mCRPC患者，已于2020年8月27日在国内获批上市。

而新型内分泌治疗与化疗这两种更常见的一线治疗方式该如何选择，是临床上常见的问题。一些生物标志物可以帮助预测CRPC患者应用新型内分泌治疗或化疗的效果。国内一项单中心回顾性研究表明，合并导管内癌的CRPC患者，新型内分泌治疗较化疗相比有明显的获益，而对于非IDC-P的CRPC患者，两组之间的预后并没有统计学差异。近期国外一项更大样本的多中心的回顾性研究也得出了相同的结论。AR剪切变异体：阿比特龙和恩扎卢胺的耐药机制主要是由于*AR*基因发生变异，包括*AR*扩增、*AR*突变、*AR*剪切变异体（AR variants，AR-Vs）等。其中，AR-V7是CRPC中检出频率最高，被研究最广泛的一个剪切变异体。在无雄激素的条件下，AR-V7仍然可以完成核转移，导致AR信号通路持续激活，是CRPC发生的一个潜在机制。研究发现，循环肿瘤细胞或游离DNA中存在AR-V7剪切变异体的前列腺癌患者更容易对阿比特龙耐药。结合患者的实际情况，术后病理中未见IDC-P，基因检测结果也未见AR-V7，因此治疗的选择上无明显的倾向性。

2017年发表的圣加仑共识中，对于非特殊亚型的mCRPC患者，86%的专家都推荐将新型内分泌药物用于一线治疗，仅有少数专家支持化疗用于一线治疗。最新的CRPC中国专家共识中也认为，在药物可及的情况下，临床选择治疗方案时首先考虑药物毒性小的方案，并结合患者的临床状态、给药便利性、患者偏好等因素，在与患者充分沟通之后，制订用药方案，优选阿比特龙，如果疾病侵袭性较强，可考虑多西他赛。

同样是新型内分泌治疗的药物，阿比特龙与恩扎卢胺该如何选择？2019年底发表的一篇针对阿比特龙和恩扎卢胺序贯用于mCRPC患者的临床二期研究和一篇荟萃分析，初步表明一线优先使用阿比特龙的效果显著优于一线优先使用恩扎卢胺。

（刘海龙）

▶【专家点评】

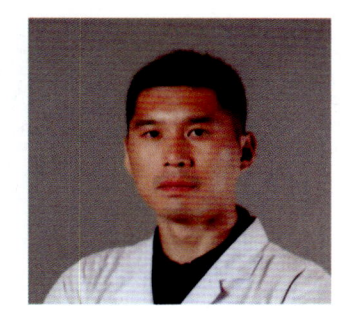

沈海波，医学博士，主任医师，硕士研究生导师，上海交通大学医学院附属新华医院泌尿外科副主任。中华医学会泌尿外科学分会工程学组委员，中国抗癌协会泌尿男生殖系肿瘤分会青年委员，上海医学会泌尿外科分会微创学组委员，上海医师协会机器人泌尿学组副组长

近年来，随着对前列腺癌机制的深入研究以及药物的研发，mCRPC的治疗策略已发生根本改变，越来越多的新型内分泌药物、化疗药物及靶向药物被批准临床应用。对于这个阶段，一线治疗方案的选择往往会直接影响患者的生存获益。在精准医疗的理念下，药物研究的快速发展以及疾病领域研究的细化，为特定分型的患者提供更精准的治疗策略，是现代医学发展的大趋势。

由于mCRPC个体病例的复杂性，需要多学科团队共同参与到诊治过程中，并根据患者体力状态、症状、疾病严重程度、病理特征和患者意愿选择药物治疗方案，同时也要考虑既往药物对激素敏感性转移性前列腺癌的治疗效果。在治疗过程中需要持续维持去势治疗，在系统性治疗的基础上考虑加用新型内分泌治疗，并定期进行疾病监测及疗效评估。此外，还可以进行基因检测，判断患者是否存在胚系或体系同源重组基因突变，是否为错配修复缺陷（dMMR）或微卫星高度不稳定（MSI-H），相应地应用PARP抑制剂或免疫治疗。本案例是对mCRPC寡转移病灶的一次治疗探索，对于转移病灶的局部治疗，目前的证据多为小规模的回顾性研究，病例之间存在异质性，结果的评判标准也没有统一，证据等级水平不高，目前仍在探索阶段，需要更大规模的前瞻性研究进一步证实。

参 考 文 献

Abida W, Patnaik A, Campbell D, et al. Rucaparib in Men with metastatic castration-resistant prostate cancer harboring a BRCA1 or BRCA2 gene alteration [J]. J Clin Oncol, 2020, 38（32）: 3763-3772.

de Bono J, Mateo J, Fizazi K, et al. Olaparib for metastatic castration-resistant prostate cancer [J]. N Engl J Med, 2020, 382（22）: 2091-2102.

Deek MP, Taparra K, Phillips R, et al. Metastasis-directed therapy prolongs efficacy of systemic therapy and improves clinical outcomes in oligoprogressive castration-resistant prostate cancer [J]. Eur Urol Oncol, 2021, 4（3）: 447-455.

Mosca A, Mantica G, Giavarra M, et al. Curative lung metastasectomy without concomitant androgen deprivation therapy in oligometastatic castration-resistant prostate cancer: a case report and review of the literature [J]. Clin Genitourin Cancer, 2020, 18（3）: e295-e299.

Yamamoto A, Kato M, Hattori K, et al. Propensity score-matched comparison of docetaxel and androgen receptor axis-targeted agents in patients with castration-resistant intraductal carcinoma of the prostate [J]. BJU Int, 2020, 125（5）: 702-708.

Zhu Y, Ye D. Chinese expert consensus on the diagnosis and treatment of castration-resistant prostate cancer（2019 update）[J]. Cancer Manag Res, 2020, 12: 2127-2140.

病例 14

寡转移性前列腺癌的综合治疗

【导读】

寡转移性前列腺癌，去势治疗仍然是系统治疗的基石，而新型内分泌治疗、化疗和局部放疗作为可选方案。基于文献学习和泌尿外科临床实践，我们对寡转移性前列腺癌在系统治疗基础上行前列腺癌根治术，有望进一步提高前列腺癌患者的生存期。

【病例介绍】

患者，男性，62岁，因"急性尿潴留1d"于当地医院就诊。tPSA（2019年3月19日）66.716ng/ml，前列腺MRI（2019年3月19日）示前列腺癌，并侵犯前列腺包膜、精囊腺、膀胱颈部，右侧坐骨及耻骨异常信号灶，考虑为转移灶，右侧髂血管周围淋巴结肿大考虑为转移（图14-1）。于当地医院行前列腺穿刺活检病理报告：前列腺腺癌，Gleason评分4＋4＝8。患者于2019年3月20日来我院寻求进一步治疗。

1. **既往史** 高血压1年，糖尿病10年，控制可。
2. **体格检查** 直肠指检：前列腺Ⅱ度增大，质韧，中央沟变浅，表面光滑，未扪及明显结节。
3. **实验室检查** tPSA 66.716ng/ml。
4. **影像学检查**

（1）前列腺MRI：见病例介绍。

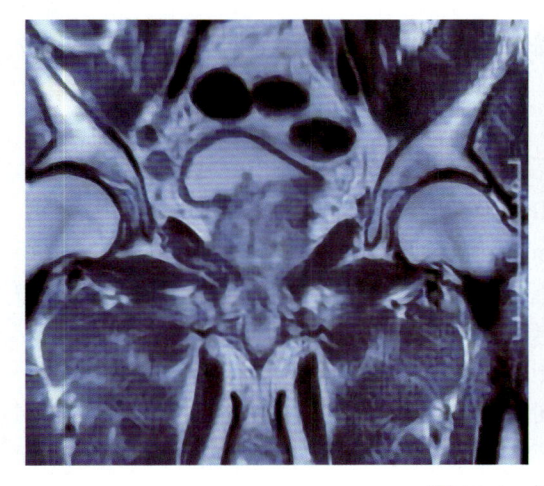

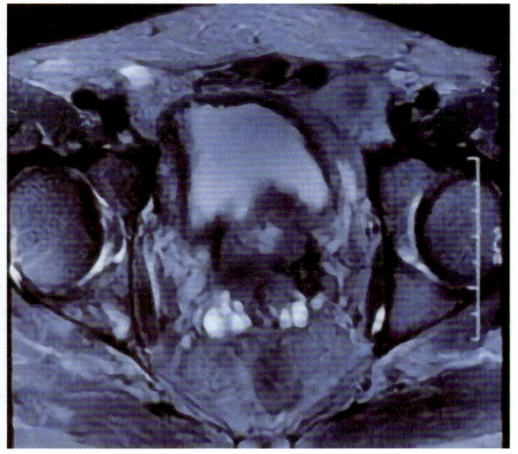

图14-1 前列腺MRI

（2）PSMA-PET-CT（2019年4月1日）：①前列腺增大，代谢增高，结合临床考虑为肿瘤性病变；②盆腔右侧淋巴结转移；骶骨左侧、右侧髋臼、右侧耻骨、双侧坐骨转移可能性大。

5. 基因检测　TP53基因错义突变。

6. 初步诊断　前列腺腺癌寡转移（$T_4N_1M_{1b}$）。

【术前讨论及临床决策分析】

我国前列腺癌发病率逐年增多，且大部分患者确诊时已经发展为晚期肿瘤，预后不佳。寡转移性激素敏感性前列腺癌的基础治疗方式为雄激素剥夺治疗（ADT），目前最新研究显示新型内分泌治疗、化疗、局部放疗等综合治疗有望延长患者的总生存期。

新辅助治疗是指在手术切除或放射治疗前进行的辅助性化疗、内分泌治疗或放疗等全身性治疗，在许多肿瘤中具有一定的治疗效果，包括膀胱、睾丸、乳房、结肠和肺肿瘤。从理论上来说，前列腺癌新辅助治疗可以减少原发性肿瘤负担以及治疗未发现的微转移，将有助于更完整地切除前列腺肿瘤，从而提高患者的预期生存率。Thalgott等报道，选取30例局部晚期高危前列腺癌患者，接受新辅助化疗内分泌治疗（neoadjuvant chemo-hormonal therapy，NCHT），ADT加多西他赛3个周期治疗后，接受RP治疗，基线中位PSA为25.8ng/ml，NCHT治疗后PSA降低97.3%（$P < 0.001$），中位无生化复发生存期为38.6（95%CI 30.9～46.4）个月，5年无生化复发生存提高达到40%，中位OS为85.3（95%CI 39.3～131.3）个月。另一个前瞻性随机对照Ⅲ期研究，Alliance纳入788例局限性高危前列腺癌按照1∶1随机接受RP或RP＋新辅助ADT＋多西他赛（3周1次，6次），中位随访5.1年，整个随访期，相对于单独RP组，新辅助治疗组提高无生化进展生存（HR 0.66，95%CI 0.47～0.94），改善总生存率（HR 0.67，95%CI 0.43～1.06）。Narita等报道，选取60例高危前列腺癌患者，接受ADT、多西他赛（6个周期）和磷酸雌二醇后接受RP治疗，与349例单纯RP的高危前列腺癌患者进行倾向评分匹配，中位随访时间为42.5个月，倾向得分匹配分析，新辅助ADT＋多西他赛组生化复发率显著低于仅RP组（$P = 0.021$）。

本例患者存在TP53突变，多项研究认为可能导致对放疗的敏感性下降；病灶严重侵犯周围组织，直接行根治性手术，出现并发症风险较高。多学科讨论后，给予新辅助内分泌治疗＋化疗，方案为：GnRH激动剂治疗的基础上给予4个周期多西他赛化疗（$75mg/m^2$，21天为一个周期）。

【治疗过程】

患者经新辅助内分泌＋化疗综合治疗后复查，第1周期：tPSA 11.296ng/ml，fPSA 0.872ng/ml；第2周期：tPSA 0.759ng/ml，fPSA 0.05ng/ml；第3周期：tPSA 0.1ng/ml，fPSA 0.018ng/ml；第4周期：tPSA 0.031ng/ml，fPSA 0.031ng/ml。前列腺MRI（2019年6月10日）：前列腺癌综合治疗后改变，肿瘤活性显著性减弱，膀胱充盈可，膀胱壁增厚，未见异常信号。考虑患者为转移性激素敏感性前列腺癌，新辅助内分泌治疗和化疗后，肿瘤体积明显缩小，且对周围组织侵犯明显减轻。与患者及其家属充分沟通后于2019年6月18日在全身麻醉下行前列腺根治性切除术＋双侧盆腔淋巴结清扫术。术后病理：前列腺腺癌（Gleason评分3＋3＝6，癌细胞巢呈萎缩构象，可能为治疗所致），伴左盆腔淋巴结（1/6枚）、右盆腔淋巴结（1/9枚）转移；双侧输精管断端、前列腺各切缘、双侧精囊腺均未见癌组织（图14-2，图14-3）。术后2周PSA未检测出（＜0.008ng/ml），之后拔除尿管，尿控良好。

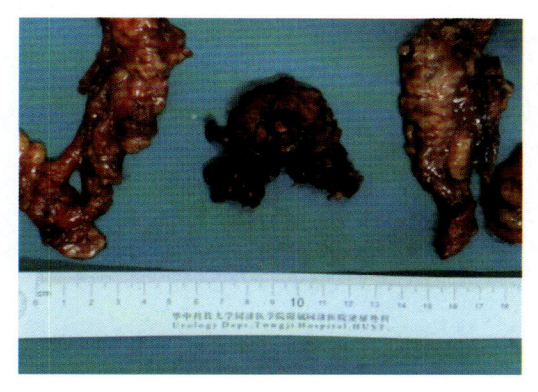

图14-2　术后标本

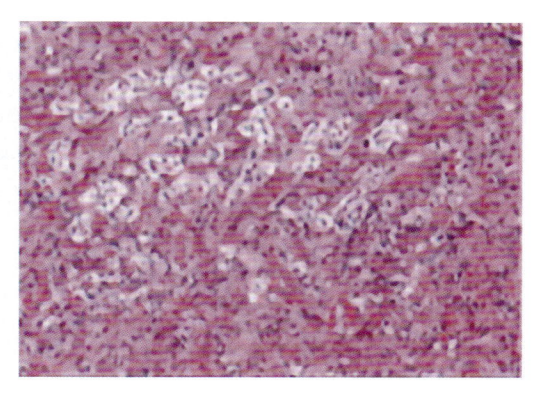

图14-3　HE染色

【预后】

术后6个月内接受间断内分泌治疗，之后接受持续内分泌治疗。随访19个月，患者仍未出现生化复发。

【经验及体会】

单纯新辅助内分泌治疗可以使肿瘤降级降期，提高肿瘤切除率，降低切缘阳性率，但是主流研究未显示肿瘤控制的改善。而寡转移前列腺癌局部治疗前给予多西他赛化疗＋去势治疗，可以改善部分患者无生化复发生存期，有望为患者带来更大的生存获益。

【小结】

根据寡转移前列腺癌的疾病特征，个体化制订去势治疗联合多西他赛化疗基础上的前列腺切除手术，延长了患者的无复发生存期，为同行提供参考。

（杨春光）

▶**【专家点评】**

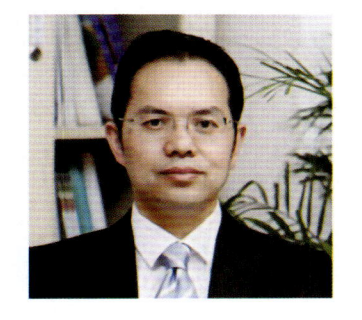

胡志全，华中科技大学同济医学院附属同济医院泌尿外科主任医师，博士研究生导师。中国抗癌协会泌尿男生殖系肿瘤专业委员会常委，中华医学会泌尿外科分会肿瘤学组委员，海峡两岸医药交流协会泌尿外科分会常委，湖北省抗癌协会泌尿生殖系肿瘤专业委员会主任委员

寡转移性前列腺癌的手术治疗逐渐被泌尿外科医师所接受，而多西他赛联合手术治疗的治疗方法目前鲜有报道。笔者基于有限的临床资料，进行逻辑推演和类比分析，开拓性的将前列腺切除术融入寡转移前列腺癌的综合治疗体系，取得了满意的肿瘤控制效果。不过，在去势联合多西他

赛化疗基础上行前列腺切除术为患者带来的生存获益有待于进一步的临床研究确认。

参 考 文 献

Delporte G, Henon F, Ploussard G, et al. Radical prostatectomy for locally advanced and high-risk prostate cancer: a systematic review of the literature [J]. Prog Urol, 2018, 28 (16): 875-889.

Eastham JA, Heller G, Halabi S, et al. Cancer and leukemia group b 90203 (alliance): radical prostatectomy with or without neoadjuvant chemohormonal therapy in localized, high-risk prostate cancer [J]. J Clin Oncol, 2020, 38 (26): 3042-3050.

病例 15

寡转移性前列腺癌的多学科全程管理

【导读】

前列腺癌是全球发病率第2位的男性恶性肿瘤。我国前列腺癌的发病率正逐年升高，在城市中的增长速度尤为突出。目前，我国前列腺癌的治疗效果同西方存在一定差距，西方国家前列腺癌5年生存率达到95%，而我国前列腺癌的5年生存率仅约70%。这与我国前列腺癌患者的特征有关，在我国有超过60%的患者确诊为前列腺癌时已经发生转移，而在西方仅有20%左右的患者存在转移。

寡转移性前列腺癌是指转移负荷相对较低的前列腺癌，对于寡转移的定义目前没有统一意见，多数研究以少于5个或少于3个转移病灶为标准，CHARRTED研究定义的低转移负荷为少于4个转移性病灶或4个以上的转移性病灶但没有中轴骨外的转移。寡转移性前列腺癌治疗理念正发生着重大转变，传统观点认为转移性肿瘤以全身系统性治疗为主，原发灶局部治疗的价值较小。而寡转移状态下肿瘤的侵袭性较温和，通过降低肿瘤负荷有可能限制肿瘤的进一步发展。多项回顾性研究提示对转移性前列腺癌行原发灶治疗具有潜在益处，2018年发表在*Lancet*杂志上的随机对照临床试验也显示，原发灶放疗合并系统性治疗相比于单纯系统性治疗在转移负荷较低的前列腺癌患者中可能提供生存获益。

寡转移性前列腺癌患者的预后要好于广泛转移的患者，患者通过接受恰当的治疗能够实现长期的带瘤生存，其5年生存率可以达到70%，而如何提高寡转移患者的疗效需要多学科团队共同制订治疗方案。

【病例介绍】

患者，男性，74岁，因"排尿滴沥伴夜尿增多2年"入院。患者2年前出现排尿滴沥，逐渐加重，夜尿3次/日。2015年5月20日外院查PSA为337ng/ml。患者来我院查MRI：前列腺癌侵犯精囊，行前列腺穿刺：前列腺癌，Gleason评分5+4=9。

1. 既往史　无特殊。
2. 体格检查　直肠指检：前列腺Ⅲ度增大，双侧叶质硬如石。
3. 实验室检查　tPSA 337ng/ml。
4. 影像学检查

（1）盆腔MRI：前列腺恶性肿瘤，两侧精囊腺部分受累可能，左侧髂内见肿大淋巴结，盆腔未见明显骨质破坏（图15-1）。

（2）骨ECT：T_6椎体转移（图15-2）。

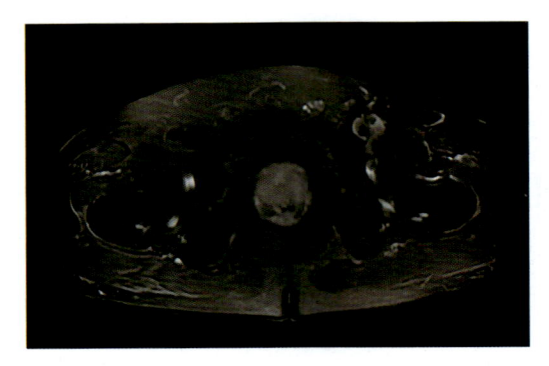

图 15-1　盆腔 MRI

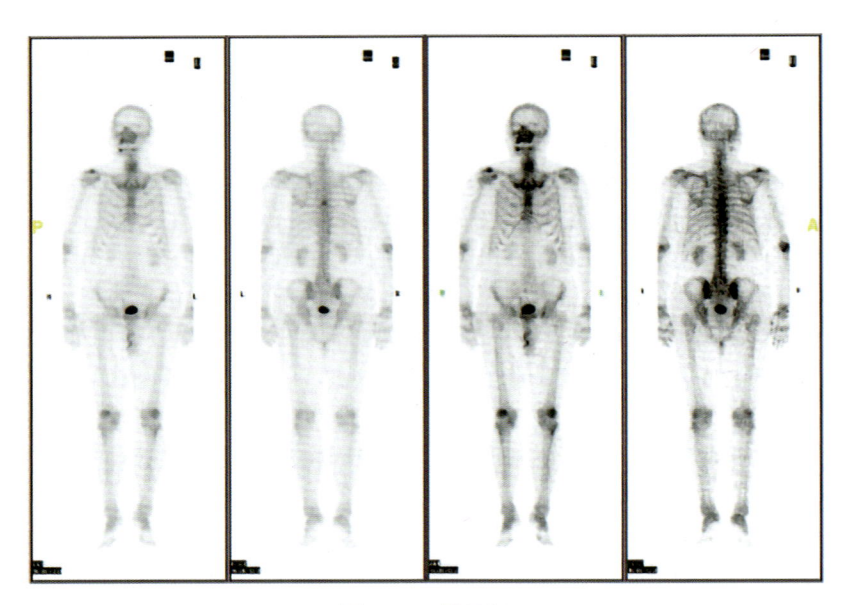

图 15-2　骨 ECT

5. 前列腺穿刺活检　前列腺腺泡腺癌，Gleason 评分 4＋5＝9。

6. 初步诊断　前列腺腺癌（$cT_{3b}N_1M_{1b}$）

【初始治疗】

根据美国癌症联合委员会（American Joint Committee on Cancer，AJCC）前列腺癌分期标准，该病例肿瘤侵犯精囊腺，有盆腔淋巴结转移，有一处骨转移。故分期为：$cT_{3b}N_0M_0$；Ⅳ期。

据 EAU 前列腺癌指南，转移性前列腺癌的一线治疗方案为雄激素剥夺治疗（ADT）或 ADT 合并非甾体类抗雄药物的全雄阻断。推荐给患者行全雄阻断治疗，具体方案为比卡鲁胺＋亮丙瑞林。2015 年 10 月患者复查 PSA 降至 1.6ng/ml，盆腔 MRI：前列腺癌伴两侧精囊腺部分受累，较前好转，左侧髂内淋巴结较前缩小（图 15-3）。

【第一次多学科讨论】

参与学科：泌尿外科、放疗科、肿瘤内科、影像科、病理科。

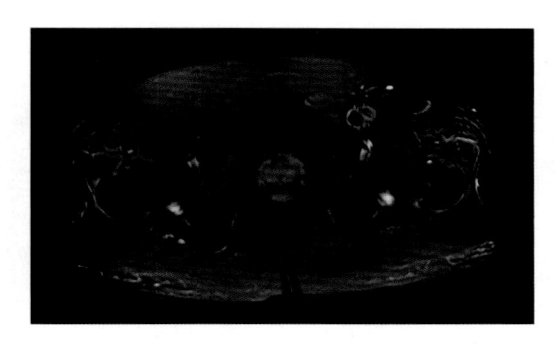

图15-3　内分泌治疗4个月后MRI（2015年10月）

病情摘要：患者2015年6月诊断为转移性前列腺癌，骨ECT见一处骨转移，患者诊断后即开始内分泌治疗，治疗4个月后（2020年10月）PSA降至1.6ng/ml。患者希望提高疗效来咨询进一步治疗方案。

治疗选择：影像科指出患者经内分泌治疗后，前列腺较前缩小，同时明确目前影像学检查，仅有T_6椎体为转移病灶。内科医师指出，2015年发表的CHAARTED研究表明多西他赛化疗应用于初诊转移性前列腺可以改善患者生存，但亚组分析提示对低转移负荷的患者没有显著改善，患者仅有一个转移灶，可以暂不使用多西他赛化疗。泌尿外科和放疗科指出患者目前所用系统性内分泌治疗是转移性前列腺癌的一线治疗方案。但患者属于寡转移性前列腺癌，原发灶治疗有可能对患者有潜在益处，可以建议患者参加2015年9月在我院开展的一项前列腺局灶治疗联合内分泌治疗对比单用内分泌治疗对寡转移性前列腺癌长期疗效的前瞻性Ⅱ期临床试验。

治疗决定：与患者进行充分沟通后，决定选择进行临床试验。患者被分到局灶治疗联合内分泌治疗组，经过术前评估，患者具备手术条件。拟在系统性内分泌治疗的基础上行前列腺癌根治手术。

【术后情况】

患者于2020年10月28日在我院行前列腺癌根治术。术后病理：前列腺癌累及双侧精囊腺，切缘（＋），瘤荷＞80%，直肠表面结节（＋），左盆腔淋巴结（0/6），右盆腔淋巴结（0/2）。病理分期为$pT_4N_0M_1$。术后患者继续按术前方案（比卡鲁胺＋亮丙瑞林）系统性内分泌治疗。

【随访发现新问题】

患者术后规律随访，每月复查PSA。患者术后6周PSA最低降至1.07ng/ml，后逐渐升高。停用比卡鲁胺后，患者PSA短暂下降后继续升高，2016年5月PSA升至2.57ng/ml。考虑患者进展为去势抵抗性前列腺癌（CRPC）。

复查骨ECT：T_6椎体转移可能（图15-4）。

【第二次多学科讨论】

参与学科：泌尿外科、肿瘤内科、放疗科、影像科、病理科。

病情摘要：患者寡转移性前列腺癌行前列腺癌根治术，术后PSA下降不满意，患者很快进入CRPC，但骨ECT提示未发生转移灶进展。

治疗选择：泌尿外科医师提出，根据指南CRPC患者一线可以行多西他赛化疗或阿

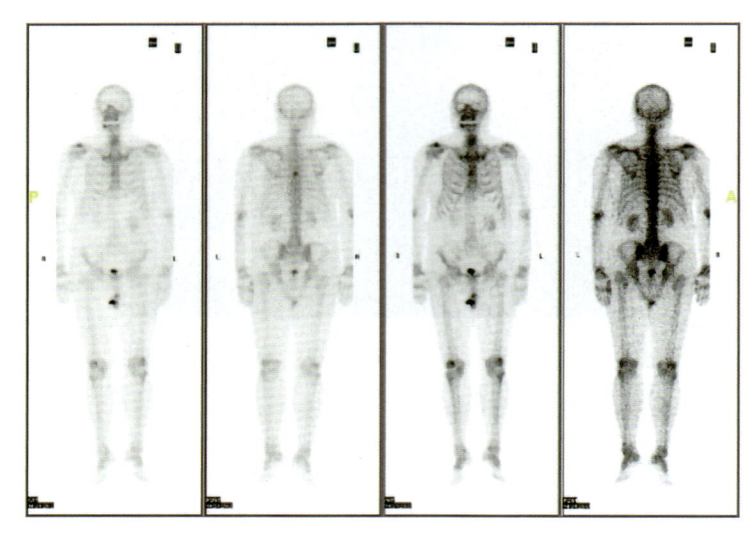

图15-4 CRPC后首次复查骨ECT（2016年5月）

比特龙治疗。放疗科提出，患者目前刚进入CRPC阶段，但疾病未发生转移灶进展，患者目前仅有一个转移灶，可考虑行转移灶放疗提高疗效。同时患者原发灶手术后显示T_4同时切缘阳性，可采取盆腔放疗进行挽救性治疗。

治疗决定：根据与会专家讨论，最后一致商定治疗方案为阿比特龙或多西他赛联合放疗，患者因担忧化疗药物副作用和阿比特龙治疗的经济问题选择先进行放疗。

【疾病进展】

患者2016年5月开始行瘤床放疗＋胸椎放疗，瘤床70Gy/35次，胸椎30Gy/10次。2016年7月放疗结束复查PSA为3.3ng/ml，2016年8月复查PSA为10.51ng/ml。考虑疾病进展。

患者2016年8月开始多西他赛化疗，PSA继续缓慢上升。2016年12月复查PSA为11.02ng/ml，复查MRI未见局部复发（图15-5）。骨ECT示（图15-6）：新见L_3、L_4放射性摄取增高，考虑转移。考虑患者疾病进展。

【后续治疗】

患者于2016年12月开始阿比特龙＋泼尼松治疗。PSA逐渐下降并于2017年4月降至最低（0.121ng/ml），后PSA开始逐渐升高，至2018年4月PSA升至13.18ng/ml，考虑阿比特龙失效。

患者于2018年4月开始使用雌激素治疗，PSA继续缓慢升高，2018年11月PSA升至17.96ng/ml。复查ECT（图15-7）：新见多处椎体病变，转移可能。

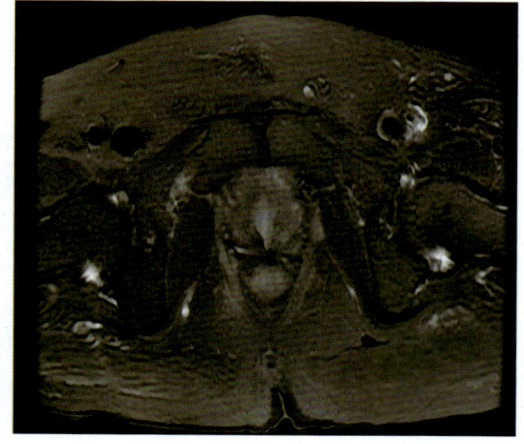

图15-5 放化疗后疾病进展MRI（2016年12月）

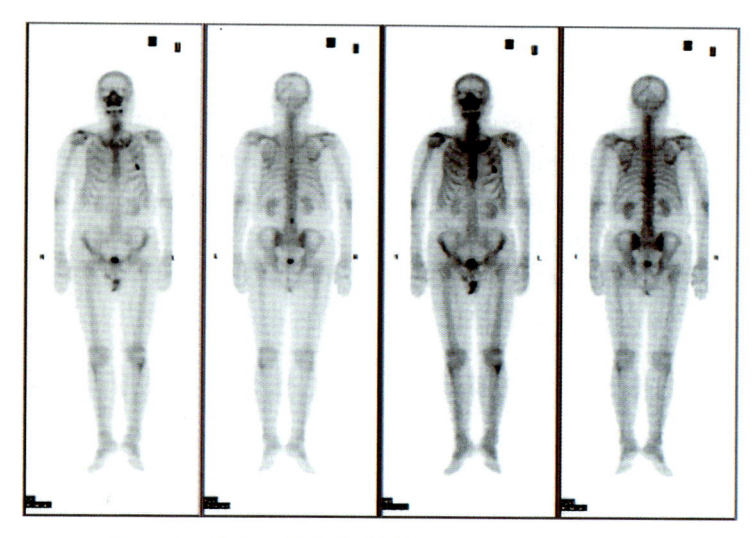

图15-6　放化疗后疾病进展骨ECT（2016年12月）

【第三次多学科讨论】

参与学科：泌尿外科、肿瘤内科、放疗科、影像科、病理科。

病情摘要：患者寡转移性前列腺癌术后，曾行转移灶放疗和盆腔挽救性放疗，目前处于转移性去势抵抗性前列腺癌（mCRPC）阶段，多西他赛和阿比特龙治疗后进展。

治疗选择：患者目前为前列腺癌mCRPC阶段，多西他赛和阿比特龙均已失效，雌激素治疗中患者疾病继续进展，目前为疾病晚期，无可明确延长总生存的系统性治疗，根据NCCN指南，可以采用的姑息治疗方案包括多西他赛再次化疗、恩扎卢胺或参与临床试验。

治疗决定：向患者解释病情后，患者决定参加临床试验。

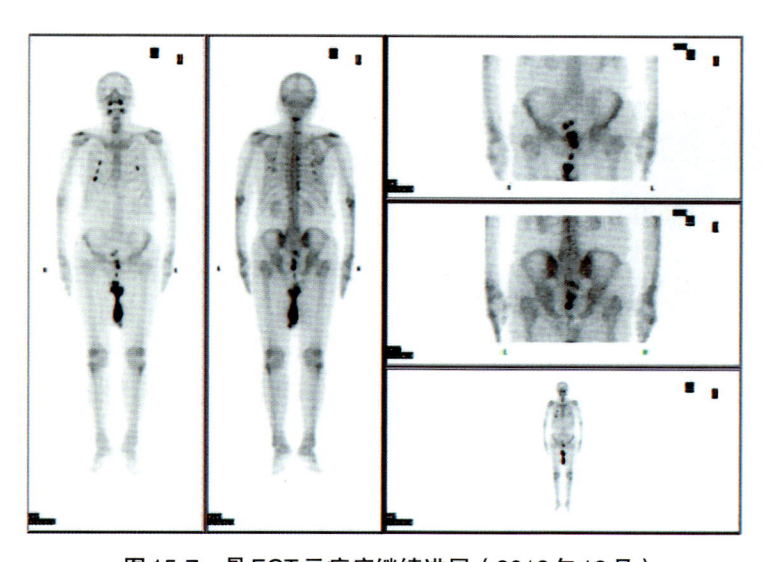

图15-7　骨ECT示疾病继续进展（2018年12月）

【经验与体会】

1. 转移性前列腺癌何时应推荐原发灶治疗？

对于转移性前列腺癌是否应进行原发灶治疗目前仍存在争议。目前仅有两项随机对照临床试验的结果被报道，分别为HORRAD和STAMPEDE研究，这两项研究的结果均显示原发灶放疗无法延长总体患者的OS。但STAMPEDE研究的亚组分析显示，对于低转移负荷的患者，原发灶放疗可以显著延长患者的OS，EAU 2020版前列腺癌指南也因此推荐给低转移负荷的患者进行原发灶放疗。但目前没有对原发灶根治手术的相关研究报道。复旦大学附属肿瘤医院开展的一项二期临床研究的初步结果显示系统性内分泌治疗联合原发灶放疗或手术相比单纯内分泌治疗能够延长患者的无复发生存。基于此，对低转移负荷的患者可以推荐原发灶治疗，但在推荐原发灶治疗时应多学科仔细评估患者情况，并与患者详细沟通原发灶治疗的利弊。

2. 寡转移性前列腺癌的系统性治疗如何选择？

根据EAU指南，目前对于初诊转移性前列腺癌，无论转移负荷的高低，均可以推荐在ADT的基础上联合多西他赛、阿比特龙、阿帕他胺或恩扎卢胺治疗。从近期的研究中，可以看出将治疗mCRPC的药物提前用于转移性去势敏感性前列腺癌（metastatic hormone sensitive prostate cancer，mHSPC）能够增进患者的治疗效果，但这些药物是否能同原发灶治疗有协同作用仍有待研究。

3. 寡转移性前列腺癌是否需要行转移灶放疗？

理论上，减轻寡转移前列腺癌的肿瘤负荷有可能延缓肿瘤的进展，甚至有可能实现长期的无瘤生存，但在这方面目前没有研究报道。目前最新指南仅推荐对发生病理性骨折或脊髓压迫症状的患者行转移灶治疗。一项纳入了62例患者的前瞻性研究显示，对转移灶≤3个的患者行针对转移灶的放疗能够延长患者的无ADT治疗时间，但目前没有总生存的相关报道。这项研究的结果对有性功能要求的患者可能具有一定的参考价值，在这方面需要更多的临床试验进行研究。

（张峻瑜）

▶【专家点评】

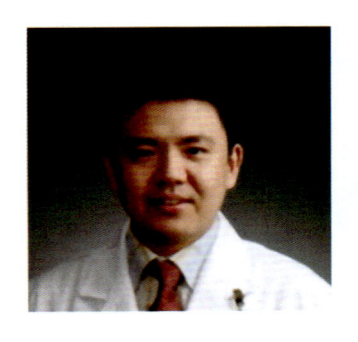

戴波，医学博士，主任医师，博士研究生导师，复旦大学附属肿瘤医院泌尿外科主任。中国抗癌协会泌尿男生殖系肿瘤专业委员会青年委员会秘书长，中国医疗保健国际交流促进会腔镜内镜外科分会常务委员，上海市泌尿外科学会委员

寡转移的概念由来已久，寡转移性肿瘤的原发灶治疗在多种肿瘤中都有过探索。在前列腺癌领域，目前仅有两项前瞻性研究报道了原发灶治疗对转移性前列腺癌的疗效。从STAMPEDE研究我们可以看到原发灶放疗能显著延长患者的OS。近期复旦大学附属肿瘤医院开展的一项二期临床初步结果显示以手术为主的前列腺原发灶治疗能够延长患者的无进展生存时间，这

也是首次研究以手术为主的原发灶治疗在寡转移性前列腺癌中的疗效，期待这项研究能够为寡转移性前列腺癌的治疗实践提供参考。

系统性治疗仍是寡转移治疗中非常重要的一部分，目前多西他赛化疗和多种二代抗雄药物都在转移性前列腺癌的一线治疗中表现出较好的疗效，这些药物联合原发灶治疗以及针对转移灶治疗能否为患者提供更好的治疗效果是今后研究的重要方向。

寡转移性前列腺癌的治疗手段多样且发展迅速，多学科诊疗对寡转移性前列腺癌患者治疗决策和全程管理非常重要。在很多有争议的领域，例如寡转移性前列腺癌患者原发灶治疗选择手术或是放疗，患者进展后选用何种系统性治疗方案更合适，通过专家的讨论才能够获得更适合个体患者的精准化治疗方案。

寡转移患者中仍存在不同的类型，多数寡转移患者疾病发展较慢，但本案例中的患者在原发灶治疗和系统性治疗后均发生了较快的进展。因此，如何将寡转移性前列腺癌进行更深入的分类和提供更好的治疗决策是我们需要攻克的难题。

参 考 文 献

Boeve LMS, Hulshof M, Vis AN, et al. Effect on survival of androgen deprivation therapy alone compared to androgen deprivation therapy combined with concurrent radiation therapy to the prostate in patients with primary bone metastatic prostate cancer in a prospective randomised clinical trial: data from the HORRAD trial [J]. Eur Urol, 2019, 75（3）: 410-418.

Bray F, Ferlay J, Soerjomataram I, et al. Global cancer statistics 2018: GLOBOCAN estimates of incidence and mortality worldwide for 36 cancers in 185 countries [J]. CA Cancer J Clin, 2018, 68（6）: 394-424.

Ost P, Reynders D, Decaestecker K, et al. Surveillance or metastasis-directed therapy for oligometastatic prostate cancer recurrence: a prospective, randomized, multicenter phase Ⅱ trial [J]. J Clin Oncol, 2018, 36（5）: 446-453.

Parker CC, James ND, Brawley CD, et al. Radiotherapy to the primary tumour for newly diagnosed, metastatic prostate cancer（STAMPEDE）: a randomised controlled phase 3 trial [J]. Lancet, 2018, 392（10162）: 2353-2366.

病例16

前列腺癌阴茎转移病例分析和讨论

【导读】

转移性阴茎癌发病十分罕见。其中，以前列腺癌、膀胱癌来源最为多见。阴茎异常勃起为阴茎转移癌最常见的临床表现，可伴有排尿困难、阴茎溃烂、血尿等症状。前列腺癌阴茎转移的预后和生存极差，目前国内外尚缺乏有效的治疗方案。临床治疗过程中应根据肿瘤的生物学特点，采用放射治疗、化学治疗或内分泌治疗，同时也应注意肿瘤变异情况，随时调整治疗策略。

本例患者在行前列腺癌电切术后出现阴茎转移瘤，内分泌治疗无效，经过多学科会诊讨论，使用全身化疗后病情得到一定时间的控制，但是很快病情恶化，值得深入思考。

【病例介绍】

患者，男性，52岁，因"前列腺癌电切术后3个月，阴茎异常勃起1个月"入院。患者3个月前因进行性排尿困难在外院就诊，查腹部CT提示前列腺增生并钙化，tPSA 5.06ng/ml，初诊考虑前列腺增生。行前列腺电切术，术后病理：前列腺腺癌，Gleason评分5＋4＝9。术后排尿功能恢复正常，并规律内分泌治疗：比卡鲁胺胶囊（5mg，口服，每日1次）联合醋酸戈舍瑞林缓释植入剂（3.6mg，皮下注射，每月1次）。拟在新辅助内分泌治疗6个月后行前列腺癌根治术。1个月前患者出现阴茎异常勃起，伴疼痛，症状逐渐加重，难以忍受，并出现排尿困难。1周前在外院行盆腔MRI提示前列腺癌阴茎转移。在外院行耻骨上膀胱造瘘术，2020年2月转入我院进一步治疗。

1.既往史　无特殊。

2.体格检查　生命体征平稳，痛苦面容，轮椅推入病房，神志清晰。耻骨上膀胱区留置导尿管，引流尿液清亮。阴茎呈青紫色，持续勃起状态，阴茎海绵体、尿道海绵体僵硬，阴茎头表面可见散在突出新生物（图16-1），阴茎体可触及多个绿豆大小肿物，阴茎触痛明显。双下肢可见数个黄豆大小肿物（图16-1）。直肠指检：前列腺Ⅱ度大，质地硬，表面凹凸不平。

3.实验室检查　tPSA 5.06ng/ml，fPSA 1.45ng/ml。

4.影像学检查

（1）2019年11月外院腹部CT：前列腺增生并钙化。

（2）2020年2月外院盆腔MRI：前列腺癌，累及双侧精囊腺，伴骨盆多发骨转移，双侧髂血管旁、盆底及左侧腹股沟区多发淋巴结转移，阴茎和后尿道肿胀并异常强化，考虑肿瘤浸润或转移可能（图16-2）。

（3）肺部CT：两肺多发结节，与2019年12月老片（术前）相比新增，考虑肺部转移瘤（图16-2）。

5.前列腺电切术后病理　前列腺腺癌，Gleason评分5＋4＝9（图16-3），免疫组化：PSA（＋），PSAP（＋），P504s（＋），Syn（－），CgA（－），Ki-67（＋，60%）。

6.初步诊断　①阴茎异常勃起；②阴茎转移瘤；③前列腺癌全身转移（$T_4N_1M_{1c}$，Ⅳ期）；④前列腺电切术后。

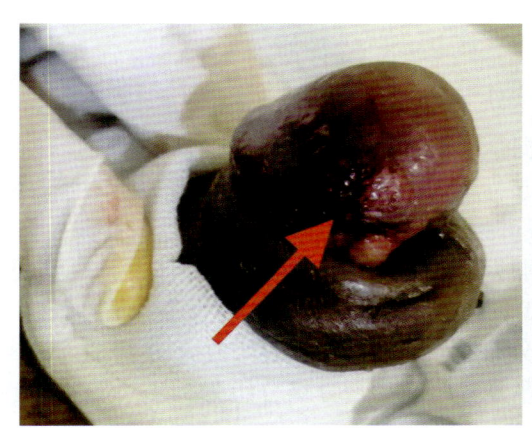

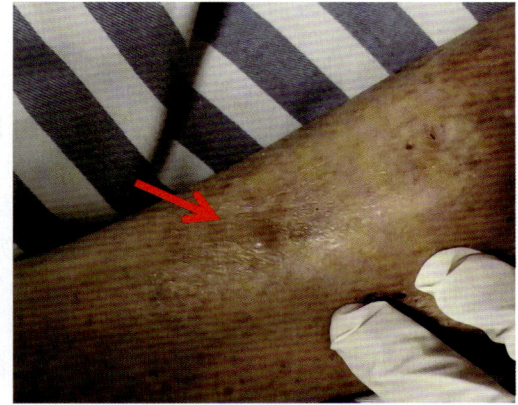

图16-1　阴茎异常勃起并阴茎肿物，左下肢肿物

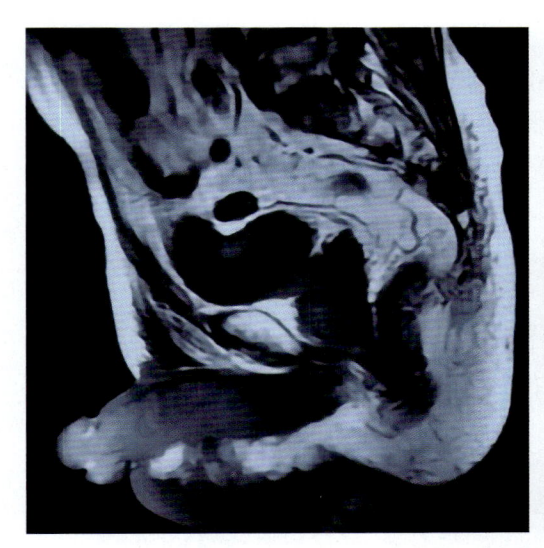

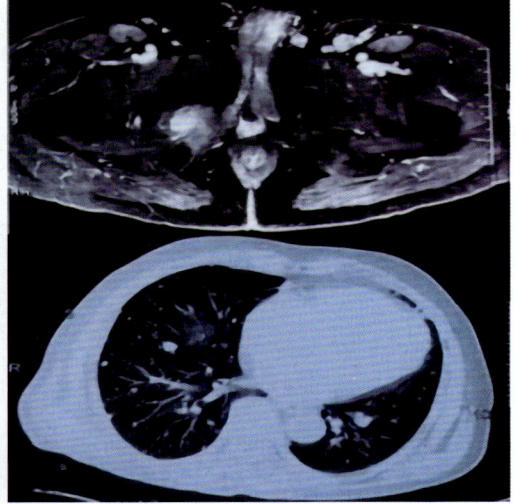

图16-2　盆腔MRI和肺部CT

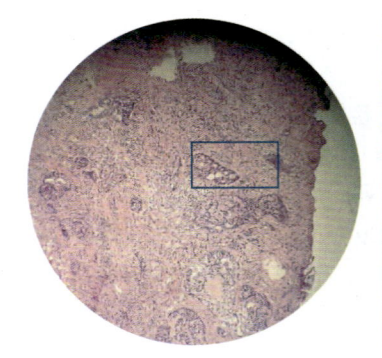

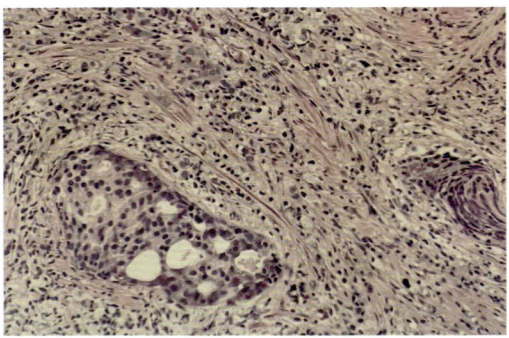

图16-3 初诊前列腺病理

【病情讨论及临床决策分析】

根据前列腺癌病史、查体、影像学等证据，诊断成立。

患者非刺激条件下阴茎长时间、持续勃起，考虑为阴茎异常勃起。既往有前列腺癌手术病史，2个月后阴茎体、阴茎头出现多发肿物，首先考虑为阴茎转移瘤。

根据2002年AJCC的TNM分期，该病例肿瘤侵犯精囊腺、阴茎海绵体，并有盆腔淋巴结转移，肺部、骨多发转移，故分期为$T_4N_1M_{1c}$，Ⅳ期。

前列腺癌的病理分级公认为Gleason评分系统。据2018年AJCC癌症分期系统第8版，该患者初诊前列腺癌的评分为Gleason评分5＋4＝9，分级分组为5组，恶性程度极高。

临床决策：①止痛对症治疗；②复查肿瘤相关指标，包括PSA、NSE、SCC、糖类抗原等；③行阴茎肿物活检，明确病理性质。

【检查结果】

1. 肿瘤全套　NSE 15.6（0～12.5）U/ml，tPSA＜0.008ng/ml，余肿瘤标志物正常。
2. 阴茎肿瘤活检病理　阴茎低分化癌（图16-4），结合免疫组化，倾向前列腺来源。免疫标记：P504s（局灶＋），PSA（－），CgA（－），Syn（－），Ki-67（＋，80%）。

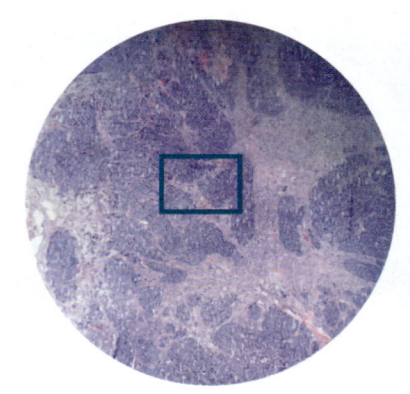

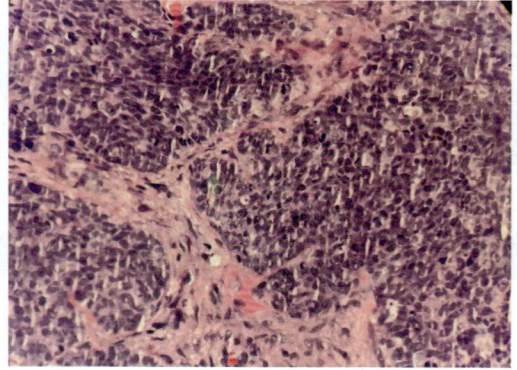

图16-4 阴茎肿物病理

【多学科会诊】

参与学科：泌尿外科、肿瘤内科、放疗科、影像科、病理科。

诊断方向：结合患者病史、影像学检查、病理检查，诊断明确为前列腺癌阴茎转移、全身多发转移。患者初诊PSA不高，属于偶发前列腺癌，但肿瘤Gleason评分为9，病理恶性程度极高。阴茎肿物活检病理考虑前列腺癌来源。

治疗选择：泌尿外科认为，患者前列腺癌并阴茎转移、全身转移，肿瘤不分泌PSA，恶性程度高，传统的内分泌治疗对该类型的肿瘤无效；手术无法改善患者生存，如果对症治疗可以控制阴茎勃起所引起的疼痛症状，暂不行手术处理。放疗科认为，对于阴茎恶性异常勃起，可考虑行放疗控制局部肿瘤，改善疼痛症状，但该患者使用阿片类镇痛药物治疗，疼痛控制可，暂不考虑局部放疗。病理科阅片意见，阴茎肿瘤同源于前列腺，分化差，恶性程度高，且肿瘤不分泌PSA，对内分泌治疗获益可能有限。肿瘤内科意见，低PSA下的前列腺癌进展，恶性程度高、预后差，使用含铂类为主的化疗，可能一定程度改善患者预后。

治疗决策：化疗：顺铂20mg＋依托泊苷100mg，静脉滴注，第1～5天使用，21d为1个疗程。

疗效评价：用药1个疗程，患者阴茎勃起硬度明显减轻，镇痛药物减量。化疗3个疗程复查胸部CT，肺部肿瘤明显缩小（图16-5），血清肿瘤标志物NSE明显下降，阴茎疼痛症状明显缓解。tPSA＜0.008ng/ml。

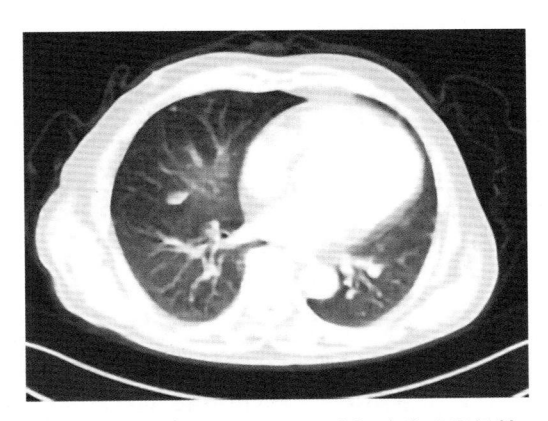

图16-5　化疗3个疗程后，肺部肿瘤明显好转

化疗6个疗程后，患者病情进展，阴茎异常勃起加重，肺部多发转移瘤较前明显增多（图16-6），血清肿瘤标志物NSE明显增高（图16-7），tPSA＜0.008ng/ml。患者拒绝进一步治疗，9个月后患者因呼吸、循环衰竭死亡。

【经验与体会】

1.前列腺癌阴茎转移的机制是什么？

尽管阴茎血流丰富，但是转移到阴茎的恶性肿瘤极为罕见。文献报道的阴茎转移瘤400余例中，前列腺癌、膀胱癌、直肠乙状结肠癌最常见。这些癌种均为盆腔器官，解剖上与阴茎关系密切。然而，肿瘤阴茎转移的机制尚无定论。

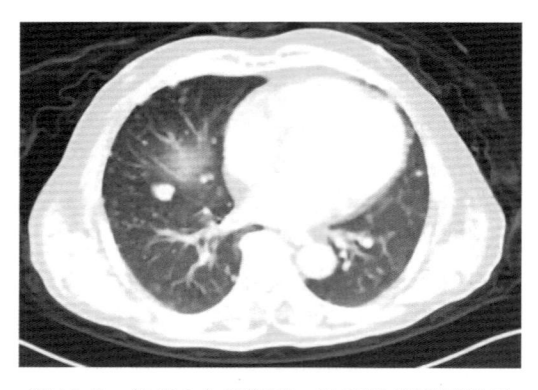

图16-6 化疗6个疗程后，肺部肿瘤明显进展

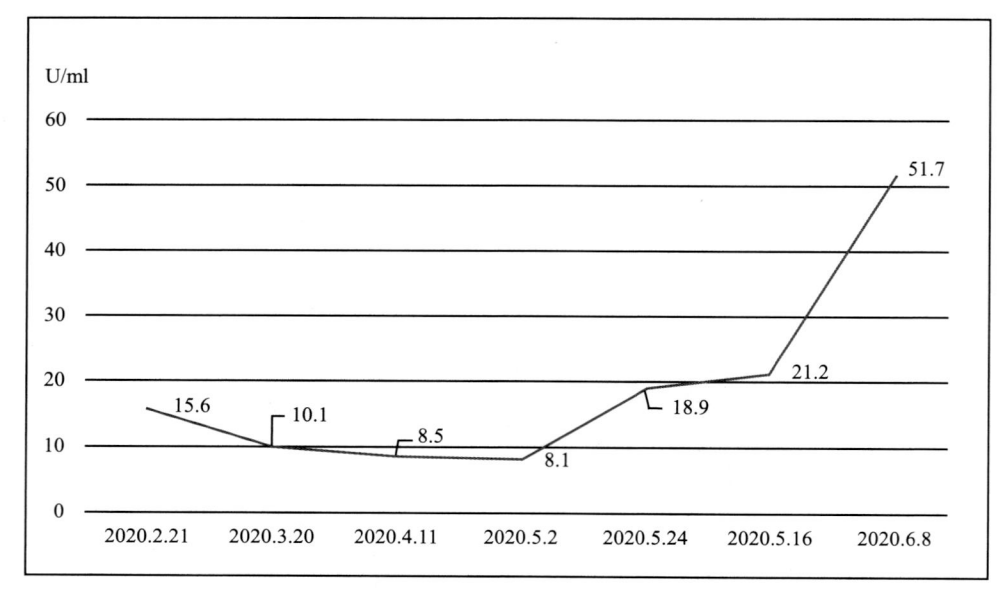

图16-7 NSE变化趋势图

阴茎通过尿生殖膈及盆底肌肉和筋膜与盆腔脏器隔开，这可能是前列腺癌直接蔓延至阴茎的天然屏障。如果肿瘤累及尿道，则有可能随尿道直接浸润至阴茎尿道海绵体并突破阴茎白膜蔓延至阴茎海绵体。

逆行静脉扩散被认为是恶性肿瘤转移至阴茎的主要途径。前列腺的血液回流至盆底静脉丛，而阴茎背静脉和盆底静脉丛之间存在复杂的交通支。这些微静脉系统缺乏静脉瓣并且压力低。因此，肿瘤细胞可能通过静脉血流逆向转移至阴茎。另外，腹股沟淋巴结与闭孔淋巴结可经由髂淋巴结相互沟通，前列腺肿瘤也可能通过淋巴途径进行扩散。动脉血行扩散也可能是阴茎转移的重要原因，几乎所有报道的前列腺癌阴茎转移病例均有其他脏器转移。

不可忽视的是，肿瘤阴茎转移可能是医源性原因。统计国内文献，具有完整资料报道的5例患者中，除了1例初诊时即出现阴茎转移外，其余4例均为电切术后转移（发生在术后1个月、2个月、7个月、2年）。本例患者也是在接受前列腺电切术后2个月发生阴茎转移。我们推测，手术过程中电切镜设备接触了前列腺癌组织后，器械表面的肿瘤细胞通过镜体进出尿道，造成肿瘤在阴茎上的播散可能。

2. 前列腺癌阴茎转移如何进行诊断及鉴别诊断？

阴茎异常勃起为阴茎转移癌最多见的临床表现，可伴有排尿困难、肿块、溃烂、血尿等。本例患者以阴茎异常勃起为主要临床表现，并出现排尿困难。

增强CT、MRI或PET-CT等影像学检查，有助于明确肿瘤的浸润及转移情况。在诊断此类阴茎转移癌时还应注意与原发性阴茎癌、镰状细胞贫血、脊髓外伤或者药物源性阴茎异常勃起相鉴别。病史询问中，应该追溯患者肿瘤病史情况，关注有无经尿道前列腺手术病史。

阴茎肿物病灶活检可提供明确的病理资料，通过与原发肿瘤进行病理比对，可有力证明其为癌症转移而非原发肿瘤。本例患者将阴茎肿物病理和前列腺癌病理切片相对比，并通过免疫组化证实为前列腺癌转移。但是，值得注意的是，由于患者接受了内分泌治疗，发生转移的肿瘤细胞在免疫标记上有所差别，说明肿瘤在药物治疗后发生明显变异。

3. 前列腺癌阴茎转移治疗和预后如何？

阴茎转移癌患者的预后很差，平均生存时间10个月。几乎所有前列腺癌发生阴茎转移时合并有其他器官的远处转移，全身情况较差。国内报道的5例患者生存时间大多在1年以内。因此，这类患者的治疗应尽量改善患者症状，提高患者的生活质量。

阴茎切除+尿流改道手术是目前治疗阴茎转移癌的主要手术方式，但是术后生存并不乐观。手术主要起缓解症状的目的，但是也会带来新的创伤。本例患者使用阿片类药物可控制阴茎勃起引起的疼痛症状，故未采取手术切除阴茎。

阴茎转移瘤的治疗重点应根据肿瘤的生物学特点进行针对性治疗，例如放疗、化疗、内分泌治疗。本例患者发现时已是晚期，有骨、肺、盆腔淋巴结多处转移。肿瘤指标方面，患者血清PSA无法检出，但NSE指标较高，虽然阴茎肿瘤的免疫标记未见神经内分泌表达，因晚期前列腺癌具有异质性，仍需要考虑该患者肿瘤具有神经内分泌分化。治疗上，该类型肿瘤推荐以顺铂为主的化疗。本例患者用药后肿瘤得到一定程度控制，症状明显缓解，NSE指标恢复正常。然而，很快患者病情加重，NSE指标随之升高，最终死于呼吸、循环衰竭。因此，非常有必要对该类型肿瘤的发病机制、耐药机制进行深入研究。

（周伟敏）

► 【专家点评】

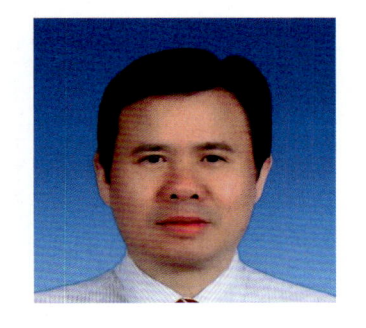

涂新华，主任医师，硕士研究生导师，江西省肿瘤医院泌尿外科主任。中国抗癌协会泌尿肿瘤专业委员会常委，中国临床肿瘤学会前列腺专家委员会常委，中国初级卫生保健基金会泌尿外科专业委员会常委，江西省抗癌协会泌尿肿瘤专业委员会主任委员

前列腺癌阴茎转移的临床病例非常罕见。逆行静脉扩散、淋巴转移、动脉血行转移可能是发病的重要机制。这

类患者的肿瘤恶性程度高，多合并有远处转移。经尿道前列腺癌的手术操作是肿瘤阴茎转移不可忽视的医源性问题。我们呼吁，未经药物控制的前列腺癌谨慎通过前列腺电切术改善排尿症状。

前列腺癌阴茎转移预后极差，治疗上应在明确转移肿瘤的生物学特点后进行多学科会诊讨论，个体化定制治疗方案。本例患者PSA不高，但NSE增高，采用顺铂为主的化疗方案，一定程度上改善了患者的临床症状。同时提示，对于PSA不升高的患者，应关注其他肿瘤标志物并注意密切追踪复查。本例患者NSE与肿瘤的疗效关联性强，可作为疗效评价的一个重要指标。

参 考 文 献

徐萧龙，黄群联，姜书传. 前列腺癌伴阴茎头转移1例报告并文献复习［J］. 临床泌尿外科杂志，2016，268（4）：379-381.

Cocci A，Hakenberg OW，Cai T，et al. Prognosis of men with penile metastasis and malignant priapism：a systematic review［J］. Oncotarget，2018，9（2）：2923-2930.

病例 17

非转移性去势抵抗性前列腺癌的个体化治疗

【导读】

非转移性去势抵抗性前列腺癌（non-metastatic castration-resistant prostate cancer，nmCRPC）是临床较为常见的前列腺癌疾病阶段。约1/3的患者在确诊为nmCRPC后2年内发生骨转移。在nmCRPC阶段积极进行干预治疗，延长无转移生存期，延缓患者进展为转移性去势抵抗性前列腺癌（metastatic castration-resistant prostate cancer，mCRPC），已成为nmCRPC治疗的关键和重点。

【病例介绍】

患者，男性，73岁，因"前列腺癌内分泌治疗6年，PSA升高2个月"入院。患者2011年体检发现PSA升高（154ng/ml），行前列腺穿刺活检示前列腺癌，Gleason评分4＋4＝8，MRI、骨ECT等影像学检查未见转移，诊断为前列腺癌（$cT_{2c}N_0M_0$）。外院予以内分泌治疗（双侧睾丸切除＋比卡鲁胺），PSA最低降至0.15ng/ml，1年前开始出现PSA升高，予以抗雄药物加量、撤退、更换为氟他胺治疗。PSA仍呈进行性上升，2个月前查PSA升高至14.75ng/ml。为进一步治疗于2017年5月就诊于我院。

1. 既往史　无特殊。

2. 体格检查　直肠指检：前列腺Ⅱ度增大，右侧叶可扪及质硬结节，直肠前列腺分界清。

3. 实验室检查　tPSA 18.26ng/ml，睾酮＜0.087nmol/L。

4. 影像学检查

（1）外院MRI：前列腺右侧外周带异常信号，PI-RADS评分为4，未见盆腔淋巴结和骨转移。

（2）外院骨ECT：未见骨转移。

（3）我院 ^{68}Ga-PSMA-PET-CT：前列腺右侧外周带局灶性代谢活跃，考虑前列腺癌，未见转移灶（图17-1）。

5. 初步诊断　nmCRPC。

【临床决策分析】

该患者已病理诊断为前列腺癌，未接受原发灶治疗，行手术去势，目前睾酮处于去势水平，PSA＞2ng/ml且持续上升，较最低值超过50%，传统影像学检查（MRI/ECT）未见转移，达到nmCRPC诊断标准。另外，敏感性更高的PSMA-PET-CT也未见转移。

查阅2017年5月时的国内外诊疗指南：2014年中国泌尿外科疾病诊断治疗指南、

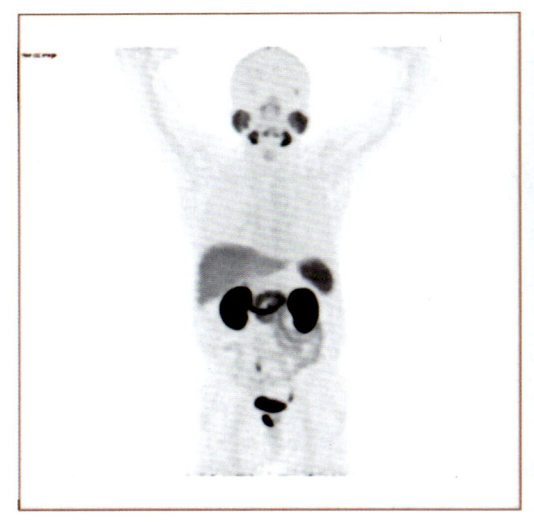

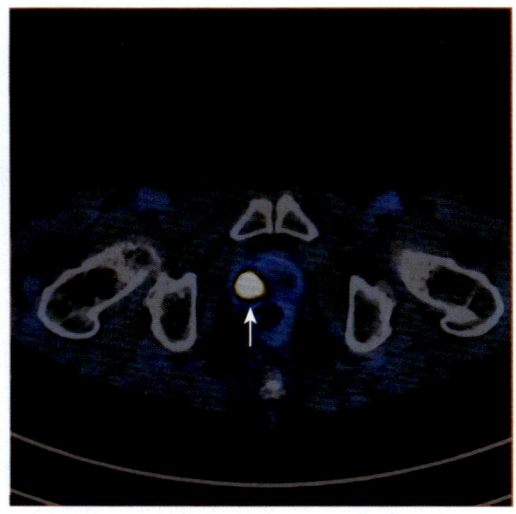

图17-1 患者^{68}Ga-PSMA PET-CT：前列腺右侧外周带局灶性代谢活跃，考虑前列腺癌（箭头所指处）

2017年EAU指南和2017年NCCN前列腺癌指南第二版，推荐nmCRPC患者维持去势治疗，建议参加临床研究；或者更换抗雄药物、抗雄药物撤退等治疗；或者进行观察。没有推荐局部治疗。

目前缺少高质量的研究评估局部治疗（前列腺癌切除手术/放疗）能否使nmCRPC患者获益。一些回顾性的小样本研究显示，局部治疗可能使患者获益。2016年中国去势抵抗前列腺癌诊治专家共识指出，在患者充分知情的情况下，可以进行减瘤性前列腺切除、前列腺放疗等局部治疗。

nmCRPC的治疗在2018年取得重要进展，2018年ASCO-GU上公布了两项重要的研究结果。SPARTAN研究评估了阿帕他胺用于PSA倍增时间≤10个月的nmCRPC治疗，与对照组单独ADT治疗相比，阿帕他胺＋ADT治疗能够显著延迟nmCRPC出现远处转移时间、PSA进展时间，肿瘤无进展生存时间，降低死亡风险。PROSPER研究则评估了恩扎卢胺用于PSA倍增时间≤10个月nmCRPC的治疗，与对照组单独ADT治疗相比，恩扎卢胺＋ADT治疗能够显著延迟nmCRPC出现远处转移时间、PSA进展时间。基于以上研究，新型抗雄药物阿帕他胺或者恩扎卢胺用于nmCRPC治疗，能够延长患者肿瘤无转移生存时间，使患者获益，成为2018年之后国际前列腺癌诊疗指南推荐的治疗方案。

【治疗过程】

患者于2017年6月15日在全身麻醉下行机器人辅助下前列腺癌根治术＋盆腔淋巴结清扫术。术后病理：前列腺腺泡型腺癌，Gleason评分为9，切缘阳性，盆腔淋巴结无转移。术后2周拔除导尿管，术后4周可完全控尿。术后6周复查PSA下降至0.204ng/ml，此后PSA缓慢上升，术后7个月（2018年1月）PSA上升至0.574ng/ml。

患者术后PSA缓慢上升，为评估肿瘤有无转移，2018年1月再次行PSMA PET-CT检查，结果提示全身未见明显异常代谢活跃（图17-2）。患者前列腺癌根治术后病理提示切缘阳性，考虑PSA升高为肿瘤局部残留可能性大。基于SPARTAN和PROSPER研究，新型内分泌治疗药物阿帕他胺和恩扎卢胺用于nmCRPC治疗可使患者获益，但2018年2月阿帕他胺和恩扎卢胺尚未在国内获批上市，国内可用的新型内分泌治疗药物仅有阿比特龙，尚未有高级别循证医学研究证实阿比特龙能够使nmCRPC患者获益。患者对PSA升高感到焦虑，与患者充分沟通后、2018年1月开始服用阿比特龙＋泼尼松治疗。

患者术后可疑肿瘤局部残留，PSA缓慢上升至0.574ng/ml。目前无高级别循证医学研究证实nmCRPC患者行前列腺减瘤术后切缘阳性、进行挽救性放疗能够使患者获益。考虑到挽救性放疗能够进一步控制局部残留肿瘤，且患者积极治疗的意愿非常强烈，与患者沟通后，2018年3月至2018年5月进行了挽救性放疗（VMAT，前列腺床72Gy/35F，淋巴结区域56Gy/25F），放疗期间停止服用阿比特龙，放疗完成后继续阿比特龙＋泼尼松治疗。开始阿比特龙治疗后，患者PSA持续下降，至2018年10月（阿比特龙开始治疗后7个月）PSA下降至＜0.003ng/ml，此后PSA维持在此水平。2019年3月患者停止服用阿比特龙。

患者定期复查。2019年12月PSA开始上升至0.041ng/ml，2020年1月PSA继续上升至0.053ng/ml。患者重新开始阿比特龙＋泼尼松治疗。2020年3月23日患者因胸闷不适就诊，冠状动脉造影：前降支近段至中段狭窄70%～95%，置入冠状动脉支架2枚，术后胸闷不适好转。建议患者暂停前列腺癌药物治疗。2020年5月复查PSA为0.011ng/ml。

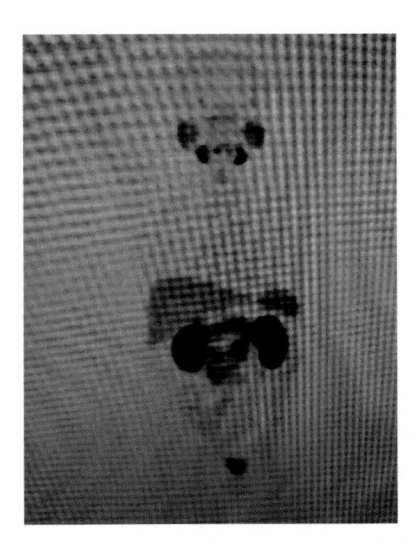

图17-2　患者PSMA-PET-CT未见明显异常代谢活跃

【经验与体会】

1.如何诊断nmCRPC？

nmCRPC的诊断需要满足去势抵抗和传统影像学无转移两个要点。首先患者应处于去势抵抗状态，即睾酮达到去势水平，并且出现PSA或影像学进展；其次基于传统影像学检查（CT/MRI/骨ECT）未见转移灶。尽管研究指出，与传统影像学检查相比，PET-

CT和PSMA-PET-CT对淋巴结和骨转移灶的检出更加敏感，但是PET-CT和PSMA-PET-CT更早检出的转移灶的临床意义目前仍有待研究进一步明确，因此，2020年EAU指南指出传统影像学检查未见转移灶即可诊断nmCRPC。

2.什么样的nmCRPC患者需要积极随访和治疗？

基线PSA水平和PSA倍增时间与nmCRPC患者出现骨转移的时间以及总生存期相关。对于无症状患者，当PSA达到2ng/ml时，应进行CT检查和骨ECT评估有无转移；如果检查结果为阴性，当PSA达到5ng/ml时再次进行CT检查和骨ECT；如果检查结果仍为阴性时，应每3个月复查PSA，并在PSA翻倍后进行CT和骨ECT检查。对于有症状的患者，无论PSA水平多高，都应进行骨ECT和CT检查。PSA倍增时间≤10个月的nmCRPC患者具有高转移风险，应进行更加积极的治疗，延缓疾病进展。

3.如何治疗nmCRPC？

对于PSA倍增时间＞10个月的nmCRPC患者，可以进行观察或者采用二线内分泌治疗药物。PSA倍增时间≤10个月的nmCRPC患者具有高转移风险，应进行积极的治疗。2020年ASCO-GU会议上公布了3项使用新型内分泌药物治疗nmCRPC的研究结果。SPARTAN研究指出与单独ADT治疗相比，阿帕他胺＋ADT治疗OS获益达到21.2个月；PROSPER研究指出恩扎卢胺组OS获益可达10.7个月；ARAMIS研究指出达罗他胺＋ADT可降低31%的死亡风险。因此，对于高危nmCRPC患者可以选择新型内分泌治疗药物阿帕他胺、恩扎卢胺、达罗他胺进行治疗。然而，由于nmCRPC的生存期相对较长，选择治疗方案时应考虑到长期使用抗雄药物可能带来的副作用。

【小结】

nmCRPC的治疗进入到新型抗雄药物治疗的新时代，对于PSA倍增时间≤10个月的患者进行积极治疗，患者能够延长生存期、改善生活质量。部分nmCRPC患者可能从局部治疗中获益。

（杨振宇）

▶【专家点评】

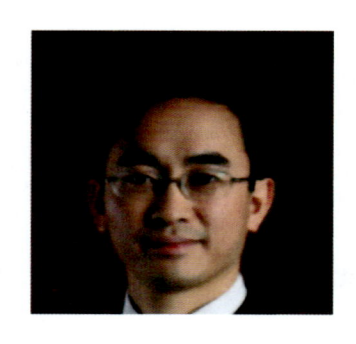

李永红，中山大学附属肿瘤医院泌尿外科副主任、前列腺肿瘤病区主任，主任医师，博士研究生导师。中国抗癌协会前列腺癌整合防筛专业委员会副主任委员，中国抗癌协会男生殖系肿瘤专业委员会委员，中国临床肿瘤学会前列腺癌专家委员会委员，广东省抗癌协会泌尿生殖系肿瘤专业委员会副主任委员

nmCRPC的概念在2016年被正式提出，指在维持去势状态下，仅存在PSA持续升高，且尚未出现传统影像学（骨ECT、CT、MRI等）确认的远处转移的前列腺癌患者。该例患者睾酮维持在去势水平，出现PSA持续上升，且传统影像学检查未发现转移灶，nmCRPC的诊断成立。患者在不到1年的时间内PSA由＜1ng/ml上升到18.26ng/ml，患者的PSA倍增时间＜10个月。研究指出PSA倍增时间＜

10个月显著影响患者的预后，因此该患者应该进行积极的治疗。

近年来随着多项临床研究结果的公布，nmCRPC的治疗取得了重要进展。SPARTAN、PROSPER、ARAMIS 3项3期前瞻性随机对照研究证实，阿帕他胺、恩扎卢胺、达罗他胺用于nmCRPC治疗，能延长患者无转移生存时间，降低死亡风险。其中阿帕他胺、恩扎卢胺已在我国获批上市，是这些患者推荐的治疗选择。然而，以上药物费用较高，临床应用受到限制。阿比特龙已广泛用于新诊断的高危转移性前列腺癌和mCRPC的治疗，虽然有小样本的研究提示阿比特龙用于nmCRPC的治疗取得了一定的疗效，但临床应用于nmCRPC治疗仍需谨慎。该患者接受阿比特龙治疗后，在PSA控制和影像学评估方面取得了良好的效果。该患者在治疗期间发生冠心病，长期内分泌治疗及阿比特龙联合泼尼松治疗，增加患者心血管疾病风险，临床上需引起重视。

对于既往未接受局部治疗的nmCRPC患者，前列腺癌根治术或放疗等局部治疗方案可能给患者带来生存获益，新型影像学检查方法PSAM-PET-CT对检出转移病灶更为敏感，若PSAM-PET-CT检查未发现转移，进行局部治疗获益可能更大，甚至达到根治。然而，目前尚缺乏循证医学证据。因此，需权衡治疗带来的风险和患者的获益。对于身体状况好、伴发病少的患者可以考虑积极的局部治疗。

参 考 文 献

Fizazi K，Shore N，Tammela TL，et al. Darolutamide in nonmetastatic，castration-resistant prostate cancer［J］. N Engl J Med，2019，380（13）：1235-1246.

Hussain M，Fizazi K，Saad F，et al. Enzalutamide in men with nonmetastatic，castration-resistant prostate cancer［J］. N Engl J Med，2018，378（26）：2465-2474.

Small EJ，Saad F，Chowdhury S，et al. Final survival results from SPARTAN，a phase Ⅲ study of apalutamide（APA）versus placebo（PBO）in patients（pts）with nonmetastatic castration-resistant prostate cancer（nmCRPC）［J］. J Clin Oncol，2020，38（15）：5516.

Smith MR，Saad F，Chowdhury S，et al. Apalutamide treatment and metastasis-free survival in prostate cancer［J］. N Engl J Med，2018，378（15）：1408-1418.

Sternberg CN，Fizazi K，Saad F，et al. Enzalutamide and survival in nonmetastatic，castration-resistant prostate cancer［J］. N Engl J Med，2020，382（23）：2197-2206.

病例 18

传统内分泌治疗在转移性前列腺癌中的应用

【导读】

前列腺癌是一种激素依赖性疾病,当发生转移时,大部分患者都将采用传统一线内分泌治疗,在治疗初期,肿瘤都对雄激素剥夺治疗非常敏感,但经过中位时间14～30个月后,大部分都将转变为去势抵抗性前列腺癌,传统内分泌治疗逐渐失效,如何选择对患者合适的后续治疗方案,是泌尿外科医师经常要面对的棘手问题。

目前对于去势抵抗性前列腺癌的治疗选择非常多,包括全身化疗、新型内分泌治疗以及传统内分泌治疗中的二线内分泌治疗,二线内分泌治疗包括加用抗雄激素药物、抗雄激素药物替换、停用抗雄激素药物、加用肾上腺雄激素抑制剂和雌激素化合物。

【病例介绍】

患者,男性,66岁,因"尿频尿急7年,加重10个月"入院。患者7年前在无明显诱因下出现尿频、夜尿增多,无尿痛、血尿,自服抗感染药物后尿频缓解,后上述症状反复发作,均自服药物控制症状。10个月前尿频症状加重,伴尿痛、血尿,至外院就诊,行B超提示Ⅱ度前列腺增生,伴结节形成,未予以治疗,为进一步治疗就诊于我院。

1. 既往史 无特殊。

2. 体格检查 直肠指检:前列腺体积增大,中央沟消失,质地偏硬,未触及结节,指套无血染。

3. 实验室检查 tPSA 48.4ng/ml,fPSA 5.7ng/ml。

4. 影像学检查

(1) CT:前列腺增大并突向膀胱,右叶似见稍低密度结节,前列腺癌不除外。双肾、膀胱、精囊腺、腹膜后淋巴结及盆腔淋巴结未见异常。

(2) 骨ECT:全身骨ECT未见明显异常。

5. B超引导下前列腺穿刺活检病理 (前列腺左叶、右叶) 良性增生;(前列腺中叶) 前列腺癌。

6. 诊断 前列腺癌($T_1N_0M_0$)。

【治疗过程】

1. 手术治疗 根据病理学诊断报告,前列腺癌诊断明确,为局部早期前列腺癌,可选择前列腺癌根治性手术治疗、外放射治疗或者近距离照射治疗。本例患者2009年6月选择行近距离照射治疗(^{125}I粒子前列腺植入术),但由于PSA较高,属于高危患者,术后给予辅助内分泌治疗(药物去势+抗雄治疗)。

2.辅助内分泌治疗　4个月后（2009年10月），患者tPSA降至0.1ng/ml，暂停内分泌治疗，后患者tPSA持续升高，3个月后（2010年1月）tPSA升至4.4ng/ml，骨ECT提示顶骨、第12胸椎转移，恢复内分泌治疗，tPSA再次下降。后患者采用间歇内分泌治疗（连续3个月PSA下降停药，每月复查tPSA超过4ng/ml时，即恢复内分泌治疗），tPSA最低时降至0.09ng/ml（2011年4月）。

3.二线内分泌治疗（雌莫司汀）　2015年9月开始，患者tPSA每月持续升高，2016年2月PSA升高至6.09ng/ml，睾酮＜20ng/dl，诊断为去势抵抗性前列腺癌，停用原内分泌治疗方案，同时更换药物为雌莫司汀继续治疗，1个月后患者tPSA迅速下降至0.49ng/ml。后采用间歇雌激素治疗（连续3个月PSA下降停药，每月复查tPSA超过4ng/ml时，即恢复雌莫司汀治疗）。

4.全身化疗　2017年6月（tPSA 1.82ng/ml），患者停用雌莫司汀后PSA再次出现持续升高，2017年8月（tPSA 2.46ng/ml）时开始给予多西他赛＋泼尼松方案全身化疗，化疗3周期后PSA仍然继续升高（2017年11月 tPSA 6ng/ml），遂停止化疗。

5.再次二线内分泌治疗（雌莫司汀）　重新服用雌莫司汀，第2个月tPSA迅速降至2.13ng/ml，后续再次开始采用间歇雌激素治疗。

6.恢复药物去势＋抗雄治疗　2020年2月开始，患者在服用雌莫司汀期间，tPSA开始持续升高，至2020年6月，tPSA升高至5.94ng/ml，与患者沟通后，重新使用药物去势＋抗雄治疗，患者tPSA迅速下降，至2020年8月，已降至0.68ng/ml，2020年10月，降至0.20ng/ml。

在整个治疗过程中，患者未出现骨痛、血尿、排尿困难等临床症状，睾酮均＜20ng/dl。

【临床决策分析】

本例患者目前已带病生存达11年，初诊时为局限性前列腺癌（$T_1N_0M_0$），选择行近距离照射治疗（^{125}I粒子前列腺植入），但PSA较高，属于高危患者，术后给予辅助间歇性内分泌治疗。术后7个月，患者出现了远处骨转移，继续给予间歇性内分泌治疗。维持该治疗方案6年8个月后，患者再次出现疾病进展，转变为去势抵抗性前列腺癌。由于新型内分泌治疗费用较高，经过与患者充分沟通，选择了传统二线内分泌（雌莫司汀）治疗，为了降低雌莫司汀可能导致的并发症，仍采用了间歇性治疗。间歇性雌莫司汀治疗23个月后，与患者沟通后，选择尝试多西他赛＋泼尼松化疗，但化疗3个周期后，PSA继续升高，重新开始间歇性雌莫司汀治疗（本阶段雌莫司汀治疗时间31个月），PSA再次下降。至2020年6月，因患者PSA持续升高，经沟通后再次尝试传统一线内分泌治疗（去势＋抗雄），患者PSA迅速降低至0.68ng/ml。本例患者在经过总计54个月的间歇性雌莫司汀治疗后，由去势抵抗性前列腺癌重新转变为激素敏感性前列腺癌。

【经验与体会】

1.术后辅助治疗选择持续内分泌治疗还是间歇内分泌治疗？

目前已有多项关于持续性内分泌治疗和间歇性内分泌治疗的研究，但所有研究均提示两种治疗方式对于转移性前列腺癌患者在生存获益方面，没有统计学差异。但持续性内分泌治疗的患者，总生存和无进展生存有一种持续改善的趋势，而间歇性内分泌治疗可能会减少治疗相关不良反应。

结合此病例，患者不论是在激素敏感期还是去势抵抗期，均采用了间歇性内分泌治疗，取得了良好疗效。尤其是对于雌激素治疗，有可能出现严重并发症，间歇性治疗最大程度地降低了并发症的风险，但前提是患者依从性较好，可以定期随访，在PSA超过界定值时，可以及时恢复内分泌治疗。

2.成为去势抵抗性前列腺癌后如何后续治疗？

目前对于去势抵抗性前列腺癌主要有新型内分泌治疗、全身化疗或者靶向治疗，比较理想的治疗方式是通过基因检测筛选和患者具体病情进行综合判断后再进行后续治疗选择，但是目前基因检测价格较高，新型内分泌治疗药物选择也非常单一，在某些地区甚至还购买不到此类药物；对于全身化疗来说，其有效性不高，而且很多患者对于全身化疗有畏惧心理。因此，在某些特定条件下，也可以选择传统内分泌治疗中的二线内分泌治疗药物。

在此病例中，选择了二线内分泌治疗中的雌莫司汀，效果良好，虽然曾经按照指南给予全身化疗，但效果较差，又恢复了间歇性雌莫司汀治疗，在有效的医疗随访管理下，患者病情得到了控制，没有出现严重的药物相关并发症。

3.使用雌激素治疗后去势抵抗性前列腺癌是否会重新转化为激素敏感性前列腺癌？

目前仅有少量文献关于去势抵抗性前列腺癌重新转变为激素敏感性前列腺癌的报道。其中包括多西他赛与去势治疗撤退后，去势抵抗性前列腺患者可能恢复对激素治疗敏感性。某些药物，如青蒿琥酯、帕比司他（组蛋白去乙酰化酶抑制剂）、二甲双胍、抗抑郁药物苯乙肼和氯吉兰治疗后去势抵抗性前列腺恢复对激素治疗敏感性，但尚无关于经过雌激素治疗重新恢复激素治疗敏感性的报道。本例患者转为去势抵抗性前列腺癌后，仍然对雌激素治疗敏感，是否只是对特定的去势药物耐药，而并不是对激素治疗失效，仍然有待后续研究。并且经过长期间歇性雌激素治疗后，恢复了对常规化学去势药物的敏感性，是否与肿瘤发展过程中雄激素受体的变化相关，仍有待探讨。

【小结】

前列腺癌的内分泌治疗是对转移性前列腺癌的标准治疗方案，持续性内分泌治疗和间歇性内分泌治疗是两种具体的治疗方式，两种方式的优劣性目前尚存在争议。总体来说，对于肿瘤负荷较高、转移病灶较多的患者，倾向于使用持续性内分泌治疗，如果在内分泌治疗过程中出现了较严重的并发症，也可采用间歇性内分泌治疗的方式，但对于间歇性内分泌治疗，患者一定要具有较好的依从性，一旦PSA超过界定值，必须立即恢复治疗。

前列腺癌在经过内分泌治疗一段时间后，大部分都会转变为去势抵抗性前列腺癌，目前首选新型内分泌治疗（如阿比特龙或恩扎卢胺）和全身化疗（多西他赛＋泼尼松），若无法选择上述两种方案，也可选择二线内分泌治疗（如雌激素），但一定要注意观察治疗不良反应，对患者进行全程管理。

（白　宇　张崇剑）

▶【专家点评】

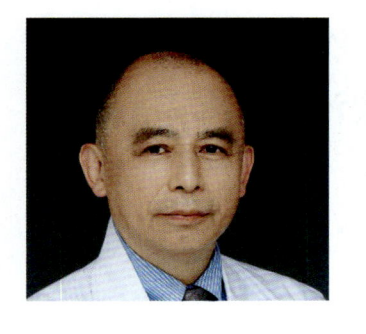

雷永虹，云南省肿瘤医院泌尿外科主任医师。中国抗癌协会泌尿男生殖系肿瘤专业委员会委员，中国肿瘤医院泌尿肿瘤协助组学术委员会委员，中国初级卫生保健基金会泌尿外科专业委员会委员，云南省抗癌协会泌尿男生殖系肿瘤专业委员会第一、二届名誉主任委员

内分泌治疗是转移性激素敏感性前列腺癌的标准治疗方式，但经过14～30个月的治疗后，大部分患者都将转变为去势抵抗性前列腺癌，针对这部分患者，如何选择有效而经济的治疗方式，一直是泌尿外科医师面对的难题。目前指南推荐意见提示选用新型内分泌治疗药物或者紫杉烷类药物化疗，但在某些非三甲医院，尤其是西部地区地州医院，仍然难以获得新型内分泌治疗药物，如果紫杉烷类药物化疗无效或患者不愿进行化疗，可以考虑传统内分泌治疗中的二线治疗（如雌激素），也可能获得良好的疗效。

持续性内分泌治疗和间歇性内分泌治疗效果的优劣性目前仍存在争议，目前倾向于对肿瘤负荷较高的患者采用持续性内分泌治疗，而对于肿瘤负荷较低、PSA反应较好、不良反应较重的患者采用间歇性内分泌治疗。但采用间歇性内分泌治疗一定要选择依从性较好的患者，一旦PSA超过指定界值，必须立刻恢复治疗。

本例患者通过长期间歇性雌激素治疗后，由去势抵抗性前列腺癌重新恢复激素敏感性，其中机制尚不清楚，但结果让人惊喜，这也提示我们对于PSA再次升高的去势抵抗性前列腺癌患者，可以尝试恢复一线内分泌治疗。

参 考 文 献

Bedussi F, Valcamonico F, Mosca A, et al. Docetaxel plus androgen deprivation withdrawal may restore sensitivity to luteinizing hormone-releasing hormone analog therapy in castration-resistant prostate cancer patients [J]. Endocrine, 2016, 54（3）: 830-833.

Ferrari AC, Alumkal JJ, Stein MN, et al. Epigenetic therapy with panobinostat combined with bicalutamide rechallenge in castration-resistant prostate cancer [J]. Clin Cancer Res, 2019, 25（1）: 52-63.

Wang K, Luo J, Yeh S, et al. The MAO inhibitors phenelzine and clorgyline revert enzalutamide resistance in castration resistant prostate cancer [J]. Nat Commun, 2020, 11（1）: 2689.

病例 19

前列腺癌放射性粒子植入术后挽救性根治手术

【导读】

放射性^{125}I粒子植入在低、中危前列腺癌患者治疗中可获得与外放疗相当的治疗效果，而且安全性及有效性要高于外放疗。

由于前列腺癌的放射性粒子植入缺乏规范，手术人员的水平参差不齐，术后5年的生化复发高达15%～30%。对于粒子植入术后复发的前列腺癌，需仔细评估，如为局部复发，理论上可选择的治疗方案包括外放疗、内分泌治疗或者行挽救性根治性前列腺切除术，但具体如何选择，各种治疗方案的利弊值得仔细斟酌。

【病例介绍】

患者，男性，70岁，因"前列腺癌粒子植入术后4年，发现PSA升高1个月"就诊于外院。tPSA 12.35ng/ml，前列腺穿刺病理：前列腺癌，Gleason评分3＋3＝6，肝肺等未见转移，骨ECT未见转移，2015年4月行前列腺^{125}I粒子植入治疗。术后1年内定期复查，未给予内分泌治疗，tPSA最低降至0.3ng/ml，其后未定期复查。2019年5月复查tPSA 8.28ng/ml，为进一步治疗收治入院。

1. 既往史　无特殊。

2. 体格检查　直肠指检：前列腺Ⅰ度增大，左侧叶可触及明显结节，质地硬，中央沟浅平，指套未见血染。

3. 实验室检查　tPSA 8.38ng/ml，fPSA 0.85ng/ml，fPSA/tPSA 0.10。

4. 影像学检查

（1）骨盆X线片：前列腺区域见粒子排布（图19-1A）。

（2）前列腺MRI平扫＋增强：前列腺大小3.9cm×2.3cm×4.2cm，内见数枚结节状异常信号，考虑粒子植入术后改变；前列腺左侧外周带结节（图19-1B，箭头），大小1.0cm×0.8cm×0.7cm，考虑肿瘤活性。

5. 初步诊断　①前列腺恶性肿瘤；②恶性肿瘤放射性粒子植入治疗后。

【当前讨论及临床决策分析】

1. 目前诊断　患者2015年初诊tPSA 12.35ng/ml，Gleason评分3＋3＝6，前列腺癌病理诊断明确。确诊后行前列腺近距离放疗，术后tPSA最低降至0.3ng/ml。目前tPSA 8.38ng/ml，根据应用最广泛的Phoenix标准，根治性放疗（外照射或近距离治疗）后PSA较其最低值升高≥2ng/ml即视为生化复发，患者目前诊断前列腺癌近距离放疗后生化复发，结合影像学提示前列腺左侧叶外周带占位，考虑临床复发。

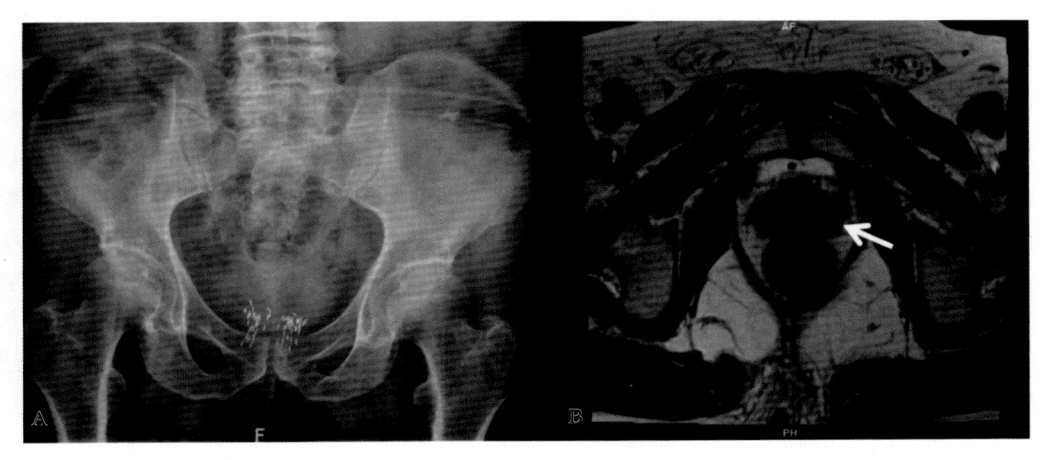

图19-1　术前骨盆X线片及术前MRI（T$_2$WI）

2.进一步诊断及治疗　患者PSA升高，影像学提示前列腺肿瘤，需再次穿刺明确病理，同时建议影像学评估病情，除外肿瘤远处转移。

前列腺穿刺活检病理：前列腺腺癌，Gleason评分3＋4＝7（3/12针），分级分组2组，肿瘤组织占比平均约40%。影像学进一步检查，肝脏、肺部未见转移，骨ECT未见骨转移。

患者再次穿刺病理确诊了前列腺癌，影像学未见远处转移，一般情况可，Karnofsky（卡式）功能状态评分90分，对于初始根治性放疗已超18个月，前列腺活检再次确诊，病情仍局限于局部的患者，后续的治疗无标准推荐。

现有的证据表明雄激素阻断治疗（ADT）不能作为局部复发前列腺癌患者的首选治疗方法。可以选择的局部挽救性治疗方法包括根治性前列腺切除术、冷冻疗法、放射治疗。挽救性根治性前列腺切除术后的5年无生化复发生存率（biochemical recurrence free survival，BFS）、无转移生存率（metastasis free survival，MFS）及癌症特异性生存率（cancer specific survival，CSS）分别为48%～60%，83%和92%～95%，5年的总生存率（overall survival，OS）为89%。术后尿失禁的发生率在19%～67%，吻合口狭窄的发生率在0～41%，直肠损伤的发生率在0～15%。再次行挽救性放疗也是可行的治疗方法，包括近距离放疗和外放疗。现有的数据表明，再次放疗治疗后5年的BFS为53.3%，OS为87%，主要不良反应如尿失禁的发生率在0～31%，吻合口狭窄的发生率在0～41%，3～4级泌尿的相关不良反应发生率0～47%，3～4级直肠刺激症状发生率0～24%，尿道直肠瘘发生率达0～12%。挽救性冷冻治疗，其5年BFS为34%～40%，CSS为91%，5年OS为74%～85%，冷冻治疗的总体并发症发生率也较常见，如尿失禁（10%～96%）、尿道狭窄（0～55%）等，直肠尿道瘘（2.2%～11%）也有报道。

总的来说，常用的挽救性局部治疗方案各有利弊，对年轻且身体状况尚可的患者，建议行挽救性根治术，以获得更好的无生化复发率，甚至有治愈的可能。与根治性手术相比，挽救性冷冻疗法与局部放疗可能并不改善生存质量，而且冷冻及放疗均受限于医疗技术条件。最终患者接受了挽救性根治性手术，腹腔镜下完成了前列腺癌根治术。

【手术过程】

患者于2019年9月行腹腔镜下根治性前列腺癌切除术，术中发现膀胱和前列腺的界限不清楚。通过牵拉尿管，识别膀胱和前列腺分界，切开膀胱前壁，注意保留膀胱颈部，切开膀胱颈部后方，向前列腺尖部方向游离可见输精管，从精囊腺后方层面钝性分离，离断输精管，游离精囊腺并向上牵拉，显露狄氏筋膜间隙，切开狄氏筋膜，将精囊及前列腺向前方牵拉，显露前列腺侧韧带，完全切断前列腺两侧韧带，直至前列腺尖部。注意避免向盆底后方游离以保护直肠。前列腺尖部尽可能保留较长的尿道，因患者膀胱口较大，重建了膀胱颈口前壁，单针连续吻合尿道膀胱颈口。术后左右侧盆腔各放置一根乳胶引流管，术后1周复查尿道造影，吻合口愈合可，拔除导尿管，指导患者进行尿控锻炼。

【术后情况及预后】

患者术后恢复顺利，术后1周复查尿道造影，膀胱尿道吻合口未见异常，顺利拔除导尿管，指导Kegel锻炼。术后6周复查tPSA 0.01ng/ml，术后6周时尿控恢复可，24h平均使用尿垫1块，术后3个月复查tPSA 0.008ng/ml，24h使用尿垫1块。术后6个月，复查tPSA < 0.003ng/ml，无尿失禁。

【经验与体会】

1.初始放疗后，生化复发或局部复发的患者，是否需要治疗？

虽然仅有PSA复发的患者，早期接受治疗后长期结局较好，但这可能仅仅反映了前列腺癌的自然病程，而非治疗获益。有回顾性研究发现，外放疗后中位随访83个月，有22.6%的患者符合了Phoenix生化失败标准，这部分患者从生化失败至发现转移的中位时间为5.4年，而至前列腺癌特异性死亡的中位时间达10.5年。通过文献的分析，目前认为初始治疗时符合①低危的前列腺癌（PSA < 10ng/ml，Gleason评分 ≤ 6，临床分期为T_{1c}或T_{2a}）；②PSA的变化速率每年 < 2.0ng/ml，PSA复发的时间 > 3年；③前列腺特异性抗原倍增时间（prostate specific antigen doubling time，PSA-DT）> 12个月；④骨ECT未见骨转移；⑤盆腔无淋巴结转移，再次活检阳性的患者，有可能从积极的局部治疗中获益。

2.放射性粒子植入术后局部复发的患者，常用的治疗方式包括哪些，如何选择？

局限性前列腺癌患者接受初始的根治性治疗后，仅出现PSA复发的自然病程多变，如果出现影像学明确、活检阳性的局部复发患者，通常建议进行局部挽救性治疗，治疗方案包括观察或根治性治疗，即根治性前列腺切除术、冷冻疗法、近距离治疗。

通过多项回顾性研究的分析，挽救性根治性前列腺切除术后的10年BFS、MFS及CSS分别为37%、77%和83%。挽救性再放疗的5年BFS与挽救性根治术接近，优于挽救性冷冻治疗。

放疗后再行局部挽救性治疗的并发症发生率会明显升高，因此这些挽救性治疗建议在临床试验中进行或者在有经验的中心开展。对初始放疗后即出现严重的膀胱/直肠刺激症状的患者更需谨慎选择。与挽救性放疗的尿失禁发生率（6%）相比，挽救性根治术和冷冻治疗的尿失禁发生率明显较高（50%），而再放疗则会出现严重的尿道、直肠刺激症状。3种挽救性治疗均会出现尿道直肠瘘的并发症，再放疗的发生率（0 ~ 11%）似乎高于平均的发生率3.4%。挽救性手术时如果术中及时发现直肠损伤，可行一期修补，避免术后尿流改道、直肠造瘘等严重影响患者生活质量。

一些小样本的回顾性研究报道在挽救性治疗期间使用了ADT治疗，如辅助或新辅助ADT，但并未提供相关疗效的可靠信息。但对于放疗后生化复发的患者，如果出现以下情况之一：①PSA-DT＜3个月；②Gleason评分≥8；③局部肿瘤较大或临床分期为T_3/T_4期，这部分人群会有极高的前列腺癌致死风险，所以仅局部挽救治疗不太可能长期控制疾病，加用辅助的内分泌治疗可能会改善预后。

目前认为预期寿命超过10年、无明显基础疾病、初始放疗不良反应少、依从性好的患者建议行挽救性根治术，以获得更好的无生化复发率，甚至能有治愈的可能。当然还是需要开展更多的研究，去发现影响预后和并发症的相关因素，通过治疗前的慎重选择，使得挽救性治疗能带来更高的获益风险比。

3.放射性粒子植入术后局部复发的患者，挽救性手术的注意事项

挽救性手术已成为经慎重选择的放射性粒子植入术后局部复发患者的重要治疗方法，尤其适用于预期寿命为10～15年或更长的患者。对于拟行挽救性手术的患者，术前膀胱镜检查有助于排除膀胱颈受累或尿道狭窄。术前的X线能准确评估粒子数目及大体的排布情况，判断有无明显的移位。

大多数文献报道术后病理切缘阳性的发生率在18%～25%，切缘的阳性主要与T分期有关，主要发生于T_3期及以上的患者，与是否保留神经血管束无关。腹腔镜下挽救性手术和初始治疗的根治术流程无不同之处，术后重点关注患者的尿控、勃起功能。射线诱发的血管炎、组织纤维化和组织平面缺失是引起手术并发症的相关因素。与初始根治性手术相似，有很多的缝合方式可以尝试改善尿控，如保留Retzius间隙周围结构的方法、重建膀胱颈口的方法等；术后正确的Kegel锻炼及辅助的生物反馈治疗等也有助于改善尿控。术中神经血管束的保留有助于术后勃起功能的恢复。

挽救性手术中是否行盆腔淋巴结清扫（pelvic lymph node dissection，PLND）也存在争议。清扫术后淋巴结的病理阳性率为18%左右，受累率比较低。盆腔淋巴结的清扫并未能改善研究人群的OS，但可以显著改善CSS，降低危险比2.7，扩大清扫范围并不能改善OS和CSS，相反会带来淋巴水肿、淋巴瘘等并发症。

【小结】

粒子植入术后局部复发的前列腺癌患者，挽救性腹腔镜前列腺癌根治术是可选的治疗方式。慎重选择患者，术中精细操作，术后康复指导可以给患者带来较好的疗效。

（徐海飞　吴佳成）

▶【专家点评】

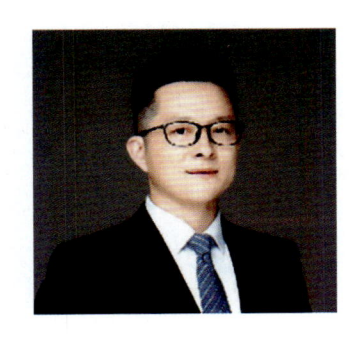

王小林，医学博士，主任医师，硕士研究生导师，南通大学附属肿瘤医院、副院长。中国抗癌协会青年理事会常务理事，中国抗癌协会男性生殖系肿瘤专业委员会委员，中国肿瘤学会前列腺癌专业委员会委员，江苏省医学会肿瘤学分会常委

近距离放疗或外放疗作为前列腺癌患者的首选治疗方案之一，应用的越来越广。因各种原因，患者治疗后会出现生化复发，一旦出现了放疗后的复发，需要综合评估后决定是否选择进一步的治疗。挽救性手术作为一种可选的挽救性治疗手段，可在严格选择患者、结合一些预测因素评估后开展。根据诊疗团队的技术条件、患者的意愿，选择开放手术或腹腔镜等微创手术均可以达到一定疗效，但手术后相关的并发症不能忽视，如尿失禁、勃起功能障碍等。当然也可以考虑如冷冻消融、再次放疗及其他局部治疗的方式，但仍需要权衡治疗带来的获益和风险。因初治时射线对组织的不可逆损伤，挽救性局部治疗均面临组织愈合能力不佳的问题，挽救性治疗带来的严重并发症如尿道直肠瘘一旦发生，将对患者的生活将带来极大的影响。

该患者在粒子植入术后出现生化复发，复发时临床T分期T_2，局部复发，行腹腔镜根治性前列腺切除，手术过程顺利，术后总体恢复良好。此类患者治疗后仍需要常规的随诊复查，监测血清PSA水平。挽救性治疗后仍会出现进一步的生化复发，随后生化复发的主要治疗方法是ADT，但尚不确定这种情况下开始ADT的最佳时机。

参 考 文 献

Zumsteg ZS，Spratt DE，Romesser PB，et al. The natural history and predictors of outcome following biochemical relapse in the dose escalation era for prostate cancer patients undergoing definitive external beam radiotherapy［J］. Eur Urol，2015，67（6）：1009-1016.

病例20

多西他赛再挑战治疗转移性前列腺癌

【导读】

去势基础上的多西他赛化疗目前是转移性前列腺癌患者的标准一线治疗，疗效确切，临床实践充分证明了多西他赛化疗不仅改善了晚期前列腺癌患者的生存预后，而且明显提高了患者的生活质量。但是，一线多西他赛化疗进展后，晚期前列腺癌患者的治疗目前没有标准方案，尽管新型内分泌药物不断涌现，但多西他赛再挑战仍然证明有效，且可以多次再挑战。

【病例介绍】

患者，男性，62岁，因"确诊前列腺癌3年余，PSA持续升高伴右髋关节疼痛进行性加重2月余"入院。患者既往于2013年12月3日因髋关节疼痛于外院行MRI检查考虑骨转移瘤，查血：PSA > 100ng/ml，2013年12月9日于彩超引导下行前列腺穿刺活检，病理结果：前列腺癌，Gleason评分4＋4＝8。遂给予氟他胺口服4个月，配合中药及唑来膦酸治疗，血PSA无明显下降，仍有右侧腰骶部及右髋部疼痛，向右下肢放射，伴尿频、尿急、尿不尽及肛门坠胀，遂改用康士得＋康赛迪口服治疗26个月，继续每月予以唑来膦酸治疗，2015年2月3日复查MRI示骨盆多发骨转移瘤，较前进展，骨痛症状及排尿症状较前加重，予以停药，2016年5月16日至2016年6月2日于外院行右侧髂骨转移灶姑息放疗30Gy/10F，反应尚可，但疼痛及排尿症状无明显缓解，遂来我院住院治疗。

1. 既往史　无特殊。

2. 体格检查　直肠指检：前列腺Ⅱ度增大，质硬。

3. 实验室检查　tPSA 169.600ng/ml，睾酮25.00nmol/L。

4. 影像学检查　骨ECT：①左第7后肋，右髋骨骨质代谢异常活跃，考虑肿瘤骨转移可能；②第4胸椎，第1腰椎，左骶髂关节骨质代谢活跃，请结合局部CT或MRI检查确诊（图20-1）。

5. 诊断　转移性前列腺癌（$cT_xN_xM_1$）

【治疗经过】

治疗分为六个阶段：

第一阶段：2016年7月至2017年5月（10个月），持续给予雄激素剥夺治疗（ADT）、促黄体激素释放激素（luteinizing hormone-releasing hormone，LHRH）激动剂治疗，每28天1次，皮下注射或肌内注射；DP（多西他赛75mg/m^2 ＋泼尼松5mg，每天2次）3周

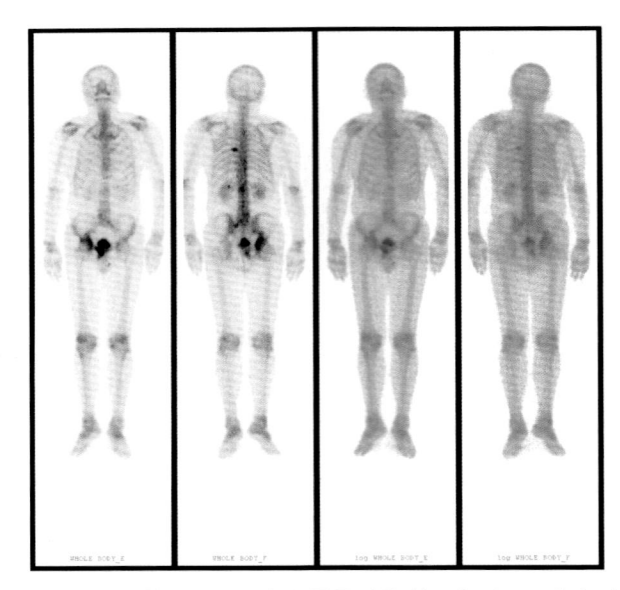

图20-1　全身骨ECT：左第7后肋，右髋骨骨质代谢异常活跃，考虑肿瘤骨转移可能

方案，化疗10周期。反应良好，无明显中性粒细胞减少及骨髓抑制。评估疗效部分缓解（PR）。tPSA及睾酮水平变化如图20-2。

第二阶段：2017年6月至2018年3月，化疗间歇期，持续ADT治疗10个月。tPSA

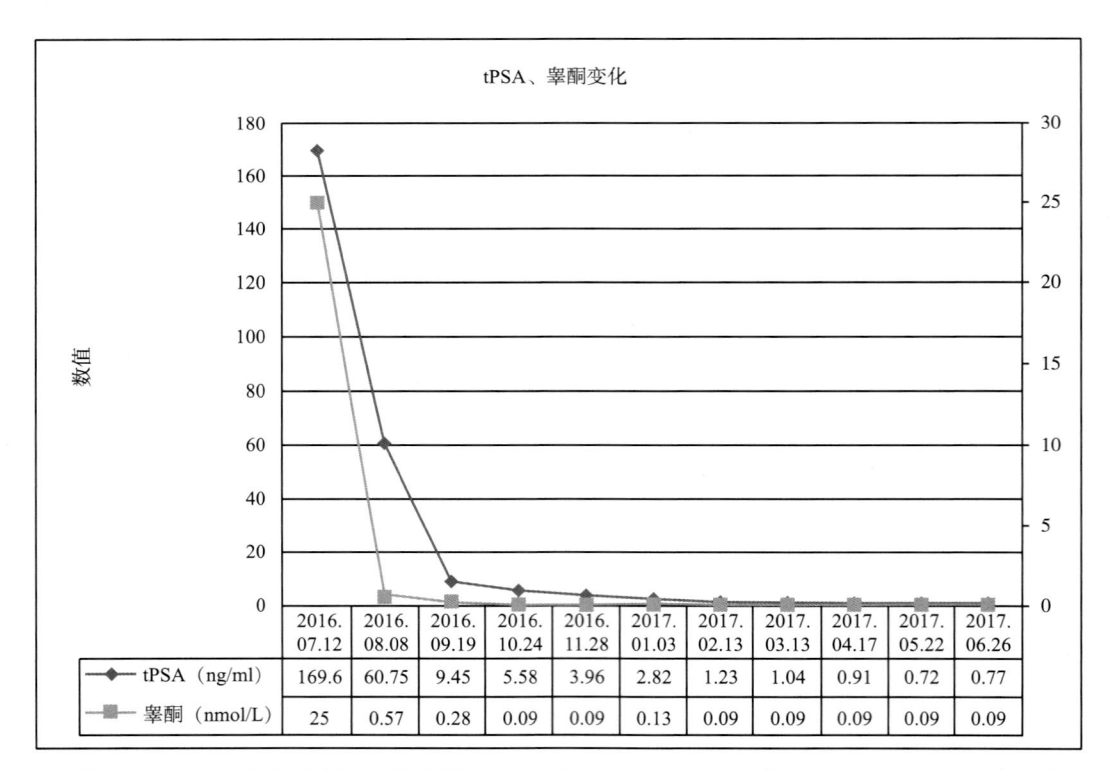

	2016.07.12	2016.08.08	2016.09.19	2016.10.24	2016.11.28	2017.01.03	2017.02.13	2017.03.13	2017.04.17	2017.05.22	2017.06.26
tPSA（ng/ml）	169.6	60.75	9.45	5.58	3.96	2.82	1.23	1.04	0.91	0.72	0.77
睾酮（nmol/L）	25	0.57	0.28	0.09	0.09	0.13	0.09	0.09	0.09	0.09	0.09

图20-2　tPSA及睾酮水平变化曲线。tPSA从2016年7月12日的169.6ng/ml快速持续下降至2017年6月26日的0.77ng/ml，睾酮水平从25nmol/L快速降至去势水平（＜1.0nmol/L）

及睾酮水平变化如图20-3。

第三阶段：2018年3月至2018年9月，持续ADT＋DP（多西他赛75mg/m²＋泼尼松5mg，每天2次）3周方案，化疗6周期。反应良好，无明显中性粒细胞减少及骨髓抑制。tPSA及睾酮水平变化如图20-4。

第四阶段：2018年10月至2019年7月，化疗间歇期，持续ADT治疗10个月。tPSA及睾酮水平变化如图20-5。

第五阶段：2019年7月至2020年1月，持续ADT＋DP（多西他赛75mg/m²＋泼尼松5mg，每天2次）3周方案，化疗6周期。反应良好，无明显中性粒细胞减少及骨髓抑制。tPSA及睾酮水平变化如图20-6。

第六阶段：2020年2月至2020年4月，受新冠疫情影响，停止治疗3个月。2020年4月21日检查：PSA 5.28ng/ml、睾酮2.8nmol/L，再次开始新一轮持续ADT＋DP（多西他赛75mg/m²＋泼尼松5mg，每天2次）3周方案，化疗1周期。反应良好，无明显中性粒细胞减少及骨髓抑制。PSA降至2020年6月2日4.87ng/ml，睾酮降至0.12nmol/L，复查骨ECT见图20-7。

治疗总结：晚期转移性前列腺癌患者，经第一序列化疗10周期（10个月）+间歇期持续ADT治疗（10个月）+第二序列化疗6周期（6个月）+间歇期持续ADT治疗（10个月）+第三序列化疗6周期（6个月）+停止治疗3个月+第四序列继续化疗（2个月），前后4年，不良反应轻微，生活质量良好，疗效满意。整个治疗周期中tPSA及睾酮的变化见图20-8。

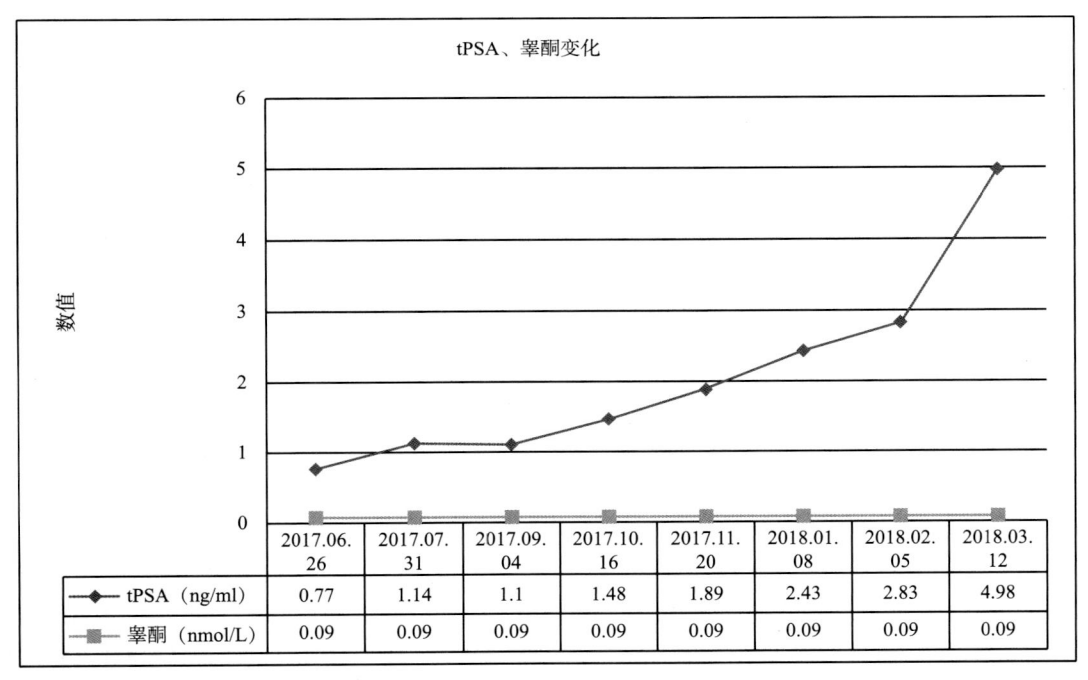

tPSA、睾酮变化

日期	2017.06.26	2017.07.31	2017.09.04	2017.10.16	2017.11.20	2018.01.08	2018.02.05	2018.03.12
tPSA（ng/ml）	0.77	1.14	1.1	1.48	1.89	2.43	2.83	4.98
睾酮（nmol/L）	0.09	0.09	0.09	0.09	0.09	0.09	0.09	0.09

图20-3　tPSA及睾酮水平变化曲线。tPSA从2017年6月26日的0.77ng/ml快速持续上升至2018年3月12日的4.98ng/ml，睾酮水平持续处于去势水平（＜1.0nmol/L）

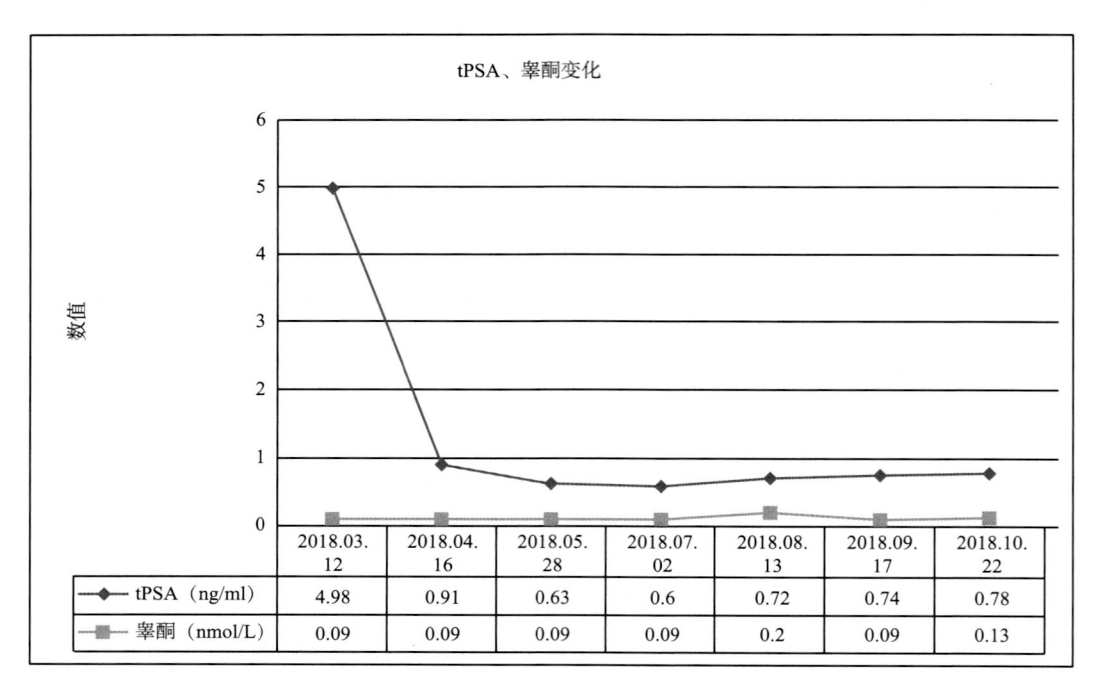

	2018.03.12	2018.04.16	2018.05.28	2018.07.02	2018.08.13	2018.09.17	2018.10.22
tPSA（ng/ml）	4.98	0.91	0.63	0.6	0.72	0.74	0.78
睾酮（nmol/L）	0.09	0.09	0.09	0.09	0.2	0.09	0.13

图20-4　tPSA及睾酮水平变化曲线。tPSA水平快速下降，维持较低水平；睾酮持续处于去势水平（＜1.0nmol/L）

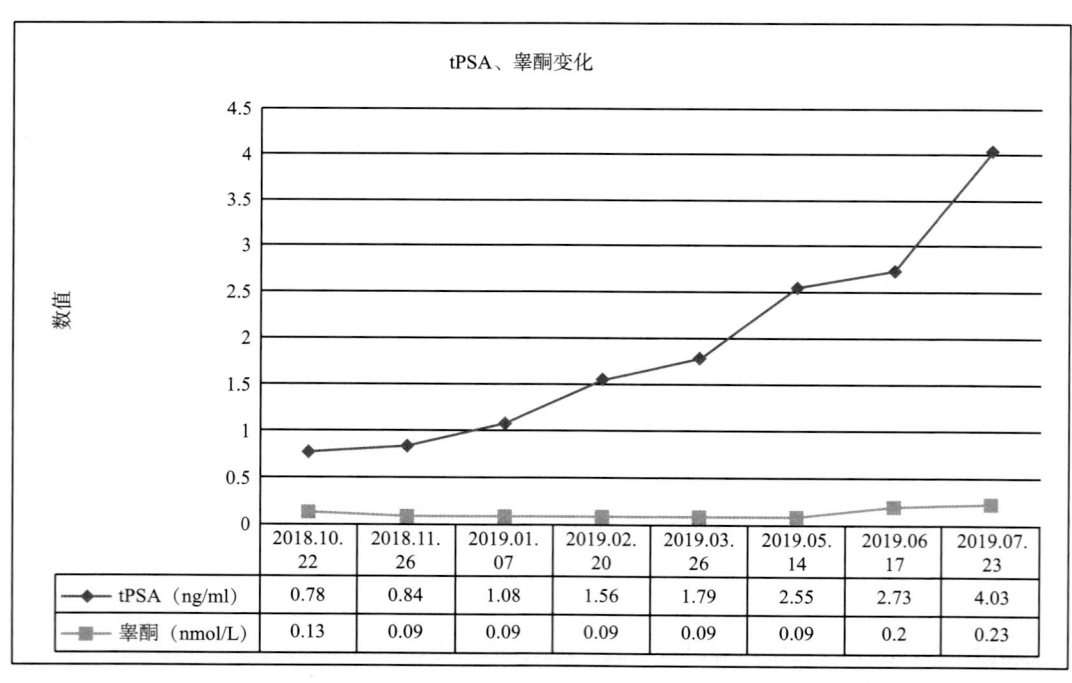

	2018.10.22	2018.11.26	2019.01.07	2019.02.20	2019.03.26	2019.05.14	2019.06.17	2019.07.23
tPSA（ng/ml）	0.78	0.84	1.08	1.56	1.79	2.55	2.73	4.03
睾酮（nmol/L）	0.13	0.09	0.09	0.09	0.09	0.09	0.2	0.23

图20-5　tPSA及睾酮水平变化曲线。tPSA从2018年10月22日的0.78ng/ml快速持续上升至2019年7月23日的4.03ng/ml，睾酮水平持续处于去势水平（＜1.0nmol/L）

图20-6 tPSA、睾酮变化

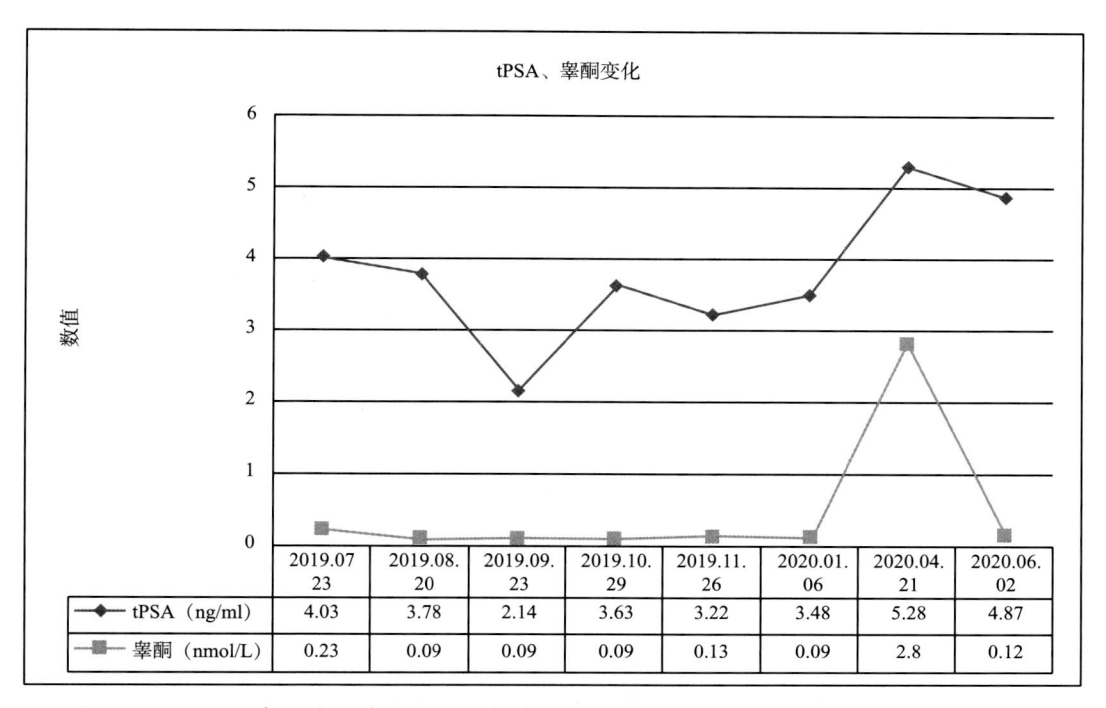

	2019.07.23	2019.08.20	2019.09.23	2019.10.29	2019.11.26	2020.01.06	2020.04.21	2020.06.02
tPSA（ng/ml）	4.03	3.78	2.14	3.63	3.22	3.48	5.28	4.87
睾酮（nmol/L）	0.23	0.09	0.09	0.09	0.13	0.09	2.8	0.12

图20-6 tPSA及睾酮水平变化曲线。化疗后血tPSA从2019年7月23日的4.03ng/ml至2020年1月6日均4ng/ml以下；睾酮水平持续处于去势水平（＜1.0nmol/L）

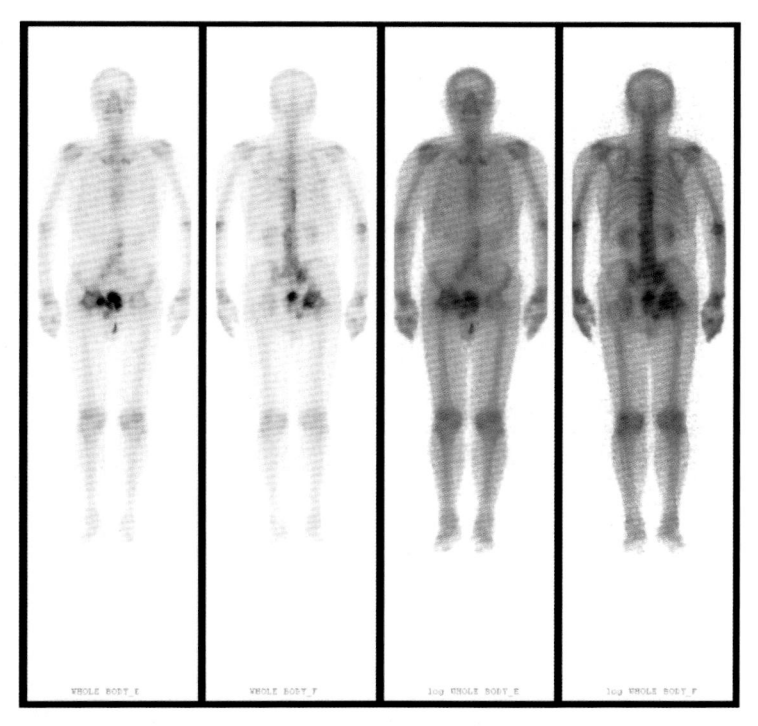

图20-7 2020年4月复查ECT：全身骨显像清晰，放射性分布不均匀，于左第7后肋，脊柱多处，右髋骨，右股骨上段可见异常放射性浓聚影，考虑肿瘤骨转移可能

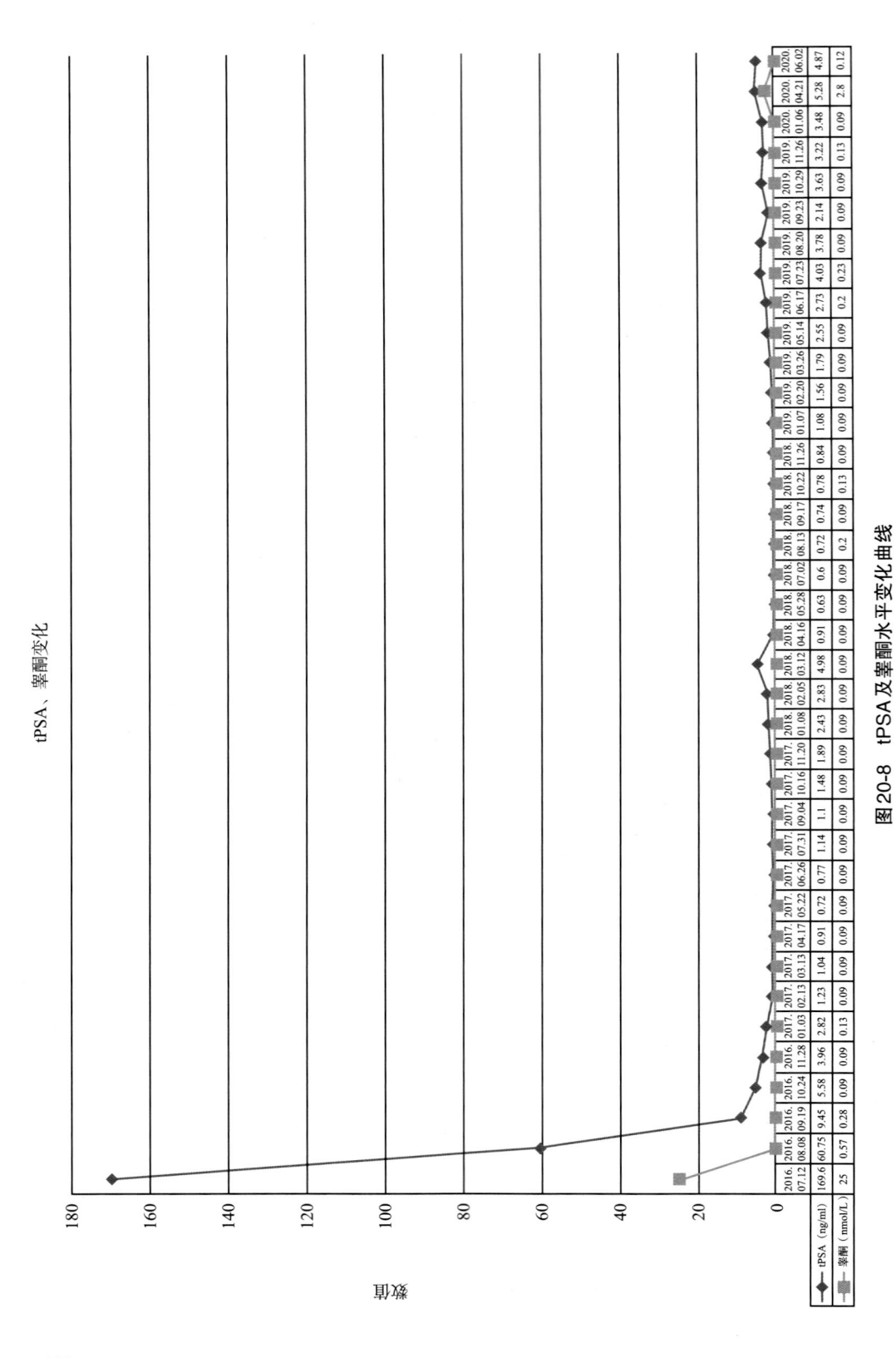

图 20-8 tPSA 及睾酮水平变化曲线

【经验与体会】

自2004年TAX327研究第一次将多西他赛化疗应用于转移性去势抵抗性前列腺癌（mCRPC）的治疗以来，多西他赛在晚期mCRPC患者的治疗中发挥了重要的不可替代的作用，使得晚期mCRPC患者的生活质量和预后得到了根本的改观。2013年以后，国外著名的GETUG-AFU 15、CHAARTED、STAMPEDE三大研究将多西他赛引入高肿瘤负荷的转移性激素敏感性前列腺癌（mHSPC）的治疗，从而证实了更早的多西他赛化疗介入在晚期前列腺癌患者中可以获得更长的疾病控制。由此可见，多西他赛可在mHSPC患者中应用，当该患者进入mCRPC阶段，多西他赛仍然可以继续使用，并使疾病得到缓解。同时，一系列研究显示，mCRPC患者中对一线多西他赛化疗反应良好的患者，停止化疗后，疾病未进展，此时对多西他赛化疗仍然敏感，仍然可以从反复多次的多西他赛重新化疗中获得延长对疾病的控制，部分学者称之为"多西他赛再挑战"。有报道显示血清PSA反应率约30%。在实际临床应用中，我们的经验显示，这一比例或许更高。对于那些化疗敏感的患者，无论是医师还是患者本人，毋庸置疑会倾向于选择更多的化疗，从而获得更多的延长疾病获益的机会，延长总生存期。另外，我们医师更应该考虑的问题是，对于晚期转移性前列腺癌的药物序贯治疗，总体可选择的不同类型的药物是有限的，过早地选择下一阶段另一类型的药物，势必导致后续药物选择的匮乏，导致无药可用的境地。

目前，多西他赛化疗是mCRPC患者的标准一线治疗，但一线多西他赛治疗的mCRPC患者进展后的二线标准治疗是缺乏的，目前指南推荐并且证明有效的药物有两种口服雄激素受体轴靶向抑制剂阿比特龙和恩扎卢胺、细胞毒化疗药物卡巴他赛、骨靶向的放射药物制剂镭-223、一种自体治疗癌症疫苗Sepuleucel-T以及多西他赛再挑战，但当前对于国内患者，能够获得的治疗有且仅有多西他赛再挑战、阿比特龙和恩扎卢胺，而因费用昂贵限制了阿比特龙和恩扎卢胺的常规应用，故多西他赛再挑战无疑会吸引我们更多的注意。而临床实践显示多西他赛反复应用疗效确切，副作用轻微，患者耐受性良好，安全可靠。

那么，什么样的患者适合多西他赛再挑战呢？国外文献数据显示，对一线多西他赛部分反应（血清PSA下降超过50%）和第一、二序列多西他赛治疗间歇期>3~6个月的mCRPC患者预后较好。

对于本病例，患者入院前经外院确诊，单纯抗雄治疗+局部骨转移灶放疗，维持3年时间，这些治疗是不够规范的。所以，按照去势抵抗性前列腺癌的定义，该患者既往未经规范去势治疗，入我院时睾酮未达到去势水平，故而诊断为mCRPC是不够严谨的。但这丝毫不影响患者的治疗。该患者是晚期转移性前列腺癌患者，无论是去势敏感性前列腺癌还是去势抵抗性前列腺癌，ADT+唑来膦酸+多西他赛化疗都是标准治疗方案。幸运的是，患者经历10周期的一线多西他赛化疗后，疗效满意，PSA完全反应（PSA下降>50%且<4μg/L）。此后，在经历了10个月的单纯ADT维持治疗的化疗间歇期后，PSA缓慢进展，开启了6个周期多西他赛再挑战，PSA再次完全反应，并进入第二阶段10个月化疗间歇期，当PSA再度进展时，开启了再一次6周期多西他赛再挑战，PSA第三次完全反应。这样，本病例经过反复多西他赛再挑战，最终获得了超过4年的无疾病进展生存期，也充分印证了该患者是多西他赛再挑战的绝佳适应证，与国外文献推荐是

相符的。

在一系列可用于mCRPC的治疗的药物中，目前仅有多西他赛再挑战有确切疗效的报道，而阿比特龙、恩扎卢胺等均未见存在再挑战有效的报道。这一点也是雄激素轴靶向抑制药物与细胞毒药物不同机制所决定的，从而也决定了多西他赛具备其他种类药物所不具备的特殊优势。

【小结】

转移性前列腺癌患者的治疗一直是难点和焦点，治疗效果总体较好，但存在个体异质性，应用去势基础上的多西他赛化疗是被证明确实有效的一线治疗，但一线治疗耐药后的治疗存在较多的争论，各大指南将多西他赛再挑战、新型内分泌药物等治疗并列为备选方案，对于我国患者，结合巨大的患者人群、不菲的治疗费用、局限的药物可获得性、治疗有效性、患者依从性等综合因素考虑，多西他赛再挑战仍不失为临床转移性前列腺癌患者的一大选择。本病例成功之处在于多西他赛一再"再挑战"，患者的治疗仍然有效，如果一线多西他赛化疗失败后换用新型内分泌药物治疗的话，如果再进展，势必需要再次更换不同的药物，一来费用昂贵，二来有效性无法保证。总体来说，我们的治疗达到了以最小的代价换取患者利益最大化的目的。

（刘三河）

▶【专家点评】

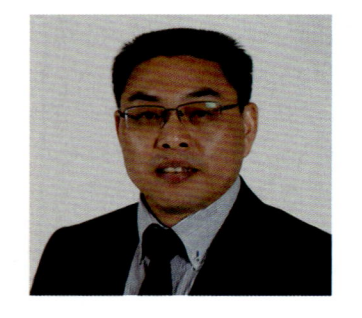

魏少忠，主任医师，博士研究生导师，湖北省肿瘤医院前列腺癌首席专家，湖北省肿瘤医学质控中心主任。中华医学会肿瘤学分会常委，中国抗癌协会泌尿肿瘤专业委员会副主任委员，湖北省医学会肿瘤学分会主任委员，湖北省"323"攻坚癌症防治专家委员会主任

转移性前列腺癌的治疗是以内科为主的综合治疗，治疗目的在于提高生存质量，延长生存期，难点在于一线治疗进展后的治疗，可选择的治疗药物逐年增加。多西他赛化疗自2004年以来就被证明确实有效，不仅是一线治疗有效，一线治疗进展后仍然有效，并且新型内分泌药物治疗进展后的部分患者仍然化疗有效，既往使用过再次挑战仍然有效，不失为临床可靠的治疗选择。

参 考 文 献

Cash H, Steiner U, Heidenreich A, et al. Intermittent vs continuous docetaxel therapy in patients with metastatic castration-resistant prostate cancer-a phase Ⅲ study（PRINCE）[J]. BJU Int, 2018, 122（5）: 774-782.

James ND, Sydes MR, Clarke NW, et al. Addition of docetaxel, zoledronic acid, or both to first-line long-term hormone therapy in prostate cancer（STAMPEDE）: survival results from an adaptive, multi-arm, multistage, platform randomised controlled trial [J]. Lancet, 2016, 387（10024）: 1163-1177.

Kyriakopoulos CE, Chen YH, Carducci MA, et al. Chemohormonal therapy in metastatic hormone-sensitive prostate cancer: long-term survival analysis of the randomized phase Ⅲ E3805 CHAARTED trial [J]. J Clin Oncol, 2018, 36 (11): 1080-1087.

Lavaud P, Gravis G, Foulon S, et al. Anticancer activity and tolerance of treatments received beyond progression in men treated upfront with androgen deprivation therapy with or without docetaxel for metastatic castration-naive prostate cancer in the GETUG-AFU 15 phase 3 trial [J]. Eur Urol, 2018, 73 (5): 696-703.

病例 21

前列腺癌个体化多学科诊疗

【导读】

前列腺癌是一种治疗周期长、治疗手段多、涉及学科较多的疾病。临床上常见随访时间长达10年以上的患者，整个治疗过程可能经过复杂，不同疾病分期有不同的治疗策略推荐。

如何从这些长期治疗的患者案例中得到经验或者教训，有利于专科医师更加精确地把握疾病的转归，并在合适的阶段为患者提供个体化的治疗。

【病例介绍】

患者，男性，64岁，因"进行性排尿困难2年，症状逐渐加重"，1个月前（2010年4月）在外院检查PSA 11.63ng/ml；前列腺穿刺活检示前列腺癌，Gleason评分3＋3＝6；盆腔MRI检查未见扫描区域内转移，诊断为前列腺癌（$cT_{2c}N_0M_0$）。外院予以内分泌治疗（戈舍瑞林10.8mg皮下注射＋比卡鲁胺50mg/d口服）13d，PSA降至3.57ng/ml。为求进一步治疗收入我院。

1. 既往史　鼻咽癌放疗史4年（临床已治愈），原发性高血压。
2. 体格检查　直肠指检：前列腺Ⅱ度增大，质韧，未扪及结节，指套无血染。
3. 实验室检查　tPSA 3.57ng/ml，睾酮水平未查。
4. 影像学检查　外院MRI：前列腺体积增大，54mm×40mm×37mm，未见盆腔淋巴结肿大。
5. 初步诊断　①前列腺腺癌（$cT_2N_0M_0$，中危）；②鼻咽癌放疗后；③原发性高血压。

【临床决策分析-1】

该患者初诊时已通过影像学及前列腺穿刺活检确诊为中危局限性前列腺癌，根据2010年的EAU指南及NCCN指南，均推荐对患者进行根治性治疗，包括根治性手术或者根治性放疗。根据ProtecT研究，对于$T_{1c}\sim T_2$，Gleason评分6～7的患者，根治性手术与根治性放疗的疗效类似，但是二者在治疗相关不良反应发生方面稍有差异。放疗在控尿功能保护和性功能保护上优于手术，手术则在胃肠道并发症上优于放疗。首诊时给患者提供上述两种建议，患者充分知情后选择行根治性手术。

【治疗过程-1】

患者于2010年5月18日在全身麻醉下行"前列腺癌根治术"。术后病理：前列腺腺泡型腺癌，Gleason评分3＋3＝6，双侧精囊、前列腺尖部、膀胱颈切缘阴性。术后2

周拔除导尿管，术后3个月完全控尿。术后6周复查PSA下降至0.002ng/ml，此后每3个月复查PSA，均在较低水平，术后13个月（2011年7月）PSA上升至0.209ng/ml，术后14个月（2011年8月）PSA上升至0.251ng/ml。

患者生化复发后，2011年8月进行影像学复查，包括盆腔MRI、胸腹部CT及骨ECT，检查结果未见肿瘤复发及转移征象。患者于2011年10月接受了早期挽救性放疗（瘤床，PTV-CTV 64Gy/32F），治疗后随访7年，PSA未见复发。

【临床决策分析-2】

对于根治术后生化复发，但是影像学没有出现明显阳性病灶的患者，通常需要行挽救性放疗。通过翻阅当年的NCCN指南，并未对是否将淋巴结引流区域纳入放疗范围做明确推荐，并且手术后病理也是提示前列腺切缘为阴性，权衡利弊下，仅选择了对瘤床进行辅助放疗。行早期挽救性放疗后，患者PSA出现明显下降，一直随访至2018年9月，期间PSA均在不可测水平。

【治疗过程-2】

2018年9月，患者再次出现PSA升高（0.359ng/ml），3个月后（2019年2月）升高至0.45ng/ml。经过^{68}Ga-PSMA-PET-CT检查，提示"右侧髂外血管旁可见一个最大径约15mm淋巴结代谢活跃，考虑转移；局部未见复发征象，余部位未见转移"（图21-1）。

在与患者及其家属充分沟通后，向患者提出以下建议：单纯行ADT治疗或ADT治疗联合局部治疗（可选择淋巴结切除手术或者淋巴结区域放疗）。患者曾有鼻咽癌放疗史，残留有口干不适的症状，经考虑后选择ADT联合手术治疗的方案，完善术前准备后患者接受了腹腔镜辅助双侧盆腔淋巴结清扫术，术中清扫髂外、髂内、闭孔区域淋巴结送检，术后病理提示右侧髂外区域淋巴结为前列腺腺癌转移，与术前PSMA-PET-CT一致。术后继续进行ADT治疗并定期复查tPSA，多次复查tPSA均为不可测水平。

【临床决策分析-3】

如何选择合适的检查手段，在不同阶段需要有所区别。患者术后生化复发，行挽救性放疗后控制时间达7年，再次出现PSA进展，此时需要对患者重新进行一次影像学评估。近年由于影像学技术的进步，^{68}Ga-PSMA-PET-CT在部分中心已经开始应用。相比于传统影像学检查，^{68}Ga-PSMA-PET-CT检出率较高，在PSA＜1ng/ml的患者中检出率接近75%，基于这些优势，欧洲泌尿外科学会（EAU）指南推荐力度也逐年增大。因此，在患者再次出现PSA进展时，影像科医师推荐对患者进行PSMA-PET-CT检查。

根治性手术或根治性放疗后出现盆腔内区域淋巴结寡复发，在内分泌治疗基础上是否有必要进行局部治疗呢？根据2019年纳入全球7家中心、纳入样本2079例的一项多中心病例对照研究显示，在ADT治疗基础上，针对局部病灶加用手术或者盆腔淋巴结的放疗，有利于提高患者的肿瘤特异性生存率。所以，在患者出现淋巴结寡进展后，可以推荐患者ADT联合局部淋巴结区域放疗或淋巴结清扫的手术。

【经验与体会】

1.前列腺癌根治术后挽救性放疗和辅助放疗如何选择？

前列腺癌根治术后对于肿瘤包膜外侵犯、切缘阳性的患者推荐采用术后辅助放疗，但是在实践中，有些患者并没有及时采取辅助放疗。根据RADICAL及ARTISTIC研究，早期的挽救放疗可以带来不劣于辅助放疗的获益，其中，接受放疗时的PSA水平越低，

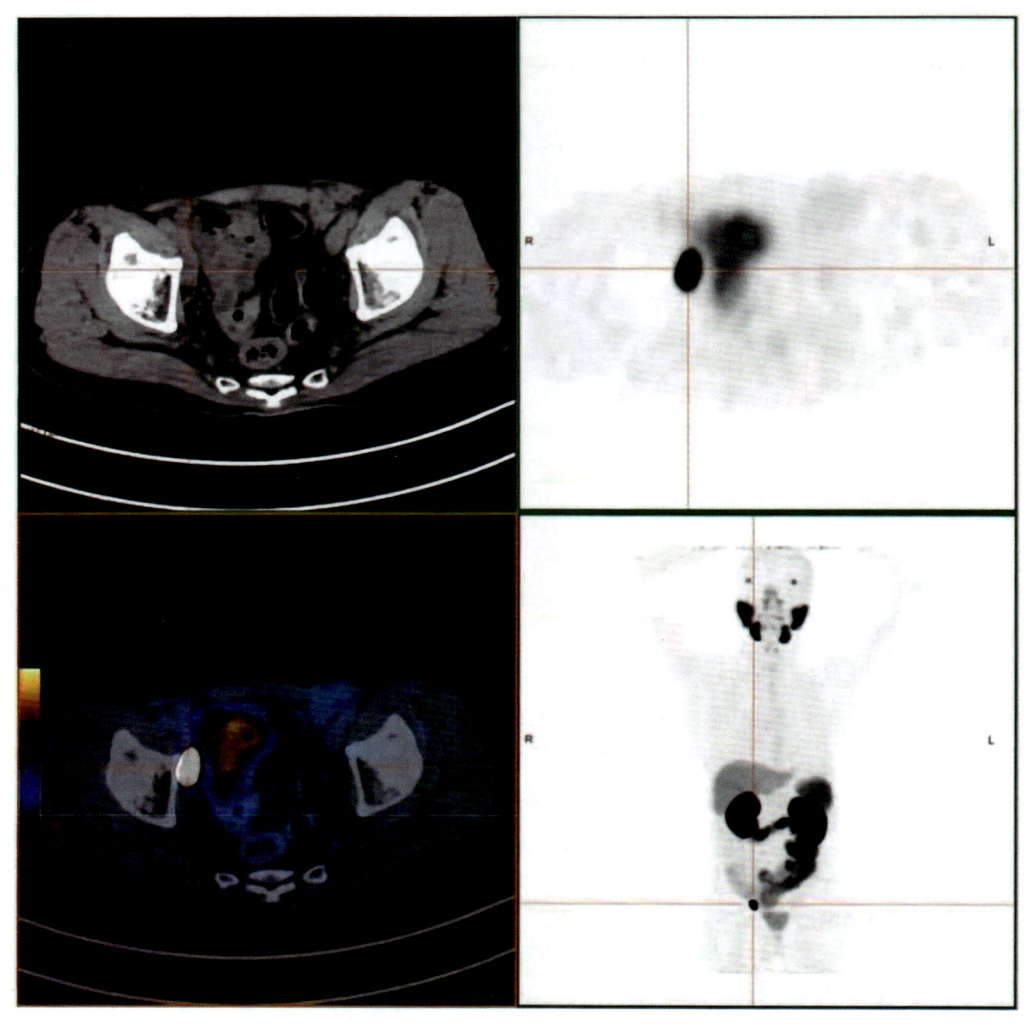

图21-1　患者^{68}Ga-PSMA-PET-CT

放疗的疗效越好。对于挽救性放疗，时机的选择十分重要。一般认为，患者接受放疗前的PSA水平越低，患者的无复发/转移的机会越高。临床上对于术后患者，如果没有明确的辅助放疗指征，也需要严格复查血液学PSA指标，以免错过放疗介入的时机，影响患者疗效。

2.影像学检查如何选择？

出现生化复发的患者，传统影像学检查无法检测出阳性病灶时，则需要选择^{68}Ga-PSMA-PET-CT、PET-MRI等敏感性更高的检测手段，以期发现较小的病灶。精确的影像学检查能够更早发现肿瘤病灶，指导患者及时接受局部治疗，从而让部分患者从中获益。特别是一些淋巴结寡转移的患者，往往通过挽救性手术治疗或者放疗获得较好的预后，这些患者的早期诊断显得尤其重要。

【小结】

前列腺癌患者的生存期较长，检查和治疗手段多，特别需要多学科团队专家协作，进行多学科诊疗。本例患者治疗时间长达10年，疾病发展过程比较典型，有助于加深医者对前列腺癌多学科诊疗的认识。

（陈　东）

► 【专家点评】

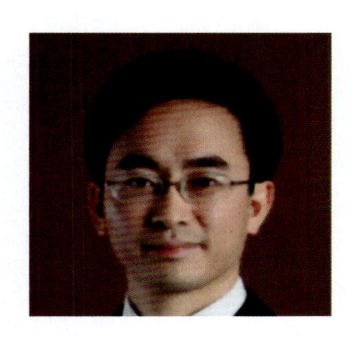

李永红，主任医师，博士研究生导师，中山大学附属肿瘤医院泌尿外科副主任、前列腺肿瘤病区主任。中国抗癌协会前列腺癌整合防筛专业委员会副主任委员，中国抗癌协会男生殖系肿瘤专业委员会委员，中国临床肿瘤学会前列腺癌专家委员会委员，广东省抗癌协会泌尿生殖系肿瘤专业委员会副主任委员

相比于泌尿系统其他部位的恶性肿瘤如肾癌、膀胱癌等，前列腺癌是较早开展多学科诊疗模式的病种。前列腺癌的治疗时间长，在不同的疾病发展阶段需要不同的治疗手段，这些治疗手段往往不局限于单一学科。因此，前列腺癌是一个需要进行个体化综合诊疗的疾病。

从诊断方面来讲，前列腺癌术后生化复发，使用传统的影像学诊断，往往容易遗漏肿瘤病灶。随着近年PSMA-PET-CT、PET-MRI等敏感性更高的影像学检测手段的应用，影像科医师在多学科团队中的作用越来越重要。除了影像学诊断，病理以及分子病理诊断提供的病理类型及遗传信息，同样可指导患者后续的药物治疗，并提供遗传咨询。

从治疗方面来讲，同样分期的前列腺癌并不一定遵循完全一样的治疗路径。譬如在早期局限性前列腺癌，多种局部治疗手段都可以选择，往往并没有哪种治疗方式明显更优，本例患者初次治疗可以选择根治性手术，也可以选择根治性放疗，需要根据具体患者的病情和个人特点，进行个体化的选择。多种治疗方案又相互补充，根治性手术后可能需要辅助或者挽救性放疗，根治性放疗后，也可能需要挽救性手术治疗。多学科参与的诊疗模式给患者带来了更合理的治疗方案，可取得更好的生存期和生存质量。

参 考 文 献

Lawhn-Heath C，Flavell RR，Behr SC，et al. Single-center prospective evaluation of ^{68}Ga-PSMA-11 pet in biochemical recurrence of prostate cancer［J］. AJR Am J Roentgenol，2019，213（2）：266-274.

Steuber T，Jilg C，Tennstedt P，et al. Standard of care versus metastases-directed therapy for pet-detected nodal oligorecurrent prostate cancer following multimodality treatment：a multi-institutional case-control study［J］. Eur Urol Focus，2019，5（6）：1007-1013.

病例 22

膀胱癌经典诊治策略

【导读】

近年来，膀胱癌的发病率呈现逐年上升的趋势。加上膀胱癌细胞的生物学行为具有多中心性、浸润性和术后容易复发等特点，大大增加患者的痛苦和经济负担，应引起重视。

【病例介绍】

患者，女性，56岁，因"肉眼血尿20d，CT检查发现膀胱占位4d"入院。

患者20d前出现肉眼血尿，伴有尿频、尿急、尿痛，无发热畏寒，遂至当地医院就诊，检查提示，尿白细胞（+++）；盆腔CT：膀胱后壁及左侧壁不均匀增厚，见结节状软组织密度影突出，最大层面约4.3cm×1.6cm，增强明显强化。考虑膀胱癌可能性大。为求进一步诊治，遂至我院门诊就诊，门诊以"膀胱癌 尿路感染"收入我科。

1. 既往史 无特殊。

2. 体格检查 神志清晰，皮肤巩膜无黄染，腹软，无压痛，无反跳痛。双肾区无隆起，双肾未触及，双肾区无叩痛。双侧输尿管行径未触及肿物，各输尿管压痛点无压痛。膀胱区无隆起，未触及肿物，无压痛。外生殖器发育正常，阴毛女性分布，尿道外口无异常分泌物，肛周无外痔，肛门括约肌紧张度适中，直肠壁光滑，未扪及肿物。

3. 实验室检查

（1）尿常规：白细胞（++）。

（2）血常规、肝肾功能：未见明显异常。

4. 影像学检查 盆腔CT：膀胱充盈尚可，膀胱前壁明显增厚，厚约0.9cm（图22-1，图22-2），增强扫描呈明显强化，膀胱壁浆膜层欠光整，周围脂肪间隙模糊，见多发条索影。考虑膀胱癌可疑累及浆膜面及邻近腹膜可能性大。

5. 诊断性经尿道电切术 术中于膀胱三角区、膀胱右前壁、膀胱颈12点方向、膀胱顶前壁可见多个肿瘤，最大约2.5cm×3.0cm，呈菜花样，宽基底，表面无破溃。分别予以电切并送病理，术后病理：①膀胱顶前壁肿瘤、膀胱右前壁肿瘤、膀胱三角区肿瘤：均为高级别浸润性尿路上皮癌，部分肿瘤细胞考虑为淋巴瘤样和浆细胞样变异型。肿瘤至少浸润至固有层，可见癌栓，未见神经侵犯。②膀胱右前壁肿瘤基底：高级别浸润性尿路上皮癌，浸润至固有层。③膀胱顶12点方向肿瘤：黏膜慢性炎，未见肿瘤组织。免疫组化：Gata-3（+），CK7（+），CK20（+），CK5/6（少量细胞+），P40（+），P53（70%+），Ki-67（75%+）。

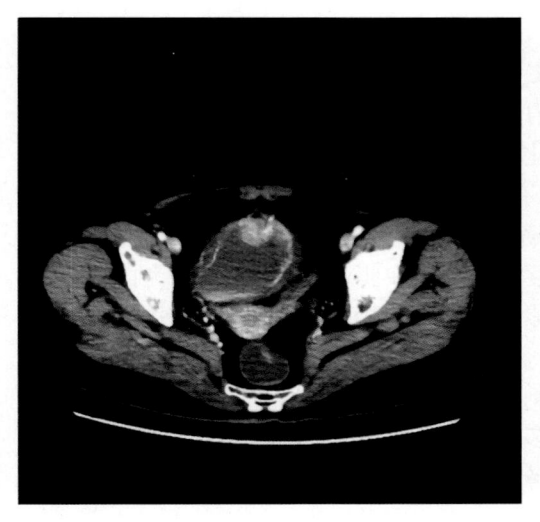

图22-1　盆腔CT（横断面）　　　　图22-2　盆腔CT（矢状面）

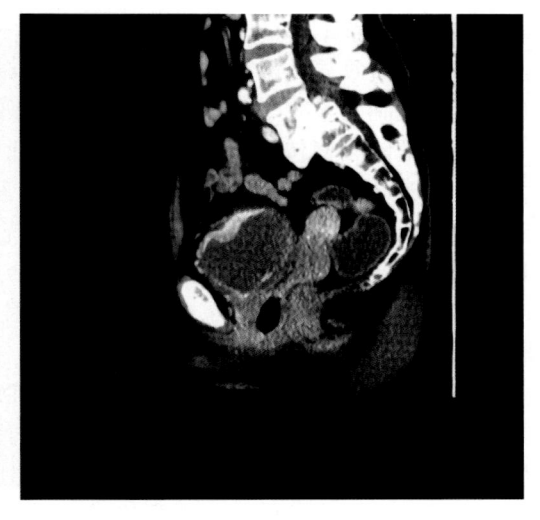

6.初步诊断　膀胱高级别浸润性尿路上皮癌（$T_1N_0M_0$）。

【临床决策分析】

1.手术指征　根据术前CT检查和诊断性经尿道电切术术后病理结果，该患者属于高危非肌层浸润性膀胱癌T_1G_3（高级别）肿瘤，手术指征明确。

2.手术评估　术前血常规、肝肾功能：未见明显异常；心电图：正常范围心电图；肺功能：未见明显异常。

3.手术方案　腹腔镜下根治性膀胱切除术＋回肠通道术。

4.术后注意事项　术后应注意密切观察生命征、盆腔引流液的颜色和量的变化，同时予以静脉高营养、抗生素的支持治疗，避免出现心脑血管、败血症、肺栓塞、肝衰竭、肠梗阻和大出血的发生。

【治疗过程】

1.手术过程　患者在全身麻醉下行腹腔镜下根治性膀胱切除术＋回肠通道术式，切除范围包括膀胱及周围脂肪组织、输尿管远端、子宫、部分阴道前壁及附件。并行标准盆腔淋巴结清扫术，包括髂总血管分叉处（近端）、生殖股神经（外侧）、旋髂静脉和Cloquet淋巴结（远端）、髂内血管（后侧），包括闭孔、两侧坐骨前和骶骨前淋巴结。

2.术后情况及手术并发症　患者术后予以心电监护监测，动态观察患者生命体征变化；密切观察引流液、尿液颜色和量的变化。嘱患者禁食，予以静脉高营养、水钠及电解质、抗生素支持治疗，术后第2天嘱患者下床活动，肠鸣音较弱，无肛门排便排气；给予双侧足三里电针刺激、艾灸治疗，促进胃肠蠕动。术后第3天肠鸣音明显恢复，嘱患者流质饮食，并逐渐过渡至半流饮食、普通饮食。

术后盆腔引流液由术后第1天300ml、血性，逐渐变少变淡，至术后第5天，盆腔引流液为10ml，拔出引流管。

3.预后　患者术后恢复理想，未出现明显的并发症，于术后第10天顺利出院。

【经验与体会】

1.膀胱癌的危险因素　膀胱癌的发生发展是复杂、多因素、多步骤的病理过程，其具体发病机制尚未完全阐明，研究证实内在的遗传因素与外在环境因素均有重要作用。

外在危险因素包括吸烟和长期接触工业化学产品，以及其他因素。吸烟是膀胱癌最为确定和最主要的致病危险因素，与烟中含有的芳香胺类化合物4-氨基联苯有关。约50%的膀胱癌患者有吸烟史，吸烟可使膀胱癌的患病风险增加2～5倍，并与吸烟强度和时间成正比。戒烟后膀胱癌的患病风险会逐渐下降。在职业环境中长期接触工业化学产品芳香胺类化合物也是重要的致病危险因素，如多环芳烃和氯代烃、2-萘胺、4-氨基联苯等。

其他危险因素包括膀胱内长期慢性炎症刺激及长期异物刺激（留置导尿管、结石），主要病理类型为鳞状细胞癌和腺癌，确诊时多为晚期，预后差。既往接受过环磷酰胺化疗、盆腔放疗、滥用非那西丁等均可增加患膀胱癌的风险。

膀胱癌的发生发展与遗传及基因异常有关，有家族史者发生膀胱癌的危险性明显增加，但具体机制尚需进一步研究证实。

2.根治性膀胱切除术的手术范围　根治性膀胱切除术的手术范围包括：膀胱及周围脂肪组织、输尿管远端，并行盆腔淋巴结清扫术，男性应包括前列腺、精囊，女性应包括子宫、部分阴道前壁、附件。

盆腔淋巴结清扫是根治性膀胱切除术的重要组成部分，目前主要术式有标准淋巴结清扫和扩大淋巴结清扫。

（1）标准淋巴结清扫范围：髂总血管分叉处（近端）、生殖股神经（外侧）、旋髂静脉和Cloquet淋巴结（远端）、髂内血管（后侧），包括闭孔、两侧坐骨前和骶骨前淋巴结。

（2）扩大淋巴结清扫范围：在标准淋巴结清扫的基础上向上扩展至主动脉分叉处，甚至可以扩展至肠系膜下动脉水平，包括髂总血管、腹主动脉远端及下腔静脉周围淋巴脂肪组织。

3.尿流改道术的选择　尿流改道术尚无标准治疗方案。目前有多种方法可选，包括不可控尿流改道、可控尿流改道及肠代膀胱手术等。

手术方式的选择需要根据患者的具体情况，如年龄、伴发疾病、预期寿命、盆腔手术及放疗史等，并结合患者的要求及术者经验认真选择。保护肾功能、提高患者生活质量是治疗的最终目标。

目前主要有以下几种尿流改道术式。

（1）原位新膀胱术：原位新膀胱术由于患者不需要腹壁造口，保持了生活质量和自身形象，已逐渐成为根治性膀胱切除术后尿流改道的主要手术方式之一。术后1年日间控尿率可达87%～96%，夜间控尿率可达72%～95%。缺点：可能出现尿失禁和排尿困难，部分患者需要长期导尿或间歇性自我导尿。

原位新膀胱应满足以下条件：①尿道完整无损和外括约肌功能良好；②术中尿道切缘阴性；③肾脏功能良好；④肠道无明显病变。禁忌证：高剂量术前放疗，复杂的尿道狭窄，生活不能自理患者，肿瘤侵犯膀胱颈及尿道。

（2）回肠膀胱通道术：回肠通道术是一种经典的简单、安全、有效的不可控尿流改道的术式，是不可控尿流改道的首选术式，也是最常用的尿流改道方式之一。

主要缺点是需腹壁造口、终身佩戴集尿袋。术后早期并发症可达48%，包括尿路感染、肾盂肾炎、输尿管回肠吻合口漏或狭窄。主要远期并发症是造口相关并发症（24%）、上尿路的功能和形态学上的改变（30%）。各种形式的肠道尿流改道中，回肠通道术的晚期并发症要少于可控贮尿囊或原位新膀胱。

伴有短肠综合征、小肠炎性疾病、回肠受到广泛射线照射的患者不适于此术式。

（3）输尿管皮肤造口术：输尿管皮肤造口术是一种简单、安全的术式。适用于预期寿命短、有远处转移、姑息性膀胱切除、肠道疾病无法利用肠管进行尿流改道或全身状态不能耐受手术者。

输尿管皮肤造口术后出现造口狭窄和逆行泌尿系感染的风险比回肠通道术高。

（4）其他尿流改道方法

1）经皮可控尿流改道术：由肠道去管重建的低压贮尿囊，抗反流输尿管吻合和可控尿的腹壁造口组成，患者术后需间歇性自行插管导尿。该术式并发症发生率高，目前已趋于淘汰。

2）利用肛门控尿术式：利用肛门括约肌控制尿液的术式包括①尿粪合流术，如输尿管乙状结肠吻合术；②尿粪分流术，如直肠膀胱术。

无论采用何种尿流改道方式，患者术后应定期复查，了解是否存在上尿路梗阻、感染以及结石情况，及时治疗以保护肾功能。

【小结】

膀胱癌是泌尿系统最常见的恶性肿瘤，一旦确诊，应严格把握手术指征，具备根治性手术的患者，应尽早行手术根治性切除。

（卜桂宁）

▶【专家点评】

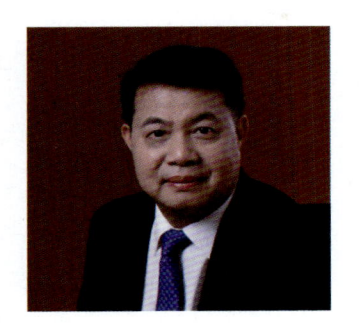

蒙清贵，主任医师，广西医科大学附属肿瘤医院泌尿外科主任。中国抗癌协会泌尿男生殖系统肿瘤专业委员会委员，中国临床肿瘤学会前列腺癌专家委员会委员，中国抗癌协会泌尿男生殖系肿瘤专业委员会膀胱癌学组委员，广西抗癌协会泌尿男生殖系统肿瘤专业委员会主任委员

膀胱癌是最常见的泌尿系统肿瘤。规范的诊治能显著提高患者生存率和生存质量。间歇性全程无痛血尿是膀胱癌最常见的临床表现，通过影像学检查，可以大体确定肿瘤的大小、位置、形态、浸润情况等。但至关重要的是内镜检查和活检，不仅可以切除肿瘤，还可以明确病理细胞类型、分化程度以及分期，为后续患者治疗方案提供重要信息。

手术是治疗膀胱癌的主要手段，达到根治性手术条件的患者，应尽早行根治性手术。大宗病例报道显示，接受根治性膀胱切除术后患者的5年总体生产率和无复发生存率分别是66%和68%，10年总体生存率和无复发生存率分别是43%和60%。

本病例患者影像学提示膀胱癌的可能性大，结合经尿道诊断性电切术，病理提示高级别浸润性尿路上皮癌，符合根治性膀胱切除术的指征。围手术期准备充分，术后应用快速康复理念护理，鼓励患者尽早下床活动，促进康复，减少并发症的发生，疗效满意。

以下几点经验，仅供广大青年外科医师参考：

1. 术前做好肠道准备，术后尽早下床活动，减少术后感染、肠梗阻的发生。

2. 术中可用肠道吻合器行回肠端-端吻合恢复肠道的连续性，减少肠道损失，加快肠道功能恢复。

参 考 文 献

姜帅，项卓仪. 2019年膀胱癌诊治进展［J］. 上海医学，2020，43（6）：336-340.

病例23

极高危膀胱癌保膀胱综合治疗

【导读】

膀胱尿路上皮癌是泌尿系统常见的恶性肿瘤之一，根据肿瘤侵犯深度可以分为非肌层浸润性膀胱癌和肌层浸润性膀胱癌。原则上非肌层浸润性膀胱癌可以选择保留膀胱的手术治疗，如经尿道膀胱肿瘤切除术；而肌层浸润性膀胱癌则应考虑行根治性膀胱切除术＋尿流改道术。然而，对于某些高级别非浸润性膀胱癌（T_1G_3），治疗方案的选择一直存在争议，尤其是肿瘤较大、多发、无法明确是否存在肌层浸润的情况下，很多患者接受了根治性膀胱切除术。对于这类患者，如果能够采取以手术、化疗以及放疗为主的综合治疗，在控制肿瘤的前提下保留膀胱，无疑对患者获益更大。

【病例介绍】

患者，男性，69岁，因"间歇性全程无痛肉眼血尿10月余"入院。10个月前无明显诱因出现全程无痛肉眼血尿，无尿频、尿急、尿痛，无发热，无腰痛。1个月前症状加重，外院检查发现膀胱内多发肿瘤，最大者约5cm，考虑膀胱癌可能性大。

1.既往史　无特殊。

2.体格检查　神志清晰，皮肤巩膜无黄染，腹部软，无压痛，无反跳痛，无曲张静脉、双下肢无水肿。阴茎、睾丸未见异常。

3.影像学检查

（1）CT（2016年9月）：膀胱左右侧壁及后壁多发异常强化结节，呈宽基凸入腔内生长，部分浆膜面模糊，大者约4.5cm，部分可能累及全层，与前列腺分界欠清。双侧肾盂及输尿管未见积水，未见明确软组织影（图23-1）。

（2）MRI（2016年9月）：膀胱多发肿瘤，T_2WI呈略高信号，DWI弥散扩散受限，增强后不均匀强化，大者约4.0cm，形态不规则，肿瘤侵犯膀胱全层，浆膜面边缘模糊（图23-2，图23-3）。

4.膀胱镜检查（2016年9月）　膀胱内尿液浑浊，膀胱左右侧壁多发乳头样肿瘤，大者约4.0cm，表面有坏死，可活动，基底宽，似有蒂。膀胱颈部肿瘤，垂入前列腺尿道。双侧输尿管开口受肿瘤干扰，显示不清。肿瘤取活检。

活检病理：膀胱高级别乳头状尿路上皮癌。

5.初步诊断　膀胱高级别乳头状尿路上皮癌，$cT_xN_0M_0$。

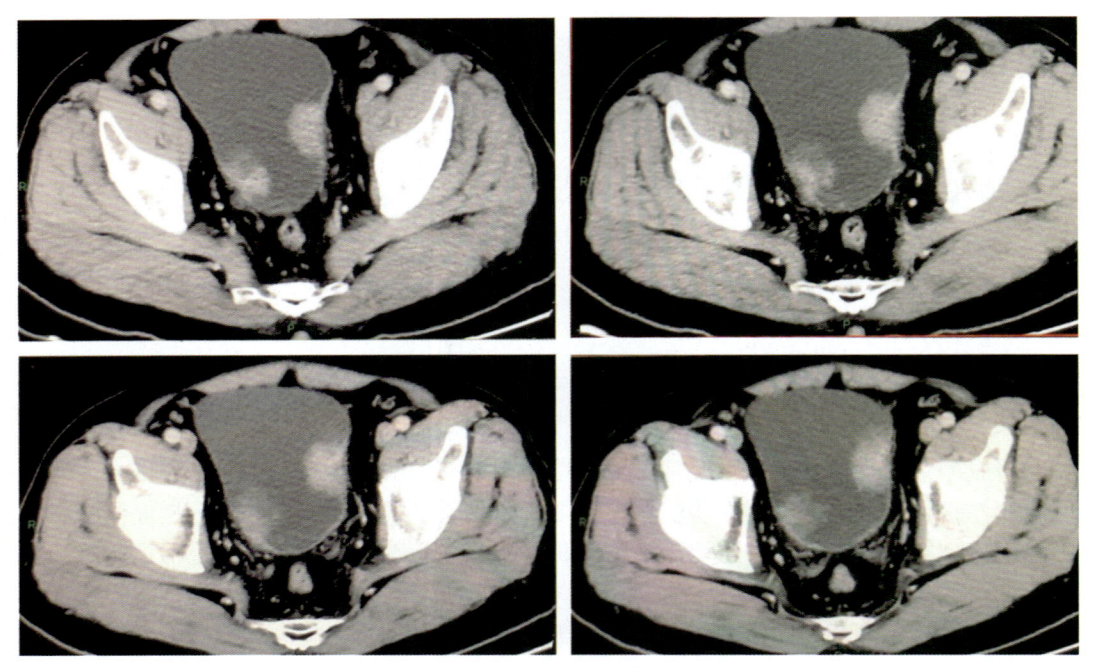

图23-1　增强CT

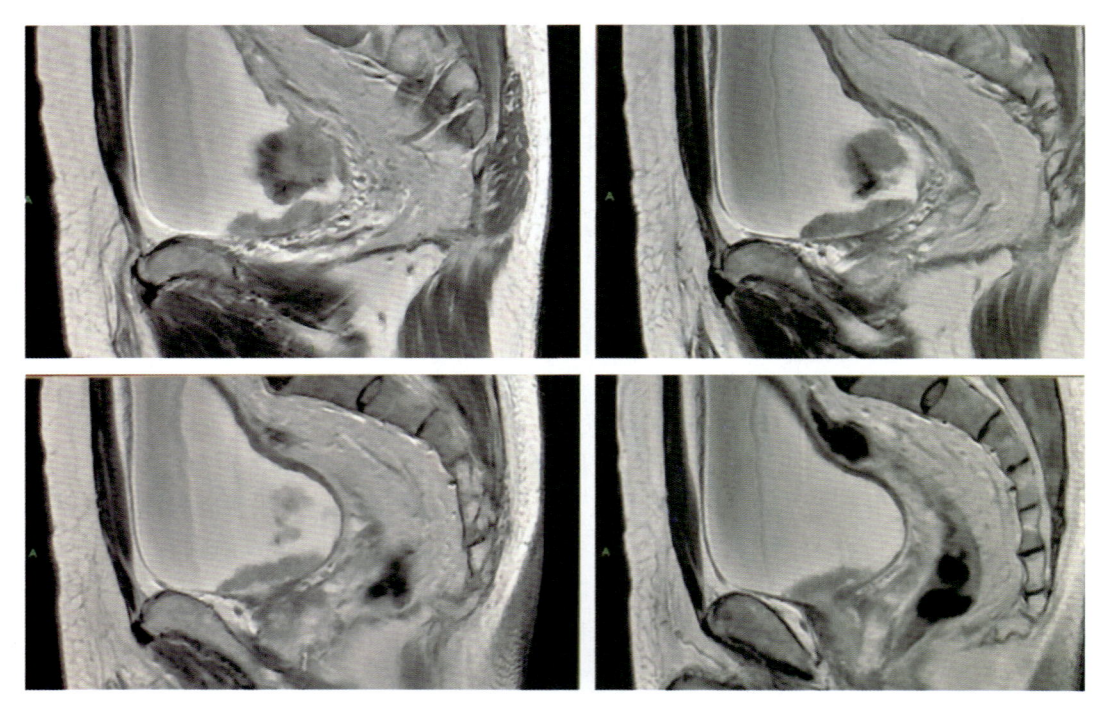

图23-2　MRI T$_2$WI序列矢状位

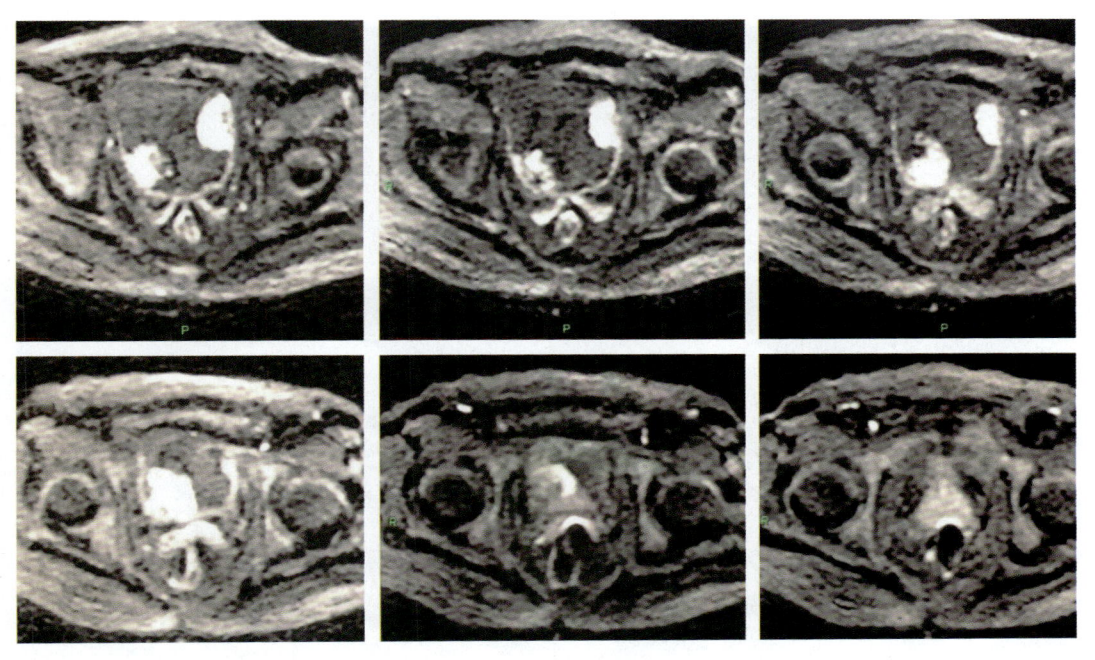

图23-3　MRI DWI序列

【临床决策分析】

术前经过MDT讨论会诊。患者膀胱内高级别尿路上皮癌，多发，肿瘤较大，影像学报告提示肿瘤侵犯膀胱全层，累及前列腺可能，以上客观情况，支持根治性膀胱切除术+尿流改道术。然而，膀胱镜下提示肿瘤主要凸入腔内生长，由于肿瘤偏大，基底宽，但整体都可活动，有宽蒂，膀胱壁无明显变形，膀胱颈部肿瘤垂入前列腺尿道，无明确侵犯。仔细观察影像学MRI的DWI序列，可以看到左右侧壁两大肿瘤都有明确的"蠕虫征"表现，提示肿瘤分期可能为T_1期。以上临床证据提示肿瘤整体上侵袭性并不强，目前无确切证据提示肿瘤侵犯肌层或全层。

此外由于患者个人保留膀胱意愿极其强烈，MDT讨论决定，可先进行新辅助治疗后，接受最大化TUR，根据手术病理结果决定进一步治疗方案。如果肿瘤侵犯肌层，可考虑根治性膀胱切除；如果没有确切的肌层浸润证据，则可考虑联合放疗下的保留膀胱的综合治疗。

【临床诊断】

膀胱尿路上皮癌，高级别，多发，$cT_{2\sim3}N_0M_0$。

【治疗经过】

患者接受3周期新辅助化疗，方案：吉西他滨1.8g，静脉滴注，第1天和第8天；顺铂70mg，静脉滴注，第2天和第3天。期间出现Ⅰ度骨髓抑制和Ⅰ度胃肠道反应，对症治疗后好转。

MRI（2016年11月）：膀胱多发肿瘤，凸入腔内，最大者约2.5cm×1.8cm，T_2WI呈略高信号，DWI弥散扩散受限，增强后不均匀强化，病变较前明显缩小，考虑治疗后好转（图23-4～图23-6）。

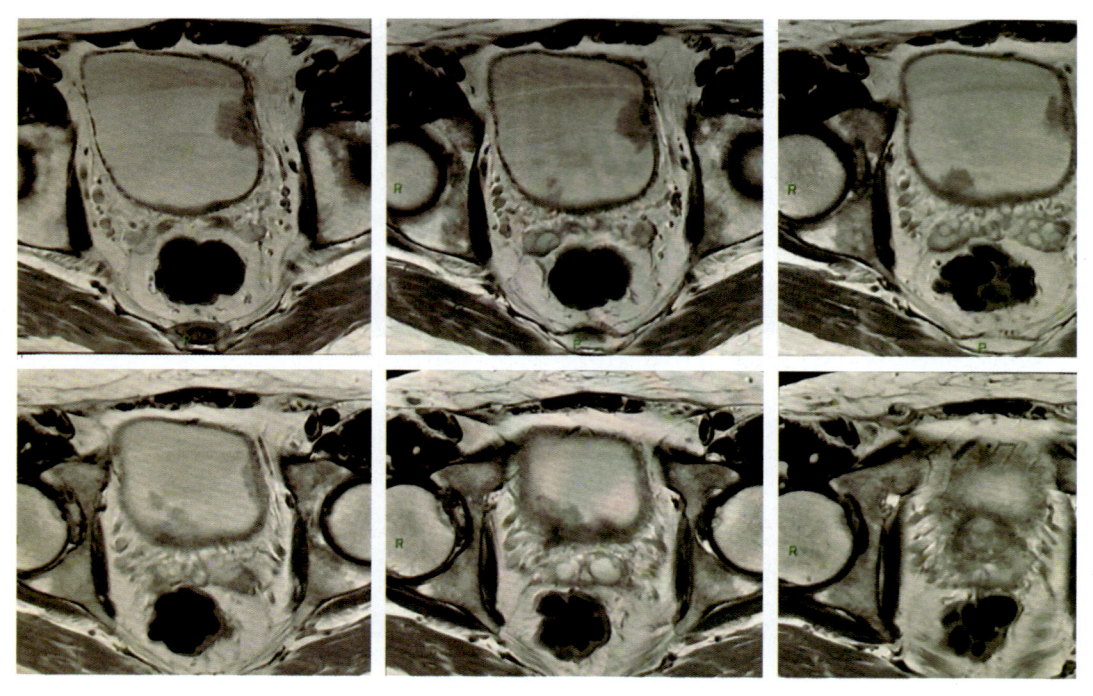

图23-4　MRI T$_2$WI序列（化疗3个疗程后）

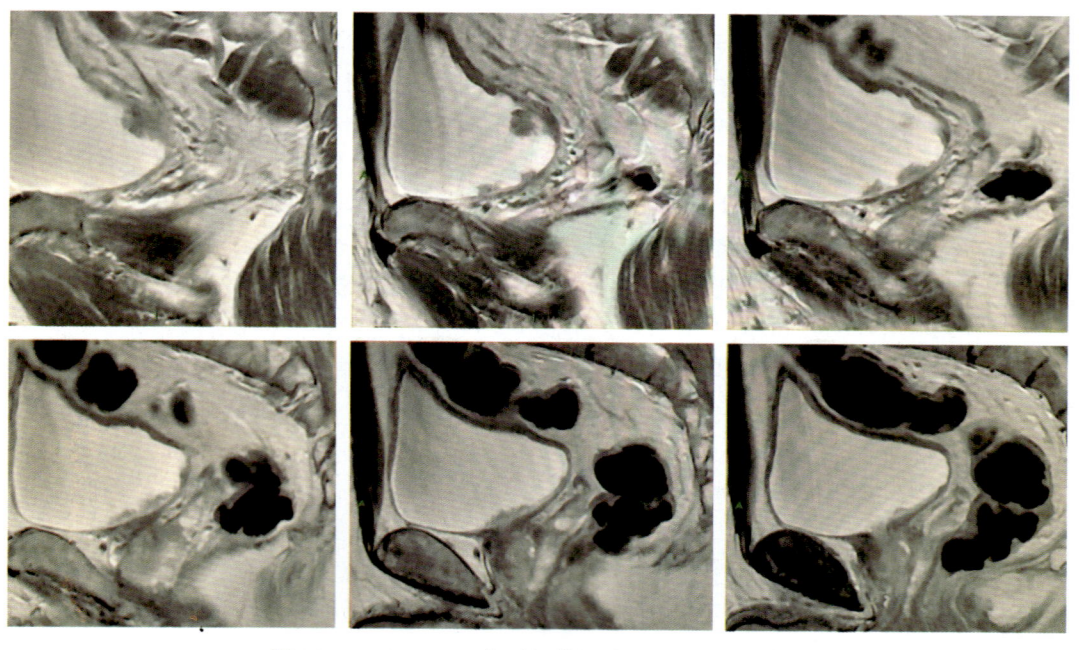

图23-5　MRI T$_2$WI序列矢状位（化疗3个疗程后）

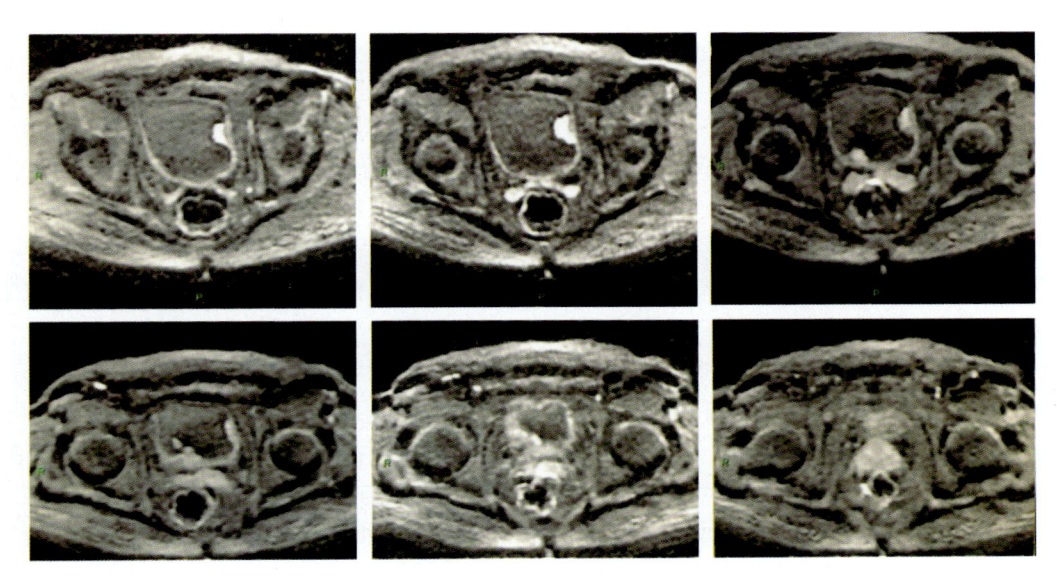

图23-6　MRI DWI序列（化疗3个疗程后）

患者接受经尿道膀胱肿瘤电切术，术中见膀胱多发肿瘤，大者约2.5cm，蒂宽，膀胱颈部肿瘤垂入前列腺尿道，根部主体位于膀胱颈口。双侧输尿管开口可见，未受明确侵犯。

术后病理诊断：膀胱高级别浸润性乳头状尿路上皮癌，局部伴腺样分化，符合轻度治疗后改变，侵犯黏膜固有层。

最终诊断：膀胱尿路上皮癌，高级别，多发，$T_1N_0M_0$。

术后随访：患者术后恢复良好，拒绝进一步盆腔放疗。术后4年复查MRI（图23-7）

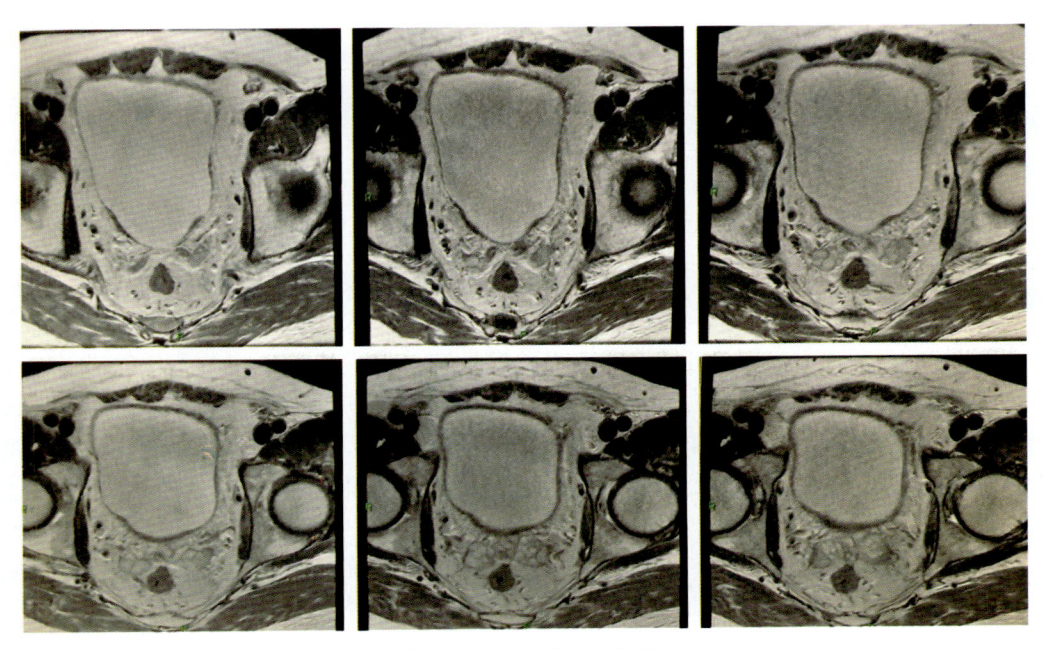

图23-7　MRI T_2WI序列

及膀胱镜均未见肿瘤复发及远处转移等表现。

【经验与体会】

本例是相对常见的膀胱癌，肿瘤较大，多发，恶性程度较高，术前影像学分期无法准确判断分期，存在肌层浸润的影像学特点，类似于我们既往提到的T_1G_3肿瘤。对于这类肿瘤，可考虑根治性膀胱切除，在真实临床实践中也是大多数都接受的根治手术。

然而，对于部分相对年轻的患者，生活质量要求较高，保留膀胱的欲望非常强烈。那究竟这类患者能否保留膀胱呢？根据既往的经验，肯定存在一些可以成功保留膀胱的病例，如何把合适的患者选择出来，是需要解决的问题。

膀胱镜下肿瘤的形态是判断的指标之一。结合本例患者，肿瘤成乳头样形态，由于肿瘤较大，基底较宽，但仍有较宽蒂，肿瘤可活动。膀胱颈部肿瘤垂入前列腺尿道，可活动，并非真正累及前列腺。以上表现提示肿瘤的侵袭性并不强。另外MRI的影像学表现提供了更客观的证据，尽管肿瘤较大，肿瘤附近肌层与周围脂肪组织内有条索形成，存在侵犯全层的可能性。然而，仔细观察MRI的DWI序列，可以看出典型的"蠕虫征"表现，提示肿瘤基底为肿瘤的滋养血管，并非真正的肿瘤组织，不一定侵犯肌层。

对于这类患者，术前的新辅助化疗可能是一种比较好的选择。化疗即可以作为根治术前的新辅助治疗，达到提高整体生存的目的，也可以作为整个保留膀胱综合治疗的一个重要部分。同时可以观察肿瘤对于化疗的反应，随时调整治疗方案。

本例患者由于新辅助化疗之后电切标本未发现肌层浸润，可能为一开始即为非肌层浸润性膀胱癌，也许是新辅助化疗后降期的结果。患者不同意放疗，但在术后4年的随访过程中，未发现局部复发及远处转移，取得了非常满意的疗效。

（关有彦　管考鹏）

▶**【专家点评】**

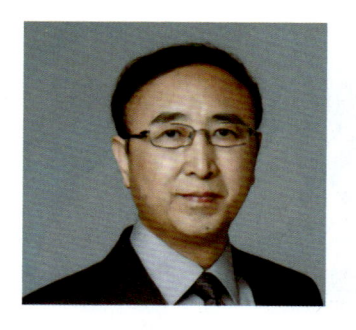

李长岭，中国医学科学院肿瘤医院泌尿外科主任医师。中国抗癌协会整合泌尿系统肿瘤委员会执行主任委员，中国抗癌协会泌尿肿瘤专业委员会主任委员，中国临床肿瘤学会光动力治疗肿瘤专家委员会主任委员

本例患者是膀胱癌比较成功的保留膀胱的病例。原则上保留膀胱的治疗应包括手术、化疗以及放疗。尽管本例患者未能接受盆腔放疗，但最终的治疗结果比较满意。术前的新辅助化疗是本例的特点之一，由于本例肿瘤对于化疗方案反应较好，化疗后肿瘤明显缩小，明显降低了TUR手术的难度，包括手术时间以及出血量等。同时，更重要的是降低了手术中由于灌注压力或者创面较大等因素，引起肿瘤转移的风险。这可能也是新辅助治疗潜在的获益。

如何选择合适的患者来保留膀胱是目前亟须解决的问题。目前尚无明确的标准。随着膀胱癌分子分型研究的深入，可能成为选择患者的一种方法。

参 考 文 献

Huddart RA, Birtle A, Maynard L, et al. Clinical and patient-reported outcomes of SPARE-a randomised feasibility study of selective bladder preservation versus radical cystectomy [J]. BJU Int, 2017, 120 (5): 639-650.

Veskimäe E, Neuzillet Y, Rouanne M, et al. Systematic review of the oncological and functional outcomes of pelvic organ-preserving radical cystectomy (RC) compared with standard RC in women who undergo curative surgery and orthotopic neobladder substitution for bladder cancer [J]. BJU Int, 2017, 120 (1): 12-24.

病例 24

膀胱癌新辅助治疗

【导读】

膀胱癌是我国泌尿外科临床上最常见的恶性肿瘤之一，直接威胁患者的生命健康。近年来，膀胱癌发病率逐年升高，男性发病率高于女性，城市地区膀胱癌死亡率明显高于农村地区。

【病例介绍】

患者，男性，80岁，因"无痛肉眼血尿1月余"入院。1个月前无明显诱因出现无痛肉眼血尿等症状，不伴有血凝块，伴有尿频等不适，夜尿2～3次，无发热及疼痛等症状，无胸闷等不适，患者至当地医院行MRI检查提示膀胱占位，考虑肿瘤性病变，为进一步诊治收治入院。

1. 既往史　无特殊。

2. 体格检查　神志清晰，精神尚可，颈软，浅表淋巴结未触及肿大，双肺呼吸音粗，未闻及干、湿啰音，心律齐，腹部平坦，肝脾肋下未及，未触及明显包块，肾区无叩击痛，四肢活动好。

3. 实验室检查

（1）血常规：白细胞$4.6×10^9$/L，中性粒细胞百分比56.4%，血红蛋白97g/L。

（2）肝功能：丙氨酸氨基转移酶（ALT）24.6U/L，天冬氨酸氨基转移酶（AST）19.4U/L。

4. 影像学检查　CT：膀胱右侧壁占位性病变，两侧肾盂及两侧输尿管无扩张积液（图24-1）。

5. 初步诊断　膀胱癌。

【术前讨论及临床决策分析】

根据患者病史、外院MRI及我院CT等影像学证据判断，诊断成立。

根据2014年中国泌尿外科疾病诊断治疗指南：如果影像学检查发现膀胱肿瘤样病变，可以省略膀胱镜检查，直接行诊断性经尿道电切术，这样可以达到两个目的，一是切除肿瘤，二是明确肿瘤的病理诊断及分级、分期，为进一步治疗及判断

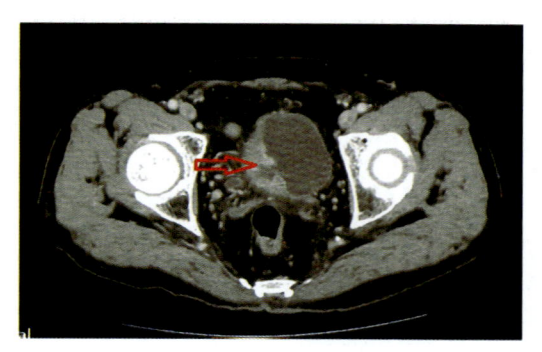

图24-1　腹盆腔CT检查提示膀胱右侧壁占位性病变

预后提供依据。

本病例中患者有明显肉眼血尿等症状，此次电切目的还可以达到止血的效果，但本病例肿瘤较大，可能行分步骤切除，切除的组织应包括膀胱壁肌层及肿瘤周围区域。电切时尽量避免烧灼，以减少对标本组织的破坏。

【手术或治疗过程】

1.患者于2020年1月22日在全身麻醉下行经尿道膀胱肿瘤电切术。

2.术后给予吉西他滨1.0g即刻膀胱灌注治疗。

【术后情况及预后】

患者术后恢复良好，术后病理检查结果提示（膀胱）高级别浸润性尿路上皮癌（部分为微乳头状型），可见肌层浸润。

术后诊断：膀胱癌（$T_2N_0M_0$）。

根据2014年中国泌尿外科疾病诊断治疗指南：对于可手术的$T_{2～4a}$期患者，可选择新辅助化疗联合根治性膀胱切除术。多项临床试验数据表明对于肌层浸润性膀胱癌患者新辅助化疗可以明显提高肿瘤完全反应率并延长患者的总体生存期。GC（吉西他滨和顺铂）化疗方案与MVAC（甲氨蝶呤、长春新碱、多柔比星、顺铂）化疗方案效果相当，但前者药物副作用明显低于后者，因此，GC方案目前是临床中最常用的标准治疗方案。

【治疗过程】

1.患者于2020年2月25日行第1周期GC方案化疗：吉西他滨1000mg/m²，第1、8天静脉滴注，顺铂70mg/m²第2天静脉滴注，每3周为1个周期。

2.患者于2020年3月25日行第2周期GC方案化疗：吉西他滨1000mg/m²，第1、8天静脉滴注，顺铂70mg/m²第2天静脉滴注，每3周为1个周期。

3.患者于2020年4月16日行第3周期GC方案化疗：吉西他滨1000mg/m²，第1、8天静脉滴注，顺铂70mg/m²第2天静脉滴注，每3周为1个周期。

【重新评估】

实验室检查：白细胞$7×10^9$/L，中性粒细胞比率86.5%，血红蛋白104g/L，ALT 24.4U/L，AST 13.6U/L。

影像学检查：复查CT提示膀胱右侧壁仍见结节，建议进一步检查；两侧肾盂及两侧输尿管无扩张积液（图24-2）。

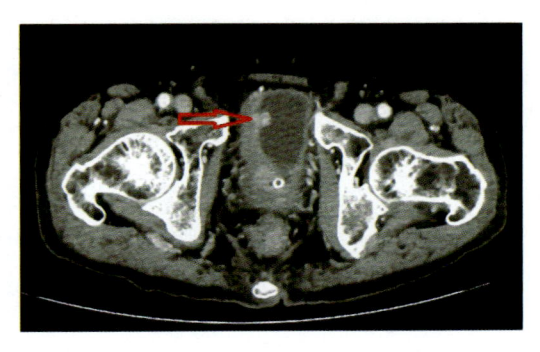

图24-2　腹盆腔CT检查提示膀胱癌电切术后膀胱右侧壁仍可见肿瘤

【术前讨论及临床决策分析】

目前患者诊断明确，膀胱癌（$pT_2N_0M_0$）。

根据2014年中国泌尿外科疾病诊断治疗指南：根治性膀胱切除术同时行盆腔淋巴结清扫术，是肌层浸润性膀胱癌的标准治疗，能明显提高浸润性膀胱癌患者生存率，减少局部复发和远处转移的风险。根治性全膀胱切除术后行输尿管皮肤造口术是一种简单、安全的手术方式，适用于预期寿命短、高龄、肠道疾病无法利用肠管进行尿流改道或全身状态不能耐受手术的患者。本病例中患者诊断明确，膀胱癌（$pT_2N_0M_0$），且患者高龄，拟行根治性全膀胱切除术＋输尿管皮肤造口术。

【手术或治疗过程】

1. 手术于2020年5月21日进行，麻醉方式为全身麻醉，采取平卧位，手术方式为：腹腔镜下根治性全膀胱切除术＋双侧输尿管皮肤造口术。

2. 术后患者恢复良好。

3. 术后病理检查结果提示（全膀胱）浸润性高级别尿路上皮癌，侵及黏膜固有层结缔组织（pT_1），其旁见大量炎性细胞浸润，未见明确脉管癌栓及神经侵犯；尿道切缘、双侧输尿管断端、双侧输精管断端、双侧精囊腺均未见癌；前列腺增生。

4. 2020年5月30日患者病愈后出院。

【经验与体会】

1. 什么样的膀胱癌患者需要行术前新辅助化疗？

新辅助化疗是术前予以全身化疗，旨在通过术前化疗降低肿瘤分期、降低手术难度、消除微转移灶，并可评估肿瘤对化疗的反应。局部晚期浸润性膀胱癌$pT_2N_0M_0$在行膀胱根治性切除术后有很高的复发或进展的风险，因此各大指南均推荐在手术之前行全身化疗。2018版EAU及2018V5版NCCN均推荐新辅助化疗应用于进展性膀胱癌的患者，来自美国国立癌症研究所监测、流行病学和结果数据库显示2004—2011年1886例病理分期为$pT_{2\sim4}$的患者，1505例单独接受膀胱根治术治疗，381例接受膀胱根治术＋新辅助化疗，生存结果显示接受新辅助化疗＋手术治疗组的患者死亡风险降低了30%。结合本病例，该患者给予新辅助化疗，术后病理分期明显早于术前分期，效果确切。

2. 患者如何选择手术方式？

经尿道膀胱肿瘤电切术主要用于非肌层浸润性膀胱癌患者，肿瘤切除后，建议进行基底部组织活检，便于病理分期和下一步治疗方案确定，此种手术方式相对简单。对于肌层浸润性膀胱癌患者，根治性全膀胱切除术是标准治疗方案，但有心脑血管疾病及有出血倾向的患者为禁忌证。对于强烈要求保留膀胱功能的肌层浸润性膀胱癌患者可考虑最大限度的膀胱电切治疗联合放化疗。

【小结】

对于局部晚期膀胱癌$cT_{2\sim4}N_0M_0$患者，新辅助化疗能降低肿瘤分期，明显消除微转移灶，降低死亡风险，延长生命，强烈建议临床医师对局部晚期膀胱癌患者推荐行新辅助治疗。

（黄　雷）

▶【专家点评】

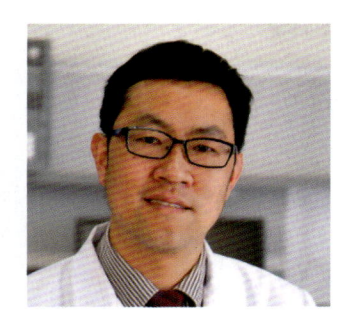

崔殿生，湖北省肿瘤医院泌尿外科主任。中国抗癌协会泌尿肿瘤学会委员及微创学组委员，中国临床肿瘤学会前列腺癌专家委员会委员，湖北省抗癌协会泌尿肿瘤学会副主任委员，湖北省临床肿瘤学会泌尿肿瘤学会副主任委员

新辅助化疗是近几年来医学界治疗肌层浸润性膀胱癌的重要研究结果，能通过联合用药方式改善患者预后。但外科医师很容易忽视新辅助化疗的作用及意义。新辅助化疗不仅对膀胱内肿瘤产生抑制作用，破坏肿瘤内部的血管生成，阻止癌细胞进一步分化，还可以直接杀死部分肿瘤细胞。新辅助化疗还能降低疾病分期。本病例中，第一次行膀胱肿瘤电切治疗，术后病理检查结果提示高级别浸润性尿路上皮癌，可见肌层浸润，疾病分期为 $pT_2N_0M_0$。在新辅助化疗后行根治性膀胱切除术术后病理检查结果提示：高级别浸润性尿路上皮癌，侵及黏膜固有层，疾病分期为 $pT_1N_0M_0$。充分证明了新辅助治疗能降低疾病分期，效果确切，值得外科医师积极推荐。

参 考 文 献

Alfred WJ，Lebret T，Compérat EM，et al. Updated 2016 EAU guidelines on muscle-invasive and metastatic bladder cancer［J］. Eur Urol，2017，71（3）：462-475.

Flaig TW，Spiess PE，Agarwal N，et al. NCCN guidelines insights：bladder cancer，version 5. 2018［J］. J Natl Compr Canc Netw，2018，16（9）：1041-1053.

Lane G，Risk M，Fan Y，et al. Persistent muscle-invasive bladder cancer after neoadjuvant chemotherapy：an analysis of surveillance，epidemiology and end results-medicare data［J］. BJU Int，2019，123（5）：818-825.

病例 25

肌层浸润性膀胱癌保膀胱综合治疗的应对策略

【导读】

新辅助化疗后行根治性膀胱切除术同时联合盆腔淋巴结清扫术是肌层浸润性膀胱癌（muscle invasive bladder cancer，MIBC）现行的标准治疗。针对不能耐受手术或强烈拒绝根治术的患者，可采用非膀胱根治性切除术的保留膀胱综合治疗，其手段之一是最大化的膀胱肿瘤切除后行同步放化疗，可使完全缓解率达到60%～80%，长期存活率达50%～60%（与根治性膀胱切除术效果相当），显著提高患者的生活质量。一旦综合治疗效果不理想，再行挽救性膀胱全切术并不会减少患者的生存时间。

【病例介绍】

患者，男性，69岁，因"间歇性无痛性肉眼血尿1月余"入院。患者1月余前无明显诱因反复出现无痛性肉眼血尿，于排尿终末血尿加重，伴有少量血凝块，无明显尿频、尿急、尿痛，夜尿1～2次，无明显腰痛、腹痛腹泻、发热寒战、咳嗽咳痰、心慌喘累等不适。患者精神、睡眠、食欲可，体重无明显改变，大便正常。外院病理活检示膀胱尿路上皮癌，建议行根治性膀胱切除术，患方强烈拒绝，为进一步诊治收入我院。

1. 既往史　无高血压、糖尿病及冠心病史，有30余年吸烟习惯，约每天10支。

2. 体格检查　生命体征平稳，神志清晰，心、肺、腹未见阳性体征，排尿后耻骨上未扪及隆起膀胱，无压痛，尿道口无异常渗液。直肠指检：前列腺体积稍大，质地中等，无压痛及结节，中央沟变浅。双合诊未触及病灶。

3. 实验室检查

（1）血常规：血红蛋白98g/L，白细胞4.5×10^9/L。

（2）血生化：未见明显异常。

4. 影像学检查

（1）外院CT：膀胱右侧壁团块影，考虑肿瘤性病变，病灶突向膀胱外生长，邻近盆底脂肪间隙模糊，右侧输尿管壁内段与病灶分界不清；膀胱左侧壁结节影，多系肿瘤；膀胱后部团片状稍高密度影，考虑血凝块可能（图25-1）。

（2）胸部CT：未见明显异常（图25-2）。

（3）骨ECT：未见明显异常。

5. 当地医院膀胱镜　膀胱右侧壁、右侧顶壁见较大面积片状、菜花状新生物，基底宽，不带蒂，累及膀胱颈，膀胱左侧壁见多发菜花状新生物，带蒂，最大约1cm。活检病理提示高级别尿路上皮癌。

图25-1　CT提示膀胱癌　　　　　图25-2　CT未见肺转移

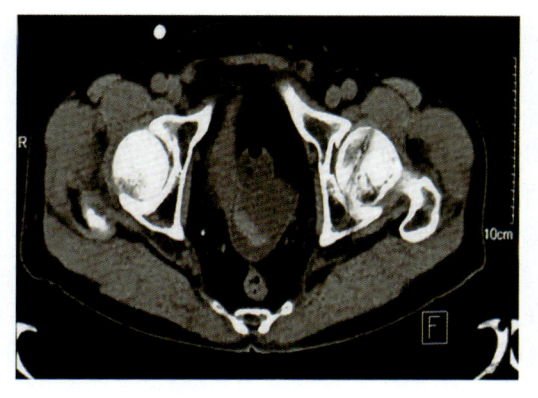

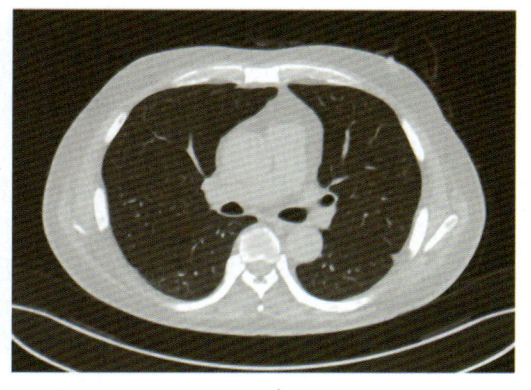

6.初步诊断　膀胱尿路上皮癌（$cT_2N_xM_0$）。

【术前讨论及临床决策分析】

根据现病史：①"间歇性无痛性肉眼血尿1月余"病史；②长期吸烟史；③CT、病理活检等辅助检查证据，"膀胱尿路上皮癌"诊断成立，且肌层浸润可能性极大，未见明确脏器及淋巴结转移。2019年中国泌尿外科疾病诊疗指南、NCCN、EAU指南都强烈推荐以下情形需行根治性膀胱切除术（radical cystectomy，RC）：T_2～T_{4a}期、N_0～N_x、M_0的MIBC患者，卡介苗（BCG）难治性、复发、无反应的非肌层浸润性膀胱癌（non-muscle invasive bladder cancer，NMIBC），高危NMIBC（AUA风险分层），以及不能通过经尿道切除控制的NMIBC等患者。因此，我们仍推荐本患者在行顺铂为基础的新辅助化疗后接受根治性膀胱切除术+盆腔淋巴结清扫术，并最终明确TNM分期。但患者明确拒绝，强烈要求保留膀胱。

临床实践发现，要达到理想的保留膀胱效果，目前多采用手术［经尿道最大化的膀胱肿瘤切除术（complete transurethral resection of bladder tumor，cTURBT）］、化疗（顺铂为基础）和放疗（膀胱区）的综合治疗（multimodality treatment，MMT）。美国麻省总医院从1986—2013年采用MMT治疗cT_2～T_{4a}的MIBC患者约475例，70%取得较好效果并保留了膀胱，5年、10年疾病特异性生存率（disease-specific survival，DSS）分别可达到66%、59%，总生存率（overall survival，OS）分别为57%、39%，与同期RC治疗结果类似。且随着经验的积累，治疗效果也明显提高。同时期美国肿瘤放射治疗协作组（RTOG）也开始对MIBC患者采用MMT治疗，结果显示患者5年癌症特异性生存率（cancer specific survival，CSS）可以达到60%～65%，中位5年总生存率为50%（36%～74%），70%的患者保留了膀胱，肿瘤局部控制率满意。如果随访期间发生浸润性肿瘤复发，及时行RC并不会减少患者的生存时间。Fahmy等收集了1990—2017年的57个研究，比较了30 293例MIBC（T_2～T_4）患者接受MMT和RC的治疗效果，其10年OS分别为30.9%和35.1%，无显著性差异；10年DSS分别为50.9%和57.8%，也无显著性差异。Seisen等收集了2004—2011年（National Cancer Database，NCDB）数据库中12 843例MIBC（cT_2～T_4）患者资料，其中MMT组1257例，RC组11 586例。平均随访44个月，两组中位OS无显著统计学差异，MMT为40个月而RC为43个月。

因此，目前MMT治疗被NCCN指南作为MIBC治疗方法的一类推荐，EAU也推荐其作为不愿或不能行RC的可选治疗方式。在MMT治疗过程中，cTURBT被认为是治疗成功的预测因子，这也是后续良好预后的基础。研究也显示cTURBT患者可以增加20%CR。而MMT的放疗方式和剂量不尽相同，目前研究显示，放疗范围包含膀胱周围2cm的照射（与淋巴引流区的全盆腔照射相比，副作用更少，生存率相当），总剂量通常为40～65Gy。研究也显示分割放疗和连续放疗在疗效方面无显著差异；每天1次（1.8～2Gy）或每天2次对治疗效果也无显著影响。2020年NCCN指南还推荐了MMT的化疗方式首选双药联合：顺铂联合氟尿嘧啶（5-FU）、顺铂联合紫杉醇或丝裂霉素联合5-FU。这些化疗药物与放射线有协同增敏的作用，但在治疗过程中也需充分保证安全性，避免副作用过大。整体治疗期间必须接受严密的观察，以便及时调整治疗方案。因此，此患者最终采用了cTURBT＋同步放化疗的保留膀胱综合治疗，并密切随访。

【手术或治疗过程】

1.首次cTURBT　完成相关检查，明确无明显手术禁忌，患者在全身麻醉下行TURBT术。术中见肿瘤位于膀胱右侧壁、左侧壁、后壁，多发隆起实性乳头状肿瘤；右侧壁肿瘤范围广，弥漫至膀胱颈7点至1点位置；右侧输尿管开口区域见肿瘤浸润，未见右侧输尿管开口、喷尿。手术分块切除肿瘤至肌层，分块取出送病检。手术共2.5h，术中未输血（图25-3，图25-4）。

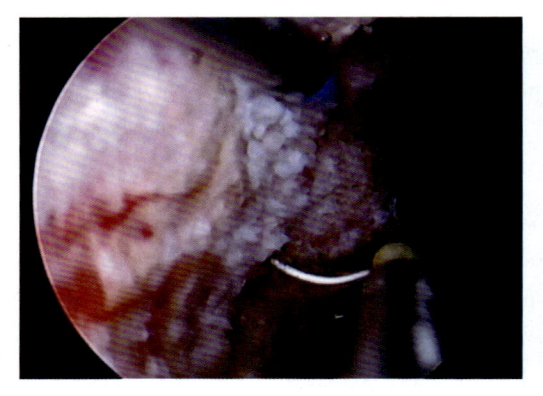

图25-3　TURBT术中见膀胱多发占位 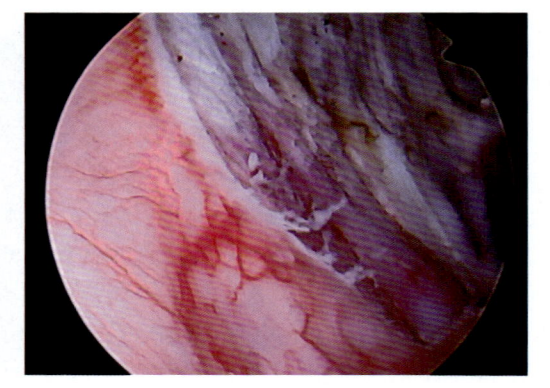　　　　图25-4　TURBT术中切除所有肉眼可见病灶

术后1周拔除尿管自行排尿通畅、尿液清亮。首次病理提示肌层浸润性高级别尿路上皮癌（图25-5）。

2.二次TURBT　4周后行第2次TURBT。术中切除可疑病灶。术后拔除尿管自行排尿清亮。病理：未见明确癌残留，肌层未见癌累及（图25-6）。

3.同步放化疗　结合术前方案及患者意愿，选择同步放化疗保留膀胱治疗：二次手术后4周行低剂量顺铂（20mg/m^2）＋低剂量紫杉醇（50mg/m^2）方案化疗（每周1次，共6周），同步膀胱病变区TOMO放疗（每天1次，每次2Gy，共60Gy）。治疗期间针对患者出现的Ⅰ度恶心、Ⅰ度放射性膀胱炎、Ⅰ度放射性直肠炎症状予以密切监测并行必要的对症处理；对出现的Ⅲ度白细胞减少，给予重组人粒细胞集落刺激因子治疗后好转

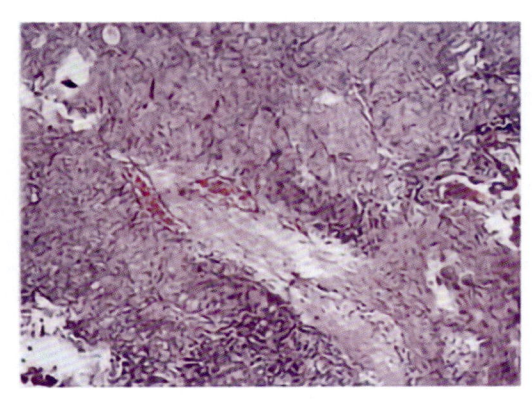

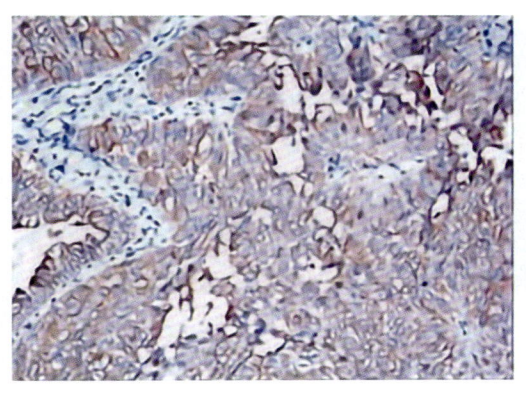

HE 染色　　　　　　　　　　　　　　　　CK20

图 25-5　TURBT 首次病理

膀胱肿瘤送检：浸润性高级别尿路上皮癌，局灶侵及肌层。

免疫组化：CK7（＋），CK34βE12（＋），P63（＋），CK20（＋），CK5/6 散在（＋），PSA（－），Bcl-2（－），Bax（－），P53（＋）10%，cyclinD1（＋），Her-2（－），Ki-67（＋）5%～10%。

阳性对照：HER-2（＋＋＋）。

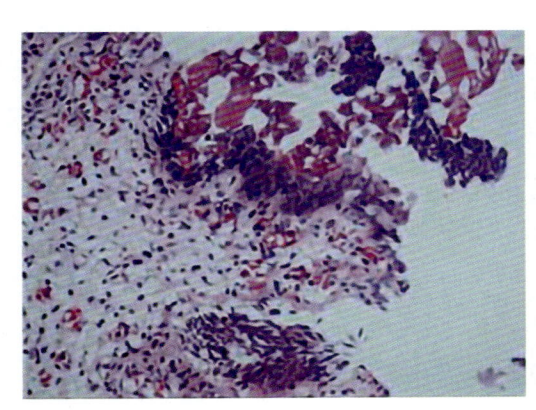

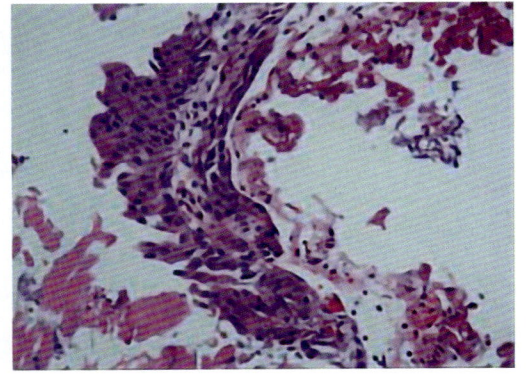

图 25-6　二次 TURBT 术后病理

膀胱肿瘤送检组织显示水肿、坏死及较多炎细胞浸润，局部残存少量尿路上皮显示异型增生。肌纤维内未见明确癌累及。

稳定。患者整个过程无呕吐、发热、寒战、腹痛等，排尿通畅、清亮；无血便；整个同步放化疗过程顺利进行。

【治疗后情况及预后】

患者接受最大化膀胱肿瘤切除联合同步放化疗的保膀胱综合治疗，整体治疗过程耐受良好，化疗、放疗副作用可控，未见严重、特殊不良反应，化疗、放疗按计划执行。治疗过程中及结束后定期复查膀胱镜、尿脱落细胞学、CT、MRI 等，未见明确肿瘤复发、转移（图 25-7，图 25-8）。

治疗后随访 36 个月时，膀胱镜检查见膀胱左侧壁存在可疑病变，再行经尿道膀胱可疑病损切除，术后病理提示未见癌细胞（图 25-9）。

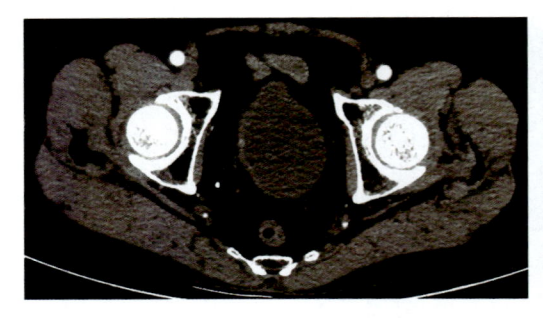

图25-7　随访3个月CT未见膀胱占位 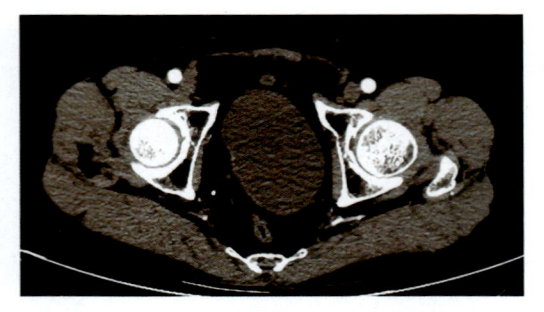　　　　图25-8　随访12个月CT未见膀胱占位

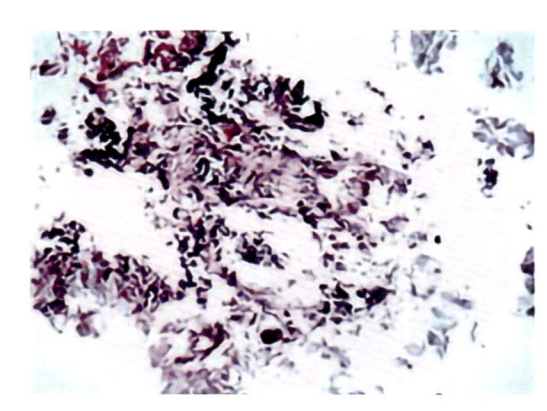

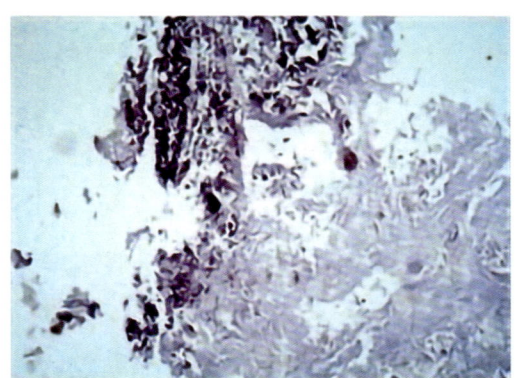

图25-9　治疗后随访36个月，电切病理膀胱内未见癌细胞
膀胱病损组织大片坏死组织伴钙化，见个别间质细胞，未见明确肿瘤细胞

【经验与体会】

1. 哪些人群需行根治性膀胱切除术？是否都可以选择保膀胱综合治疗？

目前EAU2020推荐RC用于：$T_{2\sim 4a}$、$N_{0\sim 4}$、M_0的MIBC患者；高级别、多发、原位癌和肿瘤>3cm等高危患者NMIBC；BCG难治性、治疗复发和无反应患者；无法通过TURBT和单纯膀胱内治疗控制的患者。挽救性膀胱切除术适用于对保留膀胱治疗没有反应的患者，以及出于姑息性原因如瘘管形成、疼痛和复发性可见血尿的患者等。NCCN2020同样也强力推荐RC在cT_2、cT_3和cT_{4a}中作为主要治疗选择；对NMIBC治疗有残留、复发、或者高级别cT_1、任何复发性高级别T_a、高级别T_a且>3cm（或多发）、原位癌（CIS）、卡介苗治疗失败、任何组织学变异、任何淋巴管血管侵犯等可选择RC；另外经过筛选的cT_{4b}且对初始治疗有反应的患者也适合RC。

而保膀胱综合治疗（MMT）的目的是保留膀胱提高生活质量而不影响控瘤效果，是作为不耐受或不愿意接受根治性膀胱切除术患者的有效选择。但为了保证控瘤效果和可耐受放化疗，仍建议严格选择治疗效果可能更佳的患者。现有研究显示MMT治疗的绝对适应证为MIBC单发小肿瘤、无肾积水，或TUR可彻底切除、无多发病灶、无原位癌、无前列腺部尿道浸润、膀胱功能好、依从性好的患者。而对MMT无反应者或发生T_1以上复发的患者，应及时实施挽救性RC。

本例患者一般情况良好，既往自行排尿通畅，无肾积水，虽然肿瘤多发、>3cm，但TURBT彻底，二次电切未见癌残留，辅助检查未见明确脏器、淋巴结转移，且患者保留膀胱意愿强烈、依从性好，遂行保膀胱综合治疗，密切随访病情变化。如出现局部复发及时确认，必要时行挽救性根治性膀胱切除术，从而使患者生存及生活质量不受影响。

2.如何提高保膀胱综合治疗的疗效？

研究表明在MMT治疗中，cTURBT被认为是治疗成功的最强预测因子。但怎样才算最大化的TURBT？一项针对90例$T_{2\sim4}N_{0\sim1}M_0$膀胱尿路上皮癌患者的研究显示，二次电切无癌残留患者的5年DSS和OS明显优于未接受二次电切者（68% vs. 41%，63.7% vs. 40.1%）。因此，一般认为二次电切肿瘤无残存才被称作是最大化TURBT，从而可提高MMT的DSS和OS。研究发现MMT的明显预后相关因素是合并疾病、年龄、肿瘤分期和MMT后的降期、完全缓解（CR）等。另外在MMT情况下，不同的放疗方案（剂量、靶区和频率）和化疗方案（剂量、药物选择、组合）等也被持续研究。现认为单纯性膀胱放疗的靶区剂量通常为40～70Gy，每日剂量为1.8～2Gy，整个过程一般不超过6～7周；作为放射增敏剂，常用的化疗药物有顺铂、5-FU、紫杉醇、丝裂霉素、吉西他滨。因此，施行放疗同步化疗在提高疗效的同时还需兼顾放化疗的耐受性，可降低化疗剂量及调整放疗方案。目前还没有明确的数据支持在MMT患者中使用新辅助或辅助化疗可获得好处。在MMT之前进行淋巴结清扫是否获益目前也还不清楚。最后，保留膀胱综合治疗策略需非常密切的多学科合作和患者的高依从性（密切随访）。

本例患者为初发膀胱尿路上皮癌，经最大化的TURBT后4周，选择了低剂量顺铂+低剂量紫杉醇的组合化疗，同步膀胱放疗的方案。其中患者的TURBT切除彻底，化疗药物剂量低，TOMO放疗分段（诱导期40Gy，巩固期20Gy），在减少化疗、放疗的副作用同时，未降低控瘤效果。患者整个治疗过程顺利，经过密切监测至截稿时无明确肿瘤复发、转移。

3.有无合适指标来预测保膀胱综合治疗的疗效？

虽然一些临床、病理因素与保留膀胱的MMT疗效相关，如过高的临床分期、可能存在原位癌、病灶广泛、前列腺部肿瘤、TURBT是否完全等。但仅通过临床、病理特点来确定患者是否适宜行MMT的证据并不充分。目前对膀胱癌的分子标志、基因特点研究愈发深入，这为找到更多的指标来筛选适合接受MMT治疗的患者提供了机遇。有研究显示，具有不同分子分型（Basal型和Luminal型）的膀胱癌患者接受MMT治疗的疗效无显著差异。有研究选择了136例MIBC患者进行免疫标志检测，发现T细胞活化、γ-干扰素信号通路激活的患者，采用MMT治疗其DSS明显高于阴性患者（HR 0.30，$P=0.002$）。还有研究表明MRE11蛋白表达水平与MIBC的放疗效果呈正相关，而RC无类似发现。有RTOG研究显示，EGFR蛋白阳性患者采用MMT治疗获得更高的OS、DSS；而HER-2过表达患者MMT治疗的5年CSS更短。因此，通过充分分析患者的临床病理特性以及测定一些分子生物学标志，可能对患者接受MMT治疗是否获益起预判作用。

本例患者因保留膀胱意愿强烈，其临床、病理特点提示具有保膀胱的机会，从而接受了最大化膀胱肿瘤电切同步放化疗的保膀胱综合治疗，取得了良好治疗效果及满意的生活质量。遗憾的是患者选择MMT之前并未检测相关分子标志，后续可进一步回顾性分析，并与RC患者进行比较，以期获得更多可参考结果。

【小结】

对T_1G_3等高危非肌层浸润性膀胱癌、低瘤负荷的肌层浸润性膀胱癌患者，如不能或不愿接受根治性膀胱切除术，通过最大限度TURBT术后同步放化疗的综合治疗（放化疗可以协同增敏），可达到与根治性膀胱切除术类似的控瘤效果，且患者生活质量更高，放化疗的毒副作用可控。但由于目前国内尚无保膀胱综合治疗的标准治疗方案，在最佳治疗人群的选择上尚难确定，其与根治性膀胱切除术疗效的随机对照研究、长期随访结果尚待观察。鉴于此，保膀胱综合治疗手段是非膀胱切除治疗的有效可选治疗方案，但需充分沟通、密切监控。

保膀胱综合治疗需经多学科精心制订方案：包括外科的最大化肿瘤切除，有效安全的化疗方案，合理规划的放疗靶区，监控副作用，与患者充分的沟通交流和密切随访。这是一个有力、有效的保留器官的治疗手段，但并不一定能完全避免膀胱切除。即使患者表现出对MMT治疗反应良好，依然有潜在的复发风险，因而包含细胞学、影像学、膀胱镜活检等随访手段的长期严密随访是十分必要的。选择MMT保留膀胱一定要严格把握适应证，与患者充分沟通此方案的优缺点，获得患者的良好依从，从而使其在良好控瘤的同时获得更佳的生存质量。

（李　俊　袁　方）

▶【专家点评1】

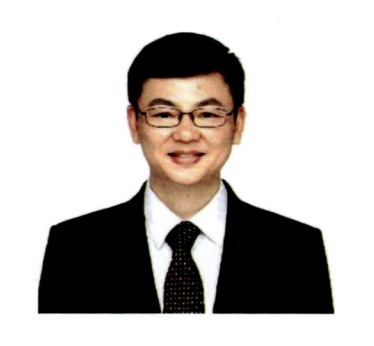

刘南，医学博士，主任医师，硕士研究生导师，重庆大学附属肿瘤医院泌尿外科主任。中国抗癌协会男生殖系肿瘤专业委员会常委，中国临床肿瘤学会前列腺癌专家委员会常委，重庆市老年学和老年医学会泌尿外科专业委员会主任委员，重庆市医学会泌尿外科学分会副主任委员

医务工作者一直在探寻对MIBC患者既能取得良好的肿瘤学控制，又能保留膀胱，维持较高生活质量的治疗方法。大量循证医学证据提示，手术、化疗和放疗的三联（tri-modality therapy，TMT）或多联综合治疗（MMT）保留膀胱在癌控上不逊于传统的RC。其中手术目的是彻底切除可见膀胱肿瘤，放疗是控制膀胱原发肿瘤和局部淋巴结，而化疗的目标是治疗微转移。既往的MMT研究在不同的研究机构治疗效果各异，主要原因在于手术方式的选择、放疗剂量及放疗周期的设计、化疗药物的选择、化疗剂量和使用频率以及放化疗组合方案等的不同。目前临床诊疗指南推荐膀胱放疗的靶区剂量通常为40～70Gy；化疗药物有顺铂、5-FU、紫杉醇、丝裂霉素、吉西他滨等，尽量选择最大化的膀胱肿瘤电切。本例患者诊断明确，有根治性膀胱切除术指征，但因患方强烈拒绝，因此通过最大限度的TURBT（二次电切证实无癌残留）、选择低剂量顺铂＋紫杉醇的联合化疗方案同步行膀胱区放疗的保膀胱综合治疗，获得了甚为理想的治疗效果，且治疗过程安全可控。本病例的膀胱

肿瘤多、范围广，但通过充分的TURBT达到了无癌残留的结果，显示了较高的外科手术能力，而且慎重选择了对尿路上皮癌敏感的顺铂、紫杉醇等化疗药物，并充分发挥其与放疗的协同增敏特性，降低了化疗剂量，从而获得良好瘤控及安全性。因此，保膀胱综合治疗确实是非膀胱切除治疗的有效可选治疗方案。

由于目前国内尚无保膀胱综合治疗的标准方案，在最佳治疗人群的选择上尚难确定，且无与根治性膀胱切除术的随机对照研究，是否可通过对一些生物标志物测定如MRE11、ERCC2、EGFR、HER-2等，从而预测患者对MMT治疗的疗效值得进一步观察研究。另外有研究报道显示派姆单抗（pembrolizumab）对$cT_{2\sim3}N_1$膀胱癌患者的新辅助治疗取得了42%的pT_0和54%的降期（$<T_2$），且PD-1/PD-L1在转移性尿路上皮癌中已成为化疗耐药或无法耐受化疗的标准治疗。因此免疫检查点抑制剂在保留膀胱综合治疗中的作用值得期待。

▶【专家点评2】

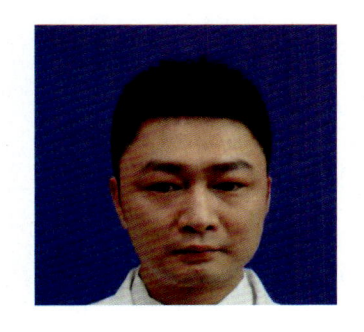

鲜鹏，重庆大学附属肿瘤医院泌尿外科主任医师，硕士研究生导师。中国抗癌协会肿瘤人工智能专业委员会委员，重庆市外科学会泌尿外科分会副主任委员，重庆市医师协会泌尿外科专业委员会委员，重庆市医学会泌尿外科专业委员会青年委员

根治性膀胱切除术加尿流改道术是肌层浸润性膀胱癌的治疗金标准，然而尿流改道术对患者生活质量的确有一定的影响，国内尤其是欠发达地区的患者，术后的护理和随访依从性较差，故根治性膀胱全切术后远期并发症如肾积水、肾功能损害等对患者的生存也造成一定影响。对于身体状况不适合根治性膀胱切除术或患者坚决拒绝根治性膀胱切除术的，采用最大化膀胱肿瘤切除术加放化疗联合的综合治疗，可以使患者得到最佳的治疗效果，但同样需要患者有良好的依从性。选择保膀胱的综合治疗，需要治疗团队有丰富的肿瘤内科临床经验，同时需要有良好的外科思维，故MDT在治疗中的作用举足轻重，在放化疗联合治疗中对放疗计划的制订和实施，不良反应的管控及化疗剂量的调整都非常重要。此外，合适的患者选择，除了患者拒绝或身体条件不适合根治性膀胱切除术以外，目前认为如果肿瘤过大、合并原位癌以及肾积水的患者，并不适合进行保膀胱的综合治疗。随访过程中对于疗效的评估，如何早期发现肿瘤进展从而及时实施挽救性膀胱全切术都尤为重要。这时需要通过各种辅助检查手段如脱落细胞FISH检测、多参数磁共振成像等确认。本例术后膀胱镜检查膀胱壁存在可疑病变，最终通过诊断性电切判断并非肿瘤复发，对患者之后的治疗和随访提供了依据。最后，近年来免疫检查点抑制剂在尿路上皮癌的治疗上取得了突破性的疗效，目前已经有一些癌种进行了免疫检查点抑制剂与放疗联合的尝试，并取得了一定的证据支持。在膀胱癌的保膀胱综合治疗中，免疫检查点抑制剂与放化疗联合的治疗或许是今后研究的方向。

参 考 文 献

Coen JJ, Zhang P, Saylor PJ, et al. Bladder preservation with twice-a-day radiation plus fluorouracil/cisplatin or once daily radiation plus gemcitabine for muscle-invasive bladder cancer: NRG/RTOG 0712-a randomized phase Ⅱ trial [J]. J Clin Oncol, 2018, 37 (1): 44-51.

Fahmy O, Khairul-Asri MG, Schubert T, et al. A systematic review and meta-analysis on the oncological long-term outcomes after trimodality therapy and radical cystectomy with or without neoadjuvant chemotherapy for muscle-invasive bladder cancer [J]. Urol Oncol, 2018, 36 (2): 43-53.

Giacalone NJ, Shipley WU, Clayman RH, et al. Long-term outcomes after bladder-preserving tri-modality therapy for patients with muscle-invasive bladder cancer: an updated analysis of the massachusetts general hospital experience [J]. Eur Urol, 2017, 71 (6): 952-960.

Seisen T, Sun M, Lipsitz SR, et al. Comparative effectiveness of trimodal therapy versus radical cystectomy for localized muscle-invasive urothelial carcinoma of the bladder [J]. Eur Urol, 2017, 72 (4): 483-487.

病例 26

肌层浸润性膀胱癌术前新辅助化疗的应用

【导读】

膀胱癌是最常见的泌尿系统恶性肿瘤，其复发率高，部分患者（肌层浸润性膀胱癌、多发的表浅浸润性膀胱癌、多发/复发的原位癌等）需行全膀胱切除手术。文献证实，肌层浸润性膀胱癌患者术前新辅助化疗能够提高5%～7%的5年生存率，对于部分患者（10%～20%）新辅助化疗后行全膀胱切除术后可达病理无肿瘤残留（pT_0），达最大获益。膀胱癌新辅助化疗后已经成为肌层浸润性膀胱癌治疗1类推荐治疗方案，已成为国外肌层浸润性膀胱癌术前常规治疗。随着免疫治疗成为现代肿瘤药物治疗的大热，肌层浸润性膀胱癌术前新辅助免疫治疗的相关研究逐步进行中，最新的文献证实了新辅助免疫治疗对于肌层浸润性膀胱癌的有效性，其完全缓解（CR）率可达37%左右，体现了新辅助免疫治疗对于肌层浸润性膀胱癌治疗的广阔前景。

【病例介绍】

患者，男性，72岁，因"间断全程无痛肉眼血尿半个月"入院。患者于第一次入院半个月前无明显诱因开始出现全程无痛肉眼血尿，鲜红色，无血块；无腰酸、腰痛，无腹痛，无发热，无尿频、尿急、尿痛。在外院行超声检查，提示膀胱右侧输尿管口处外突性占位病变，继发右肾盂积水，并右侧输尿管全程扩张；增强CT提示膀胱三角区偏右侧占位性病变，考虑膀胱癌，累及右侧输尿管开口，伴右肾盂、输尿管积水（图26-1）；尿脱落细胞学检查3次均为阳性。为求进一步诊治收入我院。

1. 既往史　无特殊。

2. 体格检查　生命体征正常，心肺未见明显异常。腹平坦，无压痛，全腹触诊未及明确肿块。双侧输尿管压痛点无明显压痛，双侧肾区无叩击痛。直肠指检：前列腺Ⅱ度增大，中央沟变浅，表面光滑未及明确肿物。

3. 影像学检查　当地医院增强CT提示膀胱三角区偏右侧占位性病变，考虑膀胱癌，累及右侧输尿管开口，伴右肾盂、输尿管积水（图26-1）。

4. 初步诊断　膀胱恶性肿瘤，累及肌层，临床分期：$cT_2N_xM_x$。

【术前讨论及临床决策分析】

根据病史、超声、CT等检查结果，诊断成立。

根据NCCN及EAU指南，患者拟行诊断性经尿道膀胱肿瘤电切术明确病理分型、分期，指导下一步治疗方案。

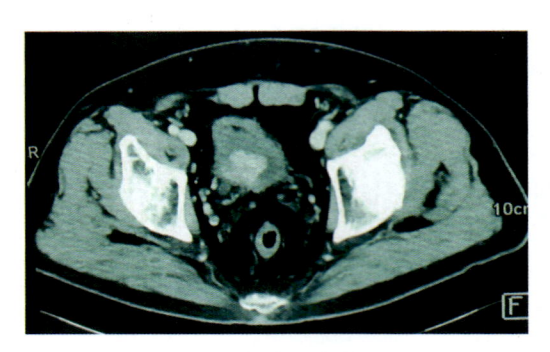

图26-1 当地医院增强CT

【手术或治疗过程】

1.患者于2020年5月22日在全身麻醉下行经尿道膀胱肿瘤电切术，术中可见膀胱三角区右侧至膀胱右侧壁多发宽基底乳头状外生肿物，范围约3cm大小，右侧输尿管口不可见，术中切取肿瘤组织及基底肌层组织分别送病理。术后病理：（膀胱）浸润性尿路上皮癌，高级别，淋巴上皮瘤样亚型，侵犯膀胱固有肌层组织。

2.患者术后病理分期为$pT_2N_xM_x$，根据NCCN指南推荐，该分期为根治性全膀胱切除手术指征，而且，此分期适宜行术前新辅助化疗。但患者右肾盂积水，术前查肾功能CREA 132μmol/L，GFR 54.42ml/min，不适宜行顺铂为基础的新辅助化疗。患者为淋巴上皮瘤样亚型高级别尿路上皮癌，根据PURE-01研究结果，该亚型患者在研究中共2例均为CR，可从新辅助免疫治疗获益，故给予患者PD-1单抗治疗共2周期。

3.免疫治疗后患者出现肝功能异常，最高ALT：85U/L，AST：150U/L，考虑免疫性肝炎的可能，故终止新辅助免疫治疗。后行药物保肝治疗，并给予激素治疗免疫相关不良反应，后肝功能恢复。

4.患者后于我院复查强化CT评估病情，提示肿瘤较前明显缩小（图26-2），并右侧肾盂及输尿管积水较前缓解，且肾功能情况改善，CREA：90μmol/L，GFR：64ml/min。提示患者可耐受顺铂为基础的新辅助化疗。故给予吉西他滨+顺铂改良方案化疗，化疗3周期，化疗过程顺利。期间评估CT提示肿瘤持续缩小（图26-3）。

5.患者完成3周期化疗后于我院行腹腔镜下根治性全膀胱切除术+盆腔淋巴结清扫术+回肠导管术。术后病理：膀胱高级别浸润性尿路上皮癌，淋巴上皮瘤样亚型，化疗后，肿瘤累及黏膜固有层，深部肌层未见明确肿瘤浸润。盆腔淋巴结未见转移（0/21）。

【经验与体会】

1.什么样的患者适宜行术前新辅助化疗？

根据最新的NCCN及EAU指南推荐，高级别浸润性尿路上皮癌患者临床分期$cT_{2\sim4}N_0M_0$适宜行根治性全膀胱切除的患者均为新辅助化疗的指征，但随着膀胱癌病理分型及分子分型的细化，部分非纯尿路上皮癌患者以及特殊分子分型膀胱尿路上皮癌患者新辅助化疗效果可能较差，在临床应用中需谨慎。

身体条件方面，KPS评分80分以上，血肌酐清除率（GFR）>60ml/min，血液检查提示中性粒细胞及血小板正常或轻度异常（Ⅰ度骨髓抑制以内）的患者均可接受新辅助化疗。但需注意，因膀胱癌新辅助化疗的化疗方案（GC或者ddMVAC方案）骨髓抑

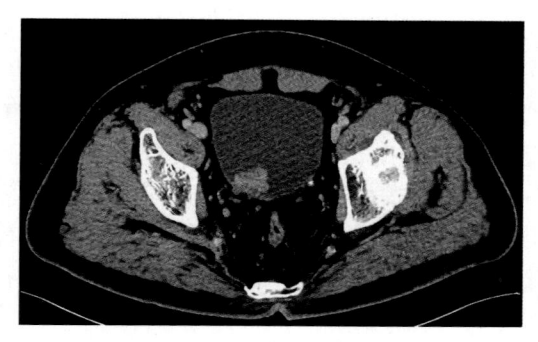

图 26-2　新辅助免疫治疗 2 周期后，肿瘤缩小，右输尿管积水缓解

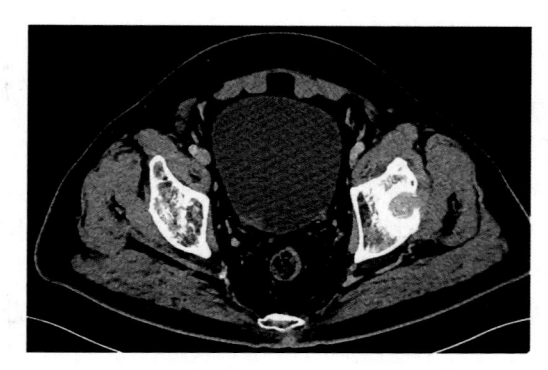

图 26-3　新辅助化疗 3 周期后，膀胱肿瘤较基线明显缩小

制相对较重，故化疗前中性粒细胞及血小板水平较低的患者，化疗期间需更加密切观察中性粒细胞及血小板的变化趋势，以免造成危险。

2.什么样的患者适宜行术前新辅助免疫治疗？

从最新的 PURE-01 临床试验的结果可以分析，新辅助免疫治疗对于尿路上皮癌具有良好的疗效，其 pT$_0$ 可达 37%，甚至超过了顺铂为基础的新辅助化疗乃至 dd-MVAC 方案新辅助化疗的 pT$_0$ 率。虽然在远期生存方面还需观察，但我们可以看到新辅助免疫治疗的前景。因为铂类为基础的新辅助化疗特别依赖肾功能，因此，GFR ＜ 60ml/min 的患者不适宜行以顺铂为基础的新辅助化疗。而铂类不耐受的患者则可以考虑进行新辅助免疫治疗。相信随着研究深入，新辅助免疫治疗在肌层浸润性膀胱癌的术前新辅助治疗中的作用会越来越大。

3.如何掌握新辅助化疗的方案及剂量？

浸润性尿路上皮癌患者新辅助化疗方案为以顺铂为基础的方案，标准方案为 GC［吉西他滨（第 1 天，第 8 天，第 15 天）＋顺铂（第 2 天）］，改良 GC 方案［吉西他滨（第 1 天，第 8 天）＋顺铂（第 2 天）］及 MVAC（甲氨蝶呤＋长春新碱＋多柔比星＋顺铂）方案。其中 MVAC 方案因化疗后毒性反应较大，目前应用较少，指南中推荐以剂量密集型 MVAC 方案（ddMVAC）方案作为替代。目前临床中，以改良 GC 方案应用最为广泛，但部分研究证实，ddMVAC 方案相比 GC 方案，在有效率、降期率、完全缓解（CR）率甚至在总生存率上均存在优势，且毒副作用可控，故也作为标准的新辅助化疗方案推荐。

4. 新辅助化疗及免疫治疗是否增加围手术期并发症发生风险？

新辅助化疗是否增加围手术期并发症的发生风险是许多临床医师及患者迫切想了解的问题。国外文献证实，新辅助化疗后行根治性全膀胱切除手术术后并发症发生风险（包括出血、感染、胃肠道并发症等）与未经新辅助化疗的患者相比并无明显统计学差异，不影响尿路改道方式的选择。国内数据亦是如此。天津医科大学肿瘤医院对于98例接受新辅助化疗的患者以及148例未经新辅助化疗的膀胱癌患者进行统计学分析，结果证实两组相比在围手术期出血、输血、术后切口以及肠道并发症方面并无明确统计学差异。因此，新辅助化疗在管理得当的情况下并不增加围手术期并发症的发生风险。同时PURE-01研究中新辅助免疫治疗对于手术并发症的影响统计证实，新辅助免疫治疗并不增加围手术期并发症发生风险。

【小结】

浸润性尿路上皮癌新辅助药物治疗，包括新辅助化疗及免疫治疗，是膀胱癌重要的治疗手段，其意义不仅是控制局部肿瘤，为手术提供方便，更重要的是能够大大提高患者的生存期。除了部分患者能够降期、降低手术风险及并发症发生风险意外，还能够验证化疗方案的有效性，避免术后化疗因靶病灶的缺失无法评估。同时对于未知的转移灶也可能存在一定作用。这些是在化疗前患者教育的过程中需要向患者提及的。患者及其家属了解获益，对于新辅助化疗的接受度也会大大提高。此外，患者对新辅助化疗的抵触的重要原因还包括对于化疗不良反应的担忧，通过对上文的理解，我们可以看到，随着医学的进步，随着对化疗过程管理逐渐精细化，随着新药物的不断更新，化疗反应可以大大降低，患者的舒适程度大大提高，这也能够提高患者的信心，有助于医师更好地完成新辅助化疗的全过程。而新辅助免疫治疗的出现，也给医师和患者多了一种选择，给患者带来了延长生存期的希望。

（张振庭）

▶【专家点评】

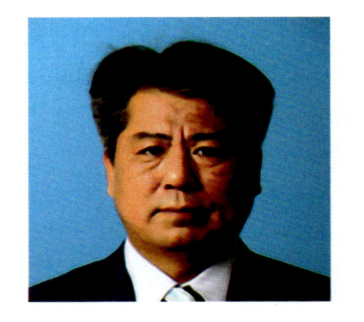

姚欣，医学博士，主任医师，博士研究生导师，天津医科大学肿瘤医院泌尿肿瘤科主任。中国抗癌协会理事，中国抗癌协会泌尿男生殖肿瘤专业委员会候任主任委员，中国临床肿瘤学会肾癌专业委员会候任主任委员，中华医学会泌尿外科分会委员

膀胱癌是最常见的泌尿系统恶性肿瘤，其发病率逐年升高。尿路上皮癌术后复发率高，多数患者都会进展成为浸润性的尿路上皮癌，从而需要进行全膀胱切除手术。大量文献证实，肌层浸润性尿路上皮癌术前新辅助化疗能够有效提高患者的5年生存率，从而提高患者存活率，同时并不增加围手术期并发症的发生风险。

虽然新辅助化疗能够延长患者生存，但部分肾功能异常的患者无法耐受新辅助化疗。对于部分患者，新辅助免疫治疗也能够带来良好的疗效。本病例患者通过新辅助免疫治疗使肿瘤降期，并在免疫不良反应发生后达到了可以接受新辅助化疗的状态，使患者完成了术前新辅助治疗，这给我们提供了一个新的治疗思路。

精细化的病理分型、分子分型能够带来不同的治疗方向，天津医科大学肿瘤医院的经验是：选择合适的患者，进行合适的方案治疗，同时进行相关分层，加强疗效评估，结合优质的手术技术，才能给肌层浸润性尿路上皮癌患者提供最佳的治疗。

参 考 文 献

Necchi A，Raggi D，Gallina A，et al. Updated results of pure-01 with preliminary activity of neoadjuvant pembrolizumab in patients with muscle-invasive bladder carcinoma with variant histologies［J］. Eur Urol，2020，77（4）：439-446.

Siegel RL，Miller KD，Jemal A. Cancer statistics，2018［J］. CA Cancer J Clin，2018，68（1）：7-30.

Tan TZ，Rouanne M，Tan KT，et al. Molecular subtypes of urothelial bladder cancer：results from a meta-cohort analysis of 2411 tumors［J］. Eur Urol，2019，75（3）：423-432.

病例 27

新辅助动脉介入化疗在 T_{4a} 期膀胱肿瘤治疗中的应用

【导读】

T_4 期膀胱肿瘤手术中容易导致肿瘤残留或无法手术，手术后肿瘤局部复发率及转移率高，这些情况都可以导致患者总生存期（OS）缩短。手术医师在面临此类患者时，是否手术或什么时候手术多数靠自己的经验去判断。

通过对本病例的学习，希望能够让读者对 T_4 期膀胱肿瘤的治疗有新的思考，尤其是对新辅助动脉介入化疗有新的认识。

【病例介绍】

患者，男性，59岁，因"膀胱癌介入治疗2周期后"入院。患者于2018年11月出现无痛性肉眼血尿，无明显尿频、尿急、尿不尽。2019年4月10日就诊于外院，彩超：膀胱内占位（7.8cm×3.3cm×4.4cm）、残余尿量141ml。CT：①考虑为膀胱恶性肿瘤，右侧精囊腺受侵；②前列腺增大，其中结节状异常强化灶，不排除转移。2019年4月17日行经尿道膀胱肿瘤姑息性电切术。术后病理：浸润性尿路上皮癌。2019年4月28日、2019年6月18日分别在我院介入科行"双侧膀胱动脉肿瘤支灌注化疗"（GEM 1.6g + DDP 60mg + EPI 40mg）。现为求进一步诊治再次入我院。

1. 既往史　吸烟30余年，20支/日，偶有饮酒。

2. 体格检查　双侧肾区无叩痛、无隆起、无压痛、未触及肿物。双侧输尿管走行区无压痛，耻骨上膀胱区无隆起、无压痛。

3. 实验室检查

（1）血常规：白细胞 $6.32×10^9/L$；血红蛋白 114g/L。

（2）肾功能：尿素氮 4.73mmol/L；肌酐 81mmol/L。

4. 影像学检查　CT：①膀胱恶性肿瘤，右侧精囊腺受侵；②前列腺增大，其中见结节状异常强化灶，不排除转移。

5. 病理　浸润性尿路上皮癌。

6. 初步诊断　①膀胱恶性肿瘤（$cT_{4a}N_0M_0$，Ⅲ期）；②前列腺增生。

【临床决策与分析】

1. 手术指征　患者术前CT检查提示膀胱恶性肿瘤，右侧精囊腺受侵，前列腺转移不除外，病理检查明确为浸润性尿路上皮癌，手术指征明确。

2. 手术评估

（1）术前血常规：白细胞 $6.32×10^9/L$；血红蛋白 114g/L。

（2）术前心功能：射血分数71%，左心室收缩及舒张功能正常，二尖瓣、三尖瓣少量反流。

（3）肾功能：左肾GFR 51.9ml/min，右肾GFR 42.4 ml/min。

（4）肺功能：轻度限制性通气功能障碍。

（5）胸部CT：两肺陈旧性病变，双侧肺气肿，双侧胸膜多发性结节。

【手术方案】

经腹腔镜根治性膀胱切除术＋盆腔淋巴结清扫术＋回肠流出道术。

【手术情况】

术中发现肿瘤侵出膀胱后壁肌层，右侧精囊腺质硬，与周围组织粘连，完整切除膀胱，清扫双侧髂血管旁淋巴结、闭孔淋巴结、髂总淋巴结；距回盲20cm，取近20cm的回肠，做回肠流出道术。

【术后病理】

原病灶区仅见极少量癌组织残留，低级别，间质纤维化，多量泡沫细胞沉积。左、右输尿管断端（-），左、右输精管（-），左、右精囊腺（-），前列腺（-），尿道切缘（-），淋巴结未见癌转移（0/18），其中骶前淋巴结（0/4），左侧髂外淋巴结（0/2），右侧髂外淋巴结（0/5），左侧闭孔淋巴结（0/3），右侧闭孔淋巴结（0/3），右髂总淋巴结（0/1）。

免疫组化：疑似肿瘤细胞CK7（-），CK20（-），GATA（-），P40（-），P63（-），P53（-），Ki-67（-）。

【后续治疗】

于2019年行GC方案化疗2周期，化疗期间出现恶心、白细胞下降，血小板减少，均为Ⅰ度不良反应，患者可耐受。

【经验与体会】

1.浸润性膀胱癌的标准治疗是根治性膀胱全切联合盆腔淋巴结清扫，但术后复发转移仍然严重影响患者生存时间。新辅助化疗可将微转移灶杀灭、缩小肿瘤、控制远处转移，明显提高患者生存期，同时新辅助化疗还可以为患者行保留膀胱手术提供可能，改善生活质量。

2.动脉介入化疗通过导管将化疗药物直接输送至靶器官，提高了肿瘤组织的血药浓度，使其对肿瘤局部杀伤作用增强，同时化疗药物对其他器官组织的影响减小，因此减轻了全身化疗的毒副作用。国内学者认为直径＞3 cm的较大体积浸润性膀胱肿瘤采用术前新辅助动脉化疗治疗，可使肿瘤降期降级及体积缩小，可有效提高患者生存率。

3.术前新辅助化疗并不会影响手术的可行性和安全性。Grossman等研究显示术前MVAC方案不会影响患者的手术机会，而且相对于没有新辅助化疗的患者，手术并发症的发生率也没有明显增加。同样，动脉灌注化疗后的毒性反应对围手术期恢复以及术后长期并发症方面的影响也并不明显。

（李　军）

▶【专家点评1】

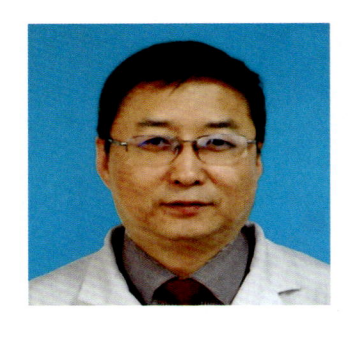

张志勇，甘肃省肿瘤医院介入治疗科主任。中国抗癌协会肿瘤消融治疗专业委员会常务委员，中华医学会介入专业委员会甘肃分会常务委员，甘肃省医院协会肿瘤专业委员会常务委员，甘肃省抗癌协会肝癌专业委员会委员

全球范围内膀胱癌每年的新发病例数约为430 000例，主要病理类型为尿路上皮癌。约70%的新发病例为非肌层浸润性膀胱癌，5年的总生存率为90%，而剩余的20%～40%的患者为MIBC或者进展性（T_{4b}、或者$N_{1\sim3}$、或者M_1）肿瘤，一旦发生远处转移，5年总生存率仅为6%。因此，积极的治疗是MIBC患者避免远处转移和提高生存率的关键。

本病例为T_4期膀胱癌患者，右侧精囊腺受侵，不排除前列腺转移可能，曾行经尿道膀胱肿瘤姑息性电切术。

T_4期膀胱癌非手术首选，平均生存10个月，过去常采用姑息性放疗或化疗，减轻症状，延长生存时间。

经导管动脉化疗治疗膀胱癌的优点是区域化疗，药物浓聚于膀胱组织，使肿瘤组织中药物浓度升高，疗效明显优于静脉化疗且副作用较小。对原发灶、转移灶及术后复发的肿瘤均可得到有效的控制，肿瘤临床分期降低，创造手术机会。国内学者研究显示膀胱术前进行单侧动脉灌注化疗并没有明显增加围手术期并发症，同时起到显著的降期降级作用。

本文作者结合医院开展的经动脉灌注化疗的新业务，独辟蹊径，勇于创新，利用局部化疗手段使肿瘤降期，达到手术切除目的。灌注化疗减少了局部复发率。同时毒副作用少，患者接受程度高。

▶【专家点评2】

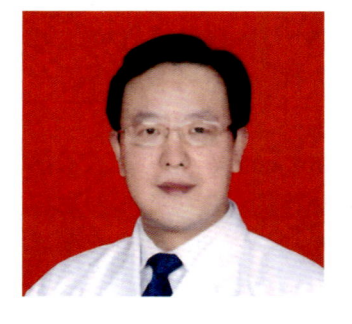

岳中瑾，兰州大学第二医院泌尿外科主任医师，博士研究生导师。甘肃省医学会泌尿外科专业委员会主任委员，甘肃省医学会泌尿外科专业委员会微创泌尿外科学组组长，甘肃省抗癌协会泌尿及男生殖肿瘤专业委员会主任委员

根治性膀胱切除术目前仍然是肌层浸润性膀胱癌（MIBC）治疗的金标准，但对于T_4期膀胱癌患者行根治性膀胱切除术存在切除困难、肿瘤残留等风险。新辅助化疗能使根治性膀胱切除患者OS

提高5%～8%。动脉介入化疗具有局部杀伤肿瘤作用强、全身毒副作用轻等优点，但在膀胱癌新辅助治疗的应用上尚未见报道。甘肃省肿瘤医院泌尿外科在MIBC新辅助动脉介入化疗方面进行了有益探索，取得可喜效果，但目前病例数较少，最好能做成前瞻性随机对照研究以期得出证据更强的结论。

参 考 文 献

瓦斯里江·瓦哈甫，刘赛，王梦童，等. 膀胱癌根治术前单次动脉灌注化疗［J］. 首都医科大学学报，2018，39（3）：418-422.

Kamat AM，Hahn NM，Efstathiou JA，et al. Bladder cancer［J］. Lancet，2016，388（10061）：2796-2810.

病例28

基因检测指导转移性膀胱癌的治疗

【导读】

浸润性膀胱癌转移率较高，对晚期膀胱癌，目前各大指南多推荐以系统治疗为主，可选择全身化疗、免疫治疗，必要时辅以局部治疗。目前化疗一线选择吉西他滨＋顺铂或ddMVAC方案，如不耐受顺铂，可选择吉西他滨＋卡铂或吉西他滨单药方案。

对尿路上皮癌，一线方案的客观缓解率（ORR）仅有49%，如不耐受顺铂，改用其他化疗药物，ORR仅有30%～40%，如果选择二线方案化疗，ORR只能达到10%～12%。

目前，个体化治疗、精准治疗已经成为肿瘤治疗的热点及新方向，基因检测已经被广泛用于指导前列腺癌、肺癌等恶性肿瘤的诊治。对晚期尿路上皮癌，尚无明确的生物标志物可用于指导治疗。

【病例介绍】

患者，男性，62岁，因"膀胱癌二次术后2年余，双下肢水肿2月余"入院。患者因"膀胱肿瘤"于2007年5月在我院行"膀胱全切术＋回肠膀胱术"，病理示"高级别尿路上皮癌，侵犯周围脂肪"，术后定期复查。2017年8月因"膀胱癌术后尿道转移、双侧腹股沟淋巴结清扫术"在我院行阴茎全切术＋双侧腹股沟淋巴结清扫术，病理示"尿道查见高级别尿路上皮癌，双侧腹股沟淋巴结可见转移癌（左侧2/14、右侧1/13）"，术后给予吉西他滨＋顺铂方案化疗4周期，耐受可。2月余前患者无明显诱因出现双下肢水肿，胸腹盆CT提示腹膜后盆腔多发淋巴结转移、肺转移，给予GP方案化疗2周期，效果不理想，为进一步治疗收治入院。

1.既往史　无特殊。

2.体格检查　双下肢水肿，非凹陷性，双下肢皮肤增厚、干燥、粗糙。

3.影像学检查　胸腹盆CT：腹膜后、盆腔可见多发肿大淋巴结，较大者短径约2cm。双肺示多发结节灶，右肺结节大小约3cm×2cm，增强扫描可见强化。

4.初步诊断　①膀胱尿路上皮癌根治术后（pT$_{3a}$N$_2$M$_1$，Ⅳ期）；②多发淋巴结转移；③多发肺转移。

【术前讨论及临床决策分析】

患者已有明确病理结果支持，膀胱癌诊断明确，CT提示肺转移、淋巴结转移，晚期膀胱癌诊断成立。

患者已行2次手术治疗，多发淋巴结转移、肺转移，应以系统治疗为主。目前对晚期膀胱癌，可选择全身化疗或免疫治疗，一线GP方案化疗效果不理想，可考虑二线化疗或免疫治疗。对尿路上皮癌，二线化疗客观缓解率过低，免疫治疗需行PD-L1表达检测，PD-L1高表达组客观缓解率显著高于PD-L1低表达组。

目前缺少有效的生物标志物预测尿路上皮癌化疗的疗效，基因检测已经被广泛用于指导前列腺癌、肺癌等恶性肿瘤的诊治，尝试基因检测可否用于协助膀胱癌化疗方案的选择。

【治疗过程】

1. 行PD-L1检测及基因检测。

2. PD-L1低表达，基因检测提示TP53失活突变，该基因失活可致放疗敏感性下降。与其他基因型患者相比，该患者对顺铂、紫杉醇类有效性较好，对吉西他滨、多柔比星有效性较差。

3. 给予多西他赛＋顺铂方案化疗2周期，耐受性好。

【治疗后情况及预后】

应用多西他赛＋顺铂方案化疗2周期后，患者双下肢水肿明显缓解，复查胸腹盆CT提示盆腔淋巴结、肺部病灶较前明显缩小。

【经验与体会】

1. 膀胱癌根治术后转移病灶有无局部治疗指征？

本例患者行膀胱癌根治术后出现尿道转移及双侧腹股沟淋巴结转移，病变相对局限，行手术切除之后2年再次出现转移，提示寡转移灶的局部治疗对该例患者有临床获益。

但对膀胱癌患者群体，寡转移灶切除是否具有有效性仍存在争议，目前各大指南对膀胱癌转移灶的治疗均无倾向性推荐。日本的一项研究表明，淋巴结及肺部寡转移灶切除术后患者生存获益最大，而肝、脑等部位的转移灶切除则获益有限。一项纳入了497例接受1次以上转移灶切除术患者的研究发现，首次转移灶切除术后中位OS为19个月（4～74个月），1/3患者生存超过3年，手术安全性尚可接受。

2. 膀胱癌新辅助化疗的意义？

根治性膀胱切除术＋盆腔淋巴结清扫术是肌层浸润性膀胱癌的标准术式，手术前辅以化疗，可使患者有显著生存获益。来自RISC数据库的分析发现，尽管总生存率方面，术前新辅助化疗与术后辅助化疗没有太大的差异，但新辅助化疗组的中位无病生存率为34.6个月，而辅助化疗组仅为24.9个月。因此，目前各大指南均推荐对T_1～T_{4a}的膀胱癌进行新辅助化疗。

本例患者出现尿道及双侧腹股沟淋巴结转移后，未给予新辅助化疗，而选择直接行手术切除，如果行新辅助化疗后再手术治疗，患者是否能有更长的生存获益，尚需进一步研究。

3. 基因检测对选择化疗方案的应用价值有多大？

对于基因检测在化疗方案选择中的应用价值，目前争议较大。但既往研究表明，一些基因的低表达或异常扩增，可能与化疗药物的敏感性相关。有研究证实基因检测可用于预测卵巢癌患者化疗敏感性。

本例患者通过基因检测发现可从顺铂、紫杉醇类药物治疗中获益，在保证安全性的基础上，给予新方案（多西他赛＋顺铂）化疗，取得了显著的临床疗效，提示基因检测可用于化疗方案的筛选。但能否推广用于临床，尚需大样本对照研究证实。

【小结】

晚期膀胱癌的后线化疗，可选择的方案不多，可尝试通过基因检测，筛选安全、有效的化疗方案。

（邹本奎　张　超）

▶【专家点评】

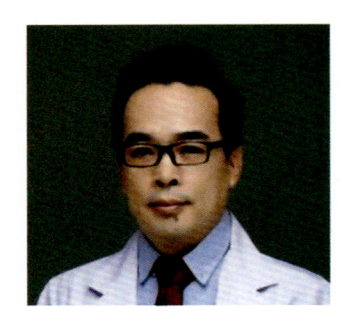

边家盛，医学博士，主任医师，研究员，山东大学附属山东省肿瘤医院泌尿外科主任。中国临床肿瘤学会理事会理事，中国抗癌协会泌尿男生殖系肿瘤专业委员会常委，中国临床肿瘤学会前列腺癌专家委员会常委，山东省抗癌协会泌尿男生殖系肿瘤分会主任委员

对肌层浸润性膀胱癌，首选膀胱全切＋盆腔淋巴结清扫术，对$T_2 \sim T_{4a}$期膀胱癌，推荐行新辅助化疗后，行根治性手术。如术后出现寡转移，可尝试局部治疗。

对于晚期膀胱癌患者，首选推荐系统治疗，包括全身化疗、免疫治疗。对于膀胱癌化疗，可选方案不多，尤其一线GP/ddMVAC方案进展后，后线化疗方案有效率及生存数据均不理想，通过基因检测结果筛选，可尝试组合有效的化疗的方案，但应首先考虑方案的安全性。

参 考 文 献

Choi J，Topouza DG，Tarnouskaya A，et al. Gene networks and expression quantitative trait loci associated with adjuvant chemotherapy response in high-grade serous ovarian cancer［J］. BMC Cancer，2020，20（1）：413.

Del Bene G，Calabro F，Giannarelli D，et al. Neoadjuvant vs adjuvant chemotherapy in muscle invasive bladder cancer（MIBC）：analysis from the RISC database［J］. Front Oncol，2018，8：463.

Faltas B M，Gennarelli R L，Elkin E，et al. Metastasectomy in older adults with urothelial carcinoma：population-based analysis of use and outcomes［J］. Urol Oncol，2018，36（1）：9.

病例 29

合并多种内科疾病晚期膀胱癌免疫联合靶向药物的新辅助治疗及全膀胱切除术后并发症的处理

【导读】

全膀胱切除术手术复杂，包括近期（或围手术期）并发症和远期并发症，前者包括大出血、切口裂开、各种吻合口漏；后者则包括各种吻合口狭窄和代谢障碍、尿失禁、膀胱排空障碍、输尿管反流、尿路感染、上尿路扩张肾积水和肾功能损害等。手术并发症总体发生率高达38.5%。一旦发生，无论对患者与其家属的身心、经济都是巨大的负担；更是对手术医师的临床抉择、心理素质、医患沟通能力的全面考验。在合并多种内科疾病的局部晚期膀胱癌患者手术并发症发生率显著增加，多数患者可能会因手术并发症而延长住院时间甚至失去生命。

【病例介绍】

患者，女性，61岁，因"膀胱肿瘤电切术后4年，复发2年6个月"入院。2016年4月29日发现膀胱肿瘤，于2016年5月6日行膀胱镜下膀胱肿瘤激光切除术。术后病理：膀胱低级别尿路上皮癌。术后规律行注射用盐酸吡柔比星30mg膀胱灌注（前8周每周1次，后8个月每月1次），至2017年10月18日患者复查膀胱镜：膀胱内多发菜花样肿瘤，大者位于后壁与右侧壁交界处，直径约1.8cm。患者及其家属拒绝手术治疗。2020年4月12日因腹痛就诊于当地医院，CT确诊为胰腺炎。为求进一步诊治入我院。

1. 既往史 甲状腺功能减退史13年（用药不详）；慢性肾小球肾炎病史11年，口服黄葵胶囊；糖尿病史6年，服用阿卡波糖、格列美脲；2006年轻微脑梗死病史，服用阿司匹林肠溶片3年，复查后停药。抑郁症7年，口服氢溴酸西酞普兰片、利培酮片。

2. 体格检查 贫血貌，神志清晰，精神较萎，双肾区未闻及血管杂音，双侧输尿管行径无压痛，膀胱区空虚，压痛（＋）。外阴及肛门正常，尿道口无脓性分泌物。

3. 实验室检查

（1）血常规：白细胞$6.22×10^9$/L，中性粒细胞百分比55.3%，血红蛋白73g/L，红细胞$2.69×10^9$/L。

（2）生化：总胆红素11.4μmol/L，葡萄糖23.74nnol/L，脂肪酶471U/L，淀粉酶2660U/L。

（3）尿常规：白细胞1927个/μl；红细胞36 555个/μl；细菌6024个/μl，亚硝酸盐（＋），隐血（3＋）。

4. 影像学检查 盆腔CT：膀胱内多发占位，膀胱内血凝块填塞。腹部CT：胰腺周围渗出，考虑胰腺炎。

5.初步诊断　①膀胱癌电切术后复发；②血尿，膀胱内血凝块填塞；③泌尿系感染；④慢性肾小球肾炎；⑤胰腺炎；⑥中度贫血；⑦甲状腺功能减退；⑧2型糖尿病；⑨脑梗死；⑩抑郁症。

【术前讨论及临床决策分析】

根据病史、血尿、盆腔CT影像学等证据判断，膀胱癌电切术后复发、膀胱内血凝块填塞诊断成立。

膀胱癌根治术（RC）即膀胱切除术加盆腔淋巴结清扫术，这是治疗肌层浸润性膀胱癌（MIBC）的标准术式。但因RC手术具有手术操作空间小、盆腔解剖结构复杂、创伤大及手术时间长等特点，术后并发症发生率高，围手术期死亡率高，因此RC被视为泌尿外科手术中难度最大的手术。如何降低RC术后并发症发生率，提高患者术后生存质量是目前泌尿外科医师急需解决的问题。

RC术后早期并发症发生率为38.7%，围手术期死亡率为0.68%。近年来腹腔镜手术、机器人手术在膀胱癌根治术中的应用不断增加，其对于降低RC术后并发症有一定意义。RC术后常见的3种并发症为感染（12.6%）、肠梗阻（12.2%）及切口脂肪液化（8.2%）。患者年龄每增加10岁,RC术后发生肠梗阻危险性提高1.3倍。ASA评分＞2分、术中出血＞3L、术后多次输血以及T_3期以上膀胱癌是RC术后发生严重并发症的危险因素。糖尿病是RC术后发生切口脂肪液化的危险因素。为有效降低RC术后并发症发生率，需充分做好术前、术中及术后的预防工作。术前需充分做好心肺等重要脏器功能评估、营养支持、下肢静脉血栓预防及术前24h内静脉预防性应用抗生素。

本患者合并多种内科疾病，手术风险过高。可考虑进行新辅助治疗（neoadjuvant therapy，NAT），待患者一般情况改善后二期行手术治疗。新辅助治疗为术前所进行的一系列治疗，针对MIBC的术前治疗有化疗、放疗、介入治疗等，现主要论述临床上较常见的术前化疗、介入治疗、靶向治疗。相关文献表明NAT的优点有：①通过治疗后肿瘤降期，可使手术绝对禁忌证转为相对禁忌证；②消除微转移灶、减少远处转移风险等而延长MIBC患者生存时间；③降低术后复发；④探讨癌细胞对化疗药物的敏感性为后续治疗提供选择。

由于患者存在慢性肾功能不全病史，同时合并重度贫血及胰腺炎。以铂类为基础的化疗方案并不适合患者，可以考虑以免疫检查点抑制剂为主的新辅助治疗。Necchi等报道，2017年2月—2019年3月共收治患者50例，术前行3周期帕博利珠单抗新辅助治疗，所有患者均接受了RC治疗，有21例患者达到了pT_0（42%；95%CI 28.2%～56.8%），27例患者的pT＜2（54%；95%CI 39.3%～68.2%）。

【手术或治疗过程】

1.2020年5月9日使用度伐利尤单抗联合尼拉帕利进行新辅助治疗。

用药方案：度伐利尤单抗500mg，静脉滴注1次/2周；尼拉帕利100mg，口服1次/日。

每3周期复查膀胱镜一次。治疗前膀胱MRI见膀胱壁广泛增厚（图29-1），膀胱镜见膀胱内多发菜花样新生物。治疗后复查膀胱MRI见病灶较前明显缩小（图29-2），膀胱镜见膀胱右后侧壁一大小2.5cm×1.5cm菜花样新生物。

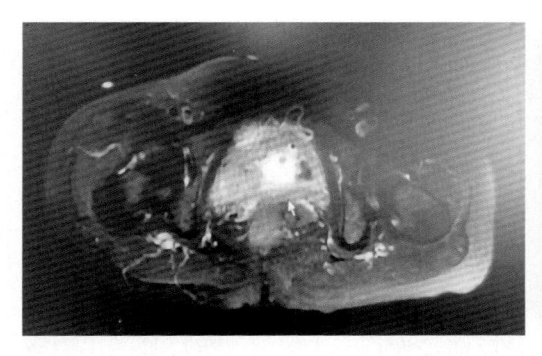

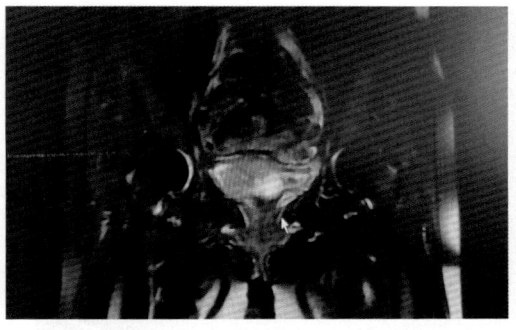

病例29　合并多种内科疾病晚期膀胱癌免疫联合靶向药物的新辅助治疗及全膀胱切除术后并发症的处理

图29-1　治疗前膀胱MRI

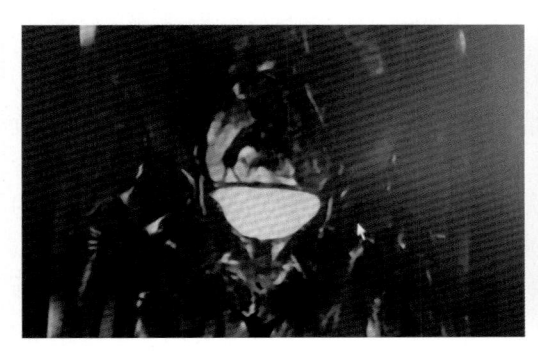

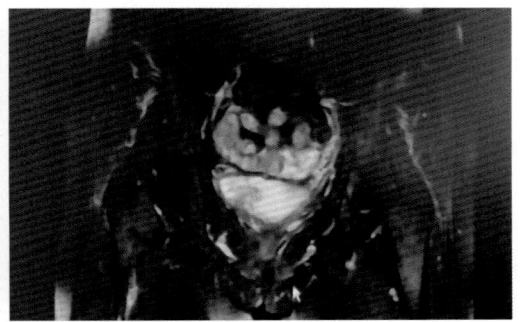

图29-2　治疗6周期后膀胱MRI

2.手术：2020年8月11日行机器人辅助腹腔镜全膀胱切除术＋双侧盆腔淋巴结清扫术＋回肠膀胱术。手术过程顺利，患者术中出血200ml。术后病理示膀胱高级别尿路上皮癌，肿物大小2.5cm×1.5cm×1cm，未见明确固有膜及固有肌层浸润，周围肉芽组织增生伴小灶肉芽肿性炎，未见明确脉管内癌栓及神经侵犯。送检左、右输尿管断端未见癌累及，左侧盆腔、右侧盆腔淋巴结未见转移癌（0/10.0/12）。

【术后情况及预后】

患者术后第3天排气，拔除胃管，鼓励患者进食清流食及下床活动。

术后第5天即出现较剧烈的中上腹痛、腹胀不适，无发热、寒战，尿量正常。体格检查：全腹膨隆，左下腹深压痛，无反跳痛，无肌紧张，无皮下捻发感。血淀粉酶正常（125U/L），急诊上下腹CT平扫（图29-3）：未见明显穿孔征象，考虑患者出现麻痹性肠梗阻。予以禁食、胃肠减压、止酸抑酶、肠外营养支持等非手术治疗，维持水和电解质、内环境平衡。7～10d复查一次腹部CT平扫（图29-4）。术后第20天，患者拆线后出现皮下脂肪液化，手术切口感染，给予换药处理后好转。

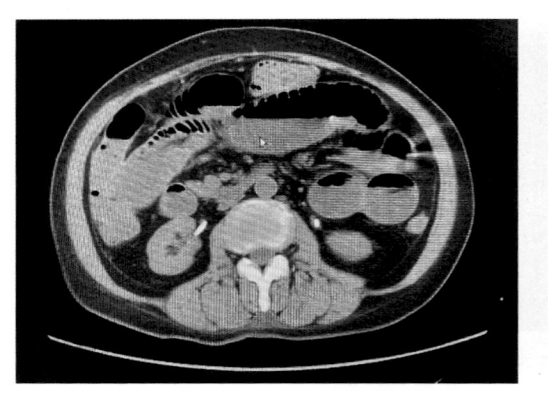

图29-3 术后患者出现肠梗阻

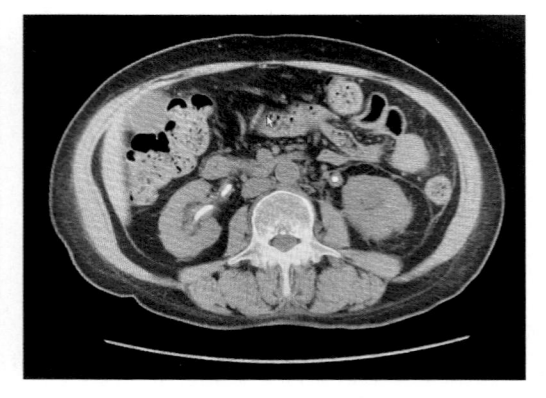

图29-4 胃肠减压等处理后肠梗阻好转

【经验与体会】

肠梗阻是RC术后常见并发症之一,病情多变,发展迅速,常可危及患者生命。故在此简单回顾肠梗阻的分类及诊断治疗。

部分或全部的肠内容物不能正常流动并顺利通过肠道,称为肠梗阻。是外科常见的急腹症之一。90%的肠梗阻发生于小肠,特别是最狭窄的回肠部,而结肠梗阻最常发生于乙状结肠。肠梗阻若不能在24h内诊断和及时处理,死亡率将增加;尤其是绞窄性肠梗阻,死亡率相当高。

1.病因 引起肠梗阻的原因很多,小肠梗阻的原因可能是炎症、肿瘤、粘连、疝气、肠扭转、肠套叠、食团堵塞及外部压力导致的肠腔狭窄,麻痹性肠梗阻、肠系膜血管栓塞及低血钾等也可引起小肠梗阻,另外严重感染可引起肠梗阻。80%的大肠梗阻是由肿瘤引起的,其中大部分发生在乙状结肠,其他还包括憩室炎、溃疡性结肠炎、以往的外科手术病史等。

按照肠梗阻发生的原因,可将之分为机械性、血管源性、神经源性肠梗阻。

(1)机械性肠梗阻

1)粘连:是大肠和小肠梗阻最常见原因,因外科手术或不明原因引起的粘连,尤其是外科手术遗留的异物刺激,都将使纤维和瘢痕组织形成束带,对肠腔形成外部压力,或使肠管与其他组织粘连,引起肠道变形、成角,甚至成为肠道扭转的轴心,造成肠道梗阻。在粘连的疾病基础上,饮食不当、剧烈运动或突然的体位改变可诱发肠梗阻。粘连引起的肠梗阻占各类梗阻的20%～40%;多处粘连增加了肠梗阻的可能性。

2)肠扭转和肠套叠:肠扭转是一段肠管沿肠系膜长轴旋转而形成闭袢性肠梗阻,以肿瘤或憩室炎症的肠段扭转多见,最常发生于小肠,其次为乙状结肠。小肠扭转多见于青壮年,常因饱餐后立即剧烈运动而发病;乙状结肠扭转多见于男性老年人,常有习惯性便秘。肠扭转因血管受压,可在短期内发生肠绞窄和坏死,死亡率高达15%～40%。肠套叠是由于各种原因使近端肠管蠕动、压缩进入远端肠管,常见于婴幼儿及大肠肿瘤患者等。

3)肿瘤:大肠机械性肠梗阻80%是由肿瘤引起,最常发生于乙状结肠。由于肿瘤生长较为缓慢,大肠肠腔较宽,因此多由粪块阻塞在梗阻部位而诱发或加剧肠梗阻的病程。小肠梗阻的表现常是小肠肿瘤的首发症状,虽然小肠腔道狭窄,但由于小肠内容物

病例29　合并多种内科疾病晚期膀胱癌免疫联合靶向药物的新辅助治疗及全膀胱切除术后并发症的处理

多为流体，梗阻表现也不会在肿瘤发生的早期出现。

4）其他：嵌顿性疝、绞窄性疝因血供阻断、功能丧失，常引起肠梗阻。另外，先天性的肠道闭锁、寄生虫（蛔虫等）、粪块、结石、异物等也可引起肠梗阻。

（2）血管源性肠梗阻：肠道血流由腹腔动脉干和肠系膜上、下动脉供应，各支血流在胰头部及横结肠等部位存在交通支相互连接。血流阻断可以引起部分性或完全性的梗阻。完全性肠梗阻常见于肠系膜血管栓塞引起的坏死，急性发病者死亡率高达75%；部分性肠梗阻见于腹腔血管缺血，其中动脉血管硬化是最常见原因。

（3）神经源性肠梗阻：较为少见，肠壁本身无病变，由于神经反射或毒素刺激引起肠壁肌肉功能紊乱，无法正常蠕动，致使肠内容物无法正常通过，可分为麻痹性肠梗阻和痉挛性肠梗阻。麻痹性肠梗阻可见于外科手术后，腹膜受到刺激、交感神经系统反应使肠管蠕动消失长达72h以上，大范围的手术或者后腹膜手术更易发生神经源性问题；另外低血钾、心肌梗死和血管供血不足也可引起麻痹性肠梗阻。痉挛性肠梗阻比较少见，是由于肠壁肌肉异常收缩引起，可见于急性肠炎或慢性铅中毒。

另外，按照肠梗阻发生时是否出现肠壁血供障碍，可将其分为单纯性肠梗阻和绞窄性肠梗阻；按照梗阻发生的部位分为高位（空肠上段）和低位（回肠末段和结肠）肠梗阻；按照梗阻发生的快慢分为急性和慢性肠梗阻；按照梗阻的程度分为完全性和不完全性肠梗阻；若一段肠袢两端完全阻塞，如肠扭转，则称为闭袢性肠梗阻。

2.体格检查　视诊：单纯性机械性肠梗阻常可出现腹胀、肠型和蠕动波，肠扭转时腹胀多不对称，麻痹性肠梗阻则腹胀均匀。触诊：单纯性肠梗阻可有轻度压痛但无腹膜刺激征，绞窄性肠梗阻时可有固定压痛和腹膜刺激征。叩诊：绞窄性肠梗阻，腹腔有渗液，可有移动性浊音。听诊：如闻及气过水声或金属音，肠鸣音亢进，为机械性肠梗阻表现；麻痹性肠梗阻，肠鸣音减弱或消失。

3.辅助检查

（1）实验室检查：单纯性肠梗阻的早期，变化不明显。随着病情的发展，因缺水和血液浓缩而使血红蛋白及血细胞比容升高。绞窄性肠梗阻时，可有明显的白细胞及中性粒细胞增加。有电解质、酸碱失衡时可有血钠、钾、氯及血气分析值的变化。

（2）X线检查：一般在肠梗阻发生4～6h，X线立位片可见胀气的肠袢，以及多数阶梯状液平面；空肠胀气可见"鱼肋骨刺"状的环形黏膜纹。绞窄性肠梗阻，X线检查可见孤立、突出胀大的肠袢，不因时间而改变位置。

（3）直肠指检：若见指套血染，应考虑绞窄性肠梗阻；若触及肿块，可能为直肠肿瘤等。

4.诊断要点　患者有腹痛、腹胀、呕吐、停止肛门排气排便的表现，以及相应的全身表现。

腹部X线检查见扩张的肠气肠袢、气-液平面；直肠指检触及肿块，可能为直肠肿瘤，若见指套血染，应考虑绞窄性肠梗阻；实验室检查发现脱水、酸碱、水及电解质紊乱等表现。

5.处理原则　解除梗阻和纠正因梗阻引起的全身性生理紊乱。

（1）基础治疗

1）胃肠减压：是治疗肠梗阻的重要措施之一。通过胃肠减压，吸出胃肠道内的气体和液体，从而减轻腹胀、降低肠腔内压力，减少肠腔内的细菌和毒素，改善肠壁血供。

2）纠正水、电解质及酸碱平衡失调：输液的量和种类根据呕吐及脱水情况、尿量并结合血液浓度、血清电解质值及血气分析结果决定。肠梗阻已存在数日、高位肠梗阻及呕吐频繁者，需补充钾。必要时输血浆、全血或血浆代用品，以补偿已丧失的血浆和血液。

3）防治感染：使用针对肠道细菌的抗生素防治感染、减少毒素的产生。

（2）解除梗阻

1）非手术治疗：适用于单纯性粘连性肠梗阻、动力性肠梗阻、蛔虫或粪块堵塞引起的肠梗阻，可通过基础疗法，使肠管得到休息，症状缓解，避免刺激肠管运动。

2）手术治疗：适用于绞窄性肠梗阻和肿瘤、先天性畸形引起的肠梗阻，以及经手术治疗无效的肠梗阻。原则是在最短时间内，以最简单的方法解除梗阻或恢复肠腔的通畅。方法包括粘连松解术、肠切开取出异物、肠切除吻合术、肠扭转复位术、短路手术和肠造口术等。

【小结】

RC术后并发症发生率较高，肥胖、老年患者RC术后易发生肠梗阻，而行RC术及有糖尿病患者RC术后易发生切口脂肪液化，对于有发生肠梗阻或切口脂肪液化危险因素的患者，RC术前、术中及术后应采取积极措施，预防其发生。

（麦海星　董金凯）

► 【专家点评】

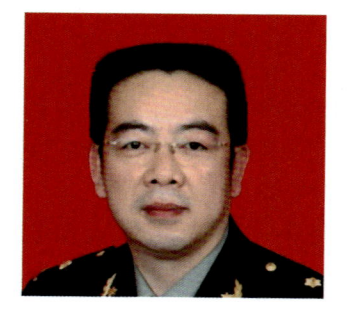

陈立军，主任医师，博士研究生导师，解放军总医院第五医学中心泌尿外科主任。全军泌尿外科学会副主任委员，北京肿瘤学会泌尿外科分会副主任委员，中华医学会泌尿外科分会机器人学组委员，中国抗癌协会泌尿男生殖系肿瘤专业委员会常委

膀胱肿瘤发病率在世界范围内逐年上升。首次诊断时约30%为肌层浸润性膀胱癌（MIBC）。对于局部晚期肌层浸润和转移性的膀胱癌，NCCN指南推荐术前以铂类为主的新辅助化疗，目的：一是控制局部病变，使肿瘤缩小、降期，改善局部治疗的疗效；二是通过消灭可能存在的术前微转移灶，有效改善长期生存。新辅助治疗的好处包括：可评价肿瘤对化疗的反应，对于评估预后有重大意义；可以降低肿瘤分期，缩小手术范围，从而达到保留器官的目的；可以进行体内药物敏感试验，为后续治疗提供相关信息；患者于术前一般状况较好，较术后能耐受更多剂量和更长疗程的化疗。在我国，MIBC患者接受新辅助化疗比例不超过3%。原因主要有以下几个方面：新辅助化疗概念模糊、会带来相关不良反应、延误手术时机及外科医师对化疗不熟悉等。不是所有的患者都可以耐受新辅助化疗，同时接受新辅助化疗的患者并非全部有效。化疗无效患者可能延误最佳的手术治疗时机。缺

病例29　合并多种内科疾病晚期膀胱癌免疫联合靶向药物的新辅助治疗及全膀胱切除术后并发症的处理

少明确的疗效预测指标。2018年ESMO、2019年ASCO-GU及EAU，关于MIBC的新辅助免疫治疗的两项Ⅱ期临床研究（PURE-01和ABACUS）结果，令全世界泌尿肿瘤医师欢欣鼓舞。在PURE-01临床试验中，50例MIBC患者（临床分期≤T_{3b}）每3周给予200mg帕博利珠单抗（PD-L1抑制剂）新辅助免疫治疗，3周期后行膀胱根治性切除术。3例患者由于出现3～4级不良反应，其中1例更改为MVAC方案化疗，其余47例（94%）均完成3周期新辅助免疫治疗。术后病理结果显示，新辅助免疫治疗病理完全缓解率（pCR）可以达到42%（21/50），不差于MAVC新辅助化疗方案（38%），同时27例（54%）出现肿瘤降期。本例患者应用了半剂量的100mg帕博利珠单抗（PD-L1抑制剂）联合尼拉帕利进行治疗，达到了新辅助治疗的目的。但是患者术后还是出现了肠梗阻及切口脂肪液化等一系列并发症，需要在围手术期及时诊断及处理，达到最佳的治疗效果。

病例 30

不愿接受根治性手术的晚期膀胱癌患者的全程综合治疗

【导读】

膀胱癌是常见的泌尿系肿瘤。回肠通道术、原位新膀胱术是我国目前主要采用的尿流改道方法，对于有强烈保留膀胱意愿的依从性良好的晚期膀胱尿路上皮癌患者，应根据患者的具体情况合理选择。可在保证化疗、放疗、灌注治疗、介入治疗、免疫治疗等综合治疗的前提下行保留膀胱手术，并加强后续的随访，有望获得与根治性膀胱切除术相似的肿瘤学控制效果。

【病例介绍】

患者，男性，63岁，因"晚期膀胱癌多程治疗后3年余"入院。患者2017年初因体检发现膀胱肿瘤在当地医院就诊，患者当时拒绝膀胱全切术，只愿意行膀胱肿瘤姑息性电切术，术后病理诊断为浸润性膀胱癌并右侧髂血管旁淋巴结转移，术后规律给予"卡介苗"膀胱灌注治疗8次以及GC方案化疗3次。2017年10月起参加外院的度伐利尤单抗＋替西木单抗临床试验组治疗3周期，治疗过程中，患者因出现严重胸闷及咳嗽症状退出试验，并偶有全程肉眼血尿，无明显尿频、尿急、尿痛、腰痛、发热等伴随症状。为求进一步治疗收入院。

1. 既往史　无特殊。

2. 体格检查　神志清晰，双肾区无隆起，双肾未触及，双肾区无叩痛。双侧输尿管行径未触及肿物，各输尿管压痛点无压痛。膀胱区无隆起，未触及肿物，无压痛。外生殖器发育正常，阴毛正常分布，尿道外口无异常分泌物，肛周无外痔，肛门括约肌紧张度适中，直肠壁光滑，未触及肿物。

3. 实验室检查　三大常规，生化检查及肿瘤标志物未见明显异常。

4. 影像学检查　盆腔CT：膀胱浸润性癌，以右侧壁为主（图30-1）。

5. 病理检查　①高级别浸润性尿路上皮癌，肿瘤至少浸润至固有层，可见癌栓，未见神经侵犯。②膀胱肿瘤基底未见肿瘤组织。免疫组化：Gata-3（＋），CK7（＋），CK20（＋），CK5/6（少量细胞＋），P40（＋），P53（70%＋），Ki-67（75%＋）。

6. 初步诊断　膀胱癌并盆腔淋巴结转移多程治疗后（$cT_{4b}N_2M_0$）。

【临床决策分析】

MDT意见：患者目前肿瘤未进展，继续目前膀胱灌注治疗＋PD1抗体信迪利单抗免疫治疗，定期随访，必要时与患者沟通行辅助化疗（GC方案）或联合CTLA-4抑制剂。

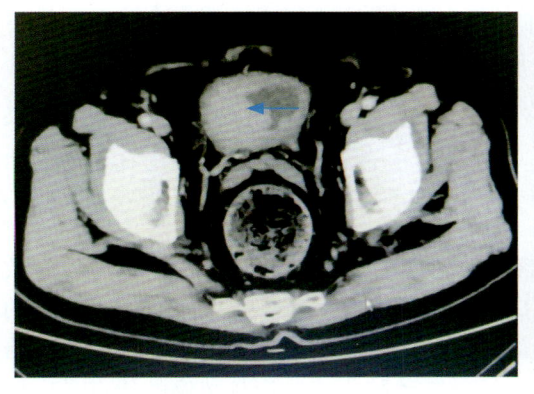

图30-1 2017年3月CT：膀胱浸润性癌，以右侧壁为主

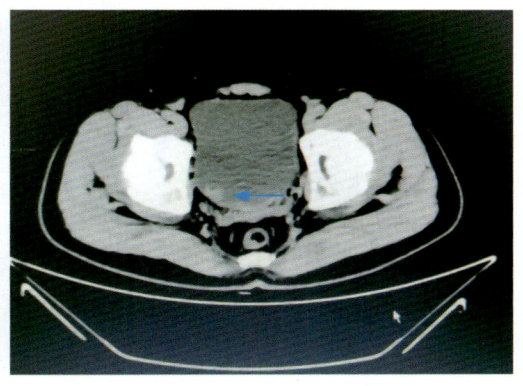

图30-2 2020年10月CT：膀胱癌术后改变（右侧壁稍厚）

1. 膀胱肿瘤电切术手术指征　患者术前CT检查提示膀胱恶性肿瘤，病理检查明确为浸润性尿路上皮癌，患者已行介入手术，术中出血有限，进一步减小肿瘤负荷。

2. 手术评估　术前三大常规、生化检查及肿瘤标志物未见明显异常。

心功能：EF 71%，左心室收缩及舒张功能正常，二尖瓣、三尖瓣少量反流。

肾功能：左肾GFR 61.9ml/min，右肾GFR 72.4 ml/min。

肺功能：轻度限制性通气功能障碍。

3. 手术方案　超选择膀胱动脉灌注栓塞术＋膀胱肿瘤电切术。

4. 术后注意事项　介入术后监测患者生命体征及病情变化，予以补液、利尿、保护肾功能等支持对症治疗，术后1周复查盆腔CT/MRI明确肿瘤栓塞情况。

电切术后的第1天去除导尿管，第2天出院，出院前预约复查日期和膀胱开始灌注药物的日期。

【治疗过程】

1. 手术过程

（1）超选择膀胱动脉灌注栓塞术：取右侧股动脉为穿刺点，局部麻醉生效，Seldinger穿刺法穿刺股动脉，置入5F动脉鞘，5F眼镜蛇导管超选择插管膀胱动脉造影，后微导管超选择插管膀胱肿瘤供血动脉，沿导管注入聚乙烯醇栓塞颗粒行肿瘤供血动脉栓塞，并加用弹簧圈栓塞，栓塞前后造影证实，术后复查造影见膀胱内异常染色影消失。术毕，拔鞘，穿刺点加压包扎，安返病房。

（2）膀胱肿瘤电切术：取截石位，常规消毒铺巾，进入膀胱后见肿瘤位于膀胱右侧壁，距右侧输尿管口约3cm，干枯草莓状，出血极少，表面有少量结石结晶，切除肿瘤至膀胱肌层，注意保护好输尿管口，电凝肿瘤基底止血未见明显出血后，结束手术，标本送病理。术中无出血，术后留置三腔尿管一根回病房。

2. 术后情况　介入术后无血尿无疼痛，术后第2天出院，术后1周复查膀胱CT证实膀胱肿瘤缩小。电切术后无血尿无疼痛，术后第2天出院，出院前预约复查日期和膀胱开始灌注药物的日期。

3. 预后　患者于2017年初发现膀胱浸润性肿瘤至今已3年余（2020年10月复查盆

腔CT，见图30-2）。历经过多次免疫治疗，除因免疫治疗不良反应停药一段时间，一直至少有一种治疗方式在进行中，依从性好。膀胱肿瘤电切术后第2天出院，一直予以沙培林膀胱灌注治疗＋PD1抗体信迪利单抗免疫治疗已1年半，目前肿瘤未进展，仍一直严密随访中。

【经验与体会】

1. 介入手术可以给患者带来什么？

20世纪70年代起，Kubota等首先采用髂内动脉栓塞治疗中晚期膀胱癌取得较好效果。随后，髂内动脉栓塞化疗在临床上得以广泛运用至今。对于不愿或不宜手术治疗的晚期膀胱癌患者、术后复发的膀胱癌患者及部分术前的膀胱癌患者提供了安全有效的治疗手段，特别是对并发的大出血，效果显著。经导管动脉化疗治疗膀胱癌的优点是区域化疗，药物浓聚于膀胱组织，使肿瘤组织中药物浓度升高，疗效明显优于静脉化疗且副作用较小。Mokiarm等报道45例浸润性膀胱癌术前经髂内动脉化疗，肿瘤完全缓解率（CR）＋部分缓解率（PR）可达82%。能明显延长患者的生存时间，提高了患者的生活质量，达到了控制膀胱出血和杀死肿瘤细胞的双重效果。

2. 为什么选择沙培林灌注治疗？

沙培林（注射用A群溶血性链球菌，OK-432）是由A群溶血性链球菌经加热及青霉素灭活处理得到的低毒变异株。目前研究认为沙培林可通过以下机制发挥抗肿瘤作用：①调动体内细胞免疫系统，活化NK细胞、巨噬细胞、LAK细胞、细胞毒T淋巴细胞等参与杀灭肿瘤细胞；②提高NK细胞、巨噬细胞等杀伤细胞对肿瘤靶细胞作用的敏感性；③增加细胞免疫系统与膀胱肿瘤细胞的结合能力，从而提高抗肿瘤效果；④刺激机体免疫系统产生多种细胞因子，参与抗肿瘤作用。与卡介苗相比，沙培林副作用极小。

3. PD-L1类药物在晚期膀胱癌治疗有何应用？

2016年5月，FDA正式宣布批准首个PD-L1抑制剂——罗氏阿替利珠单抗的上市许可，作为二线药物用于局部恶化或转移性尿路上皮癌的治疗。在临床试验中，阿替利珠单抗的总应答率达到了15%。其中PD-L1表达阳性的患者应答率为26%，PD-L1阴性的患者应答率为10%。但由于价格高昂影响了药物的应用。国产PD1抑制剂在国内上市后，1年药物费用基本可以控制在10万以内，成为许多晚期膀胱癌患者的新选择。

4. PD-L1类药物的副作用有哪些？如何预防？

PD-1抗体导致的免疫性炎症（甲状腺功能亢进、甲状腺功能减退、免疫性肺炎、免疫性肠炎、免疫性肝炎、免疫性垂体炎、严重的皮疹、肾上腺皮质功能不全、1型糖尿病等）总的发生率在20%以上，而较为严重的3～5级免疫性炎症发生率在5%左右。研究发现，有1%左右的患者会出现免疫相关性肺炎。此类肺炎常会严重到危及生命，所以需要对患者的呼吸情况加以关注。其常见的症状为干咳和进行性的短促呼吸。CT检查和肺功能检测是常用的辅助诊断方法，CT上常表现为肺部组织的网格状磨玻璃样改变，且会随着用药时间的延长而不断加重，在诊断免疫相关性肺炎之前，左心功能不全和肺部感染性疾病需要首先排除。在治疗方面，免疫相关性肺炎也是首选系统性的激素治疗。

（居正华　林志涛）

【专家点评】

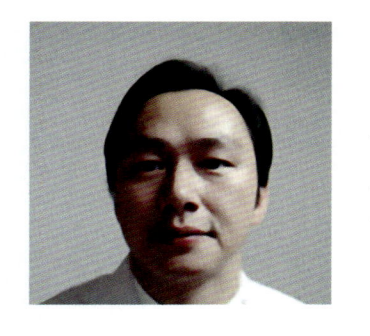

居正华，医学博士，福建省肿瘤医院副主任医师。中国抗癌协会泌尿男生殖肿瘤专业委员会委员，中国抗癌协会泌尿男生殖肿瘤专业福建省常委兼秘书，中华医学会泌尿外科分会福建省委员，中国临床肿瘤学会前列腺癌专业委员会委员

晚期膀胱癌全程管理是一种以患者为中心、多学科参与的诊疗康复方法，旨在为膀胱癌患者提供整体性、持续性、全面协调的治疗，促进患者尽早康复。为实现膀胱癌全程管理的总体目标，需要综合运用专业化的个案管理模式，更加重视多学科协作，并充分利用数据库和互联网平台来进行全程管理。建立膀胱癌全程管理体系，培养专业化的疾病管理师来协助繁忙的医师进行患者的全程精细化无缝管理，从患者入院前、住院过程、出院教育、出院后随访和咨询等方面为患者提供全方位的教育和管理，在提高患者依从性和就医便利性的同时，也可以明显提高治疗整体效果和患者满意度。对于疑难病例或者选择保留膀胱手术的患者，多学科协作综合治疗就尤为重要，需要放疗专家、肿瘤内科专家、病理学专家、影像学专家、康复治疗专家、心理专家、专科护士等联合参与患者的治疗全程管理。

参 考 文 献

黄健，范新祥，何旺. 早期精准诊断，多学科综合治疗，规范随访康复—论膀胱癌全程管理［J］. 中华泌尿外科杂志，2020，41（8）：569-572.

林天歆，黄健. 回顾光辉历程，携手砥砺奋进：我国膀胱癌研究进程与展望［J］. 中华泌尿外科杂志，2020，41（8）：561-565.

Champiat S, Lambotte O, Barreau E, et al. Management of immune checkpoint blockade dysimmune toxicities: a collaborative position paper［J］. Ann Oncol, 2016, 27（4）: 559-574.

Chang SS. Re: assessing cancer progression and stable disease after neoadjuvant chemotherapy for organ-confined muscle-invasive bladder cancer［J］. J Urol, 2019, 201（3）: 441.

Griebling TL. Re: comparing survival outcomes and costs associated with radical cystectomy and trimodal therapy for older adults with muscle-invasive bladder cancer［J］. J Urol, 2019, 201（5）: 837.

Puzanov I, Diab A, Abdallah K, et al. Managing toxicities associated with immune checkpoint inhibitors: consensus recommendations from the Society for Immunotherapy of Cancer（SITC）Toxicity Management Working Group［J］. J Immunother Cancer, 2017, 5（1）: 95.

Rosenberg JE, Hoffman-Censits J, Powles T, et al. Atezolizumab in patients with locally advanced and metastatic urothelial carcinoma who have progressed following treatment with platinum-based chemotherapy: a single-arm, multicentre, phase 2 trial［J］. Lancet, 2016, 387（10031）: 1909-1920.

病例 31

膀胱全切术后尿道继发癌

【导读】

继发尿道恶性肿瘤多发生于膀胱全切除术后的患者。因尿路上皮癌具有多病灶的潜能，膀胱癌膀胱全切除术后，尿道上皮严重的不典型增生和原位癌发生率高，继发性尿道癌的发生是影响膀胱肿瘤预后的重要因素。

行全膀胱切除回肠膀胱术的患者，术后尿道无功能，但远期随访发现残留的尿道会继发尿路上皮癌，有学者推荐在膀胱全切除时同期行全尿道切除术。既往女性患者行膀胱全切除时常规行尿道全切除术，但近年来女性患者也因为原位新膀胱术式的开展，要求保留尿道。男性患者中大量开展的原位新膀胱术和保留勃起神经的膀胱全切术中，均需利用和保留尿道。现有的研究认为，预防性全尿道切除术并不能改善根治性膀胱切除术后的生存率，因此是否行同期预防性全尿道切除术尚有争议。

【病例介绍】

患者，男性，70岁，因"膀胱癌术后2年余，尿道口渗血1月余"入院。患者2年余前因"膀胱多发肿瘤"在全身麻醉下行膀胱全切除回肠膀胱术，手术顺利，术后病理提示浸润性高级别尿路上皮癌，侵及浅肌层，切缘阴性，髂血管旁淋巴结未见癌转移。术后定期行增强CT复查，未见异常。1个月前开始尿道口反复渗血，门诊收治入院。

1. 既往史　无特殊。

2. 体格检查　神志清楚，腹部软，无压痛，无反跳痛，双下肢无水肿。右下腹壁见回肠膀胱造口，肠黏膜红润。直肠指检：胸膝卧位，前列腺窝空虚，直肠未扪及肿物，退指套未见血染。阴茎外观无异常，未触及硬结，尿道开口正常，挤压尿道可有少量血性分泌物。

3. 实验室检查　血常规、生化无异常。

4. 影像学检查　腹部增强CT：膀胱全切除术后，术区未见异常，局部尿道增厚强化。

5. 尿道口分泌物细胞学检查　见部分退变的高度异形细胞，需考虑恶性（图31-1）。

6. 膀胱尿道镜检查　尿道球部见水草样新生物（图31-2），活检病理：尿路上皮癌。

7. 初步诊断　①尿道继发恶性肿瘤；②膀胱恶性肿瘤术后。

【术前讨论及临床决策分析】

根据病史：①患者既往2年余前膀胱恶性肿瘤病史；②症状：间断尿道口出血；③增强CT示局部尿道增厚强化，膀胱尿道镜检查见新生物合并出血；④活检病理诊断

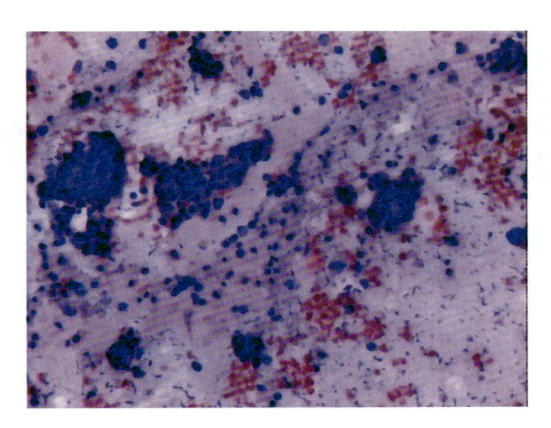

图 31-1　尿道口分泌物细胞学检查（×200）

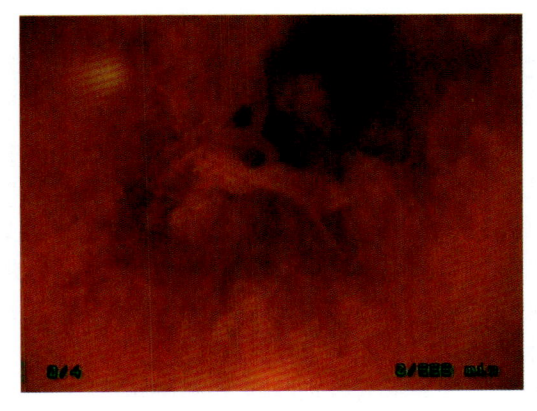

图 31-2　膀胱镜下尿道肿瘤

提示尿路上皮癌。

目前诊断：尿道继发恶性肿瘤。

诊断后下一步治疗：对于继发尿道的恶性肿瘤，可考虑行尿道造影，除外肿瘤局部外侵。结合影像学检查，除外远处转移。当肿瘤局限时，需行进一步治疗。主要治疗方法选择手术切除尿道，也有少量病例选择经尿道行电切术，保留尿道的放疗、化疗等。该患者回肠膀胱术后，继发尿道恶性肿瘤，肿瘤位于尿道球部，影像学未提示淋巴结转移，治疗选择尿道切除术，完整切除尿道。

术后注意事项：注意会阴部出血，可棉垫压迫会阴部止血。预防性使用抗生素预防感染。

【手术过程】

确诊后在全身麻醉下行尿道全切除术。

患者取改良截石位，在会阴中线做"人"字形切口，从阴囊底部开始，越过可触及的尿道球部。切开皮下组织，显露球海绵体肌，切断球海绵体肌后显露阴茎海绵体部尿道，用 Fr 10 号乳胶导尿管牵拉尿道海绵体，处理相应的供应血管。向远侧分离尿道海绵体，逐渐将阴茎套入阴茎皮肤直至阴茎头尿道开口部。环形切断尿道口，完整切除尿道，将尿道口缝合，严密止血后恢复阴茎解剖位。继续向近侧游离尿道，切开球海绵体肌至尿生殖膈，接近尿生殖膈时，应紧贴尿道进行分离，手指扩大尿生殖膈裂孔，注意处理4点、8点位置的供应动脉。分离尿道残留的附着，直至看到初次手术时残端的缝线，将标本取下，严密止血后术区放置负压球，逐层关闭会阴部切口，术后棉垫压迫止血。

注意事项：①尿道残端从盆腔取出时注意与盆腔肠管的粘连；②阴茎海绵体上的任何裂口均应用丝线"8"字缝合关闭；③会阴部术区应止血彻底，避免出血，必要时术后可局部冰敷。

【术后情况及预后】

术后患者恢复顺利，术区引流管拔除顺利，未再出现尿道口滴血。

术后1年，复查增强CT提示肺转移、髂血管旁淋巴结转移。接受吉西他滨＋顺铂化疗6周期，随访1年病情稳定。

【经验与体会】

1.肌层浸润性膀胱癌的患者，是否需要预防性行尿道切除术？

膀胱全切除术后，尿道继发癌的发生率4%～10%，中位复发的时间在根治性膀胱切除术后24～36个月。因尿道继发癌的发病率低，预防性切除会增加全膀胱切除的手术时间，增加手术创伤，部分学者不主张预防性尿道切除。尿道肿瘤的主要特征是局灶性腔内肿块，尿道壁增厚或由肿瘤引起的浸润性肿块。总结相关文献的报道，膀胱全切除术后，残余尿道肿瘤复发的高危因素包含了以下几个方面。①肿瘤的位置：肿瘤位于膀胱颈部或三角区、肿瘤侵犯前列腺，主要考虑此类肿瘤容易出现尿道黏膜的播散、种植及侵犯；②肿瘤临床分期高，考虑与此类肿瘤的异质性较高有关；③尿流改道，未行原位新膀胱术；④手术后病理提示低级别肿瘤，尿道切缘阳性；⑤全膀胱切除术前有肾盂输尿管癌病史。

一旦膀胱全切除患者发生尿道继发癌，其5年生存率较无继发肿瘤者明显下降（63% vs. 71%）。在无症状期间发现尿道继发肿瘤并积极治疗，可以减少疾病特异性死亡和总体死亡风险达30%。因此对于出现以下情况的膀胱癌患者，建议在身体条件允许的情况下行全尿道切除术：①术前尿道镜检查发现已合并尿道病变；②肿瘤位于膀胱三角区，肿瘤侵犯膀胱颈、前列腺，尤其女性患者出现膀胱颈受累、阴道前壁受累；③对于伴有原位癌及多灶性癌的患者；④根治性全膀胱切除术后，残端活检病理提示已出现恶变或非典型性增生。尿道切除术可以和膀胱全切除术同时进行，也可术后单独进行预防性切除。

2.尿道切缘术中冷冻检查对膀胱全切术后尿道复发的意义

近年来女性膀胱癌患者行原位新膀胱越来越多，术前膀胱颈活检有癌变的患者，全膀胱切除术后40%会出现尿道切缘阳性，建议这部分患者术中常规行尿道冷冻切片检查。

男性患者膀胱全切术后病理提示37%～38%累及前列腺尿道，但远端尿道仅6%左右受累。尽管膀胱全切术前前列腺尿道活检阳性，但如果术中行尿道切缘冷冻切片检查呈阴性，这部分切缘阴性患者随访10年后仍无尿道肿瘤发生。因此，膀胱全切除术前前列腺尿道活检阳性并不是患者接受原位膀胱的禁忌证。对于计划进行原位新膀胱术的患者，在进行尿道肠吻合术之前应在术中行冷冻病理检查，排除尿道切缘阳性。非原位新膀胱且保留尿道（功能性）的患者也建议行术中冷冻，特别是膀胱全切术之前检测到前列腺尿道活检阳性的患者。

3.尿流改道的方式，是否会影响尿道继发癌的发生？

有文献报道，即使是T_{4a}期的膀胱癌患者，行膀胱全切除、原位膀胱的尿流改道，术后尿道继发肿瘤的发生率仅6%。结合文献综述，根治性膀胱切除保留尿道的患者术后发生继发尿道肿瘤，行原位膀胱术者占31.7%，非原位膀胱术者占68.3%。从临床角度来看，该结果可能是选择偏倚，因为一旦肿瘤分期晚，侵犯前列腺、尿道或广泛原位癌（CIS）的患者更有可能接受非原位膀胱的手术。

原位膀胱术后尿道继发癌发生率低的原因还可能有以下的解释：①新膀胱的肠道连接尿道上皮会诱导免疫反应，从而引起抗癌作用的局部免疫反应增强。②新膀胱尿液不断流经保留的尿道可能诱导免疫过程，产生抗肿瘤的作用。③原位膀胱患者由于通过尿道排尿，血尿等有助于早期诊断复发，非原位膀胱术的患者更有可能因局部肿瘤较大而就诊，导致病期较晚。

4.术后患者的随访建议

70%的尿道肿瘤在患者无症状时，可以通过尿液、尿道灌洗液的细胞学检查等发现。尿脱落细胞检查的诊断敏感度、特异度分别达到80%～82%和85%～97%。尿脱落细胞学检查方便，价格便宜，易于操作。因此建议膀胱全切除术后的患者，除常用的影像学、血化验检查项目外，需常规进行尿液细胞学检查，标本包括自主排尿、导尿尿液和尿道冲洗液。尿液细胞学应由经验丰富的病理医师根据Papanicolaou提出的5分类方案进行诊断。目前无循证的证据推荐细胞学检查的频率及时长，根据经验建议膀胱全切除的患者，术后第1年每3个月进行一次，其后每6个月一次至术后第5年，然后每年一次。

【小结】

针对膀胱癌患者，术前仔细评估病情，根据肿瘤情况及患者年龄、身体状况，结合尿道继发肿瘤的危险因素分析，决定行尿流改道的方式。对于保留尿道的患者，术后随访复查时，尿液脱落细胞或尿道灌洗液脱落细胞学的检查需常规进行，通过早期发现无症状的尿道继发癌，以改善患者生存。

（徐海飞）

▶【专家点评】

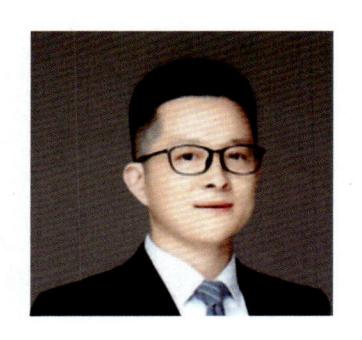

王小林，医学博士，硕士研究生导师，主任医师，南通大学附属肿瘤医院副院长。中国抗癌协会青年理事会常务理事，中国抗癌协会男性生殖系肿瘤专业委员会委员，中国肿瘤学会前列腺癌专业委员会委员，江苏省医学会肿瘤学分会常委

该患者肌层浸润性膀胱癌，初治时行膀胱全切除回肠

膀胱尿流改道。术后随访复查，但未常规进行尿道灌洗液脱落细胞学检查。术后2年余出现尿道口出血，进一步检查明确诊断尿道继发尿路上皮癌，所幸的是影像学检查提示盆腔无淋巴结转移且无远处转移，及时行尿道全切除。术后1年余出现肺转移、盆腔淋巴结转移，符合疾病的自然病程。

膀胱全切保留尿道的患者中，有4%～10%会发生尿道继发性尿路上皮癌，通常预后不良，原因可能是诊断延迟。无症状期间诊断出尿道继发癌的预后要好于有症状时就诊的患者，因此有必要对尿道复发癌进行早期诊断和治疗。

总的来说，对于具有高风险复发因素的患者，可预防性行尿道切除术。对于保留尿道的患者，术中建议行冷冻检查，确保尿道切缘阴性。对于尿流改道方式的选择，因原位膀胱因尿液冲刷等原因，所以尿道复发率低，建议作为优先选择的手术方式。所有保留尿道的患者，根据不同特征及复发风险，与手术医师共同制订随访复查计划。目前还是缺少前瞻性的研究来指导确切的随访频率和持续时间，缺少风险预测模型便于在高复发风险患者中进行早期发现，避免在低风险患者中进行过度检测。

参 考 文 献

Gakis G, Black PC, Bochner BH, et al. Systematic review on the fate of the remnant urothelium after radical cystectomy [J]. Eur Urol, 2017, 71 (4): 545-557.

病例32

膀胱尿路上皮癌根治术后继发上尿路尿路上皮癌的诊断与处理

【导读】

膀胱尿路上皮癌根治术后继发上尿路尿路上皮癌（upper urinary tract carcinoma，UTUC）的概率为4%～10%。UTUC存在影像学发现困难、输尿管镜及活检也存在困难、尿细胞学阳性率低（尤其是低级别肿瘤）的特点。

【病例介绍】

患者，男性，55岁，因"膀胱癌根治性膀胱切除术后3年余，肉眼血尿12个月"入院。3年前患者在外院因"膀胱多发高级别尿路上皮癌经尿道电切术后复发"于2014年7月11日行"根治性膀胱全切术＋回肠膀胱术"，术后病理显示"膀胱浸润性尿路上皮癌（WHO高级别），侵及膀胱固有层，前列腺左右叶内均查见癌累及，膀胱粗糙区黏膜部分鳞状上皮化生；双侧输尿管断端和尿道断端均未见癌累及。送检右闭孔淋巴结1枚未见癌转移，左闭孔淋巴结为纤维结缔组织。患者术后长期未拔除双侧输尿管支架管。患者12个月前于外院拔除输尿管支架后出现间断肉眼血尿，无腹痛、腹胀、发热、寒战等不适，给予抗炎、止血等治疗后血尿减轻。患者于2017年10月31日就诊于我院门诊，泌尿系B超："右肾肾盂肾盏扩张，内可见凝血块样回声"，2次尿液脱落细胞学检查均查见肿瘤细胞，癌细胞形态符合高级别尿路上皮癌。患者为进一步治疗收治入院。

1. 既往史　有慢性肾功能不全病史2年。

2. 体格检查　神志清楚，一般情况好，生命体征平稳。下腹正中见陈旧手术瘢痕。右下腹见回肠膀胱腹壁造口。

3. 实验室检查

（1）血常规：红细胞3×10^{12}/L，血红蛋白95g/L。

（2）肾功能：尿素13.60mmol/L，肌酐296.5μmol/L。

（3）尿液：红细胞1524个/高倍镜视野，白细胞428个/高倍镜视野。

4. 影像学检查

（1）泌尿系彩超：右肾肾盂肾盏扩张，其内可见血凝块样回声。

（2）腹部MRI：右侧上段输尿管壁及部分肾盂壁增厚，肿瘤受侵？腹膜后多发肿大淋巴结，考虑转移可能（图32-1）。

（3）输尿管镜检查：回肠膀胱内未见新生物，右侧输尿管回肠膀胱吻合口见喷血，左侧输尿管回肠膀胱吻合口未见喷血，输尿管镜无法通过双侧吻合口。

（4）胸部CT平扫：右肺尖段不规则片结影，考虑炎症，结合临床随访；余双肺内

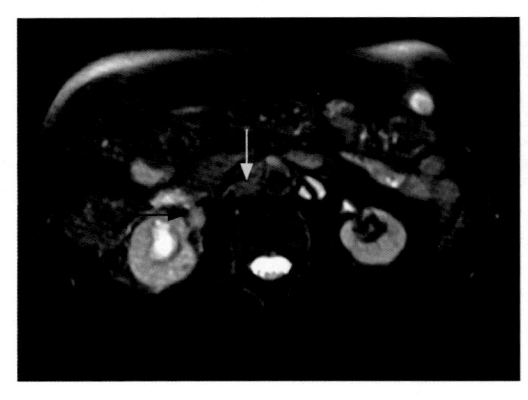

图32-1　腹部增强MRI（红色箭头所指为右侧上段占位病变，黄色箭头所指为腹膜后肿大淋巴结）

慢支炎肺气肿征。

（5）全身PET-CT：右肾放射性摄取不均，右肾下极肿块样代谢增高，累及肾盂及输尿管上段，符合肿瘤复发征象。下腔静脉、腹主动脉旁散在数个增大淋巴结，部分融合，多系转移。

（6）动态肾显像及GFR测定：总GFR 28.0ml/min；左肾15.9ml/min；右肾12.2ml/min。

5.诊断　①右肾盂尿路上皮癌伴腹膜后淋巴结转移；②慢性肾脏病4期。

【临床决策与分析】

1.手术指征　患者右侧肾盂积水，PET-CT提示右肾下极代谢升高，结合尿细胞学检查见高级别尿路上皮癌细胞，考虑膀胱尿路上皮癌根治性膀胱切除术后继发右侧肾盂尿路上皮癌伴腹膜后淋巴结转移，PET-CT未发现远处转移。经泌尿肿瘤MDT讨论后认为患者有右侧半尿路切除切除术指征，但患者有慢性肾功能不全，四期CKD，术后极大可能须行血液净化治疗。

2.术前评估

（1）肾功能：尿素13.60mmol/L，肌酐296.5μmol/L。

（2）心电图正常。

（3）动态肾显像及GFR测定：总GFR 28.0ml/min；左肾15.9ml/min；右肾12.2ml/min。双肾GFR重度减低，总GFR低于正常范围。

3.手术方案　腹腔镜下右侧半尿路切除术。

4.术后注意事项　术后注意观察患者肾功能变化，避免肾毒性药物使用，必要时行血液透析。

【治疗过程】

1.手术过程　患者在全身麻醉下行"后腹腔镜右侧半尿路切除术"，先采用后腹腔镜离断右肾动静脉，游离出右侧输尿管上段；术中见肾门处粘连明显，下腔静脉多发表面淋巴结肿大，质地较硬，与下腔静脉紧密粘连无法切除；右肾上腺未见明显异常，予以保留。后取右腰部切口，继续沿右侧输尿管向下游离至距回肠膀胱吻合口约3cm处，切除右肾、肾周脂肪囊及大部分输尿管。

2.术后情况　术后第1天，患者肾功能：尿素9.85mmol/L，肌酐264.1μmol/L，尿2500ml，腹膜后引流200ml。术后第2天患者肠道功能恢复，开始进食。术后第3天，患者肾功能：尿素9.68mmol/L，肌酐248.5μmol/L。术后第5天拔除腹膜后引流管。术后1周出院。

术后1个月，患者于放疗科行腹膜后淋巴引流区放疗。

3.预后　患者术后18个月出现肺转移，术后30个月死亡。

【经验与体会】

1.膀胱尿路上皮癌根治术后UTUC的诊断　膀胱尿路上皮癌根治术后继发UTUC的

概率为4%～10%。对于根治性膀胱切除后患者进行复查时，除了关注盆腔局部复发及远处转移外，对于发生UTUC高风险的患者（多灶性膀胱尿路上皮癌、伴CIS的膀胱尿路上皮癌以及输尿管断端阳性的患者）需要重视上尿路的影像学检查。非浸润性膀胱尿路上皮癌发生UTUC的风险是浸润性膀胱尿路上皮癌的2倍；多灶性膀胱尿路上皮癌发生UTUC的风险将增加3倍；输尿管切缘阳性患者发生UTUC的风险将增加7倍。

据文献报道，38%的UTUC复发是进行常规术后随访检查时发现的，剩下的62%是出现症状后检查发现的。使用尿细胞学检查进行随访，发现了7%的UTUC患者；而采用上尿路的影像学复查发现了29.6%的UTUC患者。CT泌尿系造影（CTU）是诊断UTUC准确性最高的影像学检查方法，敏感度为92%，特异度为95%。

输尿管软镜通常用于对肾盂及输尿管进行检查，并对可疑病灶进行活检。但由于根治性膀胱切除术后，输尿管与肠道重新进行吻合，进行输尿管镜检查较为困难。

2. 膀胱尿路上皮癌根治术后UTUC的治疗　根治性肾输尿管切除可以延长生存。部分回顾性研究显示新辅助化疗能使肿瘤降期。POUT研究显示对UTUC患者进行辅助化疗，可以改善患者的无疾病生存及无转移生存，是否能获的总生存的获益还有待观察。

目前没有证据显示UTUC术后辅助放疗有生存获益；辅助放疗联合辅助化疗可能会有生存获益；大部分研究显示辅助放疗可以提高UTUC患者术后的局部控制。

小样本单中心的研究显示，以铂类（尤其是顺铂）为基础的联合化疗，作为UTUC的一线化疗方案可能有效。50%的尿路上皮癌患者（包括膀胱尿路上皮癌及UTUC）由于肾功能不全、较差的体能状况，以及其他合并症（听力丧失、神经系统疾病以及心力衰竭）无法耐受顺铂为基础的化疗；但是其他的不含顺铂的一线化疗方案效果更差。一项包含19%的UTUC患者的顺铂不耐受的尿路上皮癌患者一线使用免疫治疗的研究显示，客观缓解率为22%。一项对于顺铂不耐受的转移性尿路上皮的二期研究中显示，总体患者的中位生存时间15.9个月，对于其中的33例UTUC患者使用阿特珠单抗的客观缓解率为39%。但是目前的其他的临床研究尚没有获得总生存的数据。

【小结】

膀胱尿路上皮癌根治术后需要重视上尿路肿瘤复发的检查。早期发现及治疗是改善患者生存的关键。根治性肾输尿管切除可以延长生存期。

（吴　毅　肖英明）

▶【专家点评】

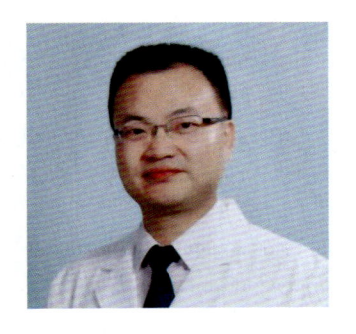

廖洪，主任医师，研究员，博士研究生导师，四川省肿瘤医院副院长，泌尿外科学科带头人，四川省卫生健康委员会学术技术带头人。中国抗癌协会泌尿男生殖系肿瘤专业委员会常委，中国临床肿瘤学会前列腺癌专家委员会委员，四川省抗癌协会副理事长，四川省老年医学会泌尿外科专业委员会主任委员

肾盂、输尿管、膀胱的被覆上皮均为尿路上皮，且尿路上皮癌具有多中心生长的生物学特点，所以初诊或复诊时均应做全尿路相关检查，明确有无多发病灶，尤其是进行了根治性膀胱切除术的具有发生UTUC高风险的患者。该患者是多发高级别尿路上皮癌，在根治性膀胱切除术后具有较高的风险发生UTUC，在术后的复查随访中应更加关注上尿路情况。可惜的是该患者发现肾盂肿瘤时已经伴有腹膜后多发淋巴结转移。如能更早发现及治疗，将提高患者的生存期。

根治性膀胱切除术后有5%～15%的概率发生盆腔内复发。该患者根治性膀胱切除术时，盆腔淋巴结清扫后发现右侧闭孔淋巴结转移，属于局部晚期膀胱癌。对于$pT_{3/4}$以及N＋，但是没有明确远处转移的患者是否需要进行辅助化疗仍有争议。在现有的证据下，是RC术后立即进行辅助化疗还是等到出现复发转移时在进行化疗，哪一种策略更佳尚不明确。近期的Meta分析显示在高危（肿瘤膀胱外侵犯、盆腔淋巴结转移）患者中，辅助化疗有正面的作用，但是现有的证据等级仍然不高。对局部晚期、高危的尿路上皮癌还是推荐做新辅助治疗。

对于局部晚期尿路上皮癌综合治疗策略可考虑手术联合放化疗和免疫治疗。目前以顺铂为基础的联合化疗仍然是尿路上皮癌全身系统性治疗的基石。该患者肾功能不全（内生肌酐清除率小于50ml/min），在半尿路切除术后无法耐受顺铂为基础的联合化疗。在无法耐受顺铂的患者中，免疫检查点抑制剂已成为该类患者系统性治疗的一线方案。加用放疗可提高患者疾病的局部控制。PET-CT可以帮助判断转移状况，对局部放疗有参考价值。

参 考 文 献

Almassi N, Gao T, Lee B, et al. Impact of neoadjuvant chemotherapy on pathologic response in patients with upper tract urothelial carcinoma undergoing extirpative surgery［J］. Clin Genitourin Cancer, 2018, 16（6）: e1237-e1242.

Balar AV, Castellano D, O'Donnell PH, et al. First-line pembrolizumab in cisplatin-ineligible patients with locally advanced and unresectable or metastatic urothelial cancer（KEYNOTE-052）: a multicentre, single-arm, phase 2 study［J］. Lancet Oncol, 2017, 18（11）: 1483-1492.

Balar AV, Galsky MD, Rosenberg JE, et al. Atezolizumab as first-line treatment in cisplatin-ineligible patients with locally advanced and metastatic urothelial carcinoma: a single-arm, multicentre, phase 2 trial［J］. Lancet, 2017, 389（10064）: 67-76.

Cowan NC, Turney BW, Taylor NJ, et al. Multidetector computed tomography urography for diagnosing upper urinary tract urothelial tumour［J］. BJU Int, 2007, 99（6）: 1363-1370.

Gakis G, Black PC, Bochner BH, et al. Systematic review on the fate of the remnant urothelium after radical cystectomy［J］. Eur Urol, 2017, 71（4）: 545-557.

Iwata T, Kimura S, Abufaraj M, et al. The role of adjuvant radiotherapy after surgery for upper and lower urinary tract urothelial carcinoma: a systematic review［J］. Urol Oncol, 2019, 37（10）: 659-671.

Janisch F, Shariat SF, Baltzer P, et al. Diagnostic performance of multidetector computed tomographic（MDCTU）in upper tract urothelial carcinoma（UTUC）: a systematic review and meta-analysis［J］.

World J Urol, 2020, 38（5）: 1165-1175.

Liao RS, Gupta M, Schwen ZR, et al. Comparison of pathological stage in patients treated with and without neoadjuvant chemotherapy for high risk upper tract urothelial carcinoma [J]. J Urol, 2018, 200（1）: 68-73.

病例33

膀胱透明细胞腺癌的诊治策略

【导读】

膀胱癌是泌尿系统最常见的恶性肿瘤之一，其组织类型主要是尿路上皮癌，占膀胱癌的90%以上。其他类型包括鳞状细胞癌和腺癌，分别占3～7%和<2%。

膀胱透明细胞癌作为一种非常罕见的腺癌类型，无痛性血尿为最常见的临床症状。该病预后差，应充分认识其临床特点，做好早期诊断，积极治疗。

【病例介绍】

患者，女性，49岁，因"排尿困难伴反复肉眼血尿4个月"入院。患者4个月前无明显诱因出现排尿困难，伴尿频、尿急及反复排肉眼血尿，呈全程无痛性，色淡红，无血凝块，无腰背酸痛，未重视，未诊治。上述症状反复发作，为进一步治疗收治入院。

1. 既往史　无特殊。

2. 体格检查　神志清楚，双侧肾区无叩痛，双侧输尿管点无压痛，未扪及肿块。耻骨上膀胱区无充盈，无压痛。阴毛呈女性分布，尿道外口无红肿及分泌物。直肠指诊：直肠壁光滑，未触及肿块，指套退出无血染及黏液。妇检：阴道前壁可扪及增厚，质硬；宫颈肥大，轻度糜烂，质硬，无举痛；子宫正常大小，前位，质软，活动度好，无压痛；左附件区可扪及增厚，大小约6cm×4cm，活动可，无压痛，无反跳痛；宫旁组织增厚，质中，硬结，无触痛。

3. 实验室检查

（1）尿常规：隐血（3+），红细胞（4+），白细胞（+），亚硝酸盐（+）。

（2）尿脱落细胞学：（尿）涂片见少量重度核异质细胞，倾向癌细胞。

（3）肿瘤全套（女性）：肿瘤抗原CA125 51.39U/ml（+），糖链抗原CA19-9 21.96U/ml（-），癌胚抗原（CEA）1.466ng/ml（-）。

4. 影像学检查

（1）盆腔CT：①膀胱后壁占位，考虑膀胱癌可能；②子宫密度不均匀，肌瘤待排；③左侧附件区囊实性占位，初步考虑卵巢囊腺瘤可能，待除外囊腺癌可能；④盆腔多发软组织密度结节灶，考虑淋巴结转移可能（图33-1）。

（2）盆腔MRI：①膀胱后壁异常信号影，考虑膀胱癌并侵犯子宫及阴道前壁的可能；②盆腔内多发淋巴结转移。

（3）经阴道彩超：①双侧卵巢体积大，回声不均匀；②膀胱后壁实性病变与宫颈前唇分界不清，不除外宫颈受侵。

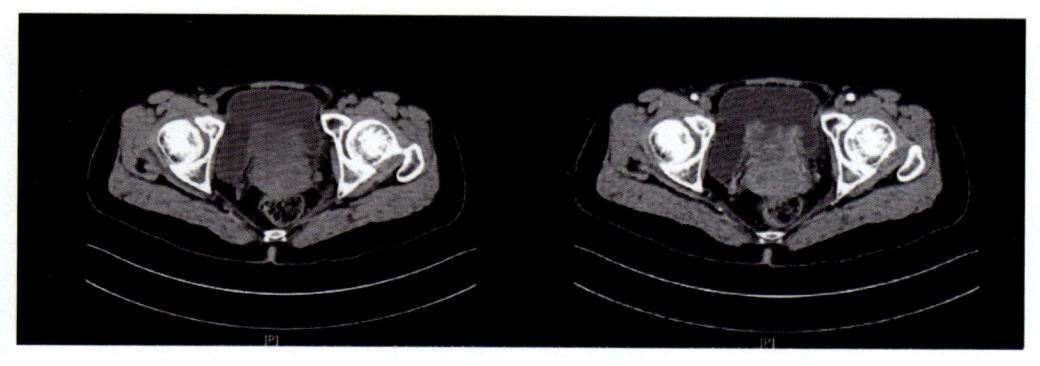

图33-1　盆腔CT

5.膀胱镜检查和活检病理

（1）膀胱镜检查：膀胱颈部未见明显抬高，无狭窄，膀胱右侧壁可见一菜花样肿物，大小约2cm×3cm，触之易出血，活动度可，膀胱壁未见明显肌小梁增生，余双侧输尿管未见明显喷血。

（2）活检病理：透明细胞腺癌，浸润固有层，未见肌层。免疫组化：CK7（＋），CK20（－），CD10（－），Vimentin（－），Ki-67（＋60%）。特殊染色瘤细胞：PAS（＋），PAS-D（－）（图33-2）。

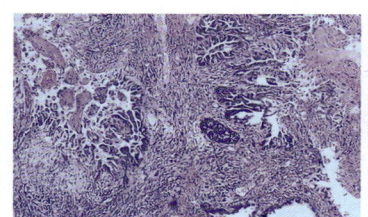

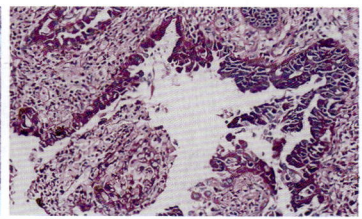

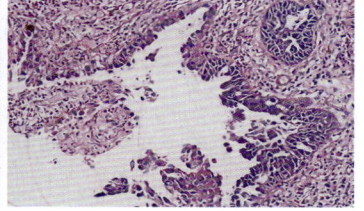

图33-2　活检病理

6.初步诊断　①膀胱透明细胞腺癌侵犯子宫及阴道前壁？（$cT_{4a}N_xM_0$）；②左卵巢肿物性质待查。

【术前讨论及临床决策分析】

1.手术指征　女性生殖道转移性透明细胞腺癌和原发性膀胱癌较难区分，因为它们具有相似的组织学和免疫组织化学特征，临床病史和影像学检查是鉴别诊断的关键。①病史：患者反复肉眼血尿，无绝经后阴道出血史。②盆腔CT及MRI提示膀胱、子宫占位病变，膀胱癌侵犯子宫及阴道前壁可能性大；此时，尚不能排除子宫肿瘤浸润膀胱可能，原发肿瘤病灶依旧有待商榷。③膀胱镜检、活检病理及免疫组化可进一步初步判断膀胱占位为原发灶，诊断成立。

据中华医学会泌尿外科学分会制定的膀胱癌诊断治疗指南，根治性膀胱切除术的基本手术指征包括：$T_{2\sim4a}$，$N_{0\sim x}$，M_0浸润性膀胱癌。患者为$T_{4a}N_xM_0$浸润性膀胱癌，具有根治性膀胱切除术基本手术指征。

2.手术评估

（1）术前血常规：白细胞5.3×10^9/L，中性粒细胞百分比58.6%，血红蛋白104g/L，血小板328×10^9/L。

（2）生化全套、凝血全套、传染病三项、动态心电图未见明显异常。

（3）术前心功能：左心室舒张功能不全（可疑）；轻度主动脉瓣及二、三尖瓣反流；余无异常。

3.手术方案　经典的根治性膀胱切除术的手术范围包括：膀胱及周围脂肪组织、输尿管远端，并行盆腔淋巴结清扫术；男性应包括前列腺、精囊，女性应包括子宫、部分阴道前壁、附件。如果肿瘤侵犯尿道、女性膀胱颈部或男性前列腺部，或术中冷冻发现切缘阳性，则需行全尿道切除术。

患者及其家属手术意愿强烈，考虑手术切除范围大、手术时间可能较长、麻醉风险高、病灶同周围组织粘连、淋巴结大且同盆腔重要血管和神经粘连导致清扫难度大，在多次进行病情评估及手术方案商讨后决定为患者行"腹腔镜下根治性全膀胱切除术＋子宫阴道双附件切除术＋盆腔淋巴结清扫术＋回肠膀胱术"。

4.术中及术后注意事项

（1）术中可能出现的手术风险包括：①术中大出血，必要时需输血；②术中肿瘤侵犯周围组织、与周围组织粘连，肿瘤无法完全切除或无法切除，终止手术；③术中见肿瘤侵犯输尿管下段，行输尿管下段切除；④术中行输尿管皮肤造口。

（2）术后可能出现的情况包括：①术后尿漏、尿外渗，术后淋巴瘘；②术后回肠膀胱内肠液引起尿管堵塞，肠瘘，肠梗阻等；③术后粘连性、机械性肠梗阻；④术后需长期留置腹壁造瘘口接尿袋；⑤术后出现肾积水、肾功能损害；⑥术后肿瘤远处转移、复发；⑦术后据病理决定进一步治疗方案，如化疗、放疗、靶向治疗等；⑧患者术前病理提示透明细胞腺癌，该型肿瘤预后不良，5年生存率低；⑨术后即刻绝经、丧失卵巢及生育功能。

【治疗过程】

1.手术过程　患者于2018年9月13日在气管插管全身麻醉＋腰硬联合麻醉下取仰卧位，头低足高（15°），双腿张开，臀部垫圆枕。0.5%碘伏常规消毒铺巾，保留导尿。在腹中线肚脐上缘置入第一个Trocar，观察盆腔无明显粘连，左右盆腔淋巴结明显肿大，全肠道大致正常，肝脏未见明显肿物。遂在左腹直肌外侧各置入2个Trocar，右侧腹直肌外侧置入1个Trocar。

手术开始见右侧髂血管淋巴结明显肿大，大小约5cm，考虑为肿瘤转移。暂停手术，告知患者委托人术中所见，告知预后不良，生存期不长，建议取消手术。患者委托人表示理解并坚持手术治疗。因患者手术时间可能太长，手术方式改为输尿管造口术，患者委托人表示同意。

（1）首先清扫右侧髂血管淋巴结，游离髂血管旁及闭孔神经旁淋巴结，清扫至髂总血管送病理。再清扫左侧髂血管淋巴结，见左侧髂血管淋巴结明显肿大，大小约10cm，分别清扫髂总、髂血管内外、闭孔淋巴结送检（图33-3）。

（2）再提起膀胱前壁，游离膀胱壁及双侧壁。切断子宫双侧圆韧带阔韧带，从子宫与直肠陷窝游离阴道后壁至距阴道口约3cm。助手在会阴部尿道口完整切除尿道及阴道

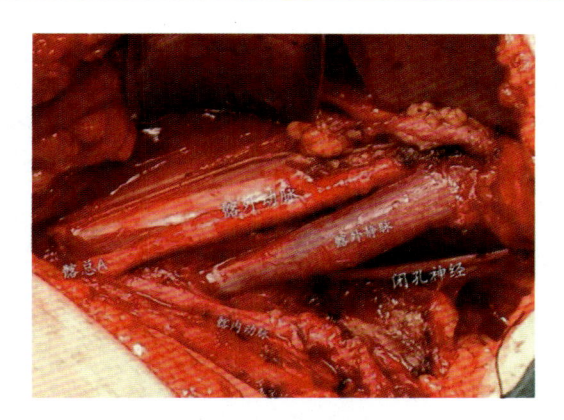

图33-3 盆腔淋巴结清扫后

前壁，与术者腹腔镜汇合，完整切除全膀胱、全尿道、子宫、双附件、阴道前壁及部分后壁。缝合关闭阴道后壁将会阴部伤口关闭，伤口予以碘伏纱布填塞。

（3）在脐下腹正中做切口，分别切开皮肤皮下腹直肌前鞘，打开腹膜。取出肿瘤标本。分别游离左右输尿管中下段，双侧输尿管末端剪一小口，用3-0可吸收线缝合呈一"乳头"，内插入单J形支架管。取右下腹盾形切口，将皮瓣全层游离。在肌肉层切开形成一通道，让右输尿管自此通道拉出腹壁之外。用可吸收线固定输尿管于通道边缘。在皮瓣两侧的创缘缝合皮肤创缘，形成包绕输尿管的皮管。最后再将皮瓣缺损关闭。支架管外接引流袋。同法行左侧输尿管皮肤造口接袋（图33-4）。

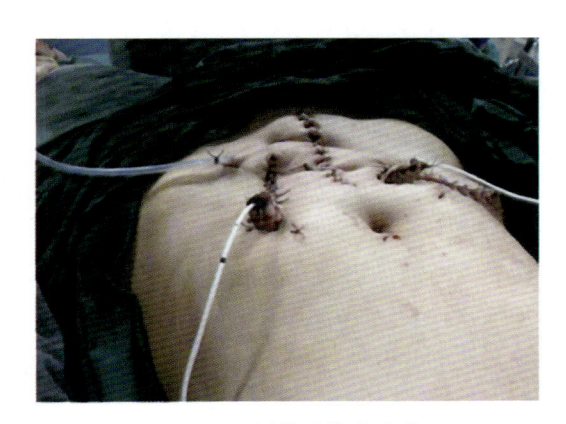

图33-4 双侧输尿管皮肤造口

（4）关闭腹膜腔，留置盆腔引流管。检查器械、纱布无误，未见活动性出血，逐层关闭切口。术毕。手术顺利，术中出血约2300ml，输RBC5U，麻醉良好，患者安返病房。切除标本送病理科检验（图33-5）。

2.术后情况及并发症　患者术后病理结果如下（图33-6）。

膀胱＋子宫＋双附件＋阴道：①膀胱透明细胞腺癌，浸润膀胱壁全层至阴道黏膜固有层，侵犯脉管，双侧输尿管切端、尿道切端、阴道切端均未见癌，另皮肤及脂肪组织中未见癌。②子宫体平滑肌瘤（肌间型），子宫内膜呈增生期样改变，慢性宫颈炎，双

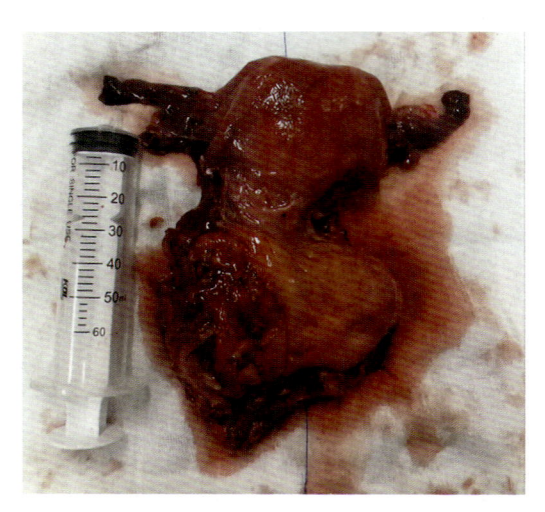

图33-5 大体标本

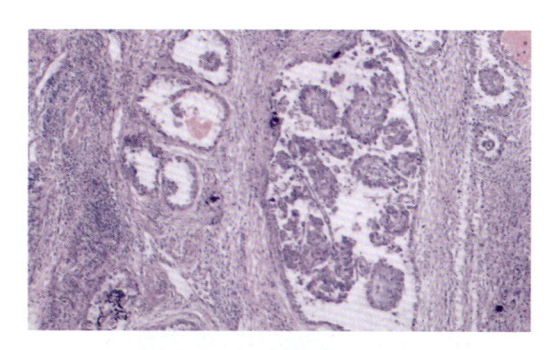

图33-6 病理结果为膀胱透明细胞腺癌

侧输卵管及双侧卵巢组织，未见癌。③淋巴结：膀胱周淋巴结1/1个，右闭孔淋巴结2/2个，左髂外淋巴结3/6个，左髂总淋巴结1/1个，左闭孔淋巴结1/1个：见转移性癌。左髂内淋巴结3个未见转移癌。右髂内淋巴结送检纤维脂肪组织未见淋巴结。免疫组化：CK7（＋），CA125（＋），PAX-8（＋），CK8/18（＋），CK20（－），CEA（－），Gata-3（－），CK5/6（－），HMB45（－），Uroplakin Ⅲ（－），PAX-2（－），PSA（－），ER（－），PR（－），P53（约15%＋），Ki-67（约20%＋）。

术后诊断：膀胱透明细胞腺癌（Ⅲ期，$pT_{4a}N_3M_0$）。

患者术后第1天，术后至当天盆腔引流管引流量约210ml，淡红色，左、右输尿管支架管通畅引流黄色尿液分别为200ml、200ml。术后第2天，肠功能恢复，嘱其流质饮食，盆腔引流管引流量约40ml，淡红色，左、右输尿管支架管通畅引流黄色尿液分别为2135ml、2080ml。嘱患者下床活动，以减少深静脉血栓形成以及坠积性肺炎等并发症的发生。术后第3天，盆腔引流管引流量约30ml，淡红色，左、右输尿管支架管通畅引流黄色尿液分别为1500ml、1100ml。患者一般情况可，未见尿漏、尿外渗、肠梗阻等并发症，治疗上给予抗感染、营养补液、维持电解质平衡、镇痛、伤口换药促进愈合等处理。术后第25天，盆腔引流管未见引流血性液体，拔除盆腔引流管。术后第34天，患者无特殊不适，办理出院。

3.预后　　出院后定期返院复查，每3个月定期置换双侧输尿管支架，术后未发现尿路感染、急性肠梗阻、漏尿、尿路结石、切口愈合不良等并发症。2019年11月18日以"膀胱癌根治术后1年余，左下肢疼痛6d。"为主诉入院，完善相关检查后考虑：①左侧盆腔淋巴结＋腹膜后淋巴结＋双侧腹股沟淋巴结转移；②肝转移；③左侧耻骨支＋双侧耻骨联合＋L_4椎体转移。遂于2019年12月至2020年5月共行8周期"GC"方案化学治疗；于2020年9月1日行第1周期"替雷利珠单抗200mg"免疫治疗，后拟每3周返院行1周期免疫治疗，目前仍在随访中。

【经验与体会】

1.膀胱透明细胞腺癌的临床及组织病理学特点　　膀胱透明细胞腺癌大多见于女性，临床表现与尿路上皮癌基本相似，特异性不高，以血尿为主，部分伴有尿路刺激症状。但是出现较晚，早期一般无症状，故早期较难发现。

膀胱透明细胞腺癌可单独发生于膀胱，也可以同其他类型的肿瘤混合发生，具有较为特殊的生物学行为，有明显的浸润性、弥漫性和转移性，疾病发展较为迅速，早期诊断困难，恶性程度高，患者就诊时疾病分期往往比较高，预后较差，5年存活率较低。

目前认为，膀胱透明细胞腺癌组织来源有3种：尿路上皮的腺性化生并恶变、脐尿管残余上皮癌变、膀胱癌干细胞向透明细胞分化。

显微镜下，膀胱透明细胞腺癌以管腺、微囊、乳头和弥漫性生长为特征。富含糖原的透明细胞是膀胱透明细胞腺癌的标志。

免疫组化方面，CA125、CK7、Ki-67、p53、CEA、PAX2、PAX8等多表现为阳性，尤其CA125、PAX 8多表现为强阳性。膀胱透明细胞腺癌细胞通常不表达PSA、雌激素受体（ER）、孕激素受体（PR）。

2.膀胱透明细胞腺癌与其他类型膀胱癌的鉴别诊断

（1）转移性膀胱透明细胞腺癌：据统计，在膀胱切除术后标本中，继发性肿瘤约占2%，其中约70%为直接蔓延，30%为转移；结肠、前列腺和子宫考虑为转移的主要原发部位，但也有发现来自肺、乳腺、胃和肾的转移，并且与上述原发性肿瘤在形态学上重叠。考虑到上述腺癌与许多具有腺性特征的原发性脐尿管或膀胱肿瘤在形态学和免疫表型上显著相似，故在这些肿瘤的鉴别诊断中需要考虑来自上述部位的直接蔓延或转移。在鉴别诊断时，应注重临床病史和症状，免疫组化染色在诊断依据中占据重要位置。

结合本次病例，患者CT及MRI提示膀胱及子宫占位性病变，此时，尚没有足够证据明确原发灶来源于泌尿系统或是妇科系统。在妇科系统中，需考虑子宫内膜腺癌的可能，其最常见的症状是绝经后阴道出血，本病例病史无阴道出血史，在行进一步膀胱镜检及电切活检后，免疫组化提示：CK7（＋），Ki-67（＋60%），Vimentin（－）。尚缺乏ER及PR的阴性结果以利于排除妇科来源肿瘤。

（2）膀胱肾源性腺瘤：多发生于30岁以下，男性多见，而透明细胞癌患者多为老年女性，年龄多＞35岁。透明细胞癌肿块较大，常侵入肌层，伴有组织坏死，胞质糖原丰富，细胞异型明显，异常核分裂象多见；肾源性腺瘤体积较小，肿瘤仅局限于黏膜固有层内，常无坏死出血，浸润较浅，且胞质内糖原少，异常核分裂象罕见。免疫组化

P53、CK7通常表现为阴性。

本病例患者为中年女性，术前及术后组织病理学上更符合膀胱透明细胞癌表现，免疫组化：P53（＋）、CK7（＋），且肿瘤体积大，侵入肌层，伴组织坏死，故膀胱肾源性腺瘤可能性小。

（3）尿路上皮癌：尿路上皮癌尤其高级别难以与膀胱透明细胞腺癌相鉴别，但膀胱透明细胞腺癌P504s、Pax-2和P63表达阴性，而尿路上皮癌则正相反。移行上皮癌偶尔可以显示丰富的富含糖原透明细胞，但缺乏透明细胞腺癌的其他组织学特点，且其结构变化较小，缺少鞋钉样（Hobnail）细胞。

结合病理及免疫组化结果，本次病例尿路上皮癌考虑可能性小。

3.膀胱透明细胞腺癌的治疗方案　膀胱透明细胞腺癌恶性程度高、浸润深，转移早，且早期症状不明显，诊断困难，故目前治疗效果并不理想。膀胱透明细胞腺癌对放疗和化疗均不敏感。目前外科手术治疗仍是主要的和有效的治疗手段。免疫治疗、化疗、放射治疗等仅作为辅助的治疗方法。

大多数膀胱透明细胞腺癌患者发现时已存在肌层浸润，通常需要接受根治性膀胱切除术加盆腔淋巴结清扫术治疗。少数膀胱腺癌可能表现为非肌层浸润性肿瘤，这些患者通常采用膀胱镜和经尿道肿瘤切除术治疗。大多数患者在局部治疗后会经历肿瘤复发和进展。因此需严格掌握膀胱部分切除术的指征。

由于发病例数较少，膀胱透明细胞腺癌的预后尚不完全清楚。一般来说，它比普通的尿路上皮癌恶性程度更高，但需要更多的病例和更长的随访期来统计阐明。

【小结】

膀胱透明细胞腺癌罕见且恶性程度高，在其诊治过程中应以病理及免疫组化结果作为重要诊断依据，以更好掌握其临床特征及诊断重点，此外，及时采取手术治疗及术后综合治疗可进一步改善膀胱透明细胞腺癌患者预后。

（黄航捷）

▶【专家点评】

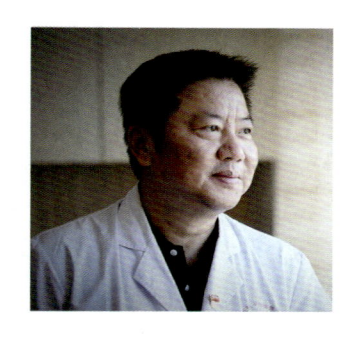

李毅宁，主任医师，福建医科大学附属第二医院泌尿医学中心主任。海峡两岸医药卫生交流协会泌尿外科专业委员会常委，中国抗癌协会泌尿男生殖系肿瘤专业委员会委员，福建省海医会泌尿外科分会会长，福建省抗癌协会泌尿男生殖肿瘤专委会副主任委员

本病例在临床上并不常见，膀胱透明细胞腺癌作为一种特殊类型的膀胱肿瘤，大多数临床医师并不熟悉其临床特征。因此，通过该病例掌握膀胱透明细胞腺癌的临床特点及诊治策略具有一定的价值。

膀胱透明细胞腺癌主要依靠病理及免疫组化明确诊断。然而，膀胱透明细胞腺癌的免疫组化结果与其他类型的转移性腺癌常有重叠，增加了鉴别诊断的难度。本病例泌尿系统及妇科系统均有涉及，因此鉴别两者何为原发灶为本次诊断重点，需要从病史、影像学特征以及妇科肿瘤特异性免疫标志物找到一些蛛丝马迹。

目前对于膀胱透明细胞腺癌尚没有明确的治疗指南，尽管膀胱透明细胞癌患者的预后仍不清楚，但少数报道病例的生存期表明，膀胱透明细胞癌的预后可能比常规尿路上皮癌差，膀胱透明细胞癌恶性度更高，更易发生转移，其中淋巴结及骨骼为转移的好发位置。绝大部分患者发现时，肿瘤已侵犯膀胱肌层而最终采用根治性膀胱切除术。在术前，需慎重评估患者手术指征及风险，选定合适的手术方案，并注意规避术中术后可能出现的各种风险及并发症。

鉴于目前报告的肿瘤数量较少，预后尚不清楚，膀胱透明细胞腺癌的诊治策略仍有待大量病例报告及长期随访资料才能被广大临床医师所熟知。

参 考 文 献

Taylor AS，Mehra R，Udager AM．Glandular tumors of the urachus and urinary bladder：a practical overview of a broad differential diagnosis［J］．Arch Pathol Lab Med，2018，142（10）：1164-1176.

Zhou Z，Kinslow CJ，Wang P，et al．Clear cell adenocarcinoma of the urinary bladder is a glycogen-rich tumor with poorer prognosis［J］．J Clin Med，2020，9（1）：138.

病例34

膀胱癌伴肉瘤样分化治疗分析

【导读】

膀胱癌是泌尿系统最常见的肿瘤之一。按照肿瘤浸润深度，膀胱癌可分为非肌层浸润性膀胱癌（non-muscle-invasive bladder cancer，NMIBC）和肌层浸润性膀胱癌（muscle-invasive bladder cancer，MIBC），据文献报道膀胱癌中有30%为肌层浸润性膀胱癌，约25%在膀胱切除时已发生淋巴结转移。经尿道膀胱肿瘤切除术（transurethral resection of bladder tumour，TURBt）是NMIBC的主要治疗方法，而MIBC则采用根治性膀胱切除术（RC）加双侧盆腔淋巴结清扫术，同时行尿流改道。回肠通道术是一种经典的简单、安全、有效的根治性膀胱切除术后不可控尿流改道的首选术式，术后并发症较少。原发于膀胱的膀胱癌伴肉瘤样分化病理类型少见，尚未有指南明确该类膀胱肿瘤的诊疗方案。

【病例介绍】

患者，男性，55岁，因"膀胱癌电切术后1年余，血尿3个月，加重1个月"入院。患者1年余前因膀胱肿瘤在我院行TURBt术，术后病理：高级别浸润性尿路上皮癌伴局灶肉瘤样分化。建议患者行根治性全膀胱切除术，患者当时拒绝，要求行保留膀胱的综合治疗。术后规律给予"吉西他滨膀胱灌注"治疗。术后6周在全身麻醉下行"经尿道膀胱肿瘤二次电切术"，术后病理提示高级别浸润性尿路上皮癌。其后因患者个人原因未行手术及系统综合治疗。3个月前出现全程肉眼血尿，伴尿频、尿急，无尿痛、腰痛、发热等症状。1个月前患者血尿症状突然加重，1周前来我院门诊查彩超提示膀胱内多发实性占位。行膀胱镜检取活检术，术中见膀胱多发宽基底肿物，活检病理示尿路上皮癌。门诊以"膀胱癌术后复发"为诊断收治入院。

1. 既往史　无特殊。

2. 体格检查　双肾区无压痛、叩击痛，耻骨上膀胱区无压痛，未触及肿块，双侧腹股沟未触及肿大淋巴结。

3. 实验室检查

（1）血常规：白细胞$7.18×10^9$/L，血红蛋白146g/L，血小板$249×10^9$/L。

（2）肾功能：肌酐88μmol/L。

4. 影像学检查

（1）首次电切手术术前MRI（图34-1，图34-2）。

（2）术前盆腔MRI（图34-3～图34-6）：膀胱顶、后壁不均匀增厚并结节形成，部分累及左侧膀胱输尿管口，考虑复发，局部突破包膜可能；左侧髂血管走行区多发肿大淋巴结，考虑转移。

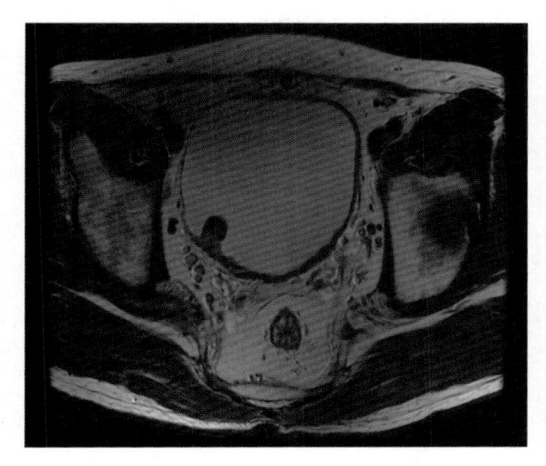

图 34-1　首次电切手术前盆腔 MRI

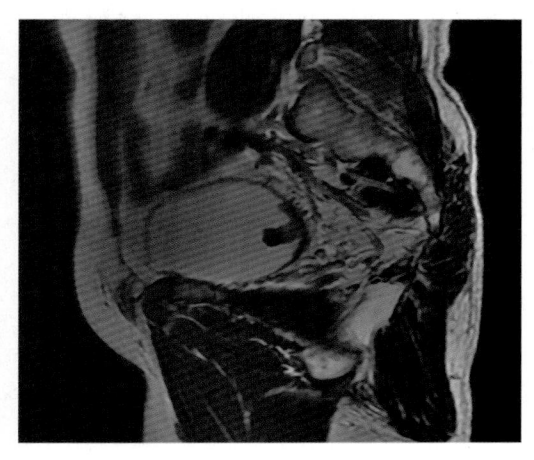

图 34-2　首次电切术前 MRI

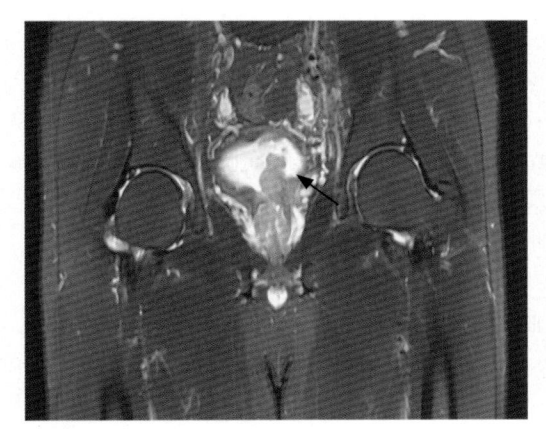

图 34-3　术前盆腔 MRI

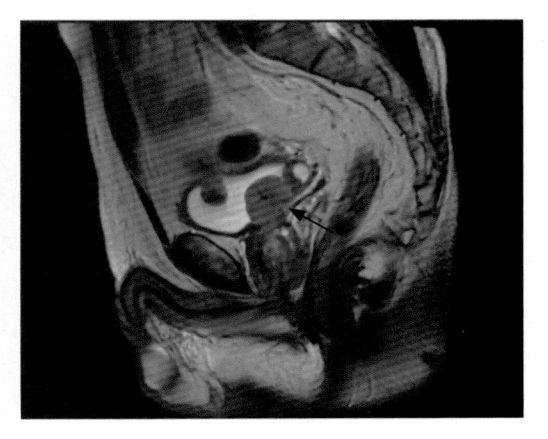

图 34-4　术前盆腔 MRI

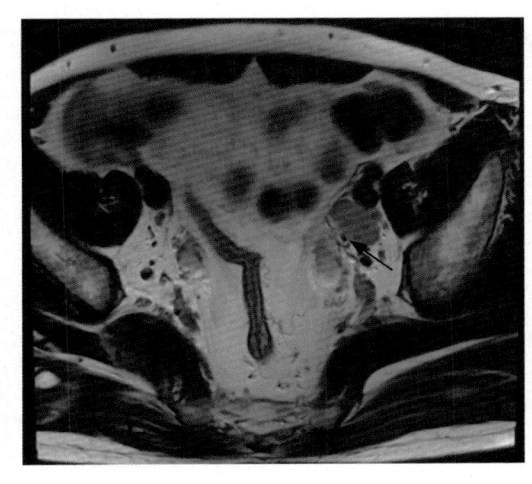

图 34-5　术前 MRI 可见盆腔肿大淋巴结

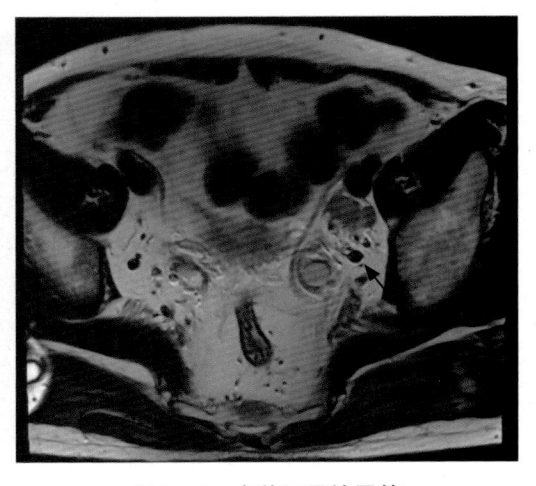

图 34-6　术前可见输尿管

5. 首次电切术后病理 （膀胱）低分化癌，免疫组化：P63（＋）、CK7（灶＋）、CK20（灶＋）、34βE12（灶＋）、Ki-67（＋约60%）、CK5/6（灶＋）、CK（＋）、Vim（＋），提示高级别浸润性尿路上皮癌伴灶性肉瘤样分化（图34-7）。

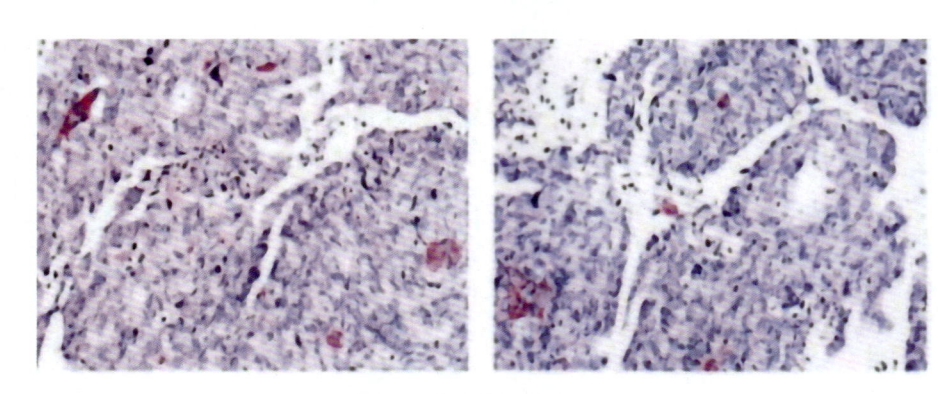

图34-7 首次电切术术后病理

6. 初步诊断 膀胱癌术后复发并盆腔淋巴结转移（$cT_{4a}N_2M_0$）。

【临床决策分析】

MDT意见：行根治性全膀胱切除术，术后行辅助化疗（GC方案）或联合免疫治疗。

1. 手术指征 患者首次电切术后病理为高级别肌层浸润性尿路上皮癌伴肉瘤样分化，且保留膀胱治疗后复发，肿瘤多发、侵及肌层，累及左侧输尿管口、膀胱颈口、前列腺，并有盆腔淋巴结肿大，考虑转移可能性大。

2. 手术评估

（1）术前血常规：白细胞$7.18×10^9$/L，血红蛋白146g/L，血小板$249×10^9$/L。肝肾功能正常，凝血功能正常。

（2）术前心功能：射血分数（EF）64%，左心室舒张功能减退，三尖瓣少量反流。

（3）肺功能：轻度限制性通气功能障碍。

3. 手术方案 腹腔镜下根治性膀胱切除术＋双侧盆腔淋巴结清扫术＋回肠膀胱术。

4. 术后注意事项 术后应密切观察患者腹部体征、体温、尿量，盆腔管引流液颜色及量的情况。术后早期禁食同时给予肠外营养支持治疗。应注意观察术后有无肠瘘、腹腔感染。

【治疗过程】

1. 手术过程 患者在全身麻醉、平卧位头低足高状态下行"腹腔镜下根治性膀胱切除术＋双侧标准盆腔淋巴结清扫术＋回肠膀胱术"，术中完整切除膀胱、前列腺、精囊，并行标准盆腔淋巴结清扫术；切除阑尾后行小切口改良Bricker膀胱术。

2. 术后情况 术后给予抗生素预防性应用1d，2d后排气，拔除胃管开始进食流质饮食，1周后盆腔引流液＜50ml/d时拔除引流管。初始肠外营养，排气后逐步由流质饮食过渡到正常饮食。

3. 预后 患者于术后10d出院，术后病理：膀胱癌，侵及肌层、前列腺，可见脉管癌栓，左盆腔淋巴结7/7，右盆腔淋巴结0/9（$pT_{4a}N_2M_0$）。术后行"吉西他滨＋顺铂"方案化疗6周期。术后11个月死于腹腔多发转移、多器官衰竭。

【经验与体会】

1. 根治性膀胱切除术的手术指征　①$T_{2\sim 4a}N_{0\sim x}M_0$期肌层浸润性膀胱癌。②BCG治疗无效的Tis；高危非肌层浸润性膀胱癌T_1G_3（高级别）肿瘤。③术后反复复发的非肌层浸润性膀胱癌。④非尿路上皮癌，如腺癌、鳞癌等病理类型。⑤TURBt和膀胱灌注治疗无法控制的广泛乳头状病变。

此例患者首次电切术前MRI结合术后病理符合根治性全膀胱切除的手术指征，经医患沟通后，患者坚决拒绝膀胱全切，虽然经过术后二次电切，并行膀胱灌注化疗，但患者因个人原因未进行静脉化疗及放疗等保留膀胱的综合治疗，此次复发是高概率事件，但此次仅有盆腔淋巴结转移，无远处转移，考虑通过手术及术后辅助化疗仍能取得满意的治疗效果，达到延长生存期、提高生活质量的目的。

2. 围手术期常见并发症及处理　根治性膀胱切除术属于高风险手术，围手术期并发症可达28%～64%，围手术期死亡率为2.5%～2.7%，主要死亡原因有心血管并发症、败血症、肺栓塞、肝衰竭和大出血。根治性膀胱切除术的常见并发症有大血管损伤、输尿管损伤、闭孔神经损伤和肠道损伤。回肠膀胱术主要的早晚期并发症包括尿路感染、肾盂肾炎、输尿管回肠吻合口漏或狭窄及造口相关并发症等。

（1）出血、大血管损伤：主要发生在盆腔淋巴结清扫时损伤髂外动脉、髂外静脉、髂内动脉、髂内静脉等大血管，以及处理阴茎背静脉时。一旦发生损伤可参照以下处理原则：①术中显露良好，解剖层次清楚，出现出血时，判断血管位置，髂内血管可以直接缝扎或夹闭，髂外血管只可缝合。②判断血管性质，动脉出血速度较快，应迅速压迫止血，并根据具体情况行下一步处理，静脉出血可通过升高气腹压力减缓出血速度。③沉着冷静，避免慌乱，及时吸除积血以保持视野清晰。④适时中转开放，及时中转开放并不意味着手术的失败，恰恰是做了有利于手术成功的选择。

（2）输尿管损伤：术中应小心游离周围组织，明晰解剖结构，减少超声刀、电极对输尿管的直接操作；游离输尿管时应适当保留周围组织，减少输尿管的缺血坏死概率。如有损伤输尿管，应做到尽早发现，根据情况采用修补或端端吻合方式进行处理。

（3）闭孔神经损伤：清扫闭孔淋巴结时应谨慎操作，仔细游离。出现闭孔神经离断可行缝合。

（4）肠道损伤：可切除膀胱后行直肠指检，观察是否存在直肠损伤，如有损伤，可给予横行缝合，留置肛管减压，适当延长禁食时间，必要时行结肠预防性造瘘术。

3. 术后辅助治疗方案选择　肌层浸润性膀胱癌是一种异质性疾病，临床预后高度可变。肉瘤样癌为一类高度恶性、侵袭性肿瘤，术后早期出现复发转移，预后较差，罕见于泌尿系统，病理诊断难以通过传统形态学方法确诊，免疫组化检查上皮及间质标志物均呈现阳性改变，包括肉瘤成分vimentin（阳性率89%）、actin（阳性率5.3%）；上皮成分细胞角蛋白（阳性率约96%），亦见少数上皮膜抗原（1.3%）。此例患者膀胱全切术后行"吉西他滨+顺铂"方案化疗6周期，但最终仍于术后11个月死于肿瘤复发转移。患者首次电切术后应尽早选择根治性膀胱全切加标准盆腔淋巴结清扫术并配合综合治疗，可能会提高患者总生存期。

（赵鹏程）

▶【专家点评】

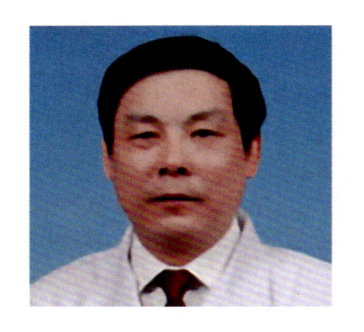

何朝宏，主任医师，医学博士，硕士研究生导师，河南省肿瘤医院（郑州大学附属肿瘤医院）泌尿外科主任。中国抗癌协会泌尿男生殖系肿瘤专业委员会常委，中国抗癌协会男生殖系统肿瘤专业委员会常委，中国临床肿瘤学会前列腺癌专家委员会委员，河南省医学会泌尿外科专科分会副主任委员

原发于膀胱的膀胱癌伴肉瘤样分化病理类型罕见，既往报道较少，尚未有指南明确该类膀胱肿瘤的诊疗方案。一般来说，上皮组织形成的恶性肿瘤称为癌，间叶组织形成的称为肉瘤。肉瘤样癌本质是上皮来源的癌，并非肉瘤，而是癌呈梭形细胞变异，呈现肉瘤样梭形细胞，其本质还是癌细胞，是癌细胞向肉瘤方向的分化，常可见两者形态间移行过渡。肉瘤样癌大体形态各异，位于黏膜皮肤者常表现为息肉状；镜下可表现为各类肉瘤样图像，在免疫组化中，肿瘤上皮成分（cytokeratin，CK）或上皮膜抗原（epithelial membrane antigen，EMA）多为阳性表达，同时肉瘤样成分标志物阳性。

膀胱癌患者的治疗方案的选择及良好的医患沟通非常重要，根治性膀胱切除术加尿流改道是治疗肌层浸润性膀胱癌的标准手术方式。尽管有最佳的治疗标准，但约50%的患者在诊断后5年内死亡，对全身治疗方案的反应也各不相同，只有不到30%的患者从基于顺铂的方案或免疫检查点抑制剂中获益。近年来保留膀胱的综合治疗，通过最大限度的TURBt联合放化疗，保留了患者自身固有的膀胱，提高了患者生活质量，对部分患者可作为根治性膀胱切除术（RC）的替代方案。对于身体条件不能耐受根治性膀胱切除术，或不愿接受根治性膀胱切除术的肌层浸润性膀胱癌患者，可以考虑行保留膀胱的综合治疗，但要严格选择适合的患者。$pT_3 \sim pT_4$或淋巴结转移的患者建议术后辅助化疗。常用化疗方案：吉西他滨联合顺铂4～6个周期。

参 考 文 献

Bray F，Ferlay J，Soerjomataram I，et al. Global cancer statistics 2018：GLOBOCAN estimates of incidence and mortality worldwide for 36 cancers in 185 countries [J]. CA Cancer J Clin，2018，68（6）：394-424.

Lenis AT，Lec PM，Chamie K，et al. Bladder cancer：a review [J]. JAMA，2020，324（19）：1980-1991.

Siegel RL，Miller KD，Jemal A. Cancer statistics，2019 [J]. CA Cancer J Clin，2019，69（1）：7-34.

病例 35

局部晚期肾占位的诊断与处理

【导读】

血尿、腰痛及腹部包块为晚期肾癌的临床表现之一。但有时晚期尿路上皮癌与肾癌难以鉴别。尿路上皮癌又名移行细胞癌，是常见的泌尿系统肿瘤，其中90%～95%为发生于膀胱的尿路上皮癌，由于发生在肾盂的尿路上皮癌有时被归类为肾脏肿瘤，因此，其真正的发生率尚不确切，据估计，肾盂尿路上皮癌约占肾肿瘤的15%。肾盂尿路上皮癌发病率约为输尿管尿路上皮癌的2倍，60%的肾盂尿路上皮癌被诊断时具有侵袭性。而其中高级别尿路上皮癌恶性程度高，浸润性强，预后较差。一般在术后仍需进行辅助治疗来降低复发转移率，从而延长患者生存期，改善预后。

【病例介绍】

患者，男性，60岁，因"全程无痛性肉眼血尿伴血凝块7d，尿潴留1d"于2019年11月27日就诊于外院，肾增强CT提示左肾盂及输尿管近端增粗、密度增高，累计范围约6.7cm，呈相对低强化。左肾盏扩张，肾实质强化程度减低，肾周围脂肪囊肿胀，肾周筋膜增厚，右肾见类圆形无强化影，直径约1.1cm，右肾周见条索影。排泄期左侧泌尿系统未见造影剂影，右侧泌尿系统未见明显充盈缺损。腹膜后多发淋巴结肿大，部分融合，大者约2.5cm。膀胱内见团状高密度影并积气，范围约7.2cm×5.6cm×5cm，膀胱置管气囊嵌入其中。前列腺大小约4.3cm×3.7cm×3.9cm。肝内多发类圆形无强化影，大者位于右叶顶部约1.7cm。其他检查：尿液查见少许尿路上皮癌细胞，血红蛋白77g/L，血小板53×10^9/L，非小细胞肺癌相关抗原21-1 71.05ng/ml。患者为求进一步诊疗于我院就诊。

1.既往史　无特殊。

2.体格检查　神志清晰，双肾未触及，双肾区对称，无红肿、隆起，叩痛（-），未闻及血管杂音。双侧输尿管行径无压痛，外生殖器及肛门发育正常，尿道口无脓性分泌物。

3.实验室检查　血常规：血红蛋白77g/L，血小板53×10^9/L。

4.影像学检查　肾增强CT：左肾盂及输尿管近端增粗、密度增高，累计范围约6.7cm，呈相对低强化。左肾盏扩张，肾实质强化程度减低，肾周围脂肪囊肿胀，肾周筋膜增厚，右肾见类圆形无强化影，直径约1.1cm，右肾周见条索影。排泄期左侧泌尿系统未见造影剂影，右侧泌尿系统未见明显充盈缺损。腹膜后多发淋巴结肿大，部分融合，大者约2.5cm。

5. 初步诊断　①左肾盂癌伴腹膜后淋巴结转移（$pT_4N_1M_0$）；②尿潴留；③高血压；④再生障碍性贫血。

【术前讨论及临床决策分析】

根据病史、全程无痛性肉眼血尿、CTU、术后病理等证据判断，肾盂癌诊断成立。

据中华医学会泌尿外科指南，临床分期为$T_4N_1M_0$，需行左肾盂癌根治术＋腹腔淋巴结清扫术，术后需辅助治疗（化疗、放疗、免疫治疗等）。且患者患侧肾脏CTU下可见已基本为无功能肾，对侧肾脏未见明显异常，无保留左肾必要。

【手术或治疗过程】

1. 手术于2019年12月11日在全身麻醉、右侧卧位（腰部垫枕、升高腰桥）下进行，放置Trocar置入手术机器人镜头及机械臂。

2. 进入腹腔后见降结肠及部分小肠与左侧腹部粘连紧密，遂行肠粘连松解术，于结肠旁沟外侧切开左侧后腹膜，向内侧推开肠管，寻找并分离出输尿管，分别向下及向上探至左输尿管膀胱壁端和左肾下极、左肾门。

3. 将左输尿管及部分膀胱壁切除，之后将左肾动、静脉离断，分离肾上极和背侧面后保留左肾上腺完整切除左侧肾脏。

4. 切开胃结肠韧带及脾胃韧带后暴露腹主动脉及下腔静脉进行腹膜后淋巴结清扫术，但有一腹膜后淋巴结肿大固定，不能完整切除。清扫完毕后术野充分止血，留置肾窝、盆腔各一引流管。

【术后情况及预后】

于2020年1月8日给予信迪利单抗注射液200mg静脉滴注、重组人白介素-2注射液200万U皮下注射治疗，考虑患者有再生障碍性贫血，化疗不耐受，建议患者放疗。患者于2020年1月6日至2020年3月9日接受全身多处放疗共15次，放疗期间行第2、3周期PD-1治疗。患者放疗期间出现血小板减低症、白细胞减低症、贫血等，后于我科门诊就诊，给予注射用重组人粒细胞巨噬细胞集落刺激因子100μg皮下注射治疗。2020年3月27日于我科行第4周期PD-1治疗。2020年4月—2020年8月行6个周期替雷利珠治疗。2020年9月10日行第7周期PD-1治疗（信迪利单抗）。

患者术后手术切口疼痛、喘憋、咳嗽、咳痰，给予相应对症处理后病情平稳。患者术后仍有一腹膜后固定肿大淋巴结无法切除，因此应予以术后辅助治疗，但患者有再生障碍性贫血，同时还是O型Rh阴性血型，若给予化疗后进一步打击骨髓造血功能后续将会很难处理，但单纯给予放疗很难控制全身影像学难以评估的微小病灶以及全身散在的游离肿瘤细胞，因此予以放疗联合免疫治疗以期控制病情进展，延长患者生存期，改善预后。

予以局部放疗结合免疫治疗进行术后辅助治疗，术前及术后影像学检查图像对比，见图35-1～图35-4。

可见术后左肾及输尿管已完全切除，无残留病灶，腹膜后仍有一大小约2cm的肿大淋巴结，予以局部放疗联合PD-1免疫治疗（放疗15次，PD-1共计11周期），近期复查CT提示腹膜后肿大淋巴结已消失（图35-5），患者一般状况良好，疗效评估可达CR。

患者诊断明确后予以机器人辅助腹腔镜下左肾盂癌根治术＋腹腔淋巴结清扫术＋肠粘连松解术治疗，术后对症支持，状态恢复良好。由于患者有再生障碍性贫血，恐难承

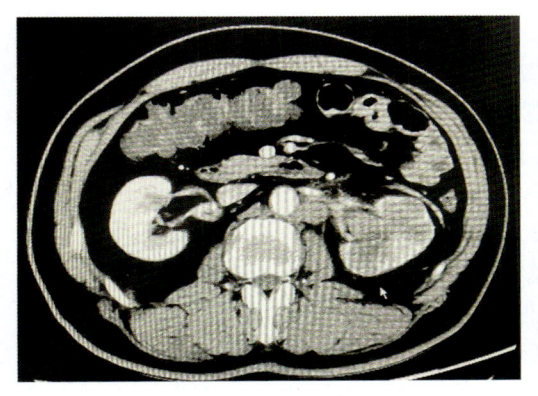

图35-1　术前增强CT

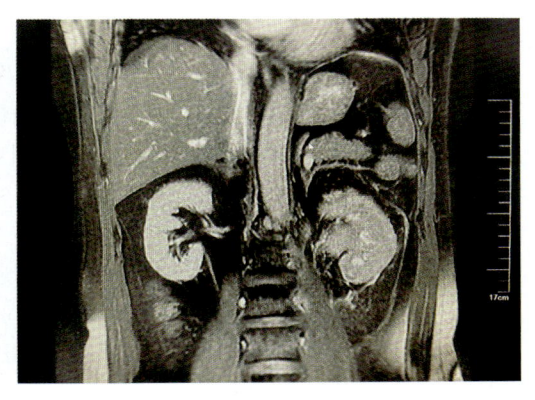

图35-2　术前肾MRI平扫

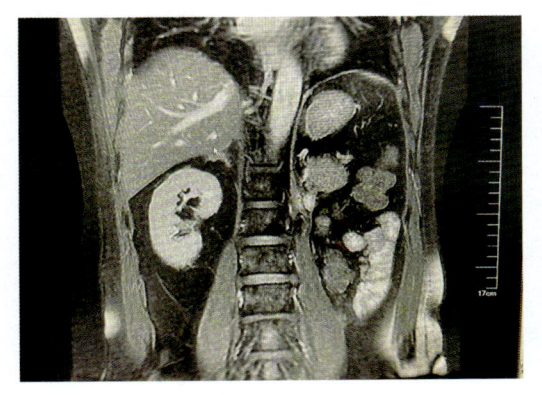

图35-3　术后肾MRI平扫

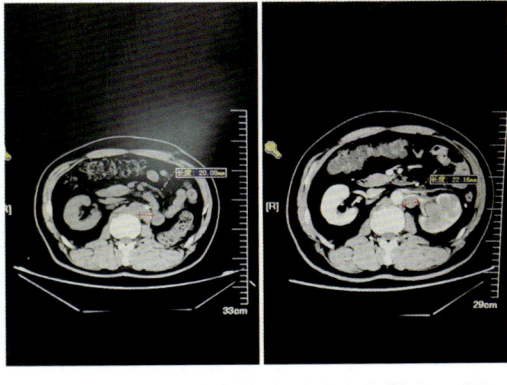

图35-4　术前（右）与术后（左）肾CT对比

受化疗带来的骨髓抑制，因而对患者行术后辅助放疗联合PD-1免疫治疗，患者情况良好，目前术后近1年，未发现明显复发转移征象，残留的腹膜后肿大淋巴结也已消失，术后辅助放疗联合免疫治疗效果显著。

【经验与体会】

1.不能耐受化疗的患者应如何选用术后辅助治疗？

本病例患者较为典型，因再生障碍性贫血无法耐受化疗，而单纯使用术后辅助放疗易遗漏影像学难以评估的微小病灶及全身散在的肿瘤细胞，因此合并使用免疫治疗不失为一种好的选择，免疫治疗的骨髓抑制副反应较轻，同时能够动员自身免疫细胞对全身肿瘤细胞起到杀伤、抑制作用，从而达到巩固手术成果、延长患者生存期的目的。

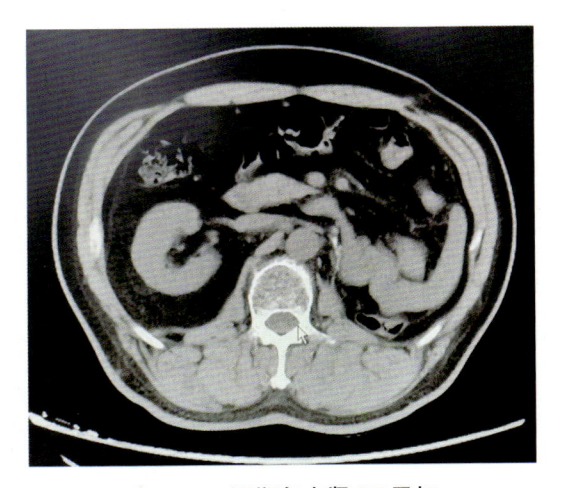

图35-5　近期复查肾CT平扫

2. 术前诊断需要注意什么？

肾盂癌临床表现缺乏特异性，少数患者为偶然发现。血尿为患者最常见的症状，可发生于70%～80%的患者，可为全程无痛性肉眼血尿，也可表现为镜下血尿。约1/3的患者有腰部钝痛，偶因血块堵塞输尿管引起肾绞痛，晚期出现厌食、消瘦、发热、盗汗、四肢乏力、咳嗽及骨痛等转移症状。

CT对肾盂癌的诊断及分期具有重要意义。CT检查能够直接显示肿物的位置、形态及大小，常表现为肾盂壁的增厚或软组织块影，特别是当肾盂癌侵犯周围组织形成较大的肿块或转移至周围脏器时诊断帮助较大。近年来，随着多层螺旋CT技术的发展，采用薄层扫描，避免了小病灶的遗漏。通过病变形态、密度及强化特点等综合分析，能有效鉴别引起血尿的其他疾病，包括肾癌、膀胱癌、泌尿系结石等。CT对肾盂癌的监测也具有重要意义，并逐步取代传统的IVU检查。

本例患者症状较为典型，病灶较大，外院检查结果就已经基本可以确诊为肾盂癌，因而本病例在诊断上并无难点。

【小结】

患侧肾输尿管加膀胱袖套状切除一直为治疗肾盂癌手术的金标准。经典的手术方式是开放肾、输尿管包括膀胱壁内段全切除术。而近年来，越来越多报道腹腔镜下根治性肾输尿管切除术具有创伤小、出血少、术后恢复快等优点，且肿瘤治疗效果相当，而机器人辅助腹腔镜更是将这一优点发挥到了极致。手术尽量达到小创伤、清病灶，才能够在尽量保证良好预后的同时降低术后并发症。同时根据患者情况选用合适的术后辅助治疗方案也非常重要，免疫检查点抑制剂近年来在多个癌种中均取得了非常不错的疗效，目前很多研究都证实了免疫治疗联合传统化疗方案可以取得更好的疗效，而本病例也一定程度上提示我们，当患者无法耐受化疗时，单用免疫治疗配合放疗处理残留病灶也能够取得较为满意的治疗结果。

（麦海星　董金凯）

▶【专家点评】

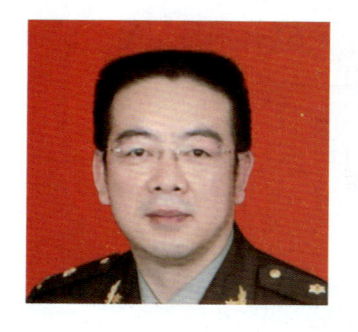

陈立军，主任医师，博士研究生导师，解放军总医院第五医学中心泌尿外科主任。全军泌尿外科学会副主任委员，北京肿瘤学会泌尿外科分会副主任委员，中华医学会泌尿外科分会机器人学组委员，中国抗癌协会泌尿男生殖系肿瘤专业委员会常委

肾盂癌占尿路上皮肿瘤的4%～6%，病理类型以尿路上皮细胞癌最为常见，约占90%，鳞状细胞癌小于10%，且多与长期结石、感染等刺激因素有关，腺癌罕见。国内由于受含有马兜铃酸中草药的影响，流行病学特征同西方人群有差异，发病年龄在70岁以上者占78%，女性比例略高于男性。肾盂癌常呈多中心性生长，具有高度复发和进展风险，处于早期的肾盂癌可以治愈，但高危患者预后仍是不够理想。因此手术之后继续进行术后辅助治疗是改善局

部晚期肾占位患者预后的重要措施，本例患者在无法接受化疗的情况下，我们选用了放疗联合免疫治疗的术后辅助治疗方案，收到了良好的效果。

参 考 文 献

倪志福，王健. 肾盂癌的诊疗现状与进展［J］. 现代泌尿生殖肿瘤杂志，2015，7（2）：124-127.

病例 36

肾部分切除术后局部复发的处理策略

【导读】

腹腔镜肾部分切除术目前已成为临床上治疗T_1期肾细胞癌的常规手术。该技术是兼顾微创性和开放性手术的优点，兼具有切除与重建过程，手术难度较大，术后并发症发生率也不低。同时，随着手术技巧的不断提高和研究的不断开展，手术适应证也不断扩大，文献报道肾部分切除术后局部复发率为2.2%，包括局部复发及远处转移等，对于肾部分切除术后局部复发如何处理目前国内外尚无统一意见，需进一步规范与完善。

【病例介绍】

患者，男性，67岁，因"左肾部分切除术后11个月，发现左肾肿瘤复发1周余"入院。患者11个月前因左肾肿瘤在外院行腹腔镜左肾部分切除术，术后病理为左肾透明细胞癌（$pT_1N_0M_0$），核分级Ⅱ～Ⅲ级，后规律于当地医院复查，1周余前行CT检查提示左肾可疑肿物，遂就诊于我院。

1. 既往史　无特殊。
2. 体格检查　未见明显阳性体征。
3. 影像学检查

（1）增强CT（腹部）：左肾上极肿瘤。

（2）MRI（肾脏）：左肾上极肿瘤，肾癌可能性大（图36-1）。

（3）CT（胸部平扫）：未见异常。

4. 初步诊断　①左肾肿瘤；②左肾部分切除术后。

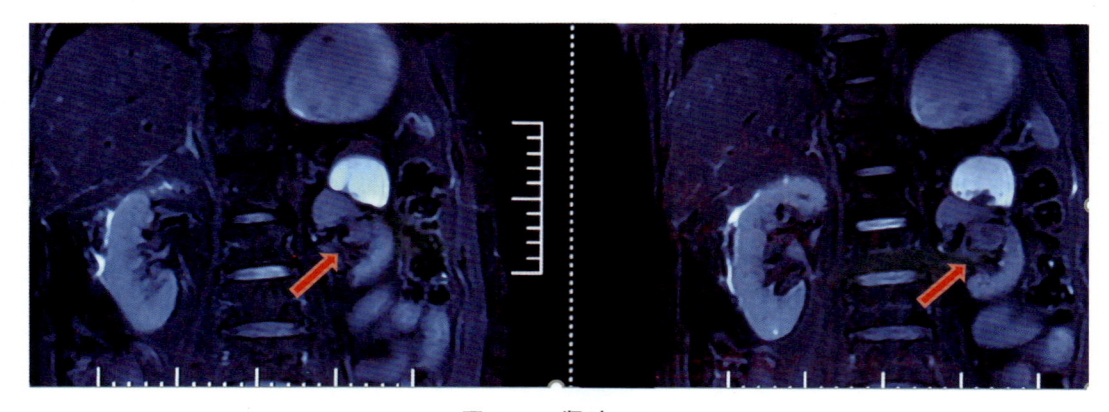

图36-1　肾脏MRI

病例36　肾部分切除术后局部复发的处理策略

【术前讨论及临床决策分析】

根据病史、腹部CT、MRI等影像学等证据判断，诊断成立。

依据2019CSCO指南以及2019EAU指南，此例肾癌属于局限性肾癌术后复发病例。患者肾部分切除术后11个月，病灶位于既往手术区域周围，考虑局部复发可能性大，并合并积液包裹、液化坏死可能，周围粘连重，手术难度高，结合患者情况，首先行肿瘤穿刺活检术，病理提示肾细胞癌，后于全身麻醉下行腹腔镜左肾根治性切除术。

【手术或治疗过程】

1.患者入院后完善辅助检查后，首先行肾肿瘤穿刺活检术，病理提示肾细胞癌。

2.后于2019年5月在全身麻醉下进行腹腔镜左肾根治性切除术。

3.术后取组织行基因检测。

【术后情况及预后】

患者术后恢复良好，术后3d拔引流管，顺利出院。

术后病理：左肾透明细胞性肾细胞癌，WHO/ISUP分级G3级，肿物大小2cm×2cm，肿物未累及肾被膜及肾盂。"肾上极感染灶"为坏死的脂肪组织伴有泡沫细胞及炎细胞浸润，未查见肿瘤组织。

免疫组化：CD10（＋），CK（＋），Vimentin（＋），CK7（－），CD117（－），胶体铁（－），Ki-67（约20%）。

基因检测结果示：*BAP1*（35.23%），*PBRM1*（35.43%），*PARP1*（38.79%），*CHEK2*（28.3%），胚系未见突变，结合文献分析，合并*BAP1*＋*PBRM1*基因突变患者预后较差。

【经验与体会】

1.局部复发肾细胞癌是否需要手术？哪种治疗方式更优？

对于局部复发肾细胞癌，如果患者预期寿命较长，原发灶的处理是有意义的。笔者认为在手术前首先行肿瘤穿刺活检术是十分必要的，在确诊为肿瘤复发后，如果没有远处转移，仅是局部复发，目前无大量证据证明是手术还是射频消融更好，Ahmet等认为肾部分切除术后局部复发可以优先选择行患侧肾根治性切除术，对于肾部分切除术后局部复发患者处理相关处理原则还需进一步的讨论及研究。

2.术后辅助靶向治疗或免疫治疗指征有哪些？

目前国际指南对于肾癌术后辅助细胞因子和靶向治疗推荐级别较低，多项大型临床试验均提示肾癌术后辅助治疗患者OS无明显获益，但本例患者合并*BAP1*及*PBRM1*基因突变，可能会从靶向或免疫治疗中获益，因此，术后辅助靶向治疗仍需进一步研究。

【小结】

1.注重肾部分切除术后患者的随访。

2.肾部分切除术后局部复发患者手术难度高，提前做好准备。

3.对于特殊患者行基因检测将提供更好的诊疗方案。

（蒋学文）

【专家点评】

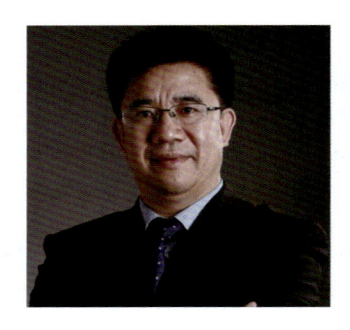

史本康，教授，主任医师，博士研究生导师。山东大学齐鲁医院泌尿外科主任，中国人体健康科技促进会泌尿男生殖系肿瘤专业委员会主任委员，中华医学会泌尿外科分会前列腺癌研究协作组副组长，中国医师协会泌尿外科分会常委兼膀胱癌协作组副组长，山东省医学会泌尿外科分会主任委员

肾根治性切除术是治疗肾部分切除术后局部复发的重要治疗手段。该病例具有代表性，提醒大家要重视局部复发肾细胞癌的规范化诊断，结合基因检测提供精准化评估，综合性制订诊疗方案，更好改善患者的预后。

参 考 文 献

Aydin AM，Eldem G，Peynircioglu B，et al. Local recurrence of renal cell carcinoma that simulated multiple renal arteriovenous fistulas after laparoscopic partial nephrectomy：report of a rare case［J］. Int J Urol，2016，23（10）：888-891.

Ljungberg B，Albiges L，Abu-Ghanem Y，et al. European association of urology guidelines on renal cell carcinoma：the 2019 update［J］. Eur Urol，2019，75（5）：799-810.

病例37

散发性双侧肾癌的多学科全程管理

【导读】

肾癌是泌尿系统的常见肿瘤之一，多数为单侧发病，双侧肾细胞癌临床上较为少见。遗传性双侧肾细胞癌多见于VHL（Von Hippel-Lindau）综合征等。散发性双侧肾细胞癌根据双侧肾癌发病时间间隔的不同分为同时性和异时性。患者初诊即发现双侧肾脏肿瘤病变或在发现一侧肾脏肿瘤后的1年内（包括1年）发现对侧肾脏肿瘤，称为双侧同时性。患者初诊发现一侧肾脏肿瘤后间隔1年时间以上再发现对侧肾脏肿瘤，称为双侧异时性。

早期肾癌在治疗上首选手术切除，手术方式可根据肿瘤大小、位置和患者的身体状况选择根治性肾切除（radical nephrectomy，RN）或保留肾单位手术（nephron sparing surgery，NSS）。双侧异时性肾癌在对侧肾脏发病时，首发的一侧肾脏已经行手术治疗，初诊时对侧肾脏良好，手术方式上往往选择根治性肾切除术，因此后发的对侧肾脏肿瘤在治疗上必须考虑尽可能多的保留肾单位。

散发的双侧肾癌预后与单侧肾癌没有明显差异，但双侧异时性肾癌的5年生存率要低于双侧同时性肾癌，可能和异时性肾癌在后发肿瘤的治疗选择上受到首次治疗方式的影响有关。

【病例介绍】

患者，男性，55岁，因"体检发现左肾肿瘤3d"入院。患者3d前单位组织体检，行超声检查提示左肾占位。2000年10月18日于我院行CT检查，提示左肾肿瘤。为进一步治疗收治入院。

1. 既往史　无特殊。

2. 体格检查　生命体征平稳，正常面容，神志清楚。心肺无明显异常，腹平软，无压痛、反跳痛。双肾区无叩击痛，膀胱区无隆起。外生殖器检查正常。

3. 实验室检查

（1）血常规：白细胞5.76×10^9/L，中性粒细胞百分比65.3%。

（2）肾功能：肌酐76.4μmol/L，尿素氮5.6mmol/L。

（3）肿瘤标志物：无异常。

4. 影像学检查　CT：左肾上极占位，大小约5.2cm×3.9cm，考虑恶性肿瘤（图37-1）。

5. 初步诊断　左肾恶性肿瘤。

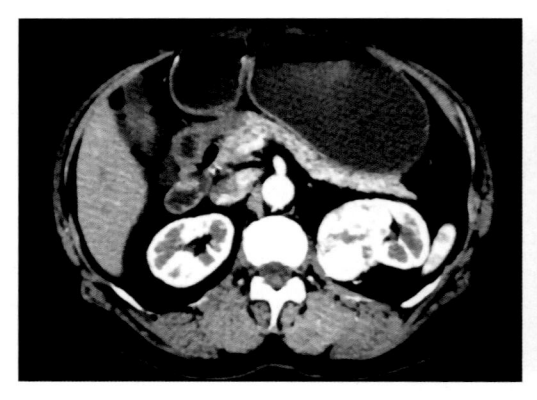

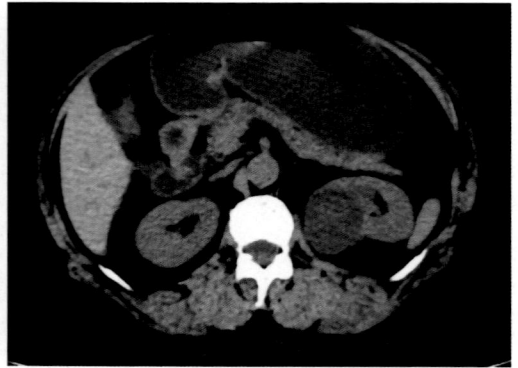

图37-1　初诊时腹部CT检查

【术前讨论及临床决策分析】

根据病史、影像学等证据判断，诊断成立。

根据AJCC（美国癌症联合委员会）肾癌分期标准，该病例肿块原发灶介于4～7cm，无淋巴结转移，无远处转移。故分期为：$T_{1b}N_0M_0$，Ⅰ期。

根据《坎贝尔泌尿外科学》，分期为$T_{1～3}$期的肾癌，推荐行根治性肾切除术；对侧肾功能正常，分期为T_1的局限性肾癌，可选择保留肾单位手术。

该患者为对侧肾功能良好的左侧局限性肾癌，故推荐根治术和保留肾单位手术两种手术方式供家属选择。家属结合当时治疗观念和技术水平综合考虑后选择根治性肾切除术。

【手术过程】

2000年10月25日在全身麻醉下行根治性左肾切除术。术中顺利离断左肾动静脉，完整切除左肾及周围脂肪囊。

【术后情况】

术后病理：左肾透明细胞癌，1级，输尿管残端、肾周脂肪囊均阴性。

【随访发现新问题】

患者术后规律随访，每1～2年行CT检查。2014年3月，患者出现肉眼血尿1次，2日后自行转清，4月我院复查CT发现右肾两处占位。增强CT提示右肾上极大小约3.4cm×2.9cm内生性肿瘤，侵犯肾盂可疑，右肾中下极大小约2.2cm×2.0cm肿瘤；肿瘤强化明显，符合右肾癌表现（图37-2）。尿脱落细胞学检查照到癌细胞，提示符合透明细胞之细胞学改变（图37-2）。

【第一次多学科讨论】

参与学科：泌尿外科、肿瘤内科、放疗科、影像科、病理科。

诊断方向：患者本次影像学检查提示右肾占位病变，因其具有快进快出的影像学特征及可见包膜，故考虑原发肿瘤可能性大，肾癌对侧转移可能性小。又因尿脱落细胞学找到透明状癌细胞，故考虑肾透明细胞癌诊断明确，且侵犯肾盂，分期为T_3。影像学检查未发现淋巴结及远处转移证据，故临床分期为$T_3N_0M_0$。综合分析，诊断为：右侧孤立肾合并肾透明细胞癌（$T_3N_0M_0$，Ⅲ期）。

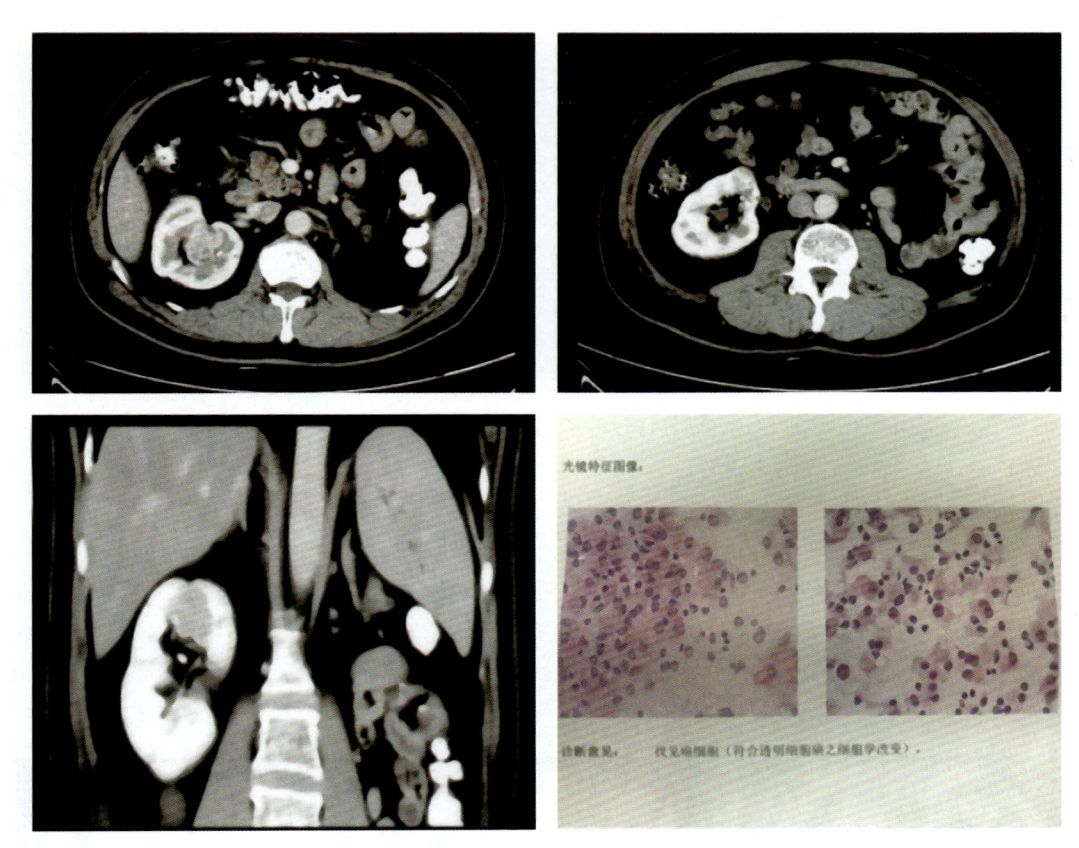

图37-2　术后第4年复查腹部CT和尿液脱落细胞学检查

治疗选择：泌尿外科提出根据NCCN指南，孤立肾肾癌Ⅲ期，可行肾部分切除术，或根治性切除术，术后再辅以维持性血透治疗。放疗科提出根据2014版肾癌诊疗规范，放疗主要用于肾癌的姑息治疗，该病例不适合首选放疗。肿瘤内科提出根据2014版肾癌诊疗规范，T₃期的肾癌可行术前新辅助靶向治疗，具有一定的缩瘤效果，国外亦有许多临床研究数据支持。

方案确定：根据与会专家讨论，最后一致商定治疗方案为新辅助靶向治疗，4个疗程后再评估效果，如果缩瘤显著，手术风险减小，可行肾部分切除术；如果缩瘤不显著，可更改靶向药物或行肾根治性切除加术后长期血透治疗。药物选择舒尼替尼。

效果评价：2014年10月，患者进行影像学评估（图37-3），疗效评价部分缓解（partial response，PR）。舒尼替尼用药后不良反应有乏力、手足综合征、口腔溃疡，不良反应分级为0～1级，患者可耐受。患者及其家属综合考虑后认为目前治疗效果确切，不良反应小，担心积极治疗可能带来的风险及并发症，故拒绝手术治疗，要求继续服用药物。

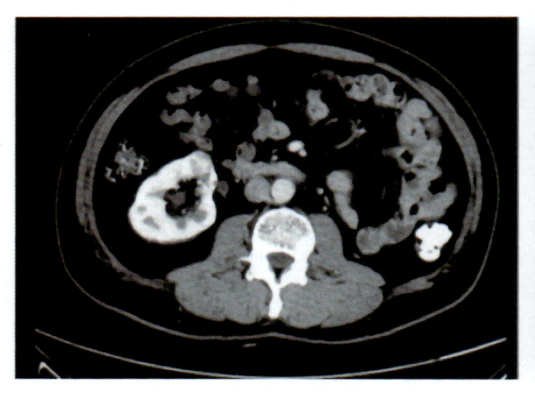

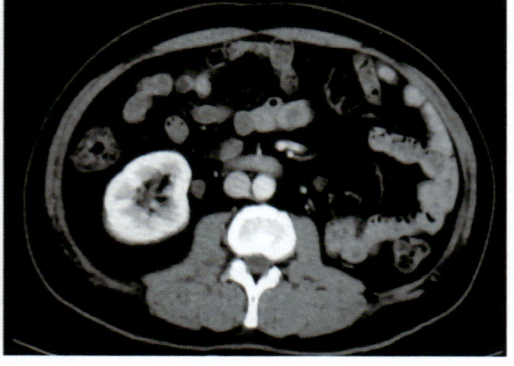

图37-3　舒尼替尼用药6个月后腹部CT检查（2014年10月）

【疾病进展】

患者持续使用舒尼替尼靶向药物治疗，并规律随访，2017年10月，肿瘤开始缓慢进展（图37-4）。患者拒绝更换治疗方案，仍继续维持原治疗方案。至2018年1月，肺部出现新病灶，结合病史，考虑肾癌肺转移，诊断为转移性肾癌（Ⅳ期）。至2018年6月，疾病开始迅速进展（图37-4）。

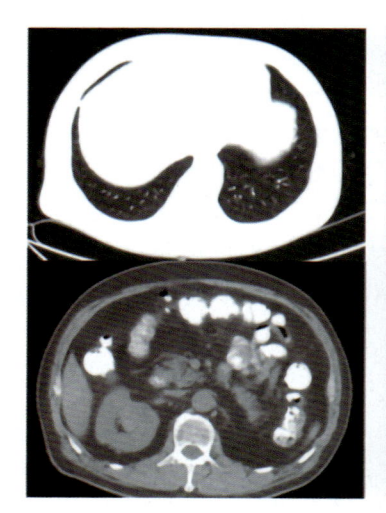

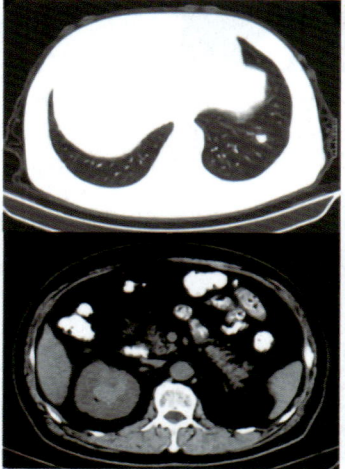

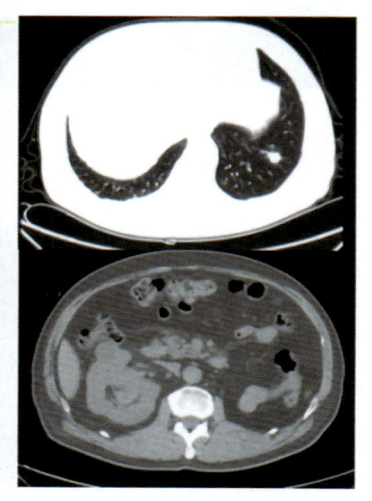

图37-4　舒尼替尼治疗后复查，从左到右分别为2017年10月、2018年1月、2018年6月胸腹部CT检查

【第二次多学科讨论】

参与学科：泌尿外科、肿瘤内科、放疗科、影像科、病理科。

效果评价：患者胸腹部CT提示左肺下叶出现大小约1.5cm×2.0cm的新发病灶，右肾病灶增大40%，评效疾病进展（progressive disease，PD）。

治疗选择：肿瘤内科提出患者一线舒尼替尼3年后出现缓慢进展，2018年1月评效达到PD。根据临床试验AXIS研究结果，阿昔替尼在无进展生存期获益方面优于索拉非尼（6.5个月 vs. 4.8个月），且亚组分析提示阿昔替尼在亚洲人群中也显示出了良好的疗效。建议二线治疗更换为阿昔替尼治疗。泌尿外科表示患者单肾，且出现了远处转移，目前无手术指征。放疗科表示同意肿瘤内科意见，不建议放疗。

方案确定：根据与会专家讨论，最后一致商定治疗方案为更改靶向药物为阿昔替尼（5mg，口服，每日2次）。

【疾病缓解后再进展】

患者规律使用阿昔替尼靶向药物治疗，并规律随访。阿昔替尼用药后不良反应为高血压，不良反应分级为1级，口服降压药物后可耐受。2018年8月复查胸腹部CT肿瘤有所缓解，2019年6月复查，肿瘤进展（图37-5）。

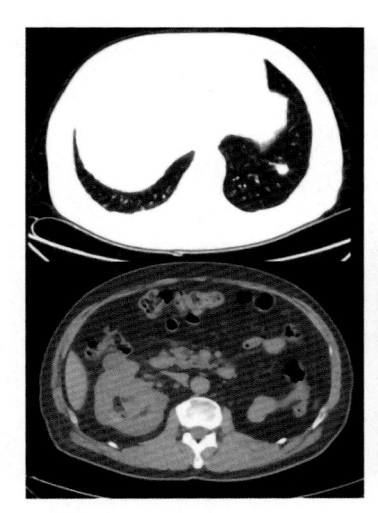

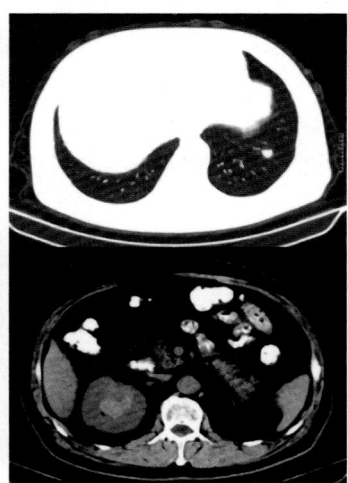

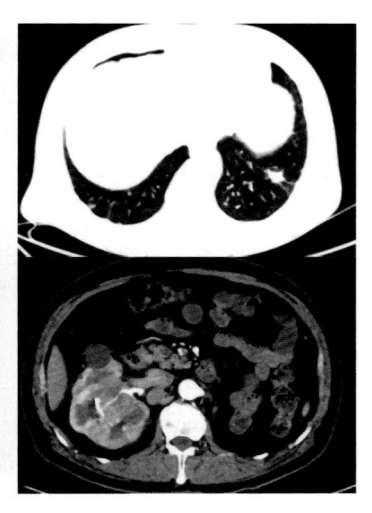

图37-5 阿昔替尼治疗后胸腹部CT检查，从左到右分别为2018年6月、2018年8月、2019年6月

【第三次多学科讨论】

参与学科：泌尿外科、肿瘤内科、放疗科、影像科、病理科。

效果评价：晚期肾癌二线靶向治疗后进展。

治疗选择：肿瘤内科提出患者一线舒尼替尼方案治疗3年后出现缓慢进展，2018年1月评效达到PD。二线阿昔替尼治疗后病情控制稳定，但于2019年7月再次出现肾原发灶和肺转移灶进展，查血常规示血红蛋白95g/L，中性粒细胞7.9×10^9/L，Kamofsky体力状态评分75%，IMDC分层为高危。根据2019年CSCO指南对于IMDC高危患者建议免疫联合靶向治疗，根据KEYNOTE426研究，帕博利珠单抗＋阿昔替尼在总生存时间及疾病无进展生存时间方面均优于舒尼替尼。但患者二线已行阿昔替尼治疗，建议三线方案更改为帕博利珠单抗＋仑伐替尼治疗。

方案确定：根据与会专家讨论，最后一致商定治疗方案为帕博利珠单抗联合仑伐替尼。

【经验与体会】

1.肾癌患者的手术方式该如何选择？

肾癌绝大多数可以通过影像学检查发现，通过其特有的影像学特征，在术前诊断上并不复杂。肾癌的病理分类相对丰富多样,但在治疗上主要以手术切除为主,特别是早期肾癌,通过手术治疗,大部分可以达到治愈的效果。

常用的手术方式有根治性肾切除和保留肾单位的手术两种。根据常规指南的建议,早期肾癌($T_{1\sim3}$)都推荐根治性肾切除术,较小的早期肾癌(T_1)或对侧肾功能差的患者可以行保留肾单位手术。但随着外科技术和设备的进步,保留肾单位手术应用范围越来越广。最新的2020版EAU肾癌临床指南中,已将保留肾单位手术作为T_1期肾癌的首选治疗方式。因为大量的研究数据表明在早期肾癌的肿瘤治疗效果方面,两种术式并无显著区别,但保留肾单位手术可以降低患者术后慢性肾病的风险,而慢性肾病是影响患者术后长期生存的重要因素。所以,当前的早期肾癌治疗观念在彻底治疗肿瘤的同时强调最大限度的保留肾功能。

2. 双侧散发性肾癌的患者治疗上有什么特殊的注意事项?

双侧散发性肾癌在早期阶段首选手术治疗,在手术方式的选择上应该尽可能的保留肾单位。但非同时发病的双侧肾癌在首次治疗时往往不能预见对侧肾脏后续肿瘤发生的情况。早期的研究认为双侧散发性肾癌的预后比单侧散发性肾癌的预后要差,但近期的研究认为两者并无明显差异。可能和手术的进步和外科设备的更新有关。

3. 转移性肾癌的治疗该如何选择?

早期肾癌的治疗效果较好,手术治愈率可达80%以上,但仍有20%的患者因各种原因发展为转移性肾癌。转移性肾癌的预后差,中位生存期仅有13个月,5年生存率不足10%。转移性肾癌对放化疗不敏感,早期的细胞因子治疗在转移性肾癌中占据重要地位,但其效果有限、不良反应较大。靶向药物的出现堪称转移性肾癌治疗史上的里程碑,目前常用的药物有酪氨酸激酶抑制剂和mTOR受体阻滞剂两大类。近年来,以PD-1抑制剂为代表的免疫治疗在转移性肾癌的治疗中展现出强大效果,为晚期肾癌患者带了更多的选择和希望。

2020版CSCO肾癌诊疗指南推荐对转移性肾癌根据危险分层进行评估,对低危的转移性肾癌推荐使用酪氨酸激酶抑制剂类靶向药物治疗,如舒尼替尼等。对中危的转移性肾癌推荐使用酪氨酸激酶抑制剂类靶向单药治疗或靶向联合免疫治疗,如帕博利珠单抗+阿昔替尼等。对高危的转移性肾癌推荐使用靶向联合免疫治疗如帕博利珠单抗+阿昔替尼或免疫联合免疫治疗如纳武利尤单抗+伊匹单抗等。

(黄 骥)

▶【专家点评】

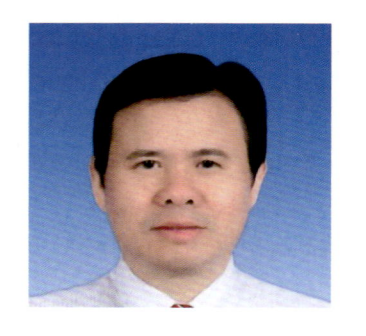

涂新华,主任医师,硕士研究生导师,江西省肿瘤医院泌尿外科主任。中国抗癌协会泌尿肿瘤专业委员会常委,中国临床肿瘤学会前列腺专家委员会常委,中国初级卫生保健基金会泌尿外科专业委员会常委,江西省抗癌协会泌尿肿瘤专业委员会主任委员

双侧散发性肾癌是肾癌当中一种较少见的临床类型,同时发病的双侧肾癌在治疗选择上倾向最大程度的肾功能

保护，异时发病的双侧肾癌在第二次就诊时往往面临着孤立肾的问题，治疗的选择受到许多局限。一部分早期肾癌经过治疗后仍将进展为转移性肾癌，转移性肾癌的治疗在目前有多种方案可供选择。在靶向药物和免疫药物迭出的时代，转移性肾癌的治疗效果较前显著提高。通过对转移性肾癌进行危险程度分级可以为患者更加精准地选择个体化治疗方案。靶向药物单药治疗、靶向联合免疫治疗、免疫联合免疫治疗都有不同的最佳适应范围。

肿瘤多学科诊疗是现代肿瘤治疗的先进诊疗模式，单病种的多学科诊疗更加凸显出肿瘤综合治疗的优势。医学多级分科使得医师更加专业，同时也受到惯性思维的影响更加局限。外科医师在治疗的选择上往往倾向手术，内科医师在治疗的选择上往往倾向药物。多学科诊疗就是将各个学科医师汇聚一堂，展开讨论，打破枷锁，为患者选择当前医疗背景下最为适合的综合治疗方案。

参 考 文 献

Ljungberg B，Albiges L，Abu-Ghanem Y，et al. European association of urology guidelines on renal cell carcinoma：the 2019 update［J］. European Urology，2019，75（5）：799-810.

Rini BI，Plimack ER，Stus V，et al. Pembrolizumab plus axitinib versus sunitinib for advanced renal-cell carcinoma［J］. N Engl J Med，2019，380（12）：1116-1127.

病例38

肾实质肿瘤与肾盂肿瘤术前鉴别策略

【导读】

肾脏肿瘤是泌尿系统常见的肿瘤，根据其来源可以分为肾实质来源以及肾盂来源，其手术方法存在较大差异。因此术前明确肿瘤来源及性质，对于整个手术方案的选择，以及对患者的预后都是非常重要的。

【病例介绍】

患者，男性，81岁，因"全程无痛肉眼血尿1年"入院。1年前无明显诱因出现全程无痛性肉眼血尿，无尿频、尿急、尿痛，无发热，无腰痛。1个月前外院检查CT提示右侧肾盂内软组织肿物，考虑肾盂癌可能性大。

1. 既往史　无特殊。

2. 体格检查　神志清楚，皮肤巩膜无黄染，腹部软，无压痛，无反跳痛，无曲张静脉，双下肢无水肿。阴茎、睾丸未见异常。

3. 实验室检查　尿细胞学：有少数非典型细胞。

4. 影像学检查

（1）超声：右肾上部肾盂内见实性病变，约2.7cm×2.2cm，界清，未见明显血流信号。考虑恶性。

（2）MRI：右肾盂可见异常信号肿物影，侵犯邻近肾实质，大小约3.6cm×2.4cm，T_1WI呈等信号，T_2WI/FS呈等及稍高信号，DWI呈高信号，增强扫描呈高信号，动脉期轻度强化，强化程度低于周围正常肾实质（图38-1）。

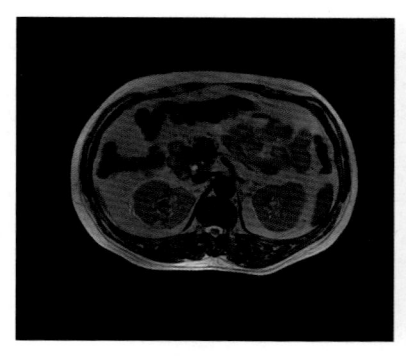

MRI T_1WI 序列 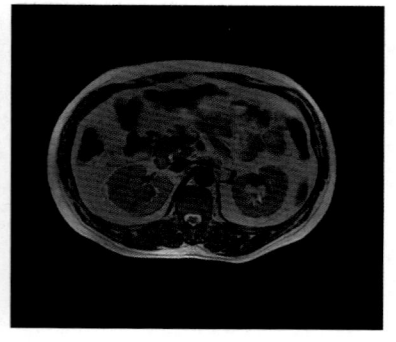　　　　　　　　MRI T_2WI 序列

MRI T$_2$WI 压脂序列　　　　　　MRI DWI 序列

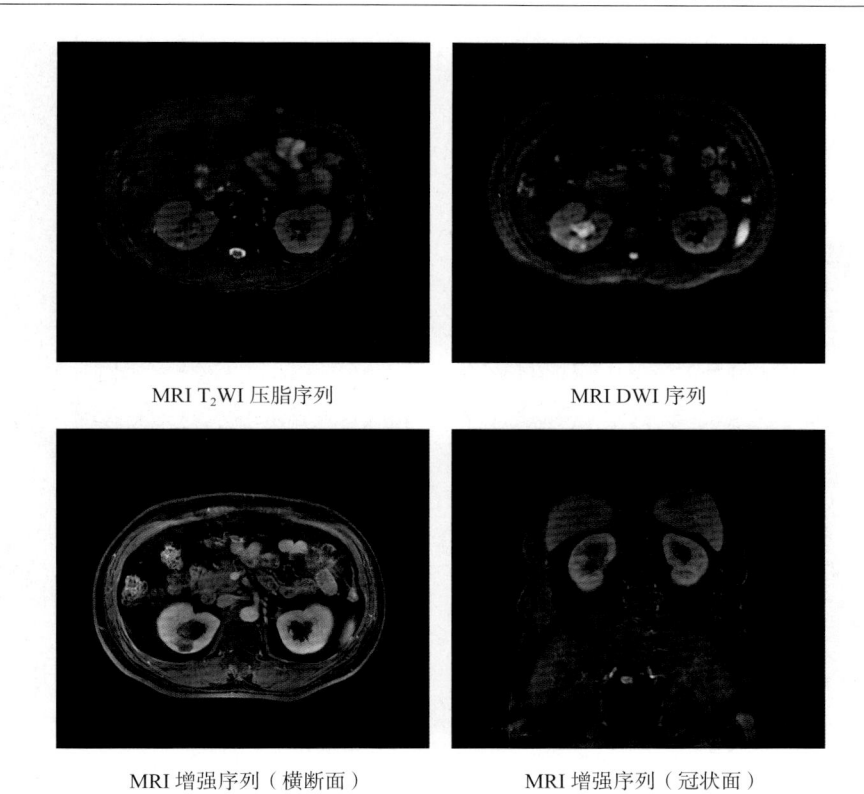

MRI 增强序列（横断面）　　　　MRI 增强序列（冠状面）

图 38-1　右肾盂 MRI

【术前讨论及临床决策分析】

患者间断全程无痛性肉眼血尿病史，影像学提示右侧肾脏肾盂内肿物；T$_2$高信号，DWI 高信号，肿物向外延续，考虑侵犯肾实质，属于 T$_3$期肾盂癌。由于患者高龄（81岁），同时术前认为肿瘤分期较晚，术后出现残余输尿管复发继而影响患者整个预后的可能性不大，经与患者及其家属充分沟通后，拟行后腹腔镜右肾根治切除术＋输尿管大部切除手术。

【术前临床诊断】

右肾盂肿瘤 cT$_3$N$_0$M$_0$。

【治疗经过】

患者接受后腹腔镜右肾根治性切除术。手术过程中，在根治性右肾切除后，变换镜头观察角度，向尾侧观察，继续向下尽可能游离中下段输尿管至盆腔下段，为尽量减少手术时间，未彻底行输尿管末段及膀胱部分切除。整个手术过程顺利。患者术后恢复良好。

标本肉眼所见：右肾及大部分输尿管切除标本（图 38-2），肾及肾周脂肪总大小为 18cm×10cm×5.5cm，肾周脂肪易剥离，裸肾大小为 10cm×8cm×4cm，沿肾门对侧打开肾，于肾上极见一肿物（图 38-3），大小为 3.5cm×2.5cm×2cm，切面灰白实性质中，界限不清，未累及肾被膜及肾周脂肪，肿物部分区域指状凸向肾实质，部分凸向肾窦脂肪生长，未累及肾盂，肾窦脂肪内肿瘤组织周围似包被血管壁，多切面切开，周围肾灰红质韧，另见部分输尿管长 8cm，直径 0.6cm。

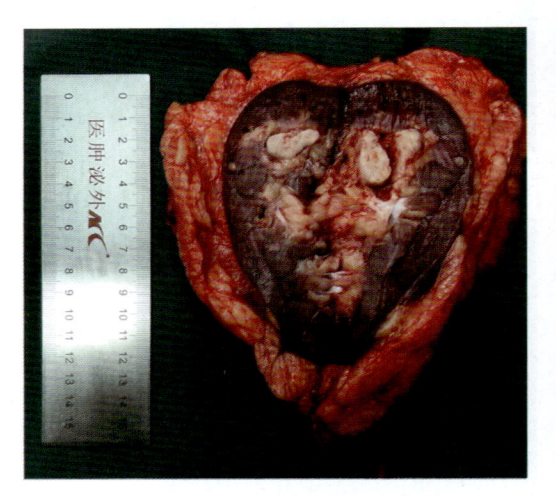

图38-2 手术大体标本　　　　图38-3 局部肿瘤情况

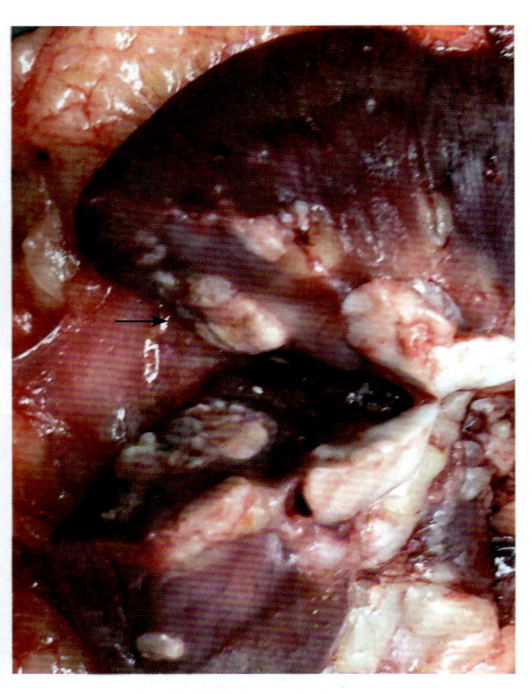

病理诊断：肾细胞癌，Ⅲ～Ⅳ级，大部分呈肉瘤样癌（60%），部分呈乳头状肾细胞癌Ⅱ型（40%），可见静脉内瘤栓，未见明确神经侵犯。肿瘤累及肾盂黏膜，未累及肾周脂肪及肾窦脂肪。右侧输尿管切缘未见癌。周围肾组织未见病变。免疫组化：CD10（2+），CD117（-），CK18（2+），CK34βE12（-），CK7（-），EMA（-），Ki-67（+，10%），P504s（3+），PAX2（2+），PAX8（3+），Vimentin（3+）。pTNM：pT_{3a}（AJCC 8th）。

最终诊断：右肾细胞癌（肉瘤样癌，乳头状肾细胞癌，Ⅱ型，$T_3N_0M_0$，$G_{3\sim4}$）。

术后随访：术后2年复查CT未见局部肿瘤复发及远处转移等表现。

【经验与体会】

本例主要涉及肿瘤来源的确定。由于患者存在肉眼血尿的临床表现，影像学也显示肾脏中心肾盂位置可见肿物，肿物向肾脏实质内延续，术前考虑为肾盂肿瘤侵犯肾脏。实际上，这些信息似乎很合理，迷惑了临床医师。仔细阅读MRI，我们可以看到，整个肿瘤轮廓清楚，肾实质部分与肾盂内部分一直连续。肿瘤以外其他部分几乎完全正常。倘若为肾盂肿瘤侵犯肾实质，病变往往无明确界限，肿瘤邻近肾实质也会有弥漫性改变，受累肾实质或整个肾脏会有缺血表现，与本患者的影像学表现有一定区别。实际上本例影像特点更支持肾脏实质发生的肿瘤，向肾中心部位生长，挤压推挤肾盂，部分侵犯肾盂，造成肾盂内肿瘤的假象。术前能够区分肾实质来源或者肾盂黏膜来源，对于手术等治疗方案的选择，有很大帮助。

（关有彦）

【专家点评】

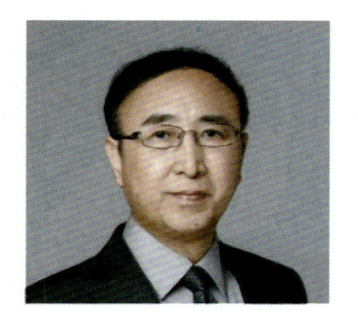

李长岭，中国医学科学院肿瘤医院泌尿外科主任医师。中国抗癌协会整合泌尿系统肿瘤委员会执行主任委员，中国抗癌协会泌尿肿瘤专业委员会主任委员，中国临床肿瘤学会光动力治疗肿瘤专家委员会主任委员

本例患者术前病史及影像学特点存在一些迷惑性。病史中存在血尿的情况，很容易让医师考虑尿路上皮癌的可能性。同时患者的影像学资料提示肿瘤位于肾脏中心位置，类似于我们常见的肾盂位置。基于以上原因，术前诊断为肾盂肿瘤。然而仔细判读影像学资料，我们可以发现，肿瘤成哑铃状膨胀性生长，主体位于肾中心部位，向肾实质延续，并成膨胀性生长，边界清楚，与肾盂癌影像学特点有差异，尽管MRI序列的某些特点与肾盂癌有相似之处，我们还是应在术前考虑肾实质肿瘤的可能性，而病史中的肉眼血尿应解释为肿瘤侵犯肾盂引起。对于这类相对复杂的病例，术前应仔细阅片，结合影像学特点综合考虑，得出相对准确的术前诊断。

参 考 文 献

Rhoades Smith KE，Bilen MA．A review of papillary renal cell carcinoma and MET inhibitors［J］．Kidney Cancer，2019，3（3）：151-161.

病例39

中晚期肾癌的诊断与临床决策

【导读】

肾癌（renal cell carcinoma，RCC）的发病率占成年人恶性肿瘤的2%～3%，是泌尿系统中死亡率最高的恶性肿瘤。早期肾癌以手术治疗为主，中晚期肾癌则需综合评估精准治疗，以手术治疗结合靶向、免疫治疗。

约70%的患者就诊时为局限性肾癌或局部进展性肾癌，通过手术可以取得良好的疗效，然而其中约30%患者在术后3年内出现复发或转移，术后辅助靶向治疗疗效尚无定论，中晚期肾癌的治疗决策成为泌尿生殖系肿瘤医师关注的问题，如何实现个体化精准治疗是临床医师面对的难题。

局部进展性肾癌术后是否进展以及何时进展，很难预知，术后是否需要辅助治疗争议不断，转移性肾癌如何选择合适的治疗方案至关重要。

【病例介绍】

患者，男性，47岁，因"发现右肾占位1个月"入院。患者自述于入院前1个月体检行超声检查提示右肾中下极12cm×8cm低回声肿物，提示肾癌可能性大。否认肉眼血尿，否认腰痛、尿频、尿急、尿痛及排尿困难，否认发热、双下肢水肿，无其他不适主诉。近2个月体重未见明显变化。为进一步治疗收治入院。

1. 既往史 无特殊。
2. 体格检查 神志清楚，精神可，右侧肾区叩击痛阳性（+），右上腹可触及肿物，大小约10cm，质韧，腹部无压痛、反跳痛，双下肢无水肿。
3. 实验室检查

（1）血常规：血红蛋白153g/L，血小板220×10^9/L，白细胞9.85×10^9/L。

（2）生化全项：血清肌酐68.0μmol/L，尿素4.9mmol/L，乳酸脱氢酶334U/L，血清钙2.2mmol/L，血糖4.25mmol/L，碱性磷酸酶56.5U/L。

4. 影像学检查

（1）上腹部增强CT：右肾可见肿物，考虑肾癌侵及肾盂，约12cm×8.1cm；肝脏、肺脏未见转移，右肾静脉未见癌栓，腹膜后未见明确肿大淋巴结（图39-1）。

（2）全身骨显像：未见骨转移征象。

5. 初步诊断 右肾恶性肿瘤（$T_{2\sim3}N_0M_0$）。

【术前讨论及临床决策分析】

依据2019年版中国泌尿外科疾病诊断治疗指南（肾细胞癌诊断治疗指南），诊断为

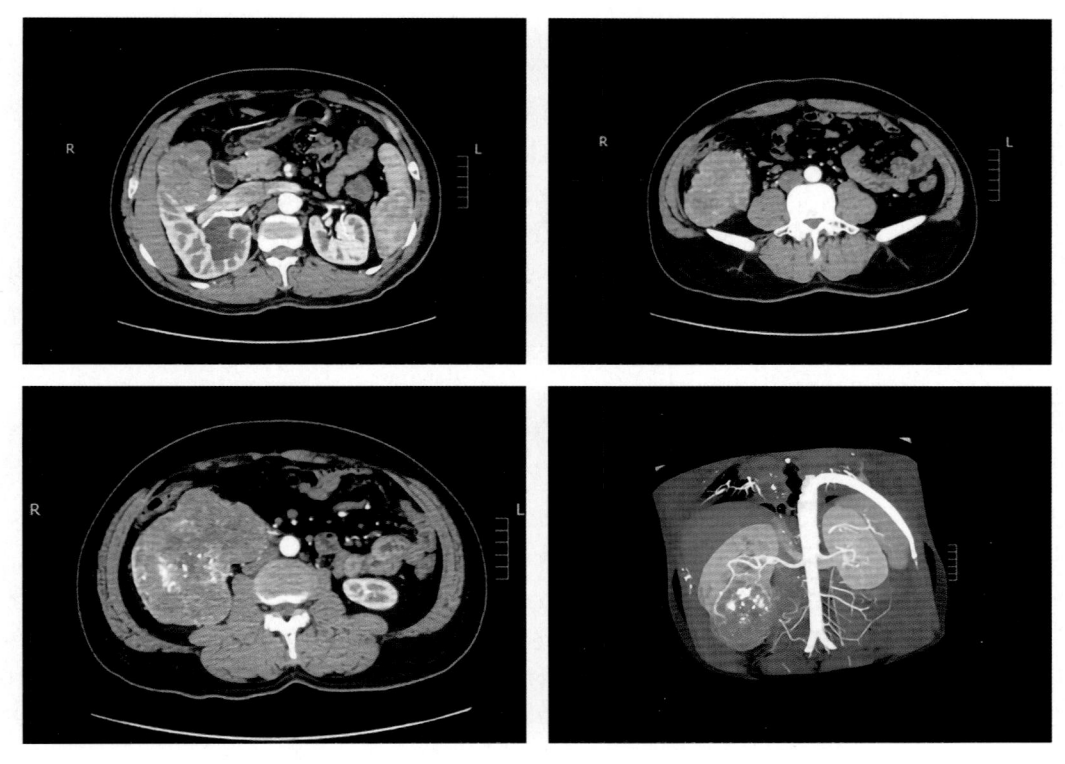

图 39-1　右肾实性巨大肿块，考虑肾癌，未见肾静脉瘤栓

局部进展性肾癌，术前临床分期为Ⅲ期，体能评分90分，首选根治性肾切除术，术者可依据经验选择经腰或经腹入路，以开放、腹腔镜或机器人辅助腹腔镜方式完成手术，是否行区域淋巴结清扫术或扩大淋巴结清扫术尚存在争议。

患者右肾肿瘤巨大，手术出血风险较高，术中保证无瘤原则对患者预后起到至关重要的作用。

该患者局部原发肿瘤T分期为T_{3a}，无局部淋巴结转移、无肾静脉瘤栓形成，无远处转移，依据CT影像学若选择保留肾单位手术，手术难度较高，术中、术后并发症较多，无法达到完整切除肿瘤，近期和远期疗效不佳，因此该患者选择开放经腹根治性肾切除术。

1. 手术指征　患者术前CT提示右肾巨大占位，考虑肾癌，未见远处转移，手术指征明确。
2. 手术前评估

（1）血常规：白细胞$9.85×10^9$/L，中性粒细胞百分比46.3%。

（2）肾功能：肌酐68.0μmol/L，左肾肾小球滤过率41%。

（3）心脏功能：左心室射血分数68%，三尖瓣轻度反流。

（4）肺功能：肺功能正常。

（5）术前完善肾脏动静脉血管成像，明确肾动静脉位置以及有无分支，必要时行3D重建。

（6）术前备血、灌肠。

3. 手术方案　开放经腹右肾癌根治性切除术。

4. 术后注意事项　术后注意密切观察肾功变化，必要时给予药物保护肾功能，注意引流量变化情况及颜色，及时观察有无出血以及淋巴漏，若合并腹水及时穿刺引流。

【手术与随访】

1. 2016年1月29日在全身麻醉下行开放经腹右肾癌根治性切除术。

2. 患者术恢复好，血清肌酐未见明显上升，术后病理：右肾中下极可见大小约11cm×10cm×9.5cm肿物，考虑为肾透明细胞癌（核分级，WHO/ISUP 2级），侵犯肾窦脂肪、肾被膜及肾周脂肪囊，血管未见侵犯，输尿管断端未见肿瘤，右侧肾上腺未见肿瘤侵犯，肾门淋巴结未见肿瘤侵犯（0/6）。

3. 术后每3个月复查1次至术后1年，未见肿瘤复发转移，2017—2019年因患者个人原因未按时随访复查。

4. 2019年12月复查CT发现腹膜后腹主动脉与下腔静脉间肿物，大小约4.3cm×4.1cm；右侧肩胛骨转移，大小约9.1cm×8.6cm；纵隔淋巴结转移，大小约3.2cm×2.4cm；右肺下叶新发结节，大小约0.8cm×0.5cm（图39-2）。为转移性肾透明细胞癌，临床分期Ⅳ期。晚期肾癌治疗以系统治疗为主，此例患者IMDC评分为0分，根据最新肾癌治疗指南，推荐单药靶向治疗。而培唑帕尼治疗转移性肾癌的临床数据来源于其国际多中心Ⅲ期临床研究，结果显示培唑帕尼的中位PFS为11.1个月，客观缓解率为30%，显著

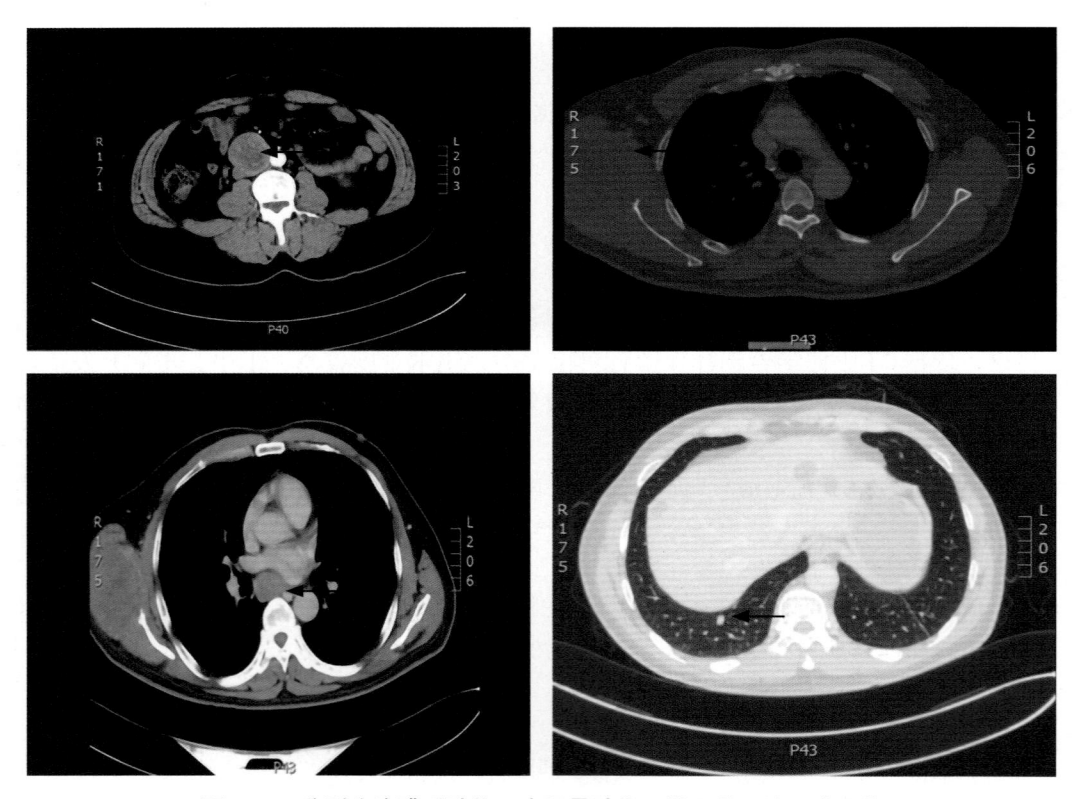

图39-2　分别为腹膜后肿物、肩胛骨肿物、纵隔淋巴结、肺结节

优于安慰剂对照组，最终生存分析显示中位OS为22.6个月。另外一项国际多中心Ⅲ期临床研究（COMPARZ研究）为培唑帕尼与舒尼替尼对照用于转移性肾癌一线治疗，国内多家中心参与了该临床试验，独立评估显示培唑帕尼与舒尼替尼的中位PFS分别为8.4个月与9.5个月，统计学达到非劣效，次要研究终点方面：ORR分别为31%与25%，中位OS分别为28.4个月与29.3个月，生活质量评分培唑帕尼优于舒尼替尼。综合以上因素，选择单药靶向治疗，具体方案为：培唑帕尼800mg口服，每日1次。

5.2020年4月行CT检查：腹膜后腹主动脉与下腔静脉间肿物，大小约4.3cm×3.8cm；右侧肩胛骨转移，大小约9.1cm×8.4cm；纵隔淋巴结转移，大小约2.8cm×2.5cm；右肺下叶结节，大小约0.7cm×0.5cm。各转移病灶较用药前缩小，评估当前治疗有效，继续当前治疗。

6.2020年6月再次复查CT：腹膜后腹主动脉与下腔静脉间肿物，大小约4.1cm×4.1cm；右侧肩胛骨转移，大小约9.1cm×10.1cm；纵隔淋巴结转移，大小约3.4cm×2.5cm；右肺下叶结节，大小约0.8cm×0.4cm。转移灶较前增大，评估病情进展。

【术后情况及预后】

术后是否行辅助治疗一直以来是泌尿肿瘤医师关注的热点。对于肾癌术后辅助治疗，无论细胞因子治疗还是放化疗均不能降低患者复发率和转移率。局部进展性肾癌根治性肾切除术后尚无标准辅助治疗方案，由于肾癌对放、化疗不敏感，不推荐术后对瘤床区域进行常规放、化疗。研究数据显示术后辅助白介素-2/干扰素、化疗或者激素治疗高复发风险肾癌均未能延长患者总生存。在靶向治疗时代，已有四项随机对照研究报道了高复发风险肾癌术后靶向治疗的结果，ASRURE和SORRCE研究均为阴性结果，S-TRAC研究证实舒尼替尼辅助治疗可延长无病生存，但总体数据未达统计学差异，PROTECT研究显示术后辅助培唑帕尼800mg可改善患者无病生存，但600mg剂量无统计学意义，因此分子靶向治疗作为局部进展期肾癌辅助治疗未能获得生存获益。期望随着免疫时代的来临，免疫治疗能够在高危肾癌的治疗中发挥作用，使这部分患者从中获益。

该患者术后近4年肿瘤复发转移，目前晚期肾癌的一线治疗仍然以抗血管生成靶向药物为主。2019年12月起给予口服培唑帕尼800mg每日1次靶向治疗。于2020年4月复查CT示转移瘤较前稍缩小，继续上述治疗，2020年6月复查转移瘤较前增大，考虑进展，考虑更换靶向药物治疗，阿西替尼在转移性肾细胞癌二线治疗中的疗效已在2010年的AXIS研究中得到证实，根据近年来多项临床Ⅲ期研究结果（JAVELIN Renal-101研究，KEYNOTE-426等），阿西替尼联合免疫治疗晚期肾癌疗效优于单纯舒尼替尼治疗，故而更换治疗为口服阿西替尼5mg，每日2次；PD-1 200mg静脉注射，每3周1次。

【经验与体会】

1.肾癌根治术注意事项　肾癌治疗以手术治疗为主，早期肾癌多选择保留肾单位手术治疗，局部进展期癌可选肾癌根治术，肿瘤巨大时多建议选择开放手术，巨大肿瘤多伴有肾静脉瘤栓，术前需完善肾脏动静脉血管成像及三维重建，评估有无静脉瘤栓以及瘤栓分级。术中在处理肾蒂前，须检查肾静脉，若触及肿块，疑为癌栓者，应于肿块远侧近腔静脉处结扎肾静脉。结扎肾蒂血管，应先结扎肾动脉，然后结扎肾静脉，若先结扎肾静脉，由于动脉血流继续进入，则肾内压力不断增高，更有可能促进瘤细胞通过丰富的侧支循环扩散。完成根治性肾切除后，须在主动脉分叉处、肾蒂根部腹主动脉旁或腔静脉旁银夹，以备术后放疗用。

2. 肾癌根治术手术范围　肾癌根治术手术范围包括切除肾周筋膜、肾周脂肪、患肾、肾门淋巴结及髂血管分叉以上输尿管。至于同侧肾上腺是否切除，目前观点是肾上极肾癌或术中发现肾癌已有肾上腺侵犯或转移时行同侧肾上腺切除术，因此肾癌根治术时肾上腺可不做常规切除。

3. 肾癌根治术淋巴结清扫范围　尚存在争议，区域淋巴结清扫术对淋巴结阳性的患者可能有益，对于淋巴结阴性患者只对判断术后分期具有实际意义。一项来自SEER数据库的回顾性研究发现，对于pT_2及pT_3期肾细胞癌患者，是否进行腹膜后淋巴结清扫或扩大清扫，对患者的肿瘤特异性生存均无影响，但该研究同时也发现，对于pT_3期患者而言，阳性淋巴结数目与患者的肿瘤特异性死亡率有轻度相关性（$HR\ 0.98$，$P=0.007$），因此对此类患者是否应该进行淋巴结清扫术仍值得开展临床研究。

4. 晚期肾癌治疗该如何选择　目前转移性肾细胞癌的一线治疗选择包括舒尼替尼等靶向治疗、纳武利尤单抗联合伊匹单抗的免疫治疗、靶向联合免疫治疗等手段。针对不同患者如何精准医疗是目前晚期肾癌综合治疗的研究热点，推荐IMDC评分低危组可选靶向药物治疗序贯免疫治疗或靶向联合免疫治疗，对于中高危组可选择靶向联合免疫治疗。

【小结】

局部进展性肾癌的治疗需以手术为主，结合系统靶向药物治疗，而晚期肾癌治疗则以系统治疗为主，规范的治疗和随访能够使患者从中获益。

（冯富鹏　王　莹）

▶【专家点评】

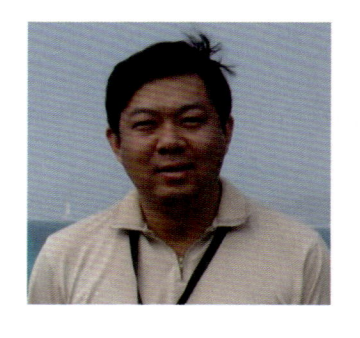

陈鹏，主任医师，博士研究生导师，新疆医科大学附属肿瘤医院泌尿科主任。中国抗癌协会男生殖系肿瘤专业委员会委员，中国临床肿瘤学会前列腺癌、肾癌专业委员会委员，新疆抗癌协会泌尿男生殖系肿瘤专业委员会主任委员，新疆医学会泌尿外科专业委员会副主任委员

开放肾癌根治术是一种传统的肾癌手术治疗方式，其疗效以及手术安全性无须赘述，随着科技的发展，腹腔镜下肾根治术、机器人辅助肾根治术已经普遍应用，但对于肾脏巨大肿瘤，开放手术依然具有不可替代的作用，开放手术治疗巨大肾脏肿瘤安全可靠，而且经济。术中、术后并发症较少，但创面较大，切口较微创手术大，术后恢复相对较慢。

晚期肾癌治疗经历了细胞因子时代、靶向药物时代以及目前免疫治疗时代，随着医学的不断进步，晚期肾癌的预后也有所改善，提高5年生存率，如何精准选择药物治疗，针对不同患者选择不同的治疗可能使晚期肾癌患者更加获益。

参 考 文 献

Haas NB, Manola J, Uzzo RG, et al. Adjuvant sunitinib of sorafenib for high-rist, non-metastatic renal-cell caicinoma (ECOG-ACRIN E2805): a double-blind, placebo-controlled, rrandomised, phase 3 trial [J]. Lancet, 2016, 387 (10032): 2008-2016.

Marchioni M, Bandini M, Pompe RS, et al. The impact of lymph node dissection and positive lymph nodes on cancer-specific mortality in contemporary pT2-3 non-metastatic renal cell carcinnoma treated with radical nephrectomy [J]. BJU Int, 2018, 121 (3): 383-392.

Motzer RJ, Haas NB, Donskov F, et al. Randomized phase Ⅲ trial of adjuvant pazopanib versus placebo after neph rectomy in patients with localized or locally advanced renal cell carcinoma [J]. J Clin Oncol, 2017, 35 (35): 3916-3923.

Ravaud A, Motzer RJ, Pandha HS, et al. Adjuvant sunitinib in high-risk renal-cell carcinoma after nephrectomy [J]. N Engl J Med, 2016, 375 (23): 2246-2254.

病例40

晚期肾癌并全身多发转移患者的多学科联合治疗

【导读】

肾癌患者转移脏器发生率依次为肺、骨、肝脏、肾上腺、皮肤、脑、其他部位，其中11.9%的患者为多脏器转移。骨转移为肾癌第2常见的转移部位，35%～40%的转移性肾癌合并骨转移。可致疼痛、病理性骨折、脊髓压迫和高钙血症等骨相关事件（SRE），严重影响患者的生活质量。而且单纯药物治疗疗效有限，预后不佳。

通常认为出现肾癌脑转移预示着预后极差。不经治疗的肾癌脑转移存活时间仅3～4个月。因此，许多肾癌脑转移患者会放弃治疗。

【病例介绍】

患者，男性，45岁，因"肾癌综合治疗后，腰骶部及肩部疼痛1个月"入院。患者自述2009年6月因左肾癌行"腹腔镜下左肾癌根治术"，术后病理提示（左）肾透明细胞癌。2016年6月复查时发现左肾癌术后右肾转移，腹腔镜下行左腹膜后肿物切除术＋右肾部分切除术，术后病理：多癌灶性透明细胞性肾细胞癌，Fuhrman核分级2～3级。术后行靶向药物抗肿瘤对症治疗。2017年7月因"右侧额叶转移癌"行"开颅右额叶转移瘤切除术"，术后病理提示右额叶转移性癌，结合临床病史及免疫组化结果支持转移性透明细胞性肾细胞癌。术后继续口服靶向药物抗肿瘤对症治疗。于2018年6月6日因"腰椎转移癌"行"腰椎管探查减压＋神经根松解术＋病灶切除术＋锥弓根内固定术"，术后行阿昔替尼分子靶向治疗。于2019年12月9日至2020年1月10日行骨继发恶性肿瘤姑息性减症放射治疗。

1. 既往史　无特殊。

2. 体格检查　无阳性体征。

3. 实验室检查

（1）血常规：白细胞$3.66×10^9$/L，血红蛋白167g/L，血小板计数$131×10^9$/L。

（2）肾功能：尿素氮9.81mmol/L，肌酐177.8mmol/L。

（3）电解质：钾5.07mmol/L，钠140mmol/L，氯108mmol/L。

4. 影像学检查　全身骨ECT：右侧锁骨肩峰端、第10胸椎、第1～3腰椎骨质代谢异常活跃。

5. 初步诊断　①肾癌（$T_3N_0M_1$）；②骨多发转移瘤；③脑转移瘤。

【治疗经过】

1. 患者自述2009年6月因左肾癌行"腹腔镜下左肾癌根治术"，术后病理提示

（2009年7月1日）：（左）肾透明细胞癌Ⅱ级未突破被膜，未侵及肾盂，输尿管断端未见肿瘤。术后行索拉非尼分子靶向治疗3周（400mg每天2次）。

2. 2016年6月复查时发现左肾癌术后右肾转移，腹部CT：①左肾缺如；②右肾占位，考虑肾透明细胞癌；左肾上腺以及胰尾占位，考虑转移瘤；右肾内多发异常小结节。腹腔镜下行左腹膜后肿瘤切除术＋右肾部分切除术。术后病理：右肾部分切除，多灶性透明细胞性肾细胞癌，Fuhrman核分级2～3级；肿块大者6.5cm×4.5cm×0.5cm，小者0.7cm×0.7cm×0.5cm，左腹膜后转移或浸润性透明细胞肾细胞癌，部分为透明细胞乳头状肾细胞癌形态，肿瘤侵犯肾上腺组织。术后给予舒尼替尼分子靶向治疗（50mg每天1次4/2方案）。

3. 2017年7月因"右侧额叶转移癌"行"开颅右额叶转移瘤切除术"，术后病理：右额叶转移性癌。结合临床病史及免疫组化结果支持转移性透明细胞性肾细胞癌。术后恢复良好，继续口服舒尼替尼分子靶向治疗（50mg每天1次4/2方案）。

4. 2018年6月6日因腰椎转移癌行"要椎管探查减压术＋神经根松解术＋病灶切除术＋椎弓根内固定术"。术后病理：透明细胞癌，符合肾癌骨转移。术前2周停用舒尼替尼，术后给予阿昔替尼分子靶向治疗（5mg每天2次）。

5. 2019年12月9日至2020年1月10日行骨继发恶性肿瘤姑息性减症放疗，6MV-X射线，IMRT，GTV包括胸12椎体～腰1椎体、腰3～4椎体转移病灶，CTV包括胸8～4下缘，PTV＝CTV＋5mm，共完成计划：PGTV DT：55Gy/25F，单次剂量：2.2Gy/F，PTV DT：45Gy/25F，单次剂量：1.8Gy/F。同时给予阿昔替尼分子靶向治疗（5mg每天2次）。

【后续治疗】

2020年6月8日出现腰骶部及左肩部疼痛，影响肩关节活动，考虑为骨转移较前进展。2020年7月20日开始阿昔替尼分子靶向治疗（5mg每天2次）联合卡瑞利珠单抗免疫治疗（200mg每21天1次）。

【预后】

患者目前病情平稳，继续分子靶向治疗联合免疫治疗中。

【经验与体会】

1.肾癌骨转移专家共识（2020版）建议：肾癌骨转移应经MDT综合诊疗，经泌尿外科、骨科、放疗科、介入科、影像科和病理科等学科专家联合制订个体化治疗方案，以减轻症状、维持较好生存质量、延缓SRE发生，甚至延长患者的生存时间。

2.通常认为出现RCCBM预示着预后极差，研究报道生存期＜1年，不经治疗的RCCBM存活时间仅3～4个月。关于肾癌转移灶的局部治疗方法目前尚存在争议，主要治疗方式包括转移灶切除、放疗、转移灶切除＋放疗。转移灶切除是治疗转移性RCC的主要方法，完整切除转移灶可能会延长患者总生存时间、TSS，并推迟系统治疗的应用时间。美国NCCN2019年指南将手术切除局部转移灶作为RCCBM重要的治疗手段。欧洲泌尿外科协会2019指南指出，对于RCCBM患者，立体定向放疗有良好的局部控制率，但对于转移灶直径＞3cm或颅内病灶进展迅速伴中线移位者仍然推荐手术治疗。

（张　强）

▶【专家点评1】

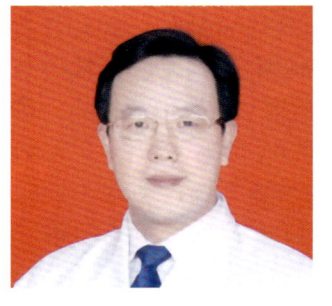

岳中瑾，兰州大学第二医院泌尿外科主任医师，博士研究生导师。甘肃省医学会泌尿外科专业委员会主任委员，甘肃省医学会泌尿外科专业委员会微创泌尿外科学组组长，甘肃省抗癌协会泌尿及男生殖肿瘤专业委员会主任委员

转移是肾癌的主要恶性表现，诊断时30%～40%已发生转移。常见的转移部位为肺、淋巴结、骨及肝，合并特定部位如肝、骨或中枢神经系统等转移灶的患者，其总体生存期会显著缩短。Shuch等针对合并脑转移肾癌患者预后的研究结果表明，合并中枢神经系统转移往往预示着不良的预后，对于一般情况较好的患者，推荐针对中枢神经系统转移灶的积极手术或放疗，可显著提高患者预后。Abdel-Rahman等利用SEER数据库，比较了合并不同转移灶的肾癌患者预后的差别，结果显示合并肝转移患者的预后显著差于合并其他部位转移的患者。国内也有研究证据表明，合并肺转移或骨转移的患者，舒尼替尼治疗效果较差。总之，转移部位，尤其是肝、骨及脑转移，对肾癌患者预后有较大影响。另外，MDT讨论应纳入各学科肿瘤治疗的临床常规。

▶【专家点评2】

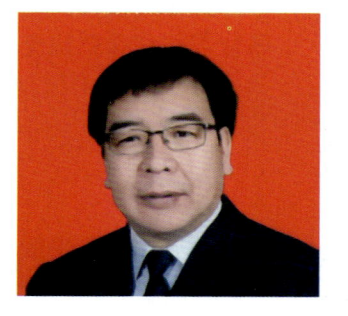

李强，博士，主任医师，兰州大学第二医院神经外科第四病区主任。中国医师协会内镜专业委员会委员，中国医师协会神经内镜协会委员，中国研究性医院神经眼科专业委员会常委，中华医学会第七届神经外科青年委员会委员

脑转移瘤出现后，肿瘤患者通常进入疾病的终末阶段，约50%患者死于颅内脑转移瘤而不是颅外肿瘤，发生多发性脑转移预后更差，是否采取进一步积极治疗及如何进行治疗存在争议。由于未治患者自然生存期约为1个月，采用激素治疗可至2个月，而采取手术治疗的多发性脑转移瘤患者中位生存期为9.2～10.8个月，因此手术被认为在脑转移瘤治疗中具有重要作用。目前较为统一的脑转移瘤手术指征有：①颅外病灶稳定者，瘤体直径＞3cm，有明显占位效应；②对放疗不敏感肿瘤（如结肠癌、肾癌转移者）；③原发病灶预计可行手术切除或有效控制者；④脑转移瘤数目＜3个，肿瘤位于非重要功能区；⑤颅内占位诊断不明确；⑥KPS评分≥70分；⑦预计术后生存期≥6个月。

外科手术治疗能快速有效地解除肿瘤颅内占位及其造成的脑组织水肿及脑积水，进而缓解颅内压力，减轻头痛、呕吐、癫痫、偏瘫等症状。随着神经外科手术中三维超声导航、显微技术等应用，手术后死亡率、致残率得到控制。外科手术还是较多地应用于单发的脑转移瘤，对于颅内肿瘤多发者是否进行手术治疗存在争议，但是随着科技的发展及手术过程的完善，越来越多的多发脑转移瘤患者得到外科手术治疗，主要切除对于机体存在重要影响的瘤体或引起周围脑组织较严重病变的瘤体。外科手术较放化疗能更好地缓解肿瘤的占位效应及脑脊液的梗阻，恢复部分神经功能，延长生存时间。

本例患者为青壮年，肾癌合并颅内转移是影响肿瘤全身多发转移患者预后的不利因素，手术切除辅以分子靶向治疗、免疫治疗等综合治疗，延长了患者生存时间、改善患者预后。

▶【专家点评3】

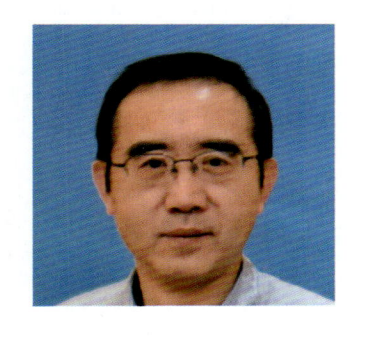

杨磊，主任医师，甘肃省肿瘤医院呼吸肿瘤内科主任。中国医药教育协会肺部肿瘤专业委员会常委，中国老年医学会舒缓医学分会委员，中华中医药学会肿瘤分会委员，甘肃省抗癌协会肿瘤临床化疗专业委员会主任委员

转移性肾癌临床治疗较为困难，尤其是脑转移患者，预后差，生存期一般仅数个月。通常对于高危患者，一线治疗可选药物有：舒尼替尼、培唑帕尼等靶向药物或帕博利珠单抗联合阿昔替尼、纳武利尤单抗联合伊匹单抗。中国临床肿瘤学会（CSCO）肾癌诊疗指南中强调了应高度重视MDT的作用，推荐尽可能对肾癌患者进行由泌尿外科、肿瘤内科、放疗科、影像科、骨科、病理科等多学科专家共同针对患者病情进行分析，根据国内外指南、规范及循证医学证据，制订科学、合理的诊疗方案。

此患者2009年行左肾癌根治术，术后病理为透明细胞癌，曾口服索拉非尼3周。7年后因腹膜后及右肾转移再次手术治疗，术后病理仍为透明细胞癌，Fuhrman核分级2～3级，为高危患者，术后给予口服舒尼替尼治疗，2017年7月发生脑转移（右额叶），行局部手术治疗，期间继续服用舒尼替尼治疗，2018年6月发生胸、腰椎多个椎体转移，局部骨科手术治疗，减轻症状，改善生活质量，术后调整为阿昔替尼治疗，这也符合二线治疗的推荐。

随后，也进行了骨转移病灶的姑息性放射治疗，体现了个体化、多学科综合治疗理念。2020年7月开始进行了阿昔替尼联合卡瑞利珠单抗治疗。该患者自出现脑转移至今已生存了3年余，体现了多学科综合治疗的良好效果。

近年来随着免疫治疗的兴起，肿瘤治疗已经进入了新时代，适应证可达近20个瘤种。目前国内上市的PD-1以及PD-L1免疫检查点抑制剂至少已有8种之多，但多数获批适应证为肺癌、霍奇金淋巴瘤、恶性黑色素瘤等实体瘤；肾癌国内尚无获批的免疫检查点抑制剂药物，国外肾癌获批的是帕博利珠单抗和纳武利尤单抗，均为进口药物，国产免疫治疗药物尚无Ⅲ期肾癌临床研究方面的数据报道，但国外有阿昔替尼联合PD-1抑制剂治疗肾癌临床研究及循证医学证据，该病例采用阿昔替尼联合国产PD-1抑制剂治疗肾癌是一个有益的临床探索，晚期肿瘤多线治疗后往往无标准治疗方案可选，指南多推荐参加临床研究，免疫治疗的效果多体现在长期生存上，即"长拖尾"效应，但同样需注意观察、监测药物不良反应，包括皮疹、免疫相关性肺炎、肝炎，甲状腺功能异常等。

参 考 文 献

张浩然，张兴明，朱旭东，等．不同部位转移灶对肾癌患者预后的影响及其对IMDC评分的改良价值［J］．中华泌尿外科杂志，2020，41（6）：439-445．

周芳坚，董培，何立儒，等．肾癌骨转移专家共识（2020版）［J］．中华肿瘤杂志，2020，42（7）：537-541．

Abdel-Rahan O．Clinical correlates and prognostic value of different metastatic sites in metastatic renal cell carcinoma［J］．Future Oncol，2017，13（22）：1967-1980．

病例 41

晚期肾癌病例

【导读】

肾癌是泌尿及男性生殖系统三大癌种之一。晚期肾癌的治疗方式以细胞因子治疗、靶向治疗、免疫治疗等系统综合治疗为主，对一些经过筛选的患者可以联合局部治疗。中高危风险的晚期肾癌总体疗效不佳，预后较差，需要结合具体病例情况分析选择个体化治疗方案。

【病例介绍】

患者，男性，61岁，因"转移性肾癌综合治疗后2年余，发现疾病进展1周"入院。患者2年余前因"左下肢疼痛"于当地医院就诊，MRI检查提示"左侧股骨小转子处异常信号灶"，行左侧股骨小转子活检，病理考虑"转移性透明细胞癌"。患者遂来我院就诊，查CT提示"左肾占位灶，肾癌首先考虑；右下肺多发结节，转移考虑"（图41-1，图41-2），行减瘤性左肾切除术，术后病理为"肾透明细胞性肾细胞癌（瘤体6.8cm×5.8cm×4.9cm，Fuhrman分级：2级）"，术后给予舒尼替尼靶向治疗，治疗后因出现严重的手足综合征以及高血压症状，将靶向治疗药物更换为帕唑帕尼，治疗后左下肢疼痛缓解。16个月后患者感左下肢疼痛明显，肺部病灶较前进展，更换靶向药物为索拉非尼。10个月后自觉左下肢疼痛较前加重，复查CT提示肺部病灶再次进展，MRI提示"左侧股骨颈及股骨上段信号异常"。

1. 既往史　高血压病史6年余。

2. 体格检查　神志清晰，精神较差，拄拐行走。双肺呼吸音粗，未闻及干、湿啰音，腹部软，无压痛，无反跳痛，双下肢无水肿。

3. 实验室检查　血红蛋白10.5mg/dl，其余实验室检查无特殊。

4. 影像学检查　胸部CT：右中下肺多发结节灶，其中部分结节较前增大，提示肿瘤进展。

5. 初步诊断　①肾恶性肿瘤；②肺继发恶性肿瘤；③骨继发恶性肿瘤；④高血压。

【临床决策分析】

患者为转移性肾细胞癌，3年前行减瘤性左肾姑息切除术，此后分别行舒尼替尼、帕唑帕尼、索拉非尼多线靶向治疗。此次复查胸部CT见肺部病灶进展，根据实体瘤的疗效评价标准（RECIST 1.1）评价疗效为PD，考虑帕唑帕尼靶向治疗失效，建议更换治疗方案。

晚期肾癌的全身治疗手段主要包括细胞因子治疗、靶向治疗及免疫联合治疗。根据

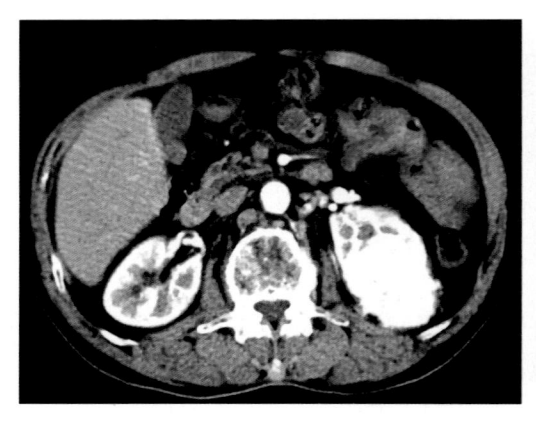

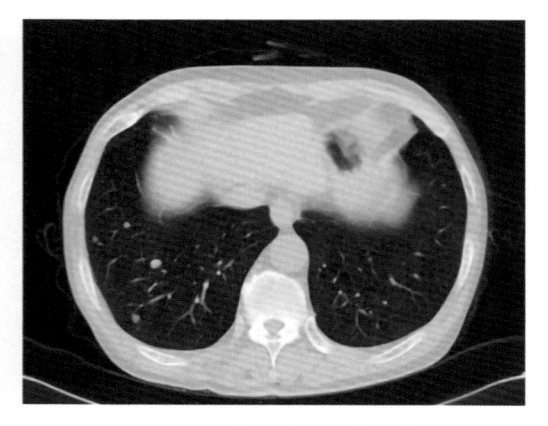

图41-1　左肾占位　　　　　　　　　图41-2　右下肺多发转移灶

目前最常用的晚期肾癌预后风险评估模型IMDC和MSKCC模型，该患者均为中危风险，结合美国国家综合癌症网络（NCCN）和欧洲泌尿外科协会（EAU）的最新指南，还可以推荐患者使用其他的VEGF靶向药、mTOR抑制剂、免疫检查点抑制剂、免疫联合靶向、双免疫联合治疗以及临床试验等。由于晚期肾癌末线治疗的方案选择较为开放，药物均比较昂贵且疗效不确切，建议患者行基因检测，以期获得相关用药及预后提示。

此外，患者自明确诊断以来，骨转移病灶始终集中在左侧股骨，目前疼痛症状明显，影响行走，在全身治疗的基础上可联合局部放疗缓解症状，预防骨相关事件发生。

【后续治疗】

1.患者基因检测提示*PBRM1*基因突变，提示免疫获益可能，给予阿西替尼联合帕博利珠单抗治疗。

2.患者接受左侧股骨上段转移瘤姑息放疗（95%PTV 3000/10F），周围正常组织受量均在安全范围内，过程顺利。放疗后疼痛明显好转。

3.患者接受以上治疗至今10个月，疗效评价为PR，一般情况良好，目前仍在随访中。

【经验与体会】

1.转移性患者是否有需要进行原发病灶切除？

转移性肾癌的患者主要采用全身系统治疗的模式，原发病灶切除属于姑息性手术，对于减瘤性肾切除手术是否为晚期肾癌带来生存获益目前尚存在争议，不同指南、文献的看法不尽相同。在该例患者首次就诊时的EAU指南（2017版）对于IMDC中低危患者行减瘤性肾切除术作了弱推荐；中国泌尿外科疾病诊断治疗指南（2014版）推荐对于体能状态良好、低危险因素的患者应首选外科手术；EAU指南则认为ECOG评分＜2分且没有脑转移的患者可以选择性地进行减瘤性肾切除。但是在2019年EAU指南中，基于CARMENA临床研究的结果，对于无症状的、需要接受EGFR-TKI治疗的MSKCC中危患者不再推荐立即行减瘤性肾切除术。

作为临床医师，在结合晚期肾癌相关风险评估模型的同时，应当关注评估患者原发灶的可切除性、身体状况以及其他现存的医疗条件，以评估患者能否从原发病灶切除中获益。该例患者首次就诊时一般情况良好，IMDC及MSKCC评分为中危，患者手术意愿强烈，结合当时的指南，给予减瘤性肾切除手术的局部治疗方式还是具有其合理性的。

2.晚期肾癌的全身治疗该如何选择？

20世纪90年代，晚期肾癌的一线治疗方案为细胞因子治疗，但自2006年起其地位逐渐为分子靶向药物所替代，直至近年来免疫联合治疗的获批，导致晚期肾癌的治疗选择相对开放。EAU、NCCN指南根据IMDC及MSKCC不同风险评级，给出了相应的一线及后续治疗方案。

对于晚期肾癌的患者，基因检测可以对治疗方案的选择提供一定的参考，比如*PBRM1*双等位基因功能性缺失、DDR通路相关基因突变提示免疫获益，*BAP1*基因突变提示舒尼替尼疗效较差等。该患者基因检测发现*PBRM1*基因突变，提示免疫获益可能。

在选择治疗方案时，除了参考指南及基因检测结果，也应该结合患者的经济情况、基础疾病、合并症等综合评估。该例患者一线用药选择的舒尼替尼，但因用药后出现严重并发症更换为帕唑帕尼，疾病再次进展后，选择了阿西替尼联合免疫治疗，目前疾病控制尚稳定。

3.晚期肾癌的转移灶如何处理？

肾癌最常见的转移部位为肺、骨、肝、肾上腺、脑等。除了脑转移和骨转移经常用立体定向放射治疗外，手术切除仍然是对大多数转移灶的默认局部治疗方式。既往多项回顾性研究发现晚期肾细胞癌转移灶的完全切除可以带来OS、PFS获益并且推迟全身治疗的时间。放射治疗尤其是立体定向放疗可以减轻骨转移或脑转移带来的局部症状。该例患者存在骨转移和肺多发转移，并且存在左下肢骨痛，因此给予局部放射治疗缓解症状。但是该患者肺部转移灶为多发，手术难以做到完全切除，因此并未选择针对肺转移的转移灶切除治疗。

【小结】

晚期肾癌的确诊需要原发病灶或转移病灶的穿刺活检病理支持；肾细胞癌对放化疗的敏感度较低，目前使用最多的全身治疗药物为分子靶向药物以及免疫联合治疗，不同治疗药物的不良反应有差异，需充分结合患者的实际情况选择治疗方案。

（何叶叠）

▶【专家点评】

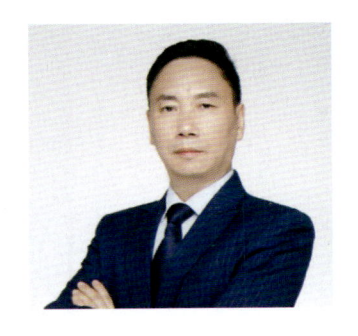

朱绍兴，主任医师，医学博士，博士研究生导师，福建医科大学附属协和医院泌尿外科主任。中国抗癌协会男生殖肿瘤专业委员会副主任委员，中国抗癌协会泌尿系肿瘤专业委员会常委，中国抗癌协会腔镜与机器人专业委员会委员，中国临床肿瘤学会前列腺癌专家委员会常委

本病例详述晚期肾癌从初诊到疾病多次进展的整个诊治过程，展示了晚期肾癌的大致治疗模式。转移性肾癌患者行减瘤性肾切除术前要进行充分的术前评估，这部分患者的手术难度及风险往往较

大，一些患者甚至伴有癌栓，临床工作中有时容易忽略评估原发灶的局部浸润情况以及对侧肾功能，导致术中术后并发症发生、肿瘤播散种植、肾功能不全等，从而影响全身治疗的时机及预后。

晚期肾癌的综合治疗目前在世界范围内并没有统一的金标准，国外指南的推荐和国内的具体药物现状有一定的差别，并且不同药物之间的不良反应也存在差异，在药物选择时需要考虑患者的基础疾病、经济条件甚至医保情况等，不苛求完全照搬指南，为不同患者做出个体化方案选择。目前国内外关于晚期肾癌的研究很多，内容涵盖临床试验、不同药物之间疗效对比、免疫检查点抑制剂的相关研究等，临床医师需要密切关注这些最新研究成果与前沿资讯，以便为治疗方案的选择提供更广阔的思路。

对于晚期肾癌尤其是多线治疗后进展的患者，有必要进行多学科讨论，不同学科之间的交流碰撞往往可以产生新的火花，个体化诊疗是晚期肿瘤患者综合治疗的方向。我们通过多学科讨论，在为该患者取得良好治疗效果的同时，兼顾了患者生活质量的改善。

参 考 文 献

Bex A, Albiges L, Ljungberg B, et al. Updated European Association of Urology guidelines for cytoreductive nephrectomy in patients with synchronous metastatic clear-cell renal cell carcinoma [J]. Eur Urol, 2018, 74（6）: 805-809.

Ljungberg B, Albiges L, Abu-Ghanem Y, et al. European Association of Urology guidelines on renal cell carcinoma: the 2019 update [J]. Eur Urol, 2019, 75（5）: 799-810.

Miao D, Margolis CA, Gao W, et al. Genomic correlates of response to immune checkpoint therapies in clear cell renal cell carcinoma [J]. Science, 2018, 359（6377）: 801-806.

病例 42

晚期肾癌转移灶的局部治疗

【导读】

肾癌是较为常见的泌尿系统恶性肿瘤，文献报道初诊肾癌中转移性肾癌约占30%，早期肾癌治疗后也有较高的概率发生远处转移。

转移性肾癌的治疗包括系统治疗及局部治疗，前靶向药物时代，转移性肾癌多接受局部治疗联合系统治疗。随着靶向药物及免疫检查点抑制剂的临床应用，局部治疗的地位逐渐被系统治疗取代。目前各大指南均推荐以IMDC评分系统进行分层，低危患者推荐减瘤性肾切除联合系统治疗，中高危患者则以系统治疗为主。

除了肾脏原发病灶，转移病灶的局部治疗尚存争议，前期指南推荐对寡转移灶行局部治疗，但证据等级不高，转移性肾癌患者能否从转移病灶的局部治疗中获益，尚需大样本的RCT研究来证实。

【病例介绍】

患者，男性，50岁，因"右肾癌肺转移术后6月余，腰痛1月余"入院。患者因"右肾癌并肺转移"于2013年1月在外院行"腹腔镜右肾切除术"，病理示"透明细胞癌"，术后索拉非尼靶向治疗。1个多月前无明显诱因出现腰痛，胸腹盆CT检查提示"右侧腰大肌前方及右侧髂嵴内侧新发肿物，肺部转移灶较前变化不著"。为进一步诊治收入院。

1. 既往史　无特殊。

2. 体格检查　右下腹可见10cm斜行手术瘢痕，右肾区未触及明显包块，无压痛、反跳痛。

3. 影像学检查　PET-CT：右肾术后缺如，右侧腰大肌前方、右侧髂嵴内侧可见3个结节灶，可见显影剂异常摄取。双肺示多发结节灶，大者位于右肺，约1cm×1cm，可见显影剂异常摄取。

4. 初步诊断　①右肾透明细胞癌并双肺转移（$pT_xN_0M_1$，Ⅳ期）；②右肾切除术后；③右侧腹膜后、盆腔转移。

【术前讨论及临床决策分析】

患者已有明确病理结果支持，右肾透明细胞癌诊断明确，已行减瘤性肾切除，术后靶向治疗，CT提示右肾区、盆腔新发病灶，肺部病灶较前无明显变化，PET-CT排除其他部位转移灶。

患者腰痛明显，腹膜后及盆腔新发病灶相对孤立，有局部治疗指征，可在系统治疗基础上，联用局部治疗。应用索拉非尼后出现进展，应更换靶向药物。局部治疗可选用局部放疗、射频消融、手术切除。

结合体格检查，明确患者前期肾切除采用经腹膜后入路，因此判断经腹入路切除转移灶可行。术中有肿瘤残留、肿瘤种植转移、肠管损伤、血管损伤、神经损伤风险。

术前应肠道准备，明确转移灶部位及其与周围组织、血管、神经的关系，术中仔细操作，尽量完整切除肿瘤。

【治疗过程】

1. 于2013年7月在全身麻醉下行腹膜后转移瘤切除术＋盆腔转移瘤切除术，平卧位，取右下腹腹直肌外缘斜切口，逐层打开腹腔探查。

2. 探查见右侧腰大肌前方2个肿物，大小分别为5cm×4cm×4cm、3cm×2cm×1cm，较固定。右侧髂嵴内侧可见大小2cm×1cm肿物，活动性可。

3. 完整切除3个转移灶，术中髂血管、神经保护完好。

【治疗后情况及预后】

术后恢复顺利，病理提示3个病灶均查见转移性透明细胞癌，给予舒尼替尼靶向治疗6个月，耐受性可。2014年1月胸部CT提示右肺结节较前增大，考虑为PD，给予依维莫司靶向治疗，Ⅲ度口腔黏膜溃疡。随访CT提示右肺结节继续增大，余病灶变化不明显。

2014年4月在全身麻醉下行剖右胸右肺中叶切除术，病理查见转移癌，术后恢复好，因不良反应较重，患者自行停用靶向药物，定期复查。

2017年11月CT提示胸椎旁转移，给予局部放疗，转移病灶未继续增大，患者持续随访至今。

【经验与体会】

1. 晚期肾癌减瘤性肾切除的意义？

肾癌细胞可通过多种免疫机制促进远处转移，因此，对原发灶行减瘤性手术，有利于消除促进转移的各种细胞因子。同时，减瘤手术可减轻肿瘤负荷，缓解原发病灶引起的局部症状，提高患者对系统治疗的耐受性。

随着CARMENA试验结果的揭晓，对整体研究人群来说，减瘤性肾切除术＋靶向治疗生存数据相对于单纯靶向治疗无明显优势，但分层分析，IMDC低危组及合并1个高危因素的中危组患者仍可从减瘤性肾切除手术中获益。

本例患者初诊时即发生肺转移，IMDC评分低危，行减瘤性肾切除，符合指南推荐。

2. 晚期肾癌转移灶切除的意义？

对于转移性肾癌，临床中不能局限于原发病灶的处理，还需同时进行转移灶的治疗，以达到最大控瘤效果。肺部是肾癌最常见的转移部位，对于合并肺转移的晚期肾癌，有研究认为，如肺转移灶可经手术完全切除，其5年生存率可达36%～54%，如肺转移灶不能完全切除，3年生存率仅为22%。

相对于肺转移，肾癌骨转移、肝转移、脑转移的发生率较低，且预后多较差，此类患者局部治疗生存获益不明显。

此例患者经历多次转移灶手术治疗，达到了缓解临床症状、延长生存的目的，提示对于晚期肾癌，转移灶的局部治疗应根据转移灶的部位、转移负荷的大小酌情选择。

【小结】

对于发病年龄小、肿瘤负荷小、特定转移部位的晚期肾癌，无论是原发灶的切除，还是转移灶的手术治疗，患者均有获益可能。

（邹本奎）

►【专家点评】

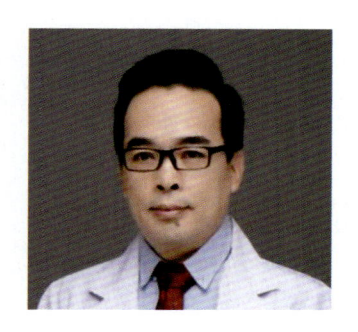

边家盛，医学博士，主任医师，研究员，山东大学附属山东省肿瘤医院泌尿外科主任。中国临床肿瘤学会理事会理事，中国抗癌协会泌尿男生殖系肿瘤专业委员会常委，中国临床肿瘤学会前列腺癌专家委员会常委，山东省抗癌协会泌尿男生殖系肿瘤分会主任委员

对晚期肾癌，各大指南均推荐应以系统治疗为主，系统治疗包括靶向治疗及免疫治疗。

晚期肾癌是否应行减瘤性肾切除尚有争议，目前指南推荐IMDC评分低危组的患者可选择减瘤性肾切除，如局部症状明显，可考虑转移灶的局部治疗。

对于此例患者，初诊时即为晚期肾癌，减瘤性肾切除术即刻靶向治疗，靶向药物的选择也符合指南推荐，短时间内术区转移，应考虑是否术中肿瘤细胞播散所致。患者也从远处转移灶的局部治疗中获益，提示对转移灶局部治疗的适应证把握较好。

参 考 文 献

Capitanio U，Montorsi F．Renal cancer［J］．Lancet，2016，387（10021）：894-906．

病例43

晚期转移性肾细胞癌的治疗

【导读】

约30%肾癌患者在初始诊断时已出现局部复发或远处转移。转移性肾癌预后很差，且对传统放化疗均不敏感。随着各种靶向药物的出现，晚期肾癌患者的预后得到了巨大的改善。

【病例介绍】

患者，男性，57岁，因"刺激性咳嗽1个月，左侧腰痛伴血尿1周"入院。患者1个月前无明显诱因出现刺激性咳嗽，给予止咳治疗未见明显缓解。1周前突发左侧腰部疼痛，伴有间断性肉眼血尿。于外院就诊查MRI示左肾下部肿物，考虑肾癌，左肾周筋膜增厚并肾周少量积液，左肾静脉走行区周围软组织影，腹膜后淋巴结肿大，考虑转移。为进一步治疗入院。近2年食欲差，消瘦明显。

1.既往史　无特殊。

2.体格检查　神清，体温36.5℃，腹平软，无压痛，无反跳痛，腹部未触及包块，双侧肾区无异常隆起，无叩击痛，双侧输尿管未及压痛，耻骨上无异常膨隆，无压痛。

3.实验室检查

（1）血常规：血红蛋白131g/L，白细胞5.54×10^9/L，中性粒细胞绝对值4.12×10^9/L，血小板324×10^{12}/L。

（2）生化：乳酸脱氢酶385U/L，白蛋白43g/L，血钙2.65mmol/L。

4.影像学检查　上腹部CT示左肾肿物，并左肾周脂肪层浑浊、多发纡曲血管，左肾静脉增粗，腹膜后、纵隔内及双肺门多发淋巴结，部分肿大，考虑转移（图43-1）。胸部CT示双肺多发结节，考虑转移瘤（图43-2）

5.初步诊断　左肾癌、多发淋巴结转移、肺转移（$cT_3N_1M_1$）。

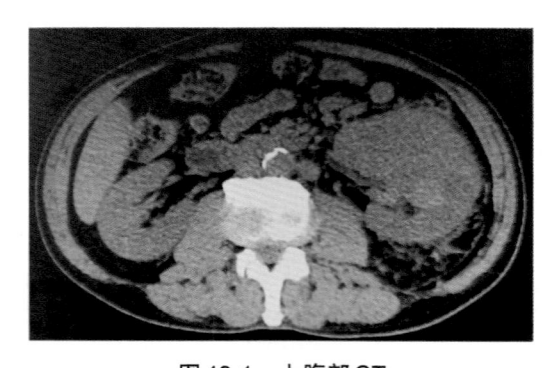

图43-1　上腹部CT

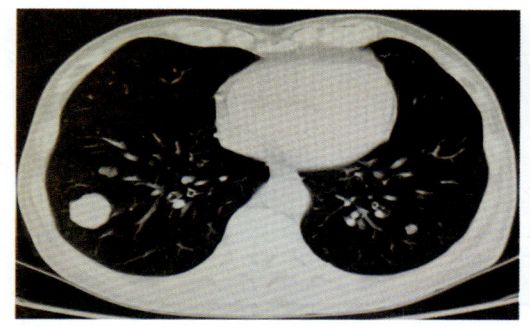

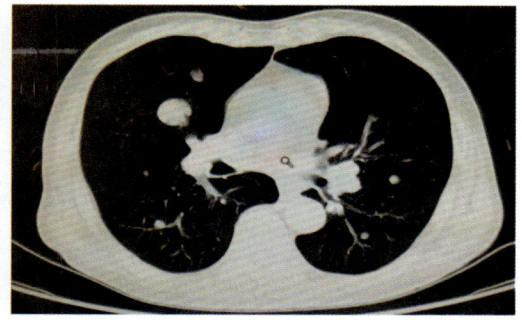

图43-2 胸部CT

【临床决策分析】
1. 根据CT检查，左肾巨大肿物且外侵较重，存在周围组织累及，并可见双肺多发肿物及肿大淋巴结，临床诊断为左肾癌、淋巴结转移、肺转移。
2. 患者术前检查可见双肺肿物及肿大淋巴结所占全身肿瘤负荷较大。
3. 术前检查可见血小板高于正常、乳酸脱氢酶高于正常值上限1.5倍、高钙血症、诊断到治疗时间<1年，按照IMDC危险分层标准，患者存在4个危险因素，为高危患者，生存时间短。
4. 根据以上相关因素分析，患者目前不适合行减瘤性肾切除手术，遂决定行左肾肿物穿刺治疗，以取得明确病理结果，而后进行靶向药物治疗。

【治疗过程】
1. 2017年8月8日在局部麻醉下经皮穿刺左肾肿物活组织检查术，穿刺病理示左肾针吸活检结合免疫组化为透明细胞性肾细胞癌，免疫组化：CD10（＋），CA9（＋），Ki-67（40%＋），PAX-8（＋）。病理分期为$pT_3N_1M_1$。
2. 2017年8月21日患者开始服用培唑帕尼，治疗剂量为800mg每天1次。治疗期间，每2周查肝肾功能，每1个月查血尿常规，基线和服药后检查：白细胞（5.54～8.47）$\times 10^9$/L，血小板（324～406）$\times 10^{12}$/L，ALT 9～24U/L，AST 16～27U/L，未发现血液学及肝功能毒副反应。服药期间主要毒副反应为高血压2级，最高160/98mmHg，给予厄贝沙坦降压治疗后恢复正常；皮疹伴瘙痒，1级，给予口服氯雷他定抗过敏治疗，服药后2周后症状消失。
3. 患者每3个月行影像学检查，按照RECIST 1.1实体肿瘤的疗效评价标准评估肿瘤，服药后肿瘤靶病灶负荷变化（图43-3）。
4. 患者2018年10月复查CT示左肾肿物增大，双肺结节较前增大、增多；右枕叶肿物，考虑转移，2.5cm×1.6cm（图43-4～图43-8）。
5. 患者2019年11月更换靶向药物为阿昔替尼5mg，每天2次，于2019年12月行头部放疗。2020年3月因病情进展死亡。
6. 患者一线治疗PFS为15个月，OS为19个月。

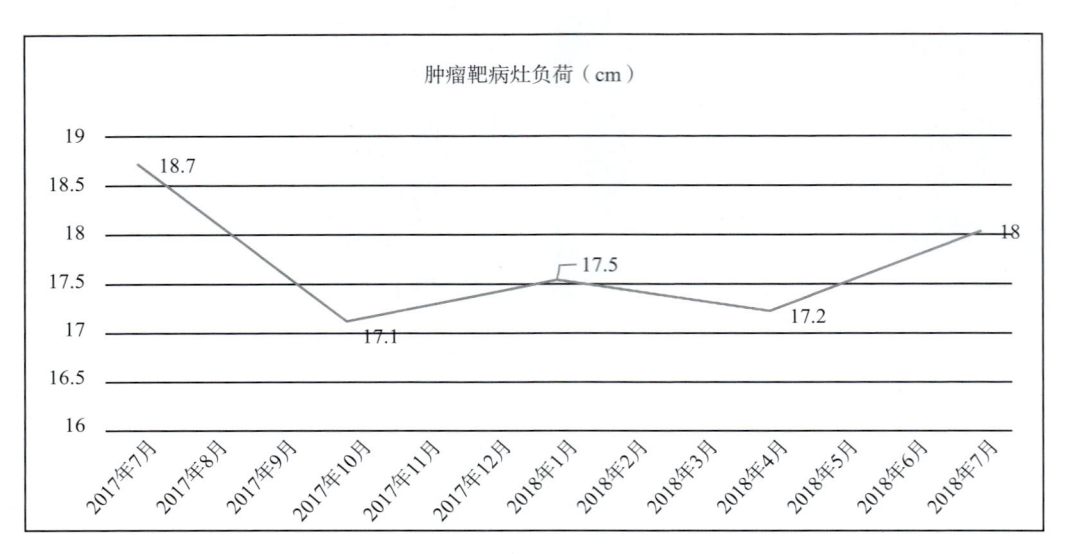

图 43-3　基线肿瘤靶病灶负荷和服药后肿瘤靶病灶负荷变化

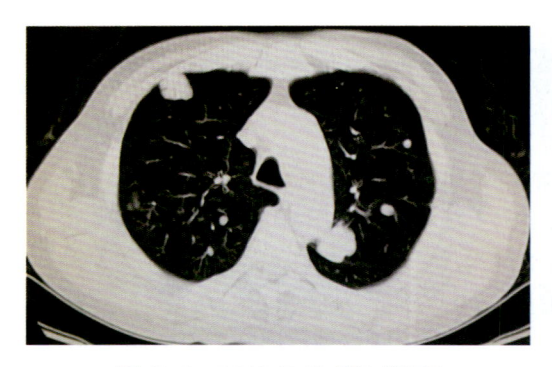

图 43-4　2018年10月胸部CT

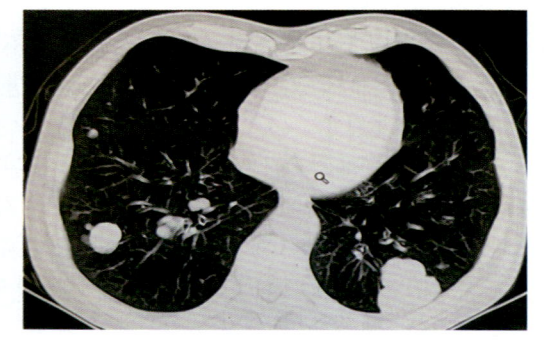

图 43-5　2018年10月胸部CT

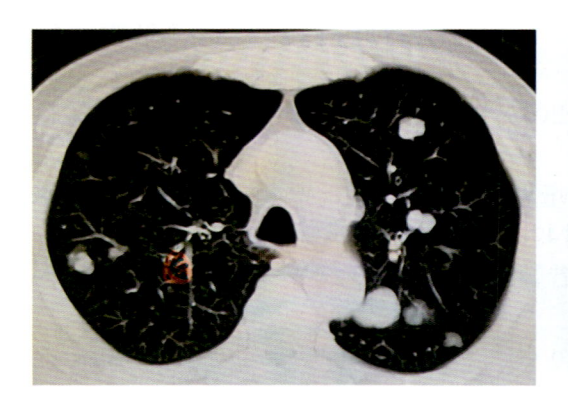

图 43-6　2018年10月胸部CT

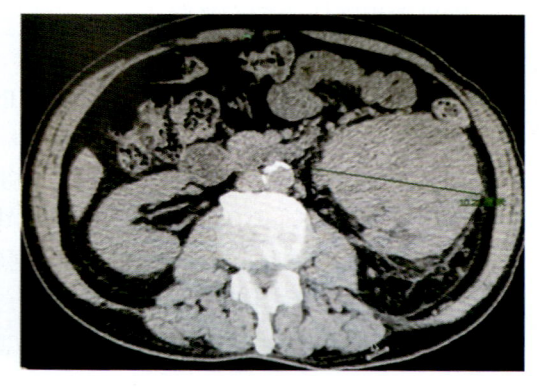

图 43-7　2018年10月腹部CT

【经验与体会】

1.哪些晚期肾癌患者适合行减瘤性肾切除手术？

在21世纪初，两个大型的随机对照临床试验证实了减瘤性肾切除术联合干扰素可以为晚期肾癌的患者带来明确的生存获益。这两个试验的结果，确立了减瘤性肾切除术在晚期肾癌治疗中的地位。自从2005年靶向药物问世以来，由于其优异的治疗效果，减瘤性肾切除术的应用比例逐年下降，使得减瘤性肾切除术在靶向治疗时代的意义受到了质疑。而国内外的专家学者也就此进行了多项相关研究。Heng等2014年根据国际转移性肾癌数据库的数据进行统计分析，证实了减瘤性肾切除术联合靶向药物治疗可使转移性肾癌患者取得生存获益。2016年Hanna等发表了一项共入组15 390例晚期肾癌患者的临床研究，显示手术与药物联合组的中位OS为17.1个月，而单纯药物组为7.7个月，手术与药物联合组明显优于单纯药物组。

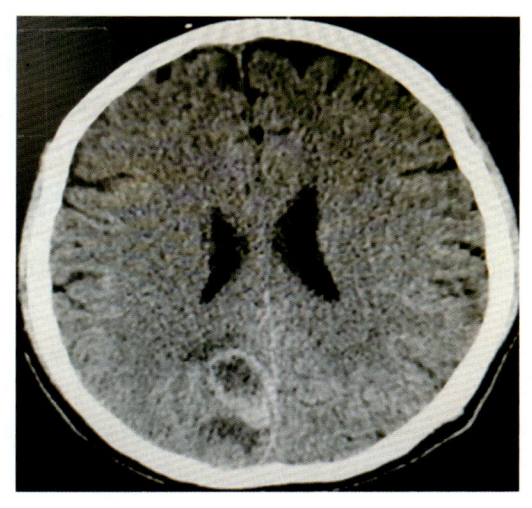

图43-8　2018年10月头部CT

而2018年发表于新英格兰的一项随机对照研究CARMENA再次对减瘤性肾切除术的地位提出异议。在这项研究中，入组患者均为转移性肾癌患者，与既往回顾性研究不同，该研究按照MSKCC标准进行中高危分层，均为中高危患者，且转移灶负荷略高，患者随机分为单纯药物治疗组和手术联合药物治疗组，结果显示单纯药物治疗组与手术联合药物治疗组的中位PFS分别是8.3个月和7.2个月，中位OS分别是18.4个月和13.9个月，两组间未出现统计学差异，显示单纯药物治疗疗效与手术联合药物治疗相当。

经过对这些研究的进一步分析，可以发现低危、身体状态好、转移灶负荷低的患者进行减瘤性肾切除手术才有获益。

目前比较公认的选择方案是按照患者的IMDC或MSKCC危险分层决定，低危患者接受减瘤性肾切除手术可以获得生存获益，而中高危患者，尤其是高危患者单纯接受靶向治疗效果更好。

结合此病例，患者转移灶负荷较大、IMDC危险分层为高危患者，对比既往相关研究数据及各大治疗指南，均属于减瘤性肾切除手术无法获益的患者，故未接受手术治疗。

2.晚期肾癌患者如何进行危险分层？

2002年初，基于细胞因子时代数据首次提出将MSKCC评分体系用于晚期肾癌的预后评估，它主要根据5个危险因素将患者分为低危、中危和高危三种人群，分别是：诊断至接受全身治疗的时间＜1年、贫血、高钙血症、KPS评分＜80分和乳酸脱氢酶升高超过正常值上限1.5倍。如果患者存在0个高危因素，为低危人群；1~2个危险因素，为中危人群；危险因素超过2个以上，即认为是高危人群。通过MSKCC评分预后模型可以发现，低中高危人群之间存在显著的总生存差异，分别为30个月、14个月及5个月。

自2005年靶向药物应用以来，在临床工作中，MSKCC评分所涉及的一些危险因素可能已经跟实际临床应用存在一些偏差。因此2009年初有学者将来自国际转移性肾细胞癌联合数据库（IMDC）的数据进行整理，提出了IMDC预后模型，它的危险因素评分共有6个，包括诊断至接受全身治疗的时间＜1年、贫血、高钙血症、KPS评分＜80分、中性粒细胞绝对值和血小板绝对值超过正常值上限。危险人群分层标准也和MSKCC评分相同，该预后模型同样获得真实世界数据的验证，低中高危人群之间存在显著的总生存预后差异，分别为43.2个月、22.5个月及7.8个月。

根据笔者的临床实践经验，我们认为IMDC评分作为晚期肾癌的治疗预后评估更加准确。同时，随着晚期肾癌治疗手段的增加，各个指南也都开始根据IMDC评分标准对患者进行危险分层细分，从而选择相应的治疗手段。

3. 晚期肾癌的一线治疗药物如何选择？

在既往的多项临床研究中，靶向药物在晚期肾癌的治疗中均取得了明显生存获益。一项多国多中心的Ⅲ期随机临床试验证实了舒尼替尼代替干扰素-α作为晚期肾癌一线治疗的疗效，该研究数据显示，舒尼替尼组的中位PFS明显长于干扰素-α组（11个月 vs. 5个月；$P < 0.001$），ORR也显著提高（47% vs. 12%；$P < 0.000\,001$），OS分别为26.4个月和21.8个月（$P = 0.051$）。而在COMPARZ研究中，培唑帕尼与舒尼替尼的中位PFS分别为10.5个月与10.2个月，中位OS分别为28.4个月与29.3个月，疗效相当。正因为这些临床研究的结果，舒尼替尼、培唑帕尼也成为各个治疗指南中晚期肾癌的一线治疗药物。随着免疫检查点抑制剂的问世，目前免疫检查点抑制剂也已经成为晚期肾癌治疗的重要组成部分。尤其是KEYNOTE-426研究的结果，显示帕博利珠单抗联合阿昔替尼一线治疗晚期肾癌相比于单药舒尼替尼在PFS和OS均明显获益。从而在一线治疗中，免疫联合治疗也成为标准治疗方案。但在临床工作中，我们到底该如何选择？一般来说除了考虑药物的疗效外，还需要考虑药物副作用及患者自身情况等方面来综合考虑，在取得疗效的同时，尽量减少药物副作用对患者生活质量的影响。

此病例的患者为高危患者，相对于中低危患者，单纯靶向药物治疗效果不佳，生存时间短，在最新的治疗规范中，首选免疫联合治疗，但在患者发病时，国内尚无免疫检查点抑制剂，故选择单纯靶向药物治疗。而在药物选择中，在保证基本治疗效果的同时，需要充分考虑患者的自身情况及药物毒副反应，以减轻药物治疗对于患者生活质量的影响。培唑帕尼相对于舒尼替尼，治疗效果相近，毒副反应发生率略低，患者生活质量更佳，故为本病例患者选择培唑帕尼的治疗。

【小结】

晚期肾癌的预后随着各种不同治疗药物及手段的发展，已经得到了明显改善。在治疗过程中，我们需要通过明确患者的危险分层制订相应的治疗策略，同时根据药物的疗效、毒副反应和患者的身体状况选择合适的治疗药物。

（刁 磊）

【专家点评1】

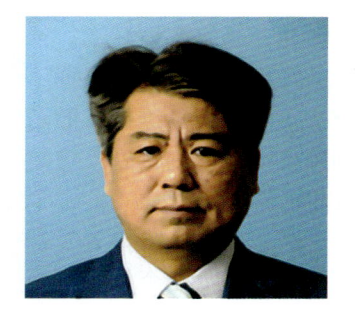

姚欣，医学博士，主任医师，博士研究生导师，天津医科大学肿瘤医院泌尿肿瘤科科主任。中国抗癌协会理事，中国抗癌协会泌尿男生殖肿瘤专业委员会候任主任委员，中国临床肿瘤学会肾癌专业委员会候任主任委员，中华医学会泌尿外科分会委员

肾癌是泌尿系常见肿瘤之一，发病率在（6～7）/10万，其中约有30%的患者在确诊时即已发生远处转移。晚期肾癌最常见的转移位置是肺，其次是骨、脑、肝脏等诸多器官。晚期肾癌患者进行减瘤性肾切除手术，一直被认为是初诊为晚期肾癌的首选治疗，主要是基于细胞因子时代的多项前瞻性研究。随着靶向药物的广泛应用，多项回顾性数据分析同样支持减瘤性肾切除手术较未手术者延长了总生存，但在这些回顾性研究中，接受手术的患者比例偏低，且更多为年轻、肿瘤负荷较低等预后较好的患者。而CARMENA研究结果显示减瘤性肾切除联合舒尼替尼靶向治疗的总生存时间与单纯舒尼替尼靶向治疗相比并无优势，甚至生存数据绝对值也要短于舒尼替尼靶向治疗，颠覆了以往关于减瘤性肾切除手术的地位。但在具体分析入组患者的情况及相关数据后，此项研究提示我们，高危或瘤负荷大的人群应该首选靶向治疗。而本例患者为高危且瘤负荷大，符合目前治疗规范，选择单纯靶向药物治疗准确。

患者的药物选择需要根据药物治疗方案的具体疗效、毒副反应及患者的自身情况决定。本身高危患者治疗效果差，更应明确药物毒副反应及患者耐受情况，在延长生存期的同时尽量减轻患者的副反应，提高患者生活质量。

经验1.晚期肾癌患者治疗前应明确危险分层，目前首选按照IMDC危险分层。根据具体分层选择治疗方案。

经验2.晚期肾癌患者药物治疗，在延长生存期的同时尽量减轻患者的毒副反应，提高患者的生活质量。

【专家点评2】

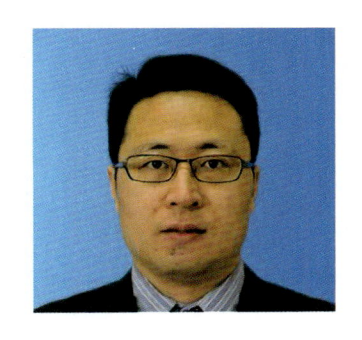

陈旭升，博士，硕士研究生导师，天津医科大学肿瘤医院泌尿肿瘤科主任医师。中国抗癌协会前列腺肿瘤整合康复专业委员会副主任委员，中国抗癌协会泌尿肿瘤专业委员会委员，中国抗癌协会泌尿生殖肿瘤整合康复专业委员会常委

本例为高危患者，治疗效果差，生存时间短。按照最

新的治疗规范，对于本例患者，首选免疫联合治疗方案，但因该患者确诊时药物可及性问题，无法获得免疫检查点抑制剂，故此时首选方案为单纯靶向药物治疗。

肿瘤负荷大的患者，治疗药物的选择需要了解药物的疗效，尤其是客观缓解率。治疗期间肿瘤缩小情况与生存期相关，但同时需注意患者服药后的毒副反应情况，根据不同药物的毒副反应谱行相关检查，发现问题及时处理，减轻药物毒副反应，维持有效药物剂量，才能保证治疗效果，并提高患者的生活质量。该病例患者治疗期间毒副反应较轻，维持药物标准治疗剂量，保证药物的治疗效果，生存期明显延长。

该患者治疗期间每3个月复查，在15个月检查时发现病情进展，后进一步检查发现脑转移。从此次治疗过程中，我们建议对于高危晚期肾癌患者治疗期间每6个月行全面复查，以明确病情，及早治疗。

参 考 文 献

Méjean A，Ravaud A，Thezenas S，et al. Sunitinib alone or after nephrectomy in metastatic renal-cell carcinoma［J］. N Engl J Med，2018，379（5）：417-427.

Rini BI，Plimack ER，Stus V，et al. Pembrolizumab plus axitinib versus sunitinib for advanced renal-cell carcinoma［J］. N Engl J Med，2019，380（12）：1116-1127.

病例 44

肾尤文肉瘤的诊断与处理

【导读】

肾尤文肉瘤是一种极其少见的恶性肿瘤，发病以儿童和青年为主，易发生肾外侵犯和转移，总体预后较差，诊断时需要与其他的肾脏小圆细胞肿瘤相鉴别，包括肾母细胞瘤和肾横纹肌瘤。

【病例介绍】

患者，男性，26岁，因"肉眼血尿20d"入院。患者20d前在无明显诱因下出现间歇性全程肉眼血尿，无血块，无尿频、尿急、尿痛，无畏寒发热，无腹痛腹胀，无腰背酸痛。至当地医院行CT检查提示右肾及肾盂占位累及右输尿管，十二指肠降部可疑受累，未予以治疗，为进一步诊治收住入院。

1. 既往史　无特殊。

2. 体格检查　神志清楚，精神可，腹部软，无压痛，无反跳痛，双肾区无叩痛，双下肢无水肿。

3. 实验室检查

（1）血常规：白细胞 8.0×10^9/L，血红蛋白153g/L，血小板 264×10^9/L。

（2）生化：乳酸脱氢酶324U/L，钙2.4mmol/L，肌酐128μmol/L。

4. 影像学检查　CT：右肾不规则占位，性质恶性，大小约12.8cm×11.3cm×12.3cm；残余右肾上部肾盏积水；下腔静脉栓子形成（范围约肝静脉分叉水平至髂静脉分叉水平）（图44-1）。

5. 初步诊断　右肾占位性病变伴下腔静脉栓子形成。

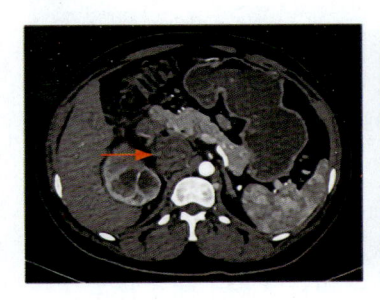

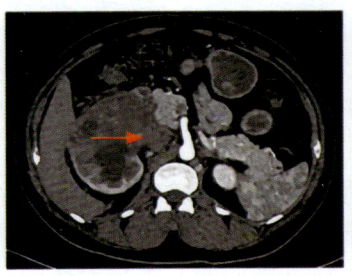

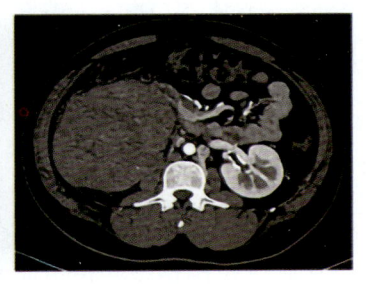

图44-1　入院腹部CT：腔静脉可见癌栓形成（箭头所指为腔静脉），腹膜后可见淋巴结显示

【临床决策分析及治疗过程】

1. 初次诊断及治疗方式　患者属于晚期肾肿瘤，手术难度大，风险较高，经讨论后决定先行超声引导下肾穿刺活检，获得病理学诊断后再决定下一步诊疗方案。

2019年6月25日行超声引导下右肾肿瘤穿刺活检术（穿刺7针），术后病理：示右肾小细胞恶性肿瘤，结合HE及免疫组化结果，需除外肾母细胞瘤、尤文/PNET等小细胞肿瘤，穿刺组织少且破碎，请结合临床综合考虑。由于病理诊断无法明确，遂建议患者至区域医疗中心医院就诊。

2. 二次诊断　2019年11月7日患者至区域医疗中心医院就诊，于2019年11月12日行经皮右肾穿刺活检术，2019年12月11日病理示右肾肿瘤尤文肉瘤。患者无手术指征，建议行全身化疗，后患者希望回当地医院化疗自动出院，出院后未继续治疗。

3. 全身化疗　2020年2月底患者无明显诱因出现尿血加重，2020年3月4日就诊于我院，完善相关检查，CT及超声示下腔静脉栓子形成。于2020年3月6日开始行"VAC/IE"方案序贯化疗，共5周期。

具体用药方案如下：

2020年3月6日长春新碱2mg第1天；多柔比星85mg第1天；环磷酰胺1000mg第1天。

2020年3月27日异环磷酰胺2.7mg第1～5天；依托泊苷100mg第1～5天。

2020年4月20日长春新碱2mg第1天；多柔比星85mg第1天；环磷酰胺1000mg第1天。

2020年5月12日异环磷酰胺2.7mg第1～5天；依托泊苷100mg第1～5天。

2020年6月5日长春新碱2mg第1天；多柔比星85mg第1天；环磷酰胺1000mg第1天。

4. 手术治疗　2020年7月复查CT，提示右肾占位，最大径线约5.7cm×4.0cm，病灶较前明显缩小，下腔静脉未见明确栓子形成（图44-2）。

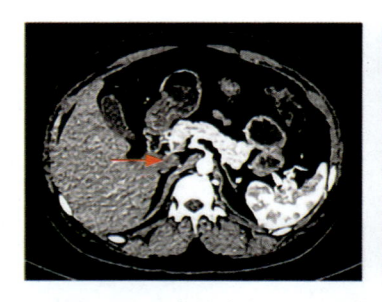

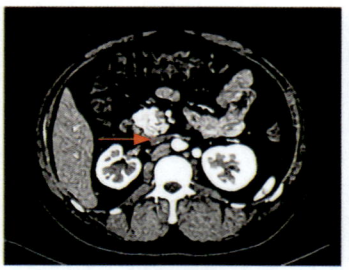

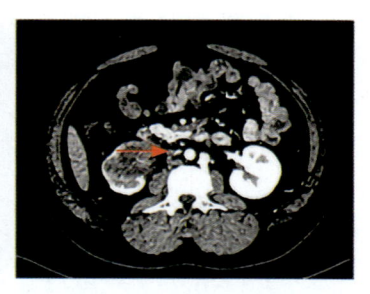

图44-2　术前腹部CT：腔静脉未见癌栓征象（箭头所示为腔静脉），腹膜后可见淋巴结显示

经科室讨论后，有手术指征，于2020年7月20日行右肾切除术+淋巴结清扫术，术中完整切除右肾，并清扫区域淋巴结，同时探查腔静脉，未见癌栓。术后病理报告间质纤维组织增生，伴出血及炎细胞浸润，大量含铁血黄素颗粒沉积。标本肾盂、肾周脂肪、输尿管断端未见明确恶性肿瘤组织，腹膜后淋巴结（0/6）未见明确恶性肿瘤转移。

5.术后辅助化疗　2020年8月23日复查术后CT,可见右肾缺如,下腔静脉未见明确栓子形成,腹膜后未见淋巴结显示(图44-3)。术后1个月,患者恢复情况良好,影像学检查提示无任何肿瘤残留、复发或转移征象,目前疾病处于完全缓解状态。

2020年8月25日再次行全身化疗,异环磷酰胺2.7mg第1～5天;依托泊苷100mg第1～5天。

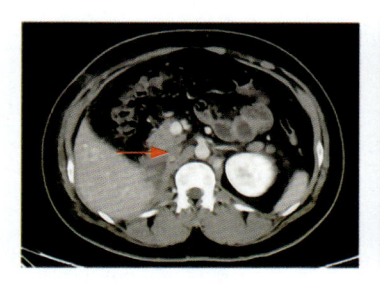

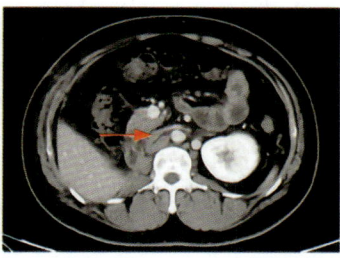

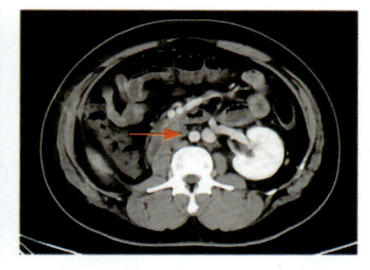

图44-3　术后腹部CT:右肾缺如,腔静脉未见癌栓征象(箭头所指为腔静脉),腹膜后未见淋巴结显示

【经验与体会】

1.什么样的患者容易发生肾尤文肉瘤?

儿童和青年若发现肾占位,尤其伴有肾外侵犯、静脉癌栓、淋巴结转移等因素时,除了肾母细胞瘤和肾横纹肌瘤外,需要考虑肾尤文肉瘤可能。如果该病为罕见疾病,在当地医院无法确诊,尽快至区域医疗中心会诊,明确诊断后再拟定下一步诊疗方案。

结合此病例,患者在本院无法确诊,也就无法制订治疗方案,至华西医院就诊后,立即给出了明确诊断,尽管已属晚期病例,但经过正确的治疗方案,仍然获得了良好的治疗效果。

2.如何选择肾尤文肉瘤的治疗方式?

肾尤文肉瘤是一种极少见的恶性肿瘤,文献报道很少,目前没有标准治疗方式,但与骨尤文肉瘤具有相同的生物学特性,对化疗敏感,国内外多数学者推荐手术切除结合术后辅助化疗为主的综合治疗,常见的化疗药物包括多柔比星、长春新碱、环磷酰胺和依托泊苷。

由于该病具有高度侵袭性,患者往往在初诊时已经出现转移或癌栓,此类复杂手术只有少数大型医学中心可以完成。结合此病例,在确诊后采用新辅助化疗,待肿瘤明显缩小、腔静脉瘤栓消失后再行手术切除,无疑明显降低了手术难度,获得了良好疗效,该治疗方式更容易在普通医院推广。

3.全身化疗在肾尤文肉瘤的应用价值如何?

肾尤文肉瘤尽管对化疗敏感,但总体预后仍然较差,中位总生存期仅为26.5个月。本例患者采用VAC/IE方案序贯全身化疗取得了显著疗效,不但腔静脉癌栓消失,而且在术后标本中,未发现恶性肿瘤组织,术后复查也未见肿瘤征象,全身化疗几乎获得了完全缓解的疗效,提示某些肾尤文肉瘤可能对化疗高度敏感,是否可以通过基因检测筛选化疗药物,获得最佳的疗效。而各家医学中心也应注意积累相关基因检测及治疗相关数据,为此种罕见恶性肿瘤提供治疗经验。

【小结】

肾尤文肉瘤是一种罕见的恶性肿瘤，好发于儿童与青年，当出现临床症状时（包括腹部包块、血尿、腰痛等）常已为晚期病例，若在当地医院无法确诊，尽快至区域临床中心医院就诊，只有尽早确诊才能接受正确的治疗方式。尽管该种疾病进展迅速，侵袭性强，但以手术结合化疗的方式对部分患者还是可以取得满意的疗效。

（白　宇）

▶**【专家点评】**

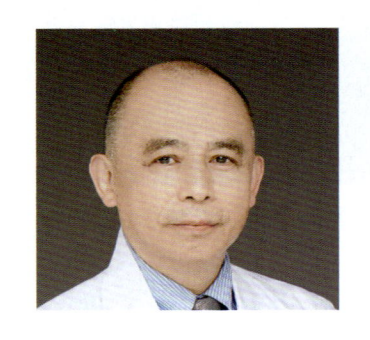

雷永虹，云南省肿瘤医院泌尿外科主任医师。中国抗癌协会泌尿男生殖系肿瘤专业委员会委员（肾癌组），中国肿瘤医院泌尿肿瘤协助组学术委员会委员，中国初级卫生保健基金会泌尿外科专业委员会委员，云南省抗癌协会泌尿男生殖系肿瘤专业委员会第一、二届名誉主任委员

肾尤文肉瘤是一种极其少见的肾脏恶性肿瘤，多数医院都没有该疾病的诊疗经验，该病例经过肾穿刺活检后，未能确诊，3个月后至华西医院确诊，制订了正确的治疗方式，通过新辅助化疗结合手术的方法，取得了良好的疗效。因此，当无法确诊时，尽快至有经验的大型医疗中心进行诊断，准确的诊断对于发生在青年或儿童的肾肿瘤至关重要，切记不能根据以往经验，贸然使用靶向药物，可能带来灾难性后果。

目前国内外文献报道肾尤文肉瘤多采用手术切除联合术后化疗的方式，但如果存在腔静脉癌栓或肾外侵犯时，手术难度大，多数医院，尤其是基层医院无法完成此类手术，本例患者首先采用了全身化疗的方式，使肿瘤降期，获得了手术机会，患者最后获得了完全缓解的疗效。新辅助化疗在此病例的尝试获得了良好的效果，也为读者提供了一种全新的治疗策略。

参 考 文 献

毕海，黄毅，马潞林，等. 3例肾尤文肉瘤合并下腔静脉癌栓的诊治［J］. 北京大学学报（医学版），2020，52（5）：985-988.

病例45

肾脏巨大脂肪瘤样型血管平滑肌脂肪瘤的诊断与处理

【导读】

血管平滑肌脂肪瘤（angiomyolipoma，AML）是肾脏常见的肿瘤，以往曾被称为错构瘤，现已知AML是一种克隆性的间叶性肿瘤。肿瘤与肾脏关系密切，由以下3种比例不等的成分组成：①成熟性脂肪组织；②厚壁、扭曲的血管；③不规则片状或交叉的平滑肌样条束，常围绕血管分布。因AML常含有脂肪组织，故影像学检查可在术前做出诊断。

需要注意的是，部分病例可含有大量脂肪组织，实质性成分可相对较少，也称脂肪瘤样型AML，特别是当肿瘤的主体位于腹膜后，呈外生性生长时，极易被误诊为脂肪肉瘤。完善的检查、准确的阅片能力、个体化手术方案的制订考验临床医师的基本功。

【病例介绍】

患者，女性，33岁，因"体检发现左肾周占位1个月"入院。患者1个月前体检发现左肾占位，无尿频、尿急、尿痛，无排尿困难，未见肉眼血尿，否认发热、乏力、盗汗、腰痛、腹痛腹胀。为求进一步诊疗于门诊行肾脏MRI检查，提示左侧肾周占位性病变，脂肪肉瘤可能，门诊以"左肾周占位"收入我科，病程中饮食睡眠良好，精神状态良好，排便正常，体重无明显减轻。否认高血压、糖尿病病史，否认遗传病史，否认肿瘤病史，否认传染病史。

1. 既往史　无特殊。

2. 体格检查　神志清晰，精神良好，腹部软，无压痛，无反跳痛，无曲张静脉，可于左侧上腹部触及包块，表面光滑，直径约10cm，双下肢无水肿。

3. 实验室检查

（1）血常规：白细胞$6.65×10^9$/L，中性粒细胞百分比62.3%，血红蛋白144g/L，血细胞比容42.2%。

（2）生化：ALT 13U/L，AST 16U/L，尿素4.3mmol/L，肌酐53μmol/L。

4. 影像学检查　肾脏增强MRI＋DWI：左肾周异常信号，内见分隔，包绕左肾及肾动静脉生长，T_2WI呈等信号，压脂序列信号减低，DWI未见明显扩散受限，增强扫描提示分隔明显强化，病灶内可见强化血管影，大小100mm×90mm×123mm，邻近组织受压推移，左肾血管未见异常（图45-1）。考虑脂肪肉瘤可能。

5. 肾脏超声引导下穿刺活检　病理结果示镜下见脂肪组织（不除外含有脂肪组织的间叶源性肿瘤）。

6. 初步诊断　左肾巨大肿瘤。

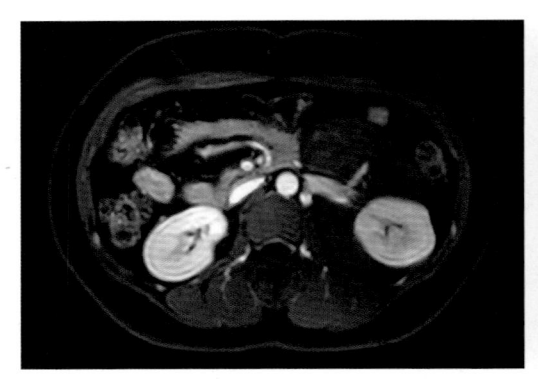

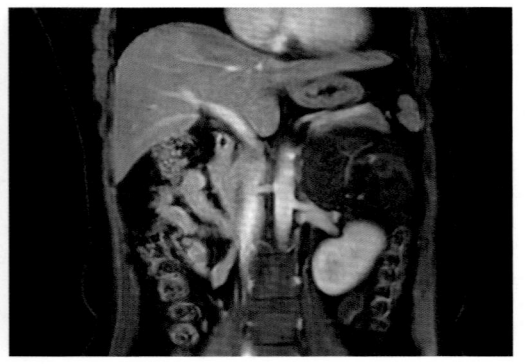

图45-1 左肾周可见巨大肿物包绕肾脏血管，致周围脏器移位

【术前讨论及临床决策分析】

根据病史、肾脏MRI等影像学证据判断，诊断成立。

患者左肾肿瘤诊断明确，但具体类型仍需鉴别，考虑：①脂肪肉瘤；②脂肪瘤样型肾脏AML。肾周脂肪肉瘤与肾巨大AML的影像学表现相似，均含有较多脂肪成分。目前针对以上两种疾病的鉴别尚无特异性较强的手段，大多通过影像学检查进行区分。

该例患者肿瘤巨大，且通过术前阅片可发现肿物完全包绕肾脏血管，但患者年龄较轻预期寿命长，且保肾要求强烈，术中为便于处理左肾血管，拟行经腹左肾部分切除术，尽量保留患者肾单位，提高患者术后生活质量。

【手术或治疗过程】

1. 手术于2019年10月15日全身麻醉、平卧位下进行。
2. 取左侧肋缘下弧形切口，逐层切开组织后进腹。
3. 于左侧结肠旁沟外侧切开侧后腹膜，将降结肠及结肠脾曲推向内侧，见脾肾之间巨大肿物，肿物包膜完整。
4. 向上游离肿物，将肿物与脾脏、胰腺分离，保留肾上腺。游离肿瘤腹侧，游离左肾动脉及静脉，肿瘤包绕左肾动静脉，但肿物与血管间有明显间隙，仔细分离肿瘤，保护肾脏动静脉，分离肾蒂与肿瘤。继续游离过程中发现肿瘤与肾脏腹侧中上极严重粘连，切除粘连部分肾脏，切除过程中可见有明显血管与肿瘤相连，创面以3-0可吸收倒刺线连续缝合，观察双面无渗血后继续游离肿瘤，完整移除标本后创腔彻底止血，留置引流。
5. 清点纱布器械无误后缝合切口。
6. 术中出血400ml，输红细胞悬液2U，冰冻血浆190ml。

【术后情况及预后】

患者术后恢复良好，无并发症，术后第1天血常规：白细胞14.94×10^9/L。患者于术后第3天排气，恢复进食。

术后病理提示左肾周间叶源性肿瘤，结合形态学及免疫酶标符合脂肪瘤样型AML。免疫组化：SMA（+），HMB45（+），MelanA（-），Desmin（-），S-100（+），P16（+），Ki-67指数<5%。

术后复查肾脏CT见肿物切除完整，无残留，周围组织无损伤（图45-2）。

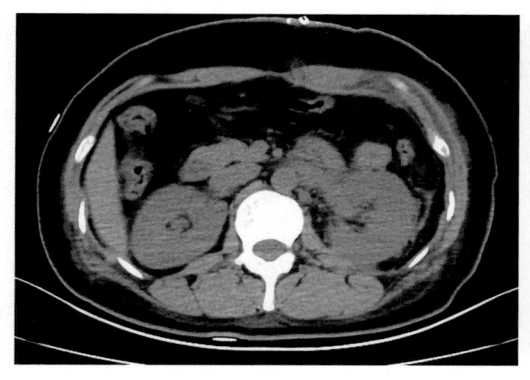

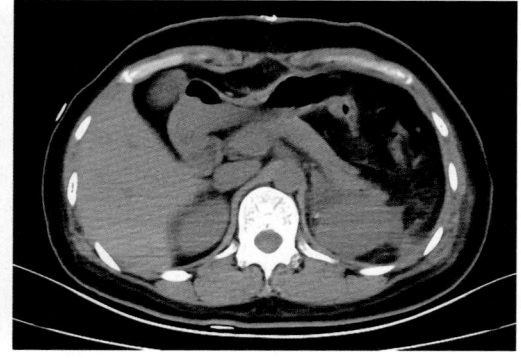

病例45　肾脏巨大脂肪瘤样型血管平滑肌脂肪瘤的诊断与处理

图45-2　术后复查肾脏CT

【经验与体会】

1.脂肪肉瘤与脂肪瘤样AML如何鉴别？

术前活检或术中冷冻病理切片由于细胞表现不典型，两者鉴别困难。因此充分认识其影像学特点，术前做出准确诊断，有利于制订合理的治疗方案。通过对现有文献及资料的总结，以下影像学征象有助于二者相鉴别。①肾实质缺损：AML起源于肾实质，缺损部位为肿瘤起源部位；而脂肪肉瘤起源于后腹膜脂肪（包括肾筋膜内脂肪），常与肾包膜紧贴，随着肿瘤的生长，压迫推移肾脏但一般不侵犯肾脏，其与肾实质接触面光滑，因此无此征象。②肿瘤内扩张血管：AML含有丰富的异常厚壁血管，其起源于血管周围上皮样细胞，缺乏弹性，易形成小动脉瘤；若AML的供血血管扩张且为单支供血，CT和MRI上表现为与正常肾实质相连，文献上称其为"桥接血管"（briging vessel），CTA和MRA也有助于肿瘤内扩张血管的显示；而分化好的脂肪肉瘤相对乏血供，一般没有扩张血管。③肿瘤内出血：较大AML自发出血占50%～60%，与血管缺乏弹性及小动脉瘤形成有关。而脂肪肉瘤均未见明显出血征象。④伴发更小AML：结节性硬化常伴双侧AML，易诊断，单纯AML亦可多发；而脂肪肉瘤未发现此征象。虽然伴发小AML在统计学上无明显差异，但笔者认为对提示AML仍有一定的参考价值。有无瘤内纤维分隔影和有无钙化对鉴别诊断帮助不大。文献报道瘤内粗细不均的纤维分隔伴强化是分化好的脂肪肉瘤的主要影像学表现，但本组病例发现此征象亦存在于AML。AML很少出现钙化；而脂肪肉瘤钙化亦少见，脂肪肉瘤出现钙化可能提示预后较差。

有无肾实质缺损、肿瘤内有无扩张血管及出血，对鉴别肾周脂肪肉瘤和肾巨大AML有重要价值，而伴发更小AML有一定参考价值。

2.术前需完善的影像学检查有哪些？

以下几点意见可以参考：①针对肿瘤的鉴别诊断，可行增强CT扫描或增强MRI＋DWI扫描；②为明确肿瘤滋养血管以及其与肾脏血管的关系进而决定手术方式，建议行MRA及MRV；③术前高质量的肾脏三维重建对保留肾单位手术（nephron sparing surgery，NSS）有较大帮助，对评估肾脏缺损程度、术前选择缝合层次、明确肾脏血供情况进而确定肾动脉阻断方式等方面有较高的指导意义。

3.针对此类肾脏巨大肿物的手术方式如何选择？

治疗肾AML需要综合考虑多个因素，其中肿瘤大小是重要的决定因素之一，一般情况下，肿瘤直径＜4 cm的肾AML很少出现症状，可以等待观察；肿瘤直径＞8 cm的肾AML可能引起腰痛、血尿、腹部包块等局部症状，以及食欲缺乏、恶心、呕吐、发热、高血压、贫血等肾外症状，同时还是导致肾破裂出血的重要原因，因此多需积极治疗；肿瘤直径≥15 cm的巨大肾AML风险会更高，但处理难度也会加大。

手术是肾AML最常用的治疗方式，包括NSS和根治性肾切除，术前可联合肿瘤栓塞。由于肾AML多为良性病变，NSS是治疗肾AML的首选术式，行NSS有2个条件必须考虑：第一是肿瘤生长类型，即肿瘤与肾脏的关系；第二是去除肿瘤后残留正常肾脏的百分比，即残留肾功能的大小。如果肿瘤较大，肾脏正常结构破坏较多，术后残留的肾脏体积较小，行NSS的意义不大。

4.术中有哪些需要注意的细节？

针本例患者手术采用开放式经腹腔、肋缘下切口行NSS，通过对既有手术经验的总结，术前血管栓塞在保留肾功能的前提下可以减少术中出血，但据文献报道肿瘤缩小的体积并不多，因此本例患者术前并未行肿瘤栓塞。采用平卧位、经腹腔开放方式行NSS，手术安全有效。术中先游离肾蒂血管，使其随时可以得到有效控制，再游离肿瘤和肾脏，充分显露肾动静脉，因肿瘤较大，往往会增加显露难度，但只要肿瘤包膜完整，一般会有纤维间隙。处理右肾肿瘤时应注意避免损伤十二指肠和下腔静脉。当肾动脉难以分离时，还可沿主动脉和下腔静脉的间隙寻找、阻断肾动脉。切除肿物过程中如创面出血速度较快，可先行缝合创面，减少术中失血，待失血控制后继续游离。由于外生型肿瘤在腹部增强CT和血管重建影像上可见肿瘤的滋养血管从肾脏分出，当肿瘤和肾脏周围完全分离后，需从外周滋养血管方向游离，尽量分离至肿瘤在肾脏的起源部位，以缩小肿瘤与肾脏之间的连接区域，从而减小正常肾组织的切除范围，如少量出血，可暂不控制肾蒂，如出血量大，需要及时阻断肾蒂。

【小结】

针对此类肾脏巨大肿瘤患者应注重定期体检，及时发现病变。如肿块体积较大，术前影像学提示肿块与邻近器官如胰腺、脾脏和肠道等分界不清时，需请相关科室如肝胆外科、胃肠外科等进行多学科讨论，以制订最佳手术方案，避免和减少邻近器官的切除和损伤。手术切口应充分，必要时采取复合切口，以充分显露肿瘤及邻近组织和器官。

（徐永鹏）

▶【专家点评】

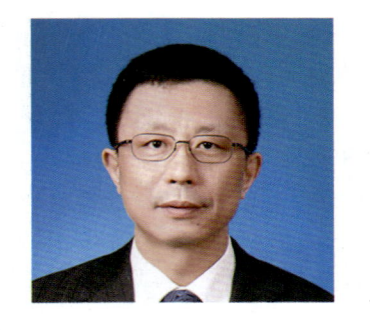

李长福，医学博士，主任医师，博士研究生导师，哈尔滨医科大学附属肿瘤医院泌尿外科主任。中国抗癌协会泌尿男生殖系肿瘤专业委员会委员，中国抗癌协会泌尿男生殖系肿瘤专业委员会肾癌学组委员，黑龙江省抗癌协会泌尿及男生殖系肿瘤专业委员会主任委员，黑龙江省泌尿生殖肿瘤联盟主席

肾脏巨大AML易破裂出血，非手术治疗风险较高，因此多采用开放性肾部分切除术治疗。术前完善的检查有助于该疾病的鉴别诊断，充分的了解肿物与周围器官、肾脏血管以及肿瘤滋养血管的情况有利于术中操作，对于侵犯较为广泛的肿瘤，术前MDT模式有助于手术方式选择，肋缘下弧形切口有助于术野的显露及突发情况的处理，术中先显露肾蒂，如术中出血速度快可及时阻断，术后需及时关注患者血常规、引流情况。

充分的术前准备，对患者病情的准确判断以及对病情变化的准确掌握是成败的关键。

参 考 文 献

Fuse H，Ito M，Takemura K，et al. Renal angiomyolipoma mimicking a well-differentiated retroperitoneal liposarcoma［J］. Case Rep Urol，2020，2020：8812057.

Nicolau C，Antunes N，Paño B，et al. Imaging characterization of renal masses［J］. Medicina（Kaunas），2021，57（1）：51.

Razik A，Das CJ，Sharma S. Angiomyolipoma of the kidneys：current perspectives and challenges in diagnostic imaging and image-guided therapy［J］. Curr Probl Diagn Radiol，2019，48（3）：251-261.

Thiravit S，Teerasamit W，Thiravit P. The different faces of renal angiomyolipomas on radiologic imaging：a pictorial review［J］. Br J Radiol，2018，91（1084）：20170533.

病例46

小儿双侧肾母细胞瘤的治疗

【导读】

肾母细胞瘤（nephroblastoma），或称维尔姆斯瘤（Wilms tumor），又称肾胚胎瘤，属于胚胎性恶性肿瘤，双侧肾母细胞瘤临床上较少见，占肾母细胞瘤的3%～10%，且发病年龄低于单侧肾母细胞瘤。双侧肾母细胞瘤的治疗相对较复杂，且生存率偏低。近些年随着医疗技术的提高以及多学科综合治疗，双侧肾母细胞瘤的预后较前大大提升。

【病例介绍】

患儿，女性，3岁，因"腹部肿块"就诊入院。入院前2周，患儿家长无意中发现患儿腹部胀大，并似可触及肿物，患儿少动、食欲缺乏，问诊可配合，无明显疼痛等自觉不适，无明显恶心、呕吐，无畏寒、发热，超声及CT检查提示双肾肿瘤，为进一步诊治入院。

1. 既往史　既往体健，无特殊病史。

2. 体格检查　神清，体温36.6℃，腹部膨隆，未见胃肠型及蠕动波，腹软，未及压痛、反跳痛，右上腹可触及巨大包块，边界触不清，质韧，表面光滑，无明显压痛。

3. 实验室检查

（1）血常规：白细胞5.82×10^9/L，中性粒细胞百分比63.3%，红细胞3.9×10^9/L，血红蛋白108g/L，血小板162×10^9/L。

（2）肝肾功能：丙氨酸氨基转移酶29.5U/L，天冬氨酸氨基转移酶38.2U/L，尿素氮6.7mmol/L，血肌酐76.5μmol/L。

4. 影像学检查　上腹部增强CT：右侧肾脏见巨大肿块影，边缘较光整，其内密度不均，CT值为35HU，大小为15cm×10.0cm，呈不均匀强化，病变与周围组织界限不清，肝脏受压向前上移位，胰腺、十二指肠受压向内侧移位，病变下缘至髂嵴水平。左肾增强扫描见圆形低密度肿块影，大小为2.5cm×2.0cm（图46-1）。

5. 初步诊断　双侧肾母细胞瘤（Ⅴ期）。

【临床决策分析】

1. 手术指征　影像学检查明确双侧肾母细胞瘤，手术指征明确。

2. 手术评估　术前常规检查未见明显手术禁忌。

（1）血常规：白细胞5.82×10^9/L，中性粒细胞百分比63.3%，红细胞3.9×10^9/L，血红蛋白108g/L，血小板162×10^9/L。

（2）肝肾功能：丙氨酸氨基转移酶29.5U/L，天冬氨酸氨基转移酶38.2U/L，尿素氮

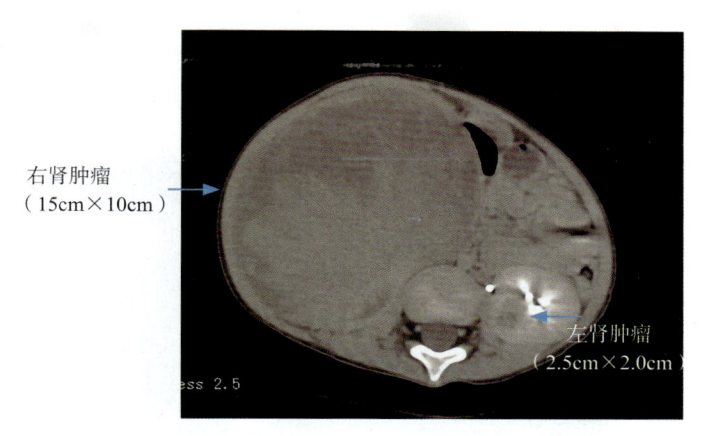

图46-1　上腹部增强CT（箭头所指处为肾脏肿瘤）

6.7mmol/L，血肌酐76.5μmol/L。

但患儿年龄较小，右肾肿瘤体积巨大，与周围组织器官关系密切，手术风险较高，术后并发症发生率较大。

3.治疗方案　经多学科会诊，综合会诊意见，决定行新辅助化疗，以期缩小肿瘤体积，降低手术风险及并发症发生率。

【治疗过程】

术前新辅助化疗，给予AV方案化疗3个疗程，化疗后右肾肿瘤较前明显减小（图46-2），左肾肿瘤体积变化不大。化疗后患儿出现轻度消化道反应及骨髓抑制，对症治疗后缓解。

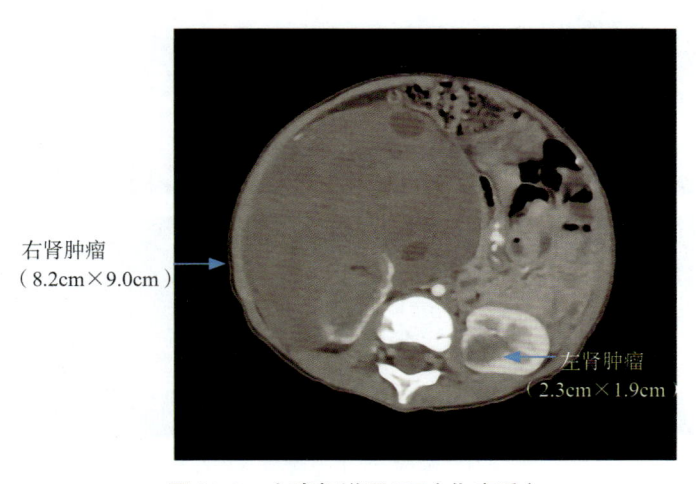

图46-2　上腹部增强CT（化疗后）

新辅助化疗后，给予行右肾切除术，采取开放经腹腔入路，取上腹部纵行切口。术中见右肾肿瘤与胰腺头部、十二指肠及腔静脉粘连紧密，术中小心游离肿瘤，未损伤周围器官，手术顺利，术中出血不多，术中未输血。术后恢复尚可，未出现明显并发症，术后病理：肾母细胞瘤，术后肾功能较术前未见明显变化。

术后1个月，给予行AV方案辅助化疗2周期，但左肾肿瘤未见明显变化（图46-3）。

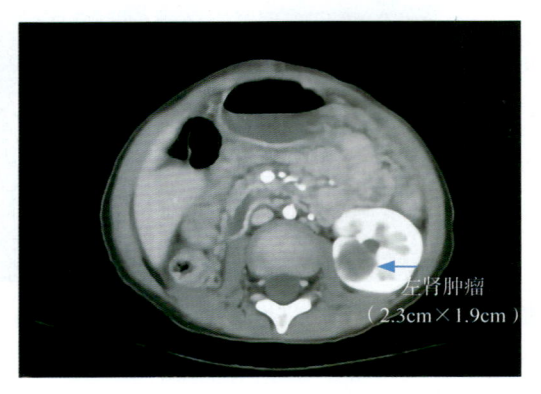

图46-3　上腹部增强CT（术后辅助化疗后）

鉴于化疗后左肾肿瘤无明显变化，决定给予行左肾部分切除术，采用腹膜后入路，术中为尽量减少对肾功能的影响，游离肾动脉后未予以阻断，术者手指固定并指压肿瘤周围肾实质控制术中出血，切除左肾下极肿瘤，缝合集合系统及肾实质。术中出血不多，术中未输血。术后肾功血肌酐102μmol/L，术后恢复顺利，康复出院。

术后1年复查肾脏CT，左肾代偿性体积增大（图46-4），肿瘤未见复发转移。

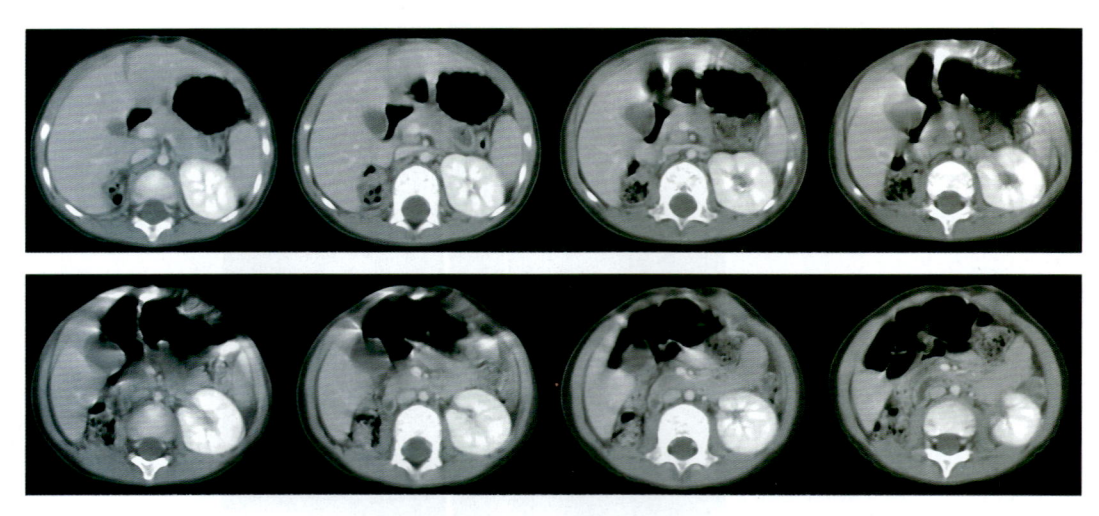

图46-4　腹部CT（左肾部分切除后）

【经验与体会】

1.影像学表现　双侧肾母细胞瘤同时发现要比异时发现的患者更加多见，其诊断和治疗也更加复杂和困难，早期明确诊断才能给予采取有效的治疗手段。CT扫描是肾母细胞瘤的主要检查手段，其影像学表现为圆形或椭圆形肿物，膨胀性生长，包膜完整，与周围分界清晰，部分可见钙化灶；增强扫描时，肿瘤呈不均匀强化，其中肿瘤实质强化较轻，而肿瘤边缘和残余肾实质因为压迫而强化明显。

2. 手术方式选择　手术治疗是肾母细胞瘤确切有效的治疗方法，对于双侧肾母细胞瘤的患者，主要的手术方式为保留肾单位的肾部分切除术，其术后并发症的发生率与肾切除术相似。手术要尽可能多地保留肾单位，且术中要尽量减少肾脏损伤，病情允许的患者可考虑肾蒂免阻断肾部分切除术。

3. 新辅助治疗的选择　部分患者确诊时肿瘤情况及整体情况可能不允许短期内手术治疗，需要通过新辅助治疗减小肿瘤体积，以得到手术治疗的机会。由于放疗对肾组织的损害比较大，且对于后期手术有较大影响，一般不主张进行放疗。肾母细胞瘤的新辅助治疗通常以化疗为主，结合术前新辅助及术后辅助化疗，肾母细胞瘤患者生存率比过去得到了很大提高。

4. 化疗及手术时机的选择　有专家团体建议：对于双侧肾母细胞瘤的治疗，先进行新辅助化疗方案化疗2个疗程，之后通过影像学检查评价疗效，决定是否进行肾部分切除术。对化疗后肿瘤缩小，经外科评估后能够进行手术的患者，可行肿瘤切除手术。对于化疗效果不理想的患者，可更换化疗方案再进行2个疗程化疗。

【小结】

小儿双侧肾母细胞瘤相对少见，治疗上往往既需要切除肿瘤甚至肾脏，又要考虑到肾功能的保护，根据患者的具体情况选择适合的治疗方案，必要时需外科手术结合术前新辅助治疗或术后辅助治疗。

（周昌东　林　洋）

▶【专家点评】

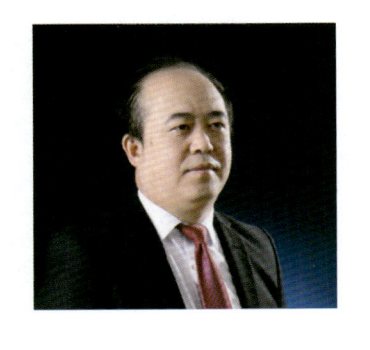

张奇夫，主任医师，吉林省肿瘤医院泌尿外科首席专家。国家卫健委手术机器人临床应用管理专家委员会委员，中华医学会泌尿外科分会机器人学组委员，中国抗癌协会泌尿生殖肿瘤专业委员会常委，吉林省抗癌协会泌尿生殖肿瘤专业委员会主任委员

肾母细胞瘤是一种常见的儿童腹部实体肿瘤，属于胚胎性恶性肿瘤，双侧肾母细胞瘤较为少见。多因腹部包块就诊，发病高峰年龄为3岁，双侧肾母细胞瘤发病年龄低于单侧肾母细胞瘤，其治疗相对复杂且生存率更低。尤其是伴发畸形的患儿，有文献报道，伴有畸形的双侧肾母细胞瘤患者5年生存率为0。随着医学技术的发展，系统正规的化疗、放疗措施应用于该肿瘤的临床治疗，该病的预后较前有了极大的提升。

对于双侧肾母细胞瘤，手术和化疗是该病诊治的两大主要手段，手术的目的在于尽可能保留肾脏功能，而化疗在于使患儿获得手术机会。术前新辅助化疗有助于提高远期生存率，有利于保留更多的肾实质。对于化疗前是否需要穿刺明确病理类型，从而确定化疗方案以进行更好的个体化治疗，尚存在争议。目前国内研究倾向于进行穿刺活检以确定肾母细胞瘤病理分型来决定化疗方案。

目前，双侧肾母细胞瘤治疗指导方案是，先进行新辅助化疗2个疗程，进行影像学复查，决定是否进行肾部分切除术。对化疗后肿瘤缩小，经过评估后能够进行手术者，立即行肿瘤切除手术。若一侧肿瘤侵犯整个肾脏已无可以保留的肾实质，而对侧肾脏有足够的肾实质，侵犯部分小于整个肾脏的1/3，可行一侧肾切除术、一侧肾部分切除术。

本病例为3岁女性患儿，其临床表现及影像学检查所见均符合肾母细胞瘤的特点，右肾肿瘤累及整个肾脏且体积巨大，左肾肿瘤局限于左肾下极。通过新辅助化疗，右肾肿瘤体积明显缩小，及时进行右肾切除术，分期行左肾部分切除术。对于双侧肾母细胞瘤，最大限度地保留有效肾单位是外科手术的关键问题，术中创面出血往往影响手术进行，若肾蒂阻断时间过长易导致肾小球缺血再灌注损伤。本病例采用指压控制创面出血而非阻断肾蒂血管，尽可能地减少了对肾脏功能的影响，术后影像学复查未见肿瘤复发转移表现。

本病例是一个诊断明确、治疗及时、治疗方案选择得当的典型病例。

参 考 文 献

Ehrlich P, Chi YY, Chintagumpala MM, et al. Results of the first prospective multi-institutional treatment study in children with bilateral Wilms tumor（AREN0534）: a report from the children's oncology group［J］. Ann Surg, 2017, 266（3）: 470-478.

Hubertus J, Gunther B, Becker K, et al. Development of hypertension is less frequent after bilateral nephron sparing surgery for bilateral Wilms tumor in a long-term survey［J］. J Urol, 2015, 193（1）: 262-266.

病例47

Xp11.2易位/*TFE3*基因融合肾细胞癌全程管理

【导读】

局部进展期肾癌术后复发转移仍然是临床医师面临的重要课题。随着靶向治疗的普及和免疫检查点抑制剂应用于临床，转移性肾透明细胞癌的治疗在近年来取得了极大的进展。对于转移性非透明细胞癌的治疗，目前仍缺乏疗效确切的治疗方案，更多的需根据患者的具体情况通过MDT团队的讨论，获得最佳的治疗方案。

【病例介绍】

患者，男性，年龄，33岁，因"无痛性肉眼血尿4个月，检查发现左肾肿瘤1d"入院。

1. 既往史　无特殊。
2. 体格检查　左肾区可触及肿物，无压痛。
3. 实验室检查　血常规、肝肾功能正常。
4. 影像学检查

（1）头颅CT、胸部CT未见异常。

（2）肾图：左肾功能减低，右肾功能正常。

（3）腹部CT：左肾中上部可见巨大不规则肿块影，大小约13.3cm×11.3cm，边缘尚光整，密度欠均匀，平扫CT值约为51HU，增强扫描后明显不均匀强化，三期CT值分别为99HU、100HU、97HU，相邻胰腺受压向上移位，周围间隙较清。肿块上方左侧肾上腺区可见一不规则结节影，大小约3.6cm×3.4cm，边缘尚光整，平扫密度欠均匀，CT值约为30HU，增强扫描后不均匀强化，三期CT值分别为63HU、65HU、70HU。左肾静脉可见充盈缺损。腹膜后腹主动脉旁可见多发增大淋巴结，较大者直径约1.2cm（图47-1）。

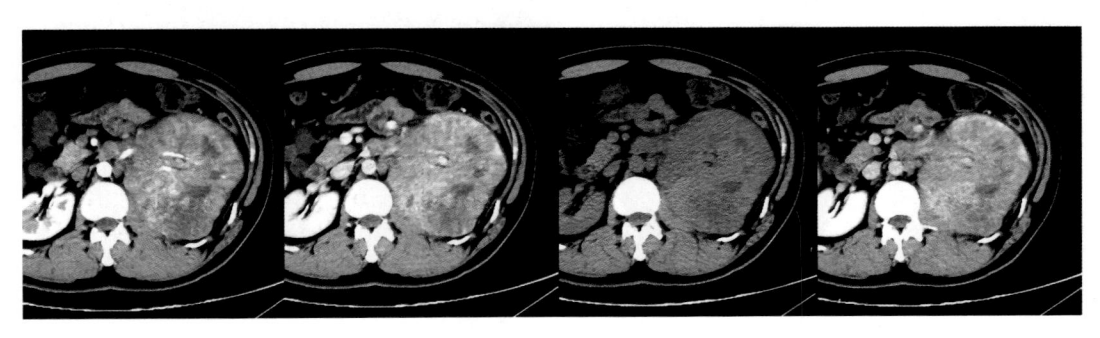

图47-1　腹部CT

5.初步诊断　①左肾癌cT$_4$N$_1$M$_0$；②左肾静脉癌栓。

【临床决策分析及治疗过程】

1.第一次MDT讨论

影像科：CT示左肾肿瘤，肾癌可能性大。合并左肾静脉癌栓，肾门多发淋巴结肿大，转移可能。介入科：患者肿瘤较大，术前可行肾动脉栓塞减少术中出血。肿瘤内科：左肾癌cT$_4$N$_1$M$_0$诊断基本明确，术前新辅助治疗患者获益缺乏依据，可先行手术，根据术后病理选择术后方案。泌尿外科：患者肾癌诊断明确，肾静脉癌栓0级，手术风险可控，可直接行根治性左肾切除术＋肾静脉癌栓切除术＋腹膜后淋巴结清扫术。

最后方案：2017年7月行根治性左肾切除术＋左肾静脉癌栓切除术＋左肾上腺切除术＋区域淋巴结切除术。

术后病理：左肾＋左肾静脉瘤栓组织切除标本，左肾：肾细胞癌，结合免疫组化结果，符合Xp11.2易位/*TFE3*基因融合肾细胞癌，肿物大小12cm×11cm×11cm，侵及肾上腺髓质，紧贴被膜及肾周脂肪。肾门血管：血管内可见癌栓，肿物大小2cm×2cm×1.5cm。输尿管残端未见癌。

淋巴结未见癌：肾门0/3，腹主动脉旁0/3。

术后病理分期：左肾癌pT$_4$N$_0$M$_0$。

2.第二次MDT讨论

病理科：Xp11.2易位/*TFE3*基因融合肾细胞癌比较少见，属特殊类型肾细胞癌。肿瘤内科：T$_4$患者术后辅助用药，目前中外各大指南没有明确推荐，FDA最近获批舒尼替尼在肾癌术后辅助用药适应证，患者年龄不大，可考虑辅助用药。

给予舒尼替尼50mg，1次/天，用药后，药物不良反应：手足综合征，高血压。3个月、6个月后胸部CT，腹部彩超未见异常。

2019年1月复查CT（图47-2）：左肾切除术后，左肾区未见异常肿块影；胃充盈良好，胃壁不厚；肝脏形态体积正常，各叶比例协调，肝S8段及S2段内见片状稍低密度影，边界欠清，增强后动脉期明显强化，静脉期及延迟期呈等密度，平扫CT值约45HU增强三期CT值约113HU、98HU、96HU，最大截面大小约4.9cm×5.3cm；胆囊不大，壁不厚，肝内外胆管未见增宽；胰腺、脾脏及右肾大小、形态正常，其内未见异常密度影；腹膜后未见明显肿大淋巴结。印象：左肾切除术后，较2018年8月21日上腹部CT肝内病灶明显增大，转移瘤可能性大。

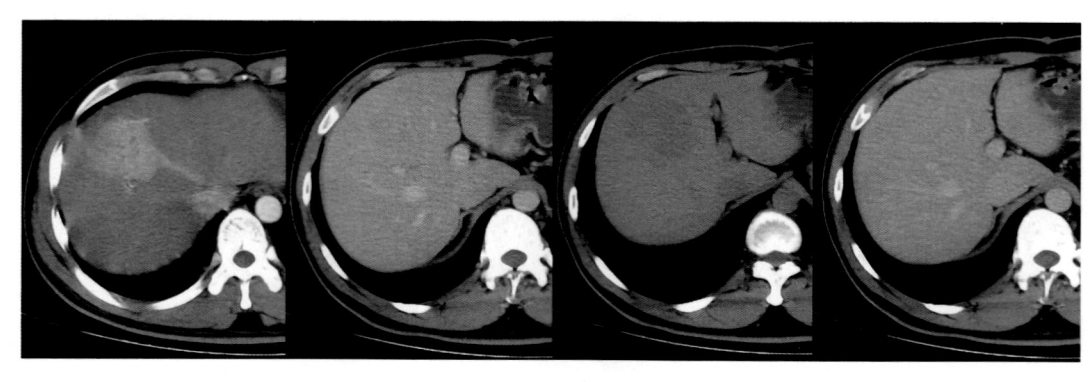

图47-2　2019年1月CT

3. 第三次MDT讨论

影像科：肝脏新发病灶，考虑转移。肿瘤内科：肾癌辅助治疗后，患者出现肝转移，目前可选择二线靶向治疗。泌尿外科：KEYNOTE426研究数据刚公布，转移性肾癌患者阿昔替尼＋帕博利珠单抗取得了很好的效果，明显优于目前的一线治疗方案，很可能会成为一线首选方案（3个月后NCCN指南推荐以上方案为一线首选），患者年龄较轻，肝脏转移预后较差，可以采用阿昔替尼＋帕博利珠单抗方案。

阿昔替尼口服1个月后给予帕博利珠单抗200mg，每3周1次。

2019年3月1日复查CT（图47-3）：左肾切除术后，肝脏形态体积正常，各叶比例协调，肝S8段静脉期可见斑片状稍低密度影，边界不清，最大截面大小约3.1cm×2.0cm；胆囊不大，壁不厚，肝内外胆管未见增宽；胰腺、脾脏及右肾大小、形态正常，其内未见异常密度影；腹膜后未见明显肿大淋巴结。印象：左肾切除术后，较2019年1月25日上腹部CT肝内病灶缩小，强化程度明显减低；余未见明显变化。

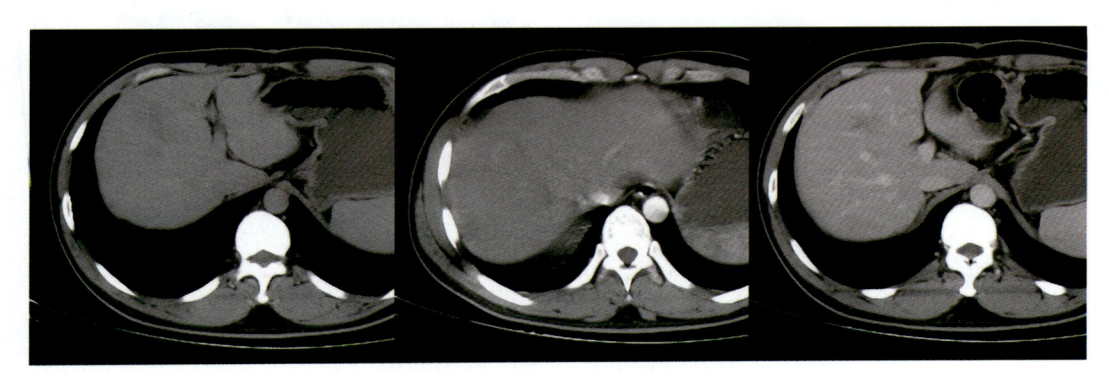

图47-3　2019年3月1日CT

2019年5月17日复查CT（图47-4）：左肾未显示，左肾区未见异常肿块影；肝脏形态体积正常，各叶比例协调，肝S8段与S4段交界处内见片状稍低密度影，边界欠清，增强后动脉期不均匀强化，静脉期持续强化，平扫CT值约63HU，增强两期CT值约87HU、127HU，最大截面大小约2.6cm×1.3cm；胆囊不大，壁不厚，肝内外胆管未见增宽；胰腺、脾脏及右肾大小、形态正常，其内未见异常密度影；腹膜后未见明显肿大淋巴结。

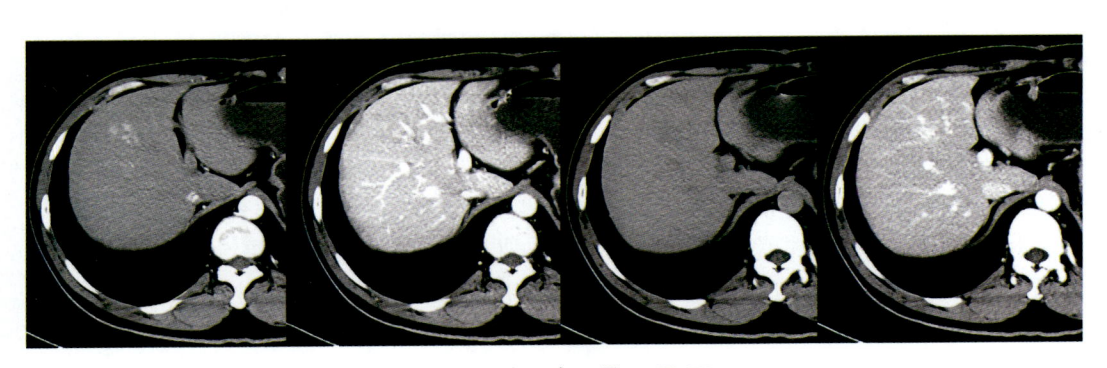

图47-4　2019年5月17日CT

4. 第四次MDT讨论

肝脏残留病灶如何处理？介入科：患者转移病灶明显好转，目前只局限于肝脏，而且比较小，可考虑介入消融或手术切除转移病灶。肿瘤内科：免疫治疗起效缓慢，治疗有效持续时间长，有拖尾效应，可行严密随访，待病灶稳定后可再考虑局部治疗。

2019年8月29日复查CT（图47-5）：肝脏病灶进一步缩小。患者经济原因停用帕博利珠单抗，只口服阿昔替尼。

2020年4月7日复查CT（图47-6）：肝脏转移灶消失。

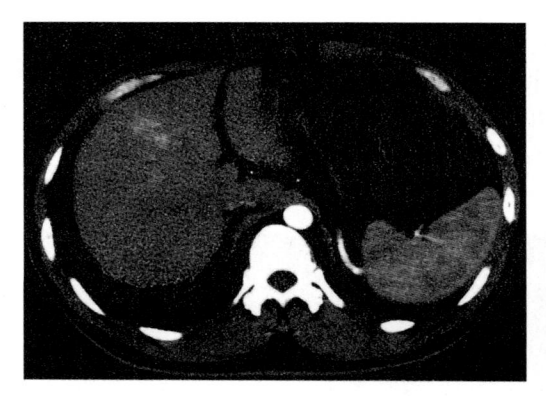

图47-5　2019年8月29日CT 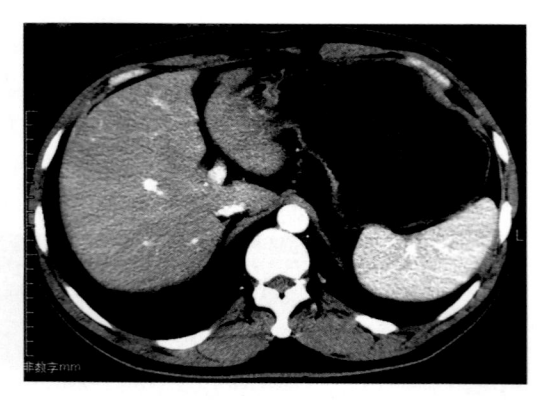　　　　图47-6　2020年4月7日CT

【经验与体会】

1. 局部进展期肾癌的手术治疗　局部进展期肾癌治疗以手术切除为主，在局部晚期肾细胞癌中，淋巴结清扫的作用仍有争议。唯一可用的RCT显示接受淋巴结清扫的患者并没有生存获益，但该试验主要包括肿瘤局限于包膜内的病例。本例患者影像学术前有肾门淋巴结肿大，但术后病理淋巴结为反应性增生。目前影像学检查手段评估淋巴结转移的准确性有限。肾细胞癌患者癌栓形成是一个重要的不良预后因素。传统上，伴静脉癌栓的肾细胞癌患者采取手术切除肾脏和癌栓。积极的手术切除被广泛认为是静脉癌栓患者的默认治疗选择。

2. 局部进展期肾癌术后的辅助治疗　S-TRAC研究纳入了615例随机分为舒尼替尼组或安慰剂组的患者。结果显示舒尼替尼的疗效优于安慰剂。本例患者术后辅助舒尼替尼治疗6个月，6个月内未见肿瘤复发转移，停药后6个月出现肝转移病灶。近年有PD-1抑制剂免疫治疗作为局部进展期肾癌术后辅助治疗取得阳性结果的报道，将来局部进展期肾癌术后免疫治疗可能是趋势。

3. 转移性肾脏非透明细胞癌的治疗　对于转移性肾脏非透明细胞癌的治疗，应该根据具体的亚型来制订策略。Xp11.2易位/*TFE3*基因融合肾细胞癌根据小样本和三期研究亚组分析结果，指南建议参考透明细胞癌策略，首选VEGF-TKI类药物。本例患者年轻、肝转移，根据最新的免疫联合靶向方案，取得了很好的治疗效果。结合本例患者，免疫治疗有很长的拖尾效应。今后免疫联合靶向应该是转移性肾癌的主要治疗手段。

【小结】

本例患者从诊断到每一步治疗经过MDT团队精心的讨论，依据肾癌治疗指南、最新的有效的研究和患者的具体情况，每一步都制订出了最佳的治疗方案，目前患者完全缓解状态，已回归社会，正常工作。

（邢天俊　郝海龙）

▶【专家点评】

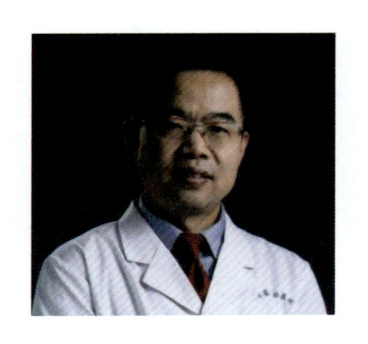

陈惠庆，山西省肿瘤医院泌尿外科主任。中国抗癌协会泌尿男生殖系肿瘤专业委员会常委，中国抗癌协会泌尿男生殖系肿瘤专业委员会肾癌学组委员，中国临床肿瘤学会前列腺癌专家委员会常委，山西省抗癌协会泌尿男生殖系肿瘤专业委员会主任委员

局部进展期肾癌是临床上治疗争议比较多的疾病，主要涉及术中淋巴结的清扫、癌栓的切除、术前新辅助以及术后的辅助治疗。本病例在诊疗过程中，严格依据指南以及最新的临床研究进展，每一步经过MDT团队的讨论，都取得了很好的效果。对于癌栓的切除，静脉癌栓患者是否应该接受手术的数据仅来源于系列病例报道。在一项已发表的较大研究中，较多的癌栓并不意味着肿瘤向淋巴结转移、肾周脂肪或远处转移的概率增加。因此，所有非转移性肾细胞癌伴静脉癌栓且具有可耐受手术的患者，无论癌栓的程度如何均应考虑手术治疗。应根据癌栓的程度选择合适的手术方法和入路。新辅助治疗目前正在研究中，并在临床试验进行。最近的一项系统综述（包括10项回顾性研究和2项随机对照试验）无法证明辅助放疗能提高生存率。

转移性非透明细胞癌的治疗目前没有明确的指南推荐，对于Xp11.2易位/TFE3基因融合肾细胞癌的治疗国内外指南和专家共识倾向于参照透明细胞癌。对于局部进展期的肾癌术后辅助治疗，因为目前循证医学证据不足，目前仅有某些国家推荐术后辅助靶向治疗。本例患者术后辅助治疗后出现肝转移，用靶向联合免疫治疗疗效显著，提示对于转移性Xp11.2易位/TFE3基因融合肾细胞癌参照转移性透明细胞癌治疗的一线方案可行。

参 考 文 献

Motzer RJ, Ravaud A, Patard JJ, et al. Adjuvant sunitinib for high-risk renal cell carcinoma after nephrectomy: subgroup analyses and updated overall survival results [J]. Eur Urol, 2018, 73 (1): 62-68.

Rini BI, Plimack ER, Stus V, et al. Pembrolizumab plus axitinib versus sunitinib for advanced renal-cell carcinoma [J]. N Engl J Med, 2019, 380 (12): 1116-1127.

病例48

上尿路尿路上皮癌综合治疗

【导读】

上尿路尿路上皮癌相对少见，预后较膀胱癌差，根治性肾输尿管切除＋膀胱袖状切除术是上尿路尿路上皮癌的标准手术治疗方式，但由于复发率高，如何提高上尿路尿路上皮癌的生存期是临床近20年的难题，化疗及免疫治疗的出现为其带来了希望。

【病例介绍】

患者，男性，56岁，因"排尿疼痛6个月余，加重伴肉眼血尿1个月"入院。患者6个月前无明显诱因出现排尿疼痛症状，自行口服左氧氟沙星治疗，排尿疼痛症状缓解，未行进一步检查及治疗。入院前1个月，患者无明显诱因出现无痛全程肉眼血尿，无血块排出，无尿频、尿急、尿痛症状。于外院行彩超检查，提示膀胱占位，左肾积水伴输尿管全程扩张。现患者为求进一步明确诊断及手术治疗入我院。患者食欲良，睡眠良，大便正常，小便如上述，体重无明显下降。

1. 既往史　无特殊。
2. 体格检查　神志清楚，一般状态良好，腹部软，无压痛，无反跳痛，双肾区无叩痛，双侧输尿管走行区无压痛，双下肢无水肿。
3. 影像学检查　CTU：膀胱壁多发增厚，局部呈结节样及肿块样，较大的位于左后壁，大小约36mm×26mm，突入腔内，边缘不规则，增强扫描肿块不均匀明显强化；病变累及左侧输尿管壁内段及左输尿管中下段，壁可见强化，左输尿管及左侧肾盂肾盏扩张、积水，周围脂肪间隙模糊（图48-1）。
4. 膀胱镜活检　膀胱左侧壁菜花样、广基底肿瘤，范围约5cm，表面伴钙化及坏死。活检示（膀胱）高级别浸润性尿路上皮癌。
5. 初步诊断　①输尿管恶性肿瘤（cT$_2$N$_0$M$_0$）；②膀胱恶性肿瘤（cT$_3$N$_0$M$_0$）。

【术前讨论及临床决策分析】

根据血尿病史、CTU及膀胱镜等影像学检查、膀胱镜活检结果，诊断成立。

根据2014年中华泌尿外科诊疗指南，患者同时

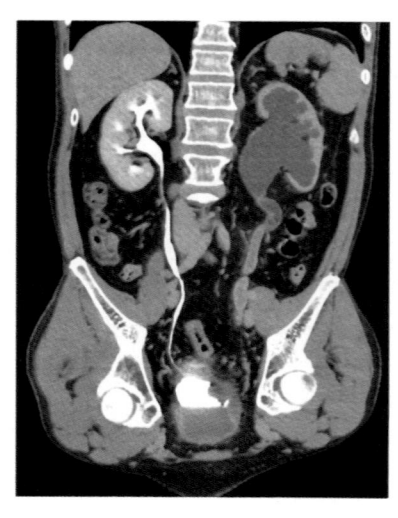

图48-1　CTU

并发输尿管恶性肿瘤及膀胱恶性肿瘤，影像学提示肿瘤侵及肌层，需行根治性左肾输尿管全程切除术＋根治性膀胱全切除术。

患者一般状态良好，无手术禁忌证，做好肠道准备等。建议患者行新辅助化疗，患者拒绝。

【手术或治疗过程】

1. 2016年6月27日，静吸复合麻醉下行腹腔镜根治性左肾输尿管全长切除术＋根治性膀胱全切除术＋盆腔淋巴结清扫术＋右输尿管皮肤造口术；术后病理：（膀胱）浸润性尿路上皮癌（高级别），侵肌层，局灶累及膀胱壁外；（左输尿管）浸润性尿路上皮癌（高级别），输尿管侵肌层；淋巴结0/10；术后诊断：膀胱恶性肿瘤 $pT_3N_0M_0$；输尿管恶性肿瘤 $pT_2N_0M_0$。

2. 患者为局部进展期肿瘤，依据2014年中华泌尿外科诊疗指南，术后给予患者标准剂量GC方案化疗（吉西他滨，$1000mg/m^2$，第1、8天静脉滴注；顺铂，$70mg/m^2$，第2天静脉滴注），共4周期（2016年8月至2016年12月）。

3. 停止化疗后定期复查，近30个月，病情稳定，无进展及转移。

4. 2019年4月，复查增强CT及PET-CT（图48-2），提示腔静脉后及腹膜后多发淋巴结增大，糖代谢增高，考虑转移。

5. 2019年4月起，再次行GC方案化疗（吉西他滨，$1000mg/m^2$，第1、8天静脉滴注；顺铂，$70mg/m^2$，第2天静脉滴注），2周期后，因不良反应严重终止化疗（恶性、呕吐、骨髓抑制）。

6. 依据NCCN最新指南推荐，患者为化疗后病情进展，且不适合铂类为基础的化

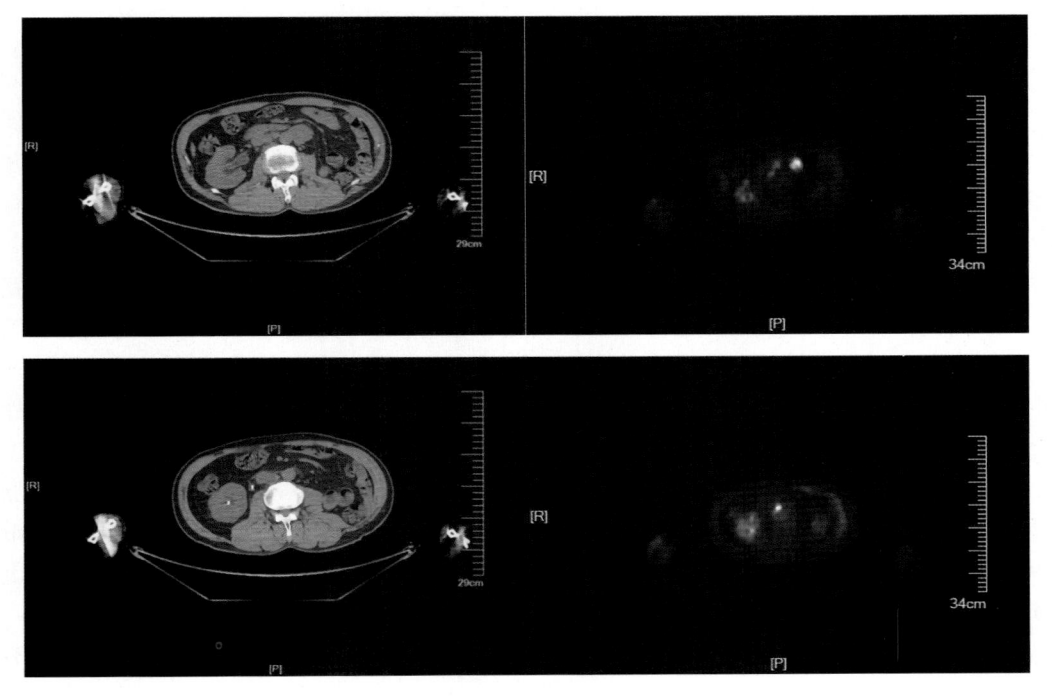

图48-2 增强CT及PET-CT

疗，二线应采用PD-1免疫治疗。2019年8月21日起，患者行特瑞普利单抗免疫治疗，3mg/kg，每2周1次。

7. PD-1免疫治疗后，病情略缓解，腹主动脉旁淋巴结较前明显缩小（图48-3）。

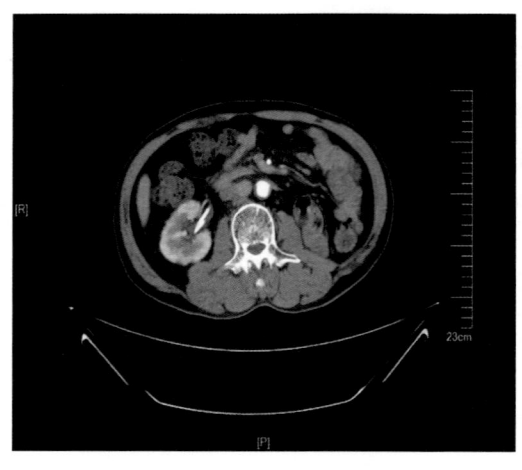

图48-3　复查CT

【术后情况及预后】

患者一线化疗失效后，二线采用PD-1免疫治疗，病情较前略缓解（PR）。影像学复查提示肺部斑片影较前增加，考虑为免疫相关性肺炎。患者无自觉症状，且CT提示肺实质炎症性病变局限于单一肺叶，属轻度免疫相关性肺炎，继续观察，免疫治疗继续，定期复查。

【MDT讨论】

影像团队：术前CT是典型输尿管癌合并膀胱癌的表现，经过根治性切除后，影像学复查看效果良好，近30个月病情稳定，无进展及转移。2019年4月，复查增强CT及PET-CT，提示腔静脉后及腹膜后多发淋巴结增大，糖代谢增高，考虑转移。经过综合治疗后目前腹膜后淋巴结减小，病情较前略缓解（PR）。

放疗团队：关于术后辅助放疗治疗上尿路尿路上皮癌一直有争议，因为上尿路尿路上皮癌病例少，既往研究样本量小，缺少有力的临床证据支持。但对于$pT_{3\sim4}$或淋巴结阳性的患者，术后辅助治疗在很多临床中心开始应用，目前普遍观点认为术后辅助放疗可以降低局部复发，但不能提高总体生存率。由于放疗增敏机制的启发，可以尝试放疗联合化疗或免疫治疗。

泌尿科团队：尽管根治性肾输尿管切除术＋膀胱袖状切除术是上尿路尿路上皮癌的标准治疗方案，但对于局部进展的患者，术后复发率很高，相对于放疗，化疗更加敏感，越来越多的证据显示新辅助治疗化疗和辅助化疗在上尿路尿路上皮癌治疗中发挥重要作用。临床上通常参考肌层浸润性膀胱癌一线的以铂类为主的GC方案化疗。

肿瘤内科团队：免疫治疗适合尿路上皮癌二线治疗，膀胱癌肿瘤突变负荷（TMB）居第3位，仅次于肺癌和黑色素瘤。肿瘤细胞的TMB越高，免疫原性越强，T细胞越容易识别，免疫杀伤效果越好。目前已经公布的各大常见肿瘤接受免疫检查点抑制剂治疗的有效率，和TMB大小几乎是线性关系。2020年美国ASCO会议公布了一项特瑞普利单抗用于既往治疗失败后的晚期尿路上皮癌的Ⅱ期注册临床研究的结果，入组为所有化疗失败、不筛选PD-L1表达人群，结果显示其客观有效率为25.2%，其中PD-L1阳性患者的客观有效率达到39.6%，中位无进展生存时间为2.3个月，预估中位无病生存期为20.7个月。免疫治疗、靶向药物、FGFR抑制剂、抗体耦联药物都是二线可选药物，但免疫治疗已成为标准二线治疗方案。

一般情况好、淋巴结转移、瘤负荷小、无FGFR突变的转移性尿路上皮癌患者，尤其是PD-L1阳性，顺铂不耐受的患者，首选免疫治疗。

【经验与体会】

1.随着微创技术的快速发展和应用，越来越多的泌尿外科医师选用腹腔镜或机器人手术治疗局部进展期或高级别上尿路尿路上皮癌。淋巴结清扫对局部进展期上尿路尿路上皮癌预后的影响目前不明确，因为目前缺乏强有力的研究证据、标准化的治疗方案及前瞻性随机对照研究，我们认为对于高危、体积负荷大和局部浸润的上尿路尿路上皮癌，淋巴结清扫在提高肿瘤分期的准确性方面有优势。

2.研究结果表明新辅助化疗可以降低局部进展期上尿路尿路上皮癌患者的病理分期，有延长该类患者总生存期或肿瘤特异性生存期的作用。

3.辅助化疗可以基于术后准确的病理诊断应用于有高复发风险的上尿路尿路上皮癌，其优点是避免手术延迟，避免对无远处转移的器官局限性患者造成过度治疗，但主要缺点是延误了术前可能存在隐性转移患者的系统化疗时间。另外，部分患者由于术后并发症和肾功能下降不再耐受辅助化疗。

4.由于免疫检查点抑制剂在治疗局部进展期或远处转移尿路上皮癌患者中表现出了临床有效性和安全性，为进一步增强免疫检查点抑制剂治疗尿路上皮癌的疗效，免疫治疗联合其他治疗方法成为趋势。

【小结】

对于可以耐受手术的患者，上尿路尿路上皮癌患者仍首选手术治疗，以期最大化控制肿瘤进展，减少化疗或免疫治疗带来的围手术期并发症，避免加重患者的经济负担。另外，治疗局部进展期上尿路尿路上皮癌的免疫制剂及联合化疗方案的临床探索值得期待。

（胡　滨　曲弘辰）

▶【专家点评】

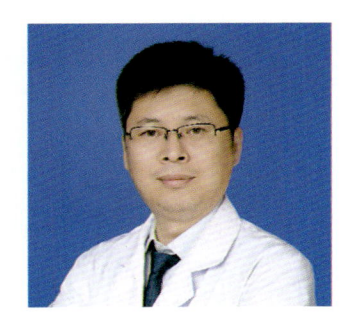

穆中一，医学博士，硕士研究生导师，辽宁省肿瘤医院（大连理工大学附属肿瘤医院）泌尿外科主任医师。中国抗癌协会泌尿生殖肿瘤整合康复专业委员会委员，辽宁省抗癌协会泌尿生殖肿瘤专业委员会委员，辽宁省肾癌规范化诊疗质控专业委员会委员，辽宁省细胞生物学会医用高分子与细胞生物学专业委员会副主任委员

该病例是上尿路尿路上皮癌最终转归的一个常见病例，近20年除了根治性手术治疗，后续治疗办法不多，而且效果差。近几年，以GC方案为代表的化疗在上尿路尿路上皮癌新辅助治疗或术后辅助治疗上的应用，以及免疫治疗的出现，为晚期上尿路尿路上皮癌总体生存期的提高带来了希望。未来免疫联合其他治疗方式可能成为趋势。本病例通过标准的手术治疗及术后辅助化疗，患者得到了30个月的PFS，疾病进展后通过二线免疫治疗，目前病情缓解14个月，可见通过以根治性手术为主的综合治疗，可以明显提高上尿路尿路上皮癌患者的生存期。

参 考 文 献

常宏，尚攀峰，岳中瑾．局部进展期上尿路尿路上皮癌的治疗研究进展［J］．中华泌尿外科杂志，2020，41（5）：389-393．

王华超，穆中一，刘世博，等．PD-1/PD-L1抑制剂在尿路上皮癌治疗中的研究进展［J］．现代肿瘤医学，2020（19）：140-144．

周利群，李学松，方冬．上尿路尿路上皮癌治疗方式的选择［J］．临床泌尿外科杂志，2016，31（11）：961-964．

周利群，张雷．上尿路尿路上皮癌临床诊疗关键及争议问题［J］．中华泌尿外科杂志，2017，38（12）：881-884．

病例 49

孤立肾肾盂癌综合保肾治疗

【导读】

根治性肾输尿管切除术＋膀胱袖套状切除术是肾盂癌治疗的金标准。不过，随着治疗方法的多样化和临床证据的逐渐丰富，肾盂癌行保肾治疗的应用范围逐渐扩大。

双侧上尿路尿路上皮癌（upper tract urothelial carcinoma，UTUC）与孤立肾是保肾手术的绝对适应证。保肾手术方式的选择主要取决于肿瘤的大小和位置。内镜、开放和腹腔镜手术均可用于保肾手术。Seisen等的研究显示，对于UTUC，使用内镜策略虽复发率较高，但与癌症特异性或整体生存率无关。肾部分切除术也可在特定UTUC人群中进行，这些患者大多可以延迟或避免进行透析或肾脏置换，但必须进行严格的随访。

【病例介绍】

患者，女性，55岁，因"间断肉眼血尿6个月"入院。查尿脱落细胞学：偶见核大可疑癌细胞。行泌尿系CT示左肾盂占位。膀胱镜检查见左输尿管口喷血尿，膀胱内未见新生物。诊断为左侧肾盂癌，遂行左肾输尿管全切术＋膀胱袖套状切除术，病理：左肾盂高级别浸润性尿路上皮癌。术后血尿消失。术后1年患者体检发现镜下血尿，无尿频、尿痛、腰痛、腹痛等不适，行尿脱落细胞学检查为阴性，泌尿系彩超未见占位性病变。后患者镜下血尿持续，2014年3月泌尿系CT示右肾盂占位，遂行右侧输尿管镜检＋取活检，病理检查：右侧肾盂乳头状尿路上皮癌。

1. 既往史　无特殊。
2. 体格检查　无阳性体征。
3. 实验室检查　尿脱落细胞学：偶见核大可疑癌细胞。
4. 影像学检查　泌尿系CT示右肾盂占位。
5. 输尿管镜活检　右侧肾盂乳头状尿路上皮癌。
6. 诊断　①右侧肾盂乳头状尿路上皮癌；②左肾切除术后。

【术前讨论及临床决策分析】

尿路上皮癌分为肾盂癌、输尿管癌及膀胱癌，其中肾盂癌与输尿管癌统称为UTUC。欧美人群中UTUC占总尿路上皮癌的5%～10%，而在中国人群中这一比例可能更高。双侧UTUC更为罕见，可以是同时性或异时性。一项瑞典研究表明1.6%的UTUC患者存在双侧肿瘤。女性患者、肾功能不全患者和患有膀胱肿瘤的患者倾向于患有双侧UTUC。

输尿管镜下活检可帮助确诊及评估肿瘤危险级别，有证据表明术前输尿管镜检查对患者生存结局无影响。2017年欧洲泌尿外科协会上尿路尿路上皮细胞癌指南认为应当进行诊断性输尿管镜检查和活检，尤其是在其结果会影响治疗决策的情况下。

【治疗过程】

2014年4月椎管内麻醉下行右侧输尿管镜肾盂肿瘤钬激光剜除术。病理：高级别尿路上皮癌。2014年5月复查CT：右侧肾盂内占位性病变并右肾轻度积水。查血生化：肌酐120μmol/L。2014年6月全身麻醉下行腹膜后右侧肾盂部分切除术＋肾造瘘术。术后行经肾盂造瘘管滴注及膀胱灌注羟基喜树碱每4周一次，持续灌注4年。2015年1月复查尿脱落细胞学：镜下见大量中性粒细胞、较多上皮细胞，偶见细胞成团排列，核有增大，可疑。查CT：左肾未见显示，右肾盂癌术后改变。膀胱镜检查未见新生物。于全身麻醉下行右侧输尿管镜镜检，镜下见输尿管中段及肾盂多处软组织水肿糜烂。取肾盂及输尿管中段各一处活检。病理检查：黏膜呈慢性炎症改变。遂嘱定期复查，期间反复行彩超检查（3～6个月1次）均未见占位性病变。2018年5月起出现间断肉眼血尿。2018年7月CT增强，示右肾盂占位，结合病史考虑肾盂肿瘤可能性大（图49-1A）。查血生化：肌酐156μmol/L。2018年8月行经尿道输尿管镜检＋取活检，病理检查：右侧肾盂高级别尿路上皮癌（菜花样2cm×2cm）。经过肾盂部分切除术后，患者右侧肾盂肿瘤复发，此时如果考虑继续行保肾手术，肿瘤进展及短期复发的可能性极大，故为患者推荐了肾输尿管切除术，这也与国际泌尿外科疾病咨询委员会（ICUD）和国际泌尿外科学会（SIU）联合治疗局部高危UTUC的意见一致。遂于全身麻醉下行右侧肾输尿管全长切除术＋全膀胱切除术。手术过程顺利，术后检查大体标本可见右侧肾盂菜花状肿瘤大小约2cm（图49-1B）。病理检查：（右）肾盂高级别浸润性尿路上皮癌（肾门、输尿管、膀胱及各切缘均未见癌组织）。术后患者依靠透析依然维持了较高的生活质量。

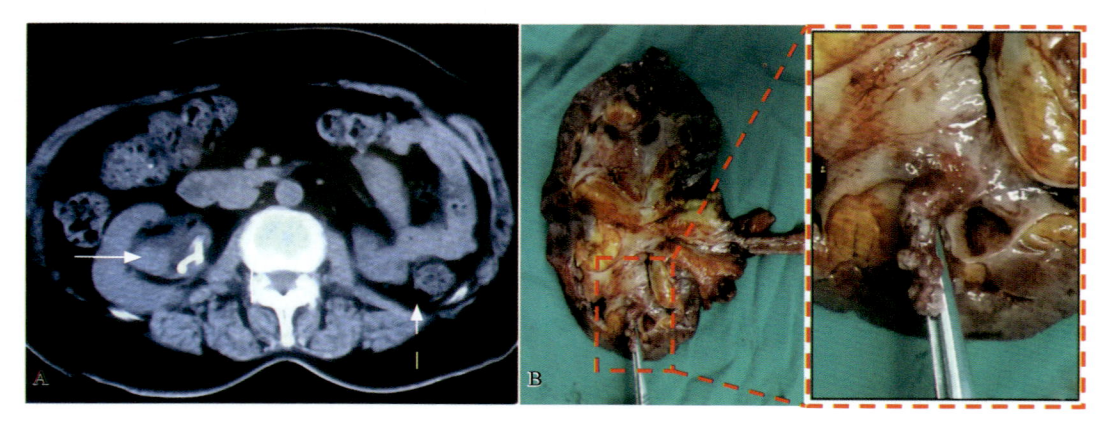

图49-1 2018年CT及手术标本

A.2018年7月CT，白色实线箭头所示为右肾盂肿瘤，虚线箭头所示左肾缺如。B.2018年8月肾输尿管切除术＋全膀胱切除之右肾标本与肿瘤（放大镊子钳夹处）

【预后】

术后患者每周透析3次，每3个月复查胸腹部CT，术后随访17个月未见肿瘤复发证据，2020年1月末次电话随访，患者体力正常，精神状况良好。

【经验及体会】

在本例病例中,患者经历了内镜保肾手术、开放保肾手术、羟基喜树碱局部灌注以及数次输尿管镜检,使其在肿瘤控制理想的情况下,延迟透析达53个月。相较于以往报道,该病例的特点是病情极为复杂而预后较好,右侧肾脏经历数次肿瘤复发及手术而肾功能维持在较好状态,且无膀胱种植及远处转移,这可能主要归因于我们恰当的治疗决策,同时患者较好的依从性也非常重要。

【小结】

根据孤独肾肾盂癌患者的肿瘤进展风险,适时的选择保肾或切肾治疗,为同行提供参考。

(杨春光)

▶**【专家点评】**

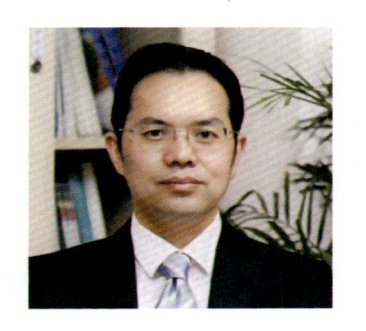

胡志全,博士研究生导师,华中科技大学同济医学院附属同济医院泌尿外科主任医师。中国抗癌协会泌尿男生殖系肿瘤专业委员会常委,中华医学会泌尿外科分会肿瘤学组委员,海峡两岸医药交流协会泌尿外科分会常委,湖北省抗癌协会泌尿生殖系肿瘤专业委员会主任委员

孤立肾肾盂癌患者往往面临肿瘤控制和功能保护的两难选择。该患者接受右侧输尿管镜肾盂肿瘤钬激光剜除术、右侧肾盂部分切除术+肾造瘘术、羟基喜树碱灌注等保肾手段延迟透析53个月,显著提高了该阶段的生活质量;在肿瘤反复发作时接受了肾盂癌根治术,保障了肿瘤控制。取舍之间实现了较好的平衡。

参 考 文 献

明少雄,彭泳涵,李凌,等. 输尿管软镜联合铥激光治疗上尿路尿路上皮癌的初步经验[J]. 中华泌尿外科杂志,2019,40(9):650-653.

Gakis G, Schubert T, Alemozaffar M, et al. Update of the ICUD-SIU consultation on upper tract urothelial carcinoma 2016: treatment of localized high-risk disease[J]. World J Urol, 2017, 35(3): 327-335.

Guo R, Hong P, Xiong G, et al. Impact of ureteroscopy before radical nephroureterectomy for upper tracturothelial carcinomas on oncological outcomes: a meta-analysis[J]. BJU international, 2018, 121(2): 184-193.

Liu Z, Zheng S, Li X, et al. Oncologic outcomes of patients undergoing diagnostic ureteroscopy before radical nephroureterectomy for upper urinary tract urothelial carcinomas: a systematic review and meta-analysis[J]. J Laparoendosc Adv Surg Tech A, 2018, 28(11): 1316-1325.

Roupret M, Babjuk M, Comperat E, et al. European association of urology guidelines on upper urinary tract urothelial carcinoma: 2017 update[J]. Eur Urol, 2018, 73(1): 111-122.

病例 50

高龄女性上尿路尿路上皮癌患者的全程综合治疗

【导读】

上尿路尿路上皮癌（UTUC）包括肾盂癌和输尿管癌，据国外文献报道其发病率占尿路上皮癌的5%～10%，远低于同为尿路上皮癌的膀胱癌。我国目前调查其发病率可能占尿路上皮癌的10%～20%，仍属于相对少见的泌尿系统肿瘤。

对于UTUC，常规治疗是根治性肾输尿管全长切除术＋膀胱袖套状切除术。而对于经过仔细筛选的输尿管末端肿瘤患者，可考虑行输尿管下段切除术＋膀胱再植术，既能达到良好的肿瘤控制结局又能保留患侧的肾脏功能。

目前针对淋巴结清扫、术前新辅助化疗及免疫治疗的研究数据正在总结中，有望进一步改良现有的治疗方式并改善治疗结局。近年来转移性UTUC免疫治疗及靶向治疗的成功振奋人心，免疫治疗药物及靶向药物层出不穷。如何挑选出合适的受益人群，找到精确的分子靶点，对患者进行个体化的治疗是未来探索的方向。

【病例介绍】

患者，女性，84岁，因"右输尿管癌多程治疗后8年余"入院。患者2012年初体检时发现右输尿管中段肿瘤，平素无任何不适。2012年3月21日MRI：①左输尿管中段占位；②左肾盂输尿管积水扩张；③腹主动脉周围、下腹部、盆腔区数枚大小不一的等密度结节影：肿大淋巴结可能。于2012年3月27日在全身麻醉下行右肾-输尿管根治性切除术＋膀胱袖套状切除术＋右侧盆腔淋巴结清扫术，术后病理诊断：右侧输尿管中段浸润性高级别尿路上皮癌，肿瘤浸润输尿管肌层及膀胱外膜层，膀胱切缘未见癌。右髂血管旁＋闭孔神经旁淋巴结8枚，未见癌转移。术后恢复良好，患者拒绝GC方案化疗，只予以表柔比星膀胱灌注化疗4次。2018年12月出现无痛性肉眼血尿来我院诊断为输尿管癌术后膀胱种植转移，予以膀胱肿瘤电切术，病理提示膀胱后侧壁浸润性高级别尿路上皮癌，并予以沙培林灌注化疗1年。2019年4月复查下腹部CT提示右侧盆腔淋巴结转移可能，患者及其家属拒绝手术及化疗，做基因检测后提示PD-L1受体高表达，予以国产信迪利单抗每3周1次注射治疗，近1年来多次复查盆腔CT均未见淋巴结增大。

1. 既往史　无特殊。

2. 体格检查　双肾区无压痛、叩击痛，耻骨上膀胱区无压痛，未触及肿块，双侧腹股沟未触及肿大淋巴结。

3. 实验室检查　三大常规，生化全套，肿瘤标志物未见明显异常。

4. 影像学检查　见图50-1～图50-3。

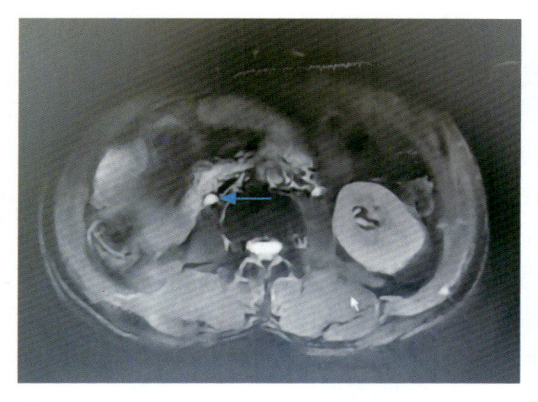

图50-1　2012年3月21日MRI：右输尿管中段占位

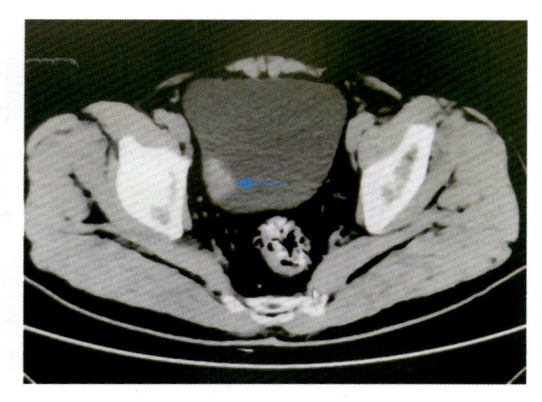

图50-2　2018年12月21日CT：输尿管癌术后膀胱后侧壁种植转移

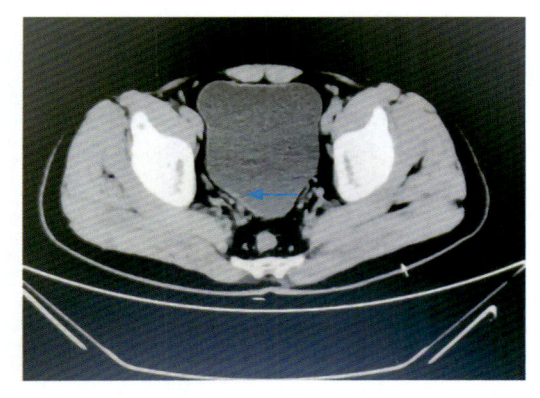

图50-3　2020年10月22日CT：膀胱黏膜光滑平整，未见肿瘤

5.病理检查　右侧输尿管中段浸润性高级别尿路上皮癌，肿瘤浸润输尿管肌层及膀胱外膜层，膀胱切缘未见癌。

6.诊断　右侧输尿管中段癌并盆腔淋巴结转移多程治疗后（$cT_{3b}N_2M_0$）。

【术前讨论及临床决策分析】

MDT意见：外科治疗是UTUC最主要的治疗方式，包括根治性肾输尿管切除术＋膀胱袖套状切除术，必要时可予以腹膜后或者盆腔淋巴结清扫术。考虑患者高龄并结合患者家属意见，予以对膀胱刺激稍小的沙培林灌注并国产PD-1免疫治疗。

1.手术指征　①影像学提示浸润性疾病，大体积肿瘤（＞2 cm）。②患者8年前可耐受手术。

2.手术评估　患者术前行全面的泌尿系统影像学检查，主要推荐增强泌尿系CT造影，其他可供选择的检查有MRI、静脉肾盂造影、逆行肾盂造影等。术前可进行尿细胞学检测，推荐有条件的单位进行荧光原位杂交检查。患者均需行膀胱镜检查，输尿管镜检查并非必检项目。所有患者在术前都必须行心电图、X线胸片、血常规、凝血功能、肝肾功能、血型等检查。当心电图存在异常或患者存在心血管相关病史时应进行超声心动图、心肌酶等检查。当X线胸片提示异常或患者存在既往呼吸系统相关病史时，建议行肺功能测定、动脉血气测定。如考虑患者可能存在术后肾功能不全时，应考虑行核素利尿肾动态检查。

3.手术方案　2012年行右肾-输尿管根治性切除术＋膀胱袖套状切除术＋右侧盆腔淋巴结清扫术，2019年行膀胱肿瘤电切术。

4.术后注意事项　术后应密切观察患者腹部体征、体温、尿量、尿管，盆腔引流管引流液颜色、量的情况。

【治疗过程】

1.手术过程　麻醉成功后，患者取平卧位，腰部和臀部垫高，常规消毒铺巾，插入导尿管。取经腹直肌正中切口，逐层切开腹壁进入腹腔。探查肝脏、腹腔及盆腔未及肿物，未扪及明显肿大淋巴结。沿升结肠旁沟切开侧腹膜，在结肠及其系膜与肾周筋膜之间的平面分离至腔静脉前方，显露肾门，结扎性腺静脉、肾上腺静脉，结扎切断肾动脉，再结扎切断右肾静脉。分离肾上极，切除大部分肾上腺，残余创面予以缝扎止血。沿腰肌筋膜表面分离肾后方，肾完全游离后用无菌敷料包裹放于切口外。清扫侧肾门处淋巴结。在输尿管鞘外向下分离输尿管直至膀胱入口处，切开膀胱，将输尿管壁及周围约2cm的膀胱壁一并切除，2-0可吸收线缝合膀胱壁。由导尿管注入生理盐水检查膀胱无渗漏后，无菌蒸馏水冲洗创面，术野彻底止血，盆腔另戳孔放置引流管一根。逐层关闭切口。

手术过程顺利，麻醉满意。术中出血约100ml，生命体征平稳。术后患者送恢复室，标本分别标记送病理检查。剖开标本，见右输尿管中段肿物约3cm直径大小，呈菜花状，基底广。

2.术后情况　术后给予抗生素预防性应用1d，2d后排气，拔除胃管开始进食流质饮食，1周后盆腔引流液少于50ml/d时拔除引流管。

3.预后　患者于2012年行右肾-输尿管根治性切除术＋膀胱袖套状切除术＋右侧盆腔淋巴结清扫术，2019年行膀胱肿瘤电切术后存活至今，复查未见局部复发、远处转移，左肾无积水，肾功能正常。

【经验与体会】

1.UTUC常见的症状、预后

UTUC最常见的症状为血尿，发生率为70%～95%。腰痛不常见，发生率为8%～40%，可能由于肿瘤自身或血块阻塞的结果。其他的少见症状包括膀胱刺激、肿瘤本身症状或肿瘤相关综合征。

肾盂癌及输尿管癌的预后主要与病理分期和分级有关。因输尿管位置深且肌层无膀胱厚，因此输尿管癌的诊断常较膀胱肿瘤为晚，60%的UTUC在诊断时已为浸润性癌，导致输尿管癌的总体预后较差。pT_2/T_3的患者5年生存率不足60%，pT_4的患者则小于20%。

此外，由于尿路上皮被覆于整个尿路，所以肾盂癌输尿管癌具有肿瘤多发性及同侧高复发率的特点。相当一部分输尿管癌患者（20%～50%）会发生膀胱癌。

2.UTUC的手术方式

根治性肾切除术＋输尿管切除术＋膀胱袖状切除术是根据这类肿瘤的生物学行为特点而制定的手术方式，仍然是治疗肾盂癌输尿管癌的"金标准"，特别是对于肿瘤较大、广泛、高级别、高分期的肿瘤。

3.腹腔镜手术有何风险？为什么该患者选择开放性手术？

气腹条件下，肿瘤溢出风险增加，手术中必须避免进入尿路，避免器械直接接触肿瘤，必须在一个封闭的系统中开展手术，避免切割肿瘤，取出标本时使用标本袋，肾、输尿管、膀胱袖切标本必须完整移除，浸润性、大体积［T_3/T_4和（或）N＋/M＋］或多灶性肿瘤一般为腹腔镜的相对禁忌证。本病例患者高龄且输尿管肿瘤出现浸润转移可能，采取开放手术更能节省手术时间。

4.可以保肾吗？

随着上尿路腔内技术（如输尿管软镜及经皮肾镜）的成熟，低度恶性的上尿路尿路上皮癌，输尿管软镜治疗及经皮肾镜激光切除治疗为患者提供了一种保存肾单位的手术方案。

5.淋巴结清扫有必要吗？

对于高级别肿瘤，尤其是肿瘤分期为T_2期及以上的患者，目前推荐进行大范围的淋巴清扫以降低肿瘤局部复发、远处转移以改善患者远期生存。

6.为什么选择免疫药物？

尿路上皮癌是免疫治疗研究的热门瘤种，作为转移性或无法切除尿路上皮癌的二线治疗手段，与化疗相比有非常大的优势，目前FDA已经批准5种免疫检查点抑制剂用于晚期尿路上皮癌的二线治疗或不能耐受铂类患者的一线治疗。而在国内很多公司都在积极进行PD-1、PD-L1抗体治疗尿路上皮癌的研究，包括无法切除或转移性晚期尿路上皮癌的一线治疗、二线治疗研究，针对复发率、转移率比较高的肌层浸润性高危患者的辅助治疗研究，以及未来要开展的非肌层浸润性尿路上皮癌卡介苗治疗失败或者耐药患者使用PD-1、PD-L1治疗的相关研究。目前转移或无法切除尿路上皮癌一线治疗的临床试验也在进行中，包括CTLA4与PD-1/PD-L1联合或免疫联合化疗，与标准一线MVAC或GC方案进行比较，希望这些试验能取得令人惊喜的结果。

优异的生存率、更好的不良事件状况和更好的生活质量使得PD-1抗体在尿路上皮细胞癌的二线治疗中成为新标准。

（居正华　林志涛）

▶【专家点评】

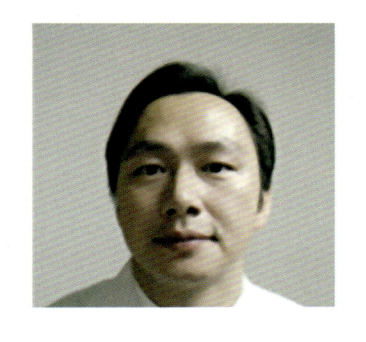

居正华，医学博士，福建省肿瘤医院副主任医师。中国抗癌协会泌尿男生殖肿瘤专业委员会委员，中国抗癌协会泌尿男生殖肿瘤专业福建省常委兼秘书，中华医学会泌尿外科分会福建省委员，中国临床肿瘤学会前列腺癌专业委员会委员

UTUC在临床上并不少见，但绝大多数患者只愿接受根治性肾切除术＋输尿管切除术＋膀胱袖状切除术，少数患者被动接受GC方案化疗及灌注化疗，极少接受基因检测后的免疫治疗。本例患者出现膀胱转移后接受免疫治疗1年6个月仍未发现新的转移灶可能预示患者预后良好，相信在不久的将来，国产PD-1的研究方向也将由二线治疗逐渐向一线治疗及高危尿路上皮癌术后辅助治疗转变，并且由晚期或局部晚期肿瘤向早期非肌层浸润性尿路上皮癌转变。大多数临床医师并不熟悉其临床治疗过程。因此，通过该病例掌握UTUC的临床特点及诊治策略有一定的价值。

参 考 文 献

Balar AV, Galsky MD, Rosenberg JE, et al. Atezolizumab as first-line treatment in cisplatin-ineligible patients with locally advanced and metastatic urothelial carcinoma: a single-arm, multicentre, phase 2 trial [J]. Lancet, 2017, 389 (10064): 67-76.

Powles T, Durán I, van der Heijden MS, et al. Atezolizumab versus chemotherapy in patients with platinum-treated locally advanced or metastatic urothelial carcinoma (IMvigor 211): a multicentre, open-label, phase 3 randomised controlled trial [J]. Lancet, 2018, 391 (10122): 748-757.

Routy B, le Chatelier E, Derosa L, et al. Gut microbiome influences efficacy of PD-1-based immunotherapy against epithelial tumors [J]. Science, 2018, 359 (6371): 91-97.

病例51

转移性肾盂恶性肿瘤的治疗选择

【导读】

上尿路尿路上皮癌（UTUC）并不常见，占所有尿路上皮癌的5%～10%。UTUC总体预后较膀胱癌差，因为UTUC初诊时约60%为浸润性肿瘤，远高于膀胱癌的15%～25%。外科手术仍是UTUC最主要的治疗方式，但仍有部分患者术后会出现疾病进展，肿瘤复发。因此，对于转移性UTUC的治疗多借鉴膀胱癌的相关研究，目前晚期一线治疗多推荐以顺铂联合吉西他滨为主的化疗方案，但随着PD-L1/PD-1等免疫药物的研究与应用，越来越多的患者从治疗中获益。

【病例介绍】

患者，女性，63岁，因"无痛性肉眼血尿5d"入院。患者2016年4月开始出现无痛性肉眼血尿，间歇性发作。2016年4月22日在全身麻醉下行"经尿道膀胱镜检查＋右侧输尿管肾盂镜检查＋肾盂肿瘤活检术"。病理结果为乳头状尿路上皮癌，低级别。免疫组化：CK20（＋），P53（＋），Ki-67（30%）。2016年4月29日在全身麻醉下行腹腔镜下右肾盂癌根治术，病理结果为乳头状尿路上皮癌，高级别。肾、肾周脂肪、输尿管切缘（－），肾门淋巴结（0/4）未见转移癌。术后规范膀胱灌注化疗（表柔比星50mg），末次灌注时间2016年10月。2017年6月复查CT提示右肾盂癌术后，腹主动脉右旁软组织肿块，转移；肠系膜根部多发淋巴结转移。

1. 既往史　无特殊。

2. 体格检查　右上腹可扪及包块，质地硬，周围界限扪不清，无压痛。双肾区叩痛（－），输尿管行径路线无压痛，膀胱区无充盈，无压痛，叩诊鼓音。

3. 影像学检查　CT（平扫＋增强）：右肾盂癌术后，腹主动脉右旁软组织肿块影，转移，病灶大小约59.99mm×54.54mm；肠系膜根部多发淋巴结转移，病灶大小16.08mm×13.32mm（图51-1）。

4. 术后病理　乳头状尿路上皮癌，高级别。肾、肾周脂肪、输尿管切缘（－），肾门淋巴结（0/4）未见转移癌（图51-2）。

5. 初步诊断　①右肾盂恶性肿瘤（$T_2N_2M_1$）；②腹膜后淋巴结转移。

【术前讨论及临床决策分析】

根据病史、CT影像检查结果、术后病理等证据判断，诊断明确。

本例患者为UTUC术后14个月出现腹膜后转移病灶及肠系膜根部淋巴结转移，且病灶较大，多发，已无法通过外科手术切除转移性病灶。

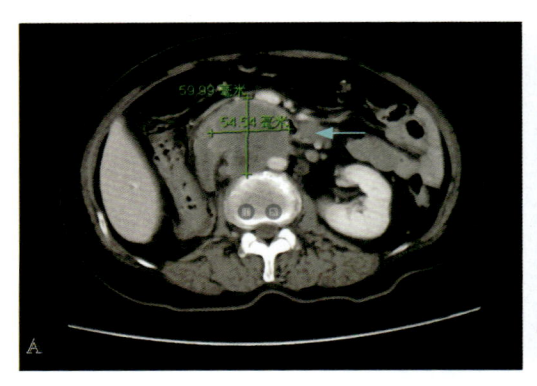

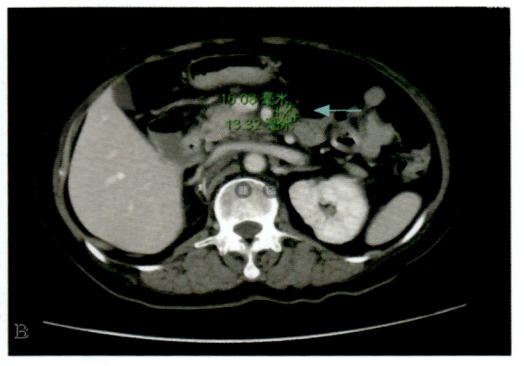

图51-1 腹部CT（治疗前）

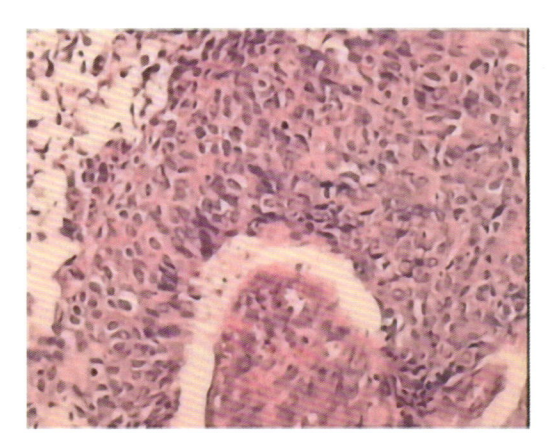

图51-2 术后病理

既往对于转移性UTUC的研究较少，目前均参照转移性膀胱癌的治疗策略。化疗仍是转移性尿路上皮癌最重要的治疗方法。顺铂联合吉西他滨的化疗方案仍是目前最常见的标准一线治疗方案。但以铂类为基础的联合化疗总生存时间为9～15个月，若患者化疗后再次复发，中位生存时间为5～7个月。近年来，随着PD-1/PD-L1免疫治疗的临床实验逐渐开展，证实其能够改善转移性UTUC的总生存。目前美国FDA已批准PD-L1抑制剂用于接受铂类为基础的联合化疗治疗中或治疗后12个月内出现局部进展期或转移性尿路上皮癌患者。阿替利珠单抗及帕博利珠单抗批准为不能耐受以铂类药物为基础的化疗患者的一线治疗选择。目前各大指南也推荐患者积极参加临床药物研究。

【治疗过程】

患者首先接受了基因检测，提示PD-L1的表达呈阳性。2017年PD-L1及PD-1的药物尚未进入中国市场。患者于2017年7月12日参加了一项国际多中心Ⅲ期临床药物研究：一项在为接受过治疗的局部晚期或转移性尿路上皮癌患者中比较阿替利珠单抗（抗PD-L1抗体）作为单药治疗以及和含铂化疗联合治疗的多中心、随机、安慰剂对照、Ⅲ期研究。患者随机进入阿替利珠单抗（抗PD-L1抗体）单药治疗组，药物剂量为1200mg，21d为1周期，持续治疗至疾病进展。

【术后情况及预后】

患者接受阿替利珠单抗单药免疫治疗，每3周期复查胸腹部CT，采用RECIST 1.1肿瘤评估表评价治疗效果。以腹膜后转移灶为靶病灶评估，治疗3周期后病灶大小缩小45.3%，大小为32.8mm×26.2mm，治疗6周期后缩小67.5%，大小为19.5mm×17.3mm，治疗12周期缩小80%，大小为12mm×7mm（图51-3）。以肠系膜根部淋巴结为非靶病灶，治疗3周期后由16.08mm×13.32mm缩小至8.9mm×6mm，治疗6周期后缩小至

5.1mm×5.0mm（图51-3）。根据RECIST 1.1肿瘤评估标准为PR，持续至2020年11月，共57个周期，长达39个月，尚未进展。治疗中仅出现CTCAE Ⅰ度体重减轻，且为治疗初期，CTCAE Ⅰ度甲状腺功能异常，未服用任何药物。

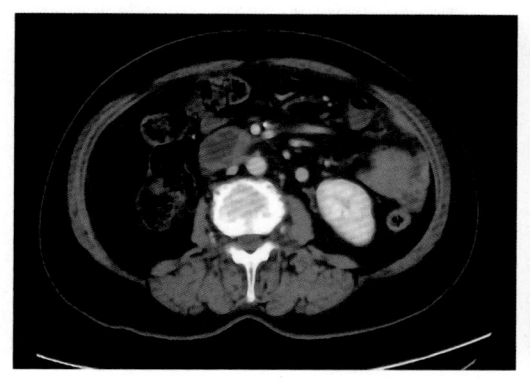

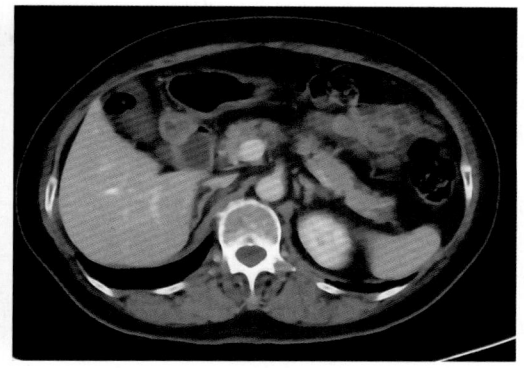

图51-3 腹部CT（治疗后）

【经验与体会】

1.转移性尿路上皮癌首选化疗还是免疫治疗？

目前批准的用于转移性尿路上皮癌的药物主要分为两大类，PD-L1抑制剂：阿替利珠单抗、度伐利尤单抗、阿维鲁单抗；PD-1抑制剂：帕博利珠单抗、纳武利尤单抗。适应证的获批均来源于国际多中心Ⅱ～Ⅲ期临床试验，并获得明显生存获益。目前5种免疫抑制剂均可作为铂类药物为基础的化疗后的二线治疗。试验KEYNOTE-361和IMvigor-130提示与一线接受顺铂、卡铂方案化疗相比，单药使用帕博利珠单抗或阿替利珠单抗并未显示良好的生存获益，因此目前作为不适合铂类药物为基础的化疗患者的一线治疗选择。但本例患者为Ⅲ期临床试验中随机筛选进入免疫治疗单药组，并且在治疗中获益，总体治疗有效率还依赖于最终的临床试验结果。

2.转移性UTUC是否可以姑息性放疗？

放疗在我国UTUC实际治疗中其实应用范围较广，很多单位都把术后放疗作为根治术后的辅助治疗措施。由于辅助治疗措施确实不多，化疗常难以开展，而放疗相对来讲副作用较小、耐受性较佳。因此，在临床中对于晚期患者可以尝试改善预后。但客观地讲，支持放疗可以改善生存的证据确实很少，EAU等国外指南已经不再推荐。

3.转移性UTUC是否建议基因检测？

目前各大指南并没有明确对转移性UTUC是否进行基因检测。但是基因检测的结果有益于确定更为精准的治疗选择。多个尿路上皮癌临床试验中PD-L1表达均可预测疗效，PD-L1阳性者客观缓解率（ORR）30%左右。有文献报道*DDR*基因突变可预测尿路上皮癌免疫治疗疗效，研究纳入了60例转移性尿路上皮癌患者，接受PD-1/PD-L1抑制剂治疗，探讨DDR基因突变与总生存期（OS）、无进展生存期（PFS）的关系。研究结果显示，*DDR*基因突变患者的ORR显著高于*DDR*野生型患者（67.9% vs. 18.8%）。厄达替尼（erdafitinib）是针对FGFR的小分子抑制剂，抑制FGFR的活性。在Ⅱ期临床试验中，厄达替尼对局部进展和转移性尿路上皮癌表现出非常显著的疗效，应答率可达40%。对于含有ERBB家族突变的患者，阿法替尼或许可以使其显著获益，同时对于ERBB家族中HER-2的单抗药物曲妥珠单抗或许可能使晚期尿路上皮癌获益。在尿路上皮癌中 $BRCA1/2$ 突变频率较高，在晚期尿路上皮癌中突变率接近20%，因此通过基因检测，筛选 HRR 缺陷患者，为晚期尿路上皮癌奥拉帕利治疗提供治疗选择。未来随着精准医学的发展，分子分型指导精准治疗一定会成为晚期尿路上皮癌的治疗模式。

（徐子程）

▶【专家点评】

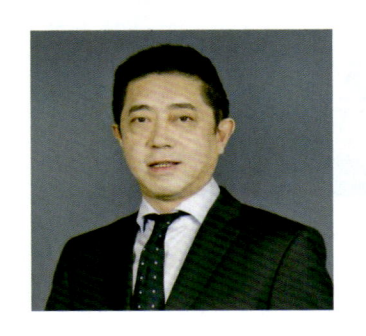

邹青，主任医师，硕士研究生导师，江苏省肿瘤医院泌尿外科主任。中国抗癌协会泌尿男性生殖系统专业委员会常委，全国粒子核医学专业委员会全国委员，江苏省医师协会泌尿外科专业委员会常委，江苏省抗癌协会泌尿男性生殖肿瘤专业委员会副主任委员

转移性UTUC预后较差，转移性膀胱尿路上皮癌患者对于含铂类药物的联合化疗方案总体反应率可达50%左右，几乎所有人都会进展，中位生存时间约为14个月，5年生存率为5%～20%，治疗效果难以令人满意。PD-1/PD-L1免疫治疗是应用针对程序性细胞死亡-1（PD-1）蛋白或其配体（PD-L1）的抗体，通过阻断PD-1/PD-L1信号通路，利用人体自身的免疫系统抵御癌症，使癌细胞死亡，改善患者总生存期（OS）。阿替利珠单抗是美国FDA批准的第一个转移性膀胱癌靶向治疗药物，阿替利珠单抗属于免疫检查点调节剂，特异性抑制PD-L1，在高表达PD-L1的膀胱癌患者中效果良好，对于低表达PD-L1的患者也有一定的作用，不良反应相对较小。本例患者基因检测提示PD-L1表达阳性，单药使用PD-L1达到PR疗效，治疗时长已达39个月，且尚未到达PFS时间，不良反应较小，治疗中明显获益。

参 考 文 献

Suzman DL, Agrawal S, Ning YM, et al. FDA approval summary: atezolizumab or pembrolizumab for the treatment of patients with advanced urothelial carcinoma ineligible for cisplatin-containing chemotherapy [J]. Oncol, 2019, 24（4）: 563-569.

Teo MY, Seier K, Ostrovnaya I, et al. Alterationss in DNA damage response and repair genes as potential marker of clinical benefit from PD-1/PD-L1 blockade in advanced urothelial cancers [J]. J Clin Oncol, 2018, 36（17）: 1685-1694.

病例52

转移灶减瘤联合系统治疗使转移性尿路上皮癌患者生存获益

【导读】

转移性尿路上皮癌（metastatic urothelial carcinoma，mUC）患者单纯使用系统化疗，仅能获得1年多的生存获益，在免疫检查点抑制剂时代，mUC患者的生存时间又有了5～7个月的延长，随着新型药物的开发，毫无疑问，mUC患者有机会获得更长的生存时间。然而，系统治疗终究会失败，除了新型药物，多学科治疗模式也是未来的发展方向，联合手术和放疗等针对转移灶的减瘤治疗是否可以使mUC患者有更多的生存获益，哪些患者适合减瘤治疗，仍在不断探讨中。

【病例介绍】

患者，男性，52岁，因"发现右肾积水1年，近期间断肉眼血尿伴右侧腰部疼痛"入院。患者1年前发现右肾轻度积水，无明显其他不适，未诊治，近期患者出现间断全程肉眼血尿，伴右侧腰部疼痛，为间断胀痛，无明显放射，不伴尿频、尿急等不适，2018年7月就诊于外院行腹部增强CT提示"右侧输尿管远段实性肿物，考虑恶性，与右侧髂内血管关系密切，右侧输尿管中上段及右肾积水，右肾实质变薄，腹膜后未见明显肿大淋巴结"。

1. 既往史　高血压5年，冠心病及支架置入术病史2年，吸烟20年。既往无肿瘤病史，否认家族遗传性疾病病史。

2. 体格检查　生命体征稳定，心肺腹查体未见明显异常。

3. 影像学检查　胸部CT、骨ECT未见明显异常。

4. 初步诊断　①右侧输尿管肿物；②右肾积水。

【术前讨论及临床决策分析】

UTUC占尿路上皮癌的5%～10%，诊断时约有2/3为浸润性病变，长期预后较差，发病高峰年龄为70～90岁，男性发病率是女性的3倍。吸烟、马兜铃酸、接触芳香胺类化合物等是发生UTUC的高危因素。根据症状和影像学表现，该患者临床诊断为右侧输尿管尿路上皮癌（$cT_3N_0M_0$），同时伴有同侧上尿路积水，肿瘤直径超过2cm，考虑为高危UTUC。

对于高危UTUC，不论肿瘤所在位置，欧洲泌尿外科协会（EAU）、美国国家综合癌症网络（NCCN）指南推荐行开放的肾输尿管全长切除术＋膀胱袖状切除术＋腹膜后淋巴结清扫术（±新辅助化疗），不推荐单纯腹腔镜完成手术。当患者具有肾功能不全或孤立肾等情况，有保留肾脏的相对适应证，可行输尿管局部切除，不推荐行内镜下手术。回顾性研究显示以铂类为基础的新辅助化疗可能降低UTUC临床分期，相比于直接行肾输尿管全长切除，新辅助化疗可能降低UTUC复发和死亡风险，但目前还没有前瞻性的随机对照研究支持，证据等级不高。考虑到术后肾功能可能下降，术后是否适合铂类或足量铂类化疗存在不确定性，术前新辅助化疗对UTUC患者值得考虑，同时新辅助化疗还可以判断肿瘤对于铂类化疗的敏感性，部分或完全缓解的患者术后长期预后可能更好。

此患者为高危UTUC，右侧输尿管远段肿物为实性浸润性、伴右肾及输尿管上段积水、右肾功能明显受损，无远处转移和腹膜后淋巴结转移证据，对侧肾功能正常，与患者沟通后，患者不接受新辅助治疗，拟行腹腔镜辅助肾输尿管全长切除术＋膀胱袖状切除术＋腹膜后区域淋巴结清扫术，局部与髂内血管关系密切，根据术后病理情况决定进一步治疗（辅助化疗、辅助放疗等）。

【治疗过程】

患者于2018年7月18日在全身麻醉下行手术治疗，先取截石位行膀胱镜检、膀胱黏膜随机活检，膀胱镜可见右侧输尿管下段肿物突入膀胱，余膀胱黏膜未见明显异常。然后改为右侧斜卧位行经腹腔途径的腹腔镜辅助左肾输尿管切除，最后取右下腹斜行切口继续处理右侧输尿管下段及膀胱，术中见右侧输尿管下段肿物与髂内动脉粘连，充分分离切除，单独留髂内动脉鞘组织送病理，同时在粘连局部使用银夹标记（目的是瘤床定位）。术后病理："右侧输尿管高级别浸润性尿路上皮癌，癌组织侵及膀胱及输尿管周围脂肪组织；可见脉管癌栓、神经侵犯；肾盂高级别非浸润性尿路上皮癌；肾实质变薄伴多量炎细胞浸润，符合肾积水；（右侧精索血管）（髂内动脉鞘）及肾门均未见癌；腹膜后淋巴结未见癌转移；膀胱黏膜随机活检未见癌；肿瘤病理分期：pT_3N_0"。

根据2017年第8版AJCC有关于UTUC的分期标准，该患者病理分期为$pT_3N_0M_0$。术后1个月患者恢复良好，症状改善，肿瘤邻近的髂内动脉鞘未见癌，未行局部放疗，准备行术后辅助化疗。计算该患者肌酐清除率＞60ml/min，ECOG评分＝0，选择顺铂联合吉西他滨（GC）方案辅助化疗，于2018年8月开始第1周期治疗。

【预后情况】

2018年11月复查（4周期辅助化疗后）膀胱镜提示膀胱右侧壁既往邻近术区部位黏膜异常隆起，行诊断性电切＋随机活检，术后病理提示"高级别非浸润性尿路上皮癌，基底未见癌，随机活检为黏膜慢性炎"。继续2周期GC方案化疗，并联合卡介苗诱导＋维持灌注治疗。

2019年9月复查腹部增强MRI提示"肝S8段见大片状T_1WI稍低信号，T_2WI稍高信号，DWI局部高信号，ADC低信号；注射造影剂后动脉期周围大片状模糊强化，主病灶环状模糊强化，大小约19cm×20mm"。给予超声引导下肝脏肿物穿刺活检，病理提示"低分化癌，结合免疫组化结果及病史，符合尿路上皮癌转移。免疫组化：CK20（＋）、CK5/6（个别＋）、CK7（＋）、GATA3（＋）、P63（＋）、UROPLAKIN Ⅱ（＋）、AFP（－）、Arginase（－）、Hep（弱＋）"。胸部CT、骨ECT和膀胱镜均未见明显异常。同时完善外周血体细胞基因检测，结果"未见明确有意义的突变"。考虑为尿路上皮癌肝脏孤立单发转移。2019年11月行开腹探查、肝中叶部分切除、胆囊切除。病理提示肝组织内可见低分化癌浸润，伴大片坏死，最大径4cm，结合病史考虑尿路上皮癌转移，切缘未见肿瘤；胆囊为慢性胆囊炎。术后系统化疗方案：紫杉醇＋贝伐珠单抗。

2020年5月（3周期后）复查^{11}C-胆碱PET-CT提示"S1右侧缘可见骨质破坏，伴异常浓聚，考虑转移，肝脏术后改变，无特殊，余未见异常"。患者肝脏转移灶术后6个月再次发现骶骨单处转移灶，更换系统治疗方案，给予白蛋白紫杉醇联合免疫检查点抑制剂（替雷利珠单抗），同时考虑仍为孤立性转移灶，给予S1转移灶局部SBRT放疗（50Gy/5次）。末次随访2020年7月，复查影像除S1处既往转移灶外，未见其他明显转移灶，患者因不耐受白蛋白紫杉醇，3个疗程白蛋白紫杉醇联合替雷利珠单抗后，继续使用替雷利珠单抗维持治疗。

【经验与体会】

1. 局限性UTUC的手术方案如何选择？

UTUC仅占尿路上皮癌的5%～10%，其中输尿管UTUC以远段多见，约占70%，中段约占25%，近段约占5%。约2/3的UTUC在诊断时为浸润性病变，长期预后较差，pT_2/T_3的5年肿瘤特异性生存率＜50%，而pT_4则＜10%。根据肿瘤数量、大小、分级、有无肾积水等分为低危和高危UTUC，一般认为单发、直径＜2cm、低级别、无肾积水等浸润性证据，为低危UTUC，反之则为高危UTUC。

针对输尿管远段UTUC的治疗，指南中对低危患者推荐的治疗方式包括肾输尿管全长切除术＋膀胱袖状切除术、输尿管局部切除术＋输尿管膀胱再植术和内镜下肿物切除术等，而高危患者则推荐直接行肾输尿管全长切除＋膀胱袖状切除，除非患者有保留肾脏的相对适应证，如肾功能不全或孤立肾，可以选择性地做输尿管局部切除。另外对于高危UTUC患者，术前推荐行新辅助治疗，通常选择以顺铂为基础的联合化疗方案。有回顾性研究表明，新辅助化疗能够改善患者预后。

2. UTUC术后是否应该辅助化疗？

术后辅助治疗是否会使UTUC患者长期生存获益仍有争论。在最新的POUT研究（一项Ⅲ期多中心、开放、随机对照临床研究）中，入选的患者为可手术切除的UTUC，病理分期包括pT_2～T_4、pN_0～N_3、M_0或者pT任何，N_1～N_3、M_0，试验组为术后90d内开始以铂类为基础的辅助化疗（4个周期顺铂联合吉西他滨），对照组为安慰剂，中位随访30.3个月，辅助化疗组可显著延长无疾病生存期（$HR=0.45$），辅助化疗组和对照组的3年无疾病生存率为71%和46%。因此，目前认为pT_2及以上、区域淋巴结转移，术后行辅助化疗更加合理。实际上，虽然回顾性研究显示新辅助化疗可以改善患者预后，但还没有前瞻性随机对照证据，如果患者接受，新辅助化疗在UTUC患者中更加值得推荐，因为术后可能导致肾功能下降，顺铂的使用可能受限。URANUS试验在UTUC患者中对比辅助化疗和新辅助化疗疗效差异的临床研究，期待将来研究结果的公布。

3. UTUC术后是否应该行膀胱灌注治疗？

UTUC术后发生膀胱癌的风险为22%～47%，与UTUC的种植转移相关。一项荟萃分析将UTUC术后发生膀胱尿路上皮癌的危险因素分为3个方面：患者相关因素包括男性、既往膀胱癌病史、术前慢性肾病史；肿瘤相关因素包括术前尿找瘤细胞阳性、多发性、输尿管UTUC、浸润性UTUC、病理可见肿瘤坏死；治疗相关因素包括腹腔镜手术、膀胱外袖状切除、切缘阳性及输尿管镜检查。EAU指南推荐术后2～10d单次膀胱灌注化疗（丝裂霉素C和吡柔比星），以降低膀胱癌的发生风险，目前没有证据显示维持灌注治疗优于单次灌注治疗。一项网状荟萃分析显示吡柔比星是最有效的治疗药物，但实际上目前还没有高级别的证据显示哪种化疗药物更加有效。该患者为远段输尿管高级别浸润性UTUC，凸入膀胱内，术中行膀胱袖状切除，术后除辅助系统化疗外，未行膀胱灌注治疗，复查膀胱镜发现膀胱高级别尿路上皮癌。可以看到该患者危险因素较多，术后条件允许的情况下（膀胱缝合满意无药物外溢风险、无膀胱出血）推荐行术后单次膀胱灌注化疗。如果担心术后无法灌注，也可行术中灌注化疗（手术过程中膀胱内灌注化疗药物，维持至膀胱袖状切除时排空）。有研究显示，术中灌注化疗和术后灌注化疗预防膀胱癌的效果相当。

4.转移性UTUC除系统治疗外，针对转移灶的局部治疗是否合理？

UTUC在初诊时约有19%的患者已经出现转移（膀胱癌约有5%初诊时转移），50%的患者在手术治疗后会出现复发，多数发生在3年内，其中61%为远处转移。一旦可疑发生转移，全身系统性检查往往是必需的，如胸腹盆CT、骨ECT和（或）PET-CT（胆碱等）等，目的是明确转移灶的位置、数量等特点。UTUC发生转移的常见部位包括盆腔或腹膜后淋巴结，其次为肺脏、肝脏和骨骼，其他少见的转移部位还包括肾上腺和大脑等，膀胱癌和UTUC转移模式类似，但膀胱癌骨转移多于肺脏和肝脏。

由于UTUC发病率较低，大部分针对mUC的治疗以膀胱癌为主要入组研究对象，UTUC只占其中一小部分。mUC以系统治疗为主，包括化疗、免疫治疗等。一线治疗方案是以顺铂为基础的系统化疗，如不适合顺铂（ECOG评分≥2、肌酐清除率＜60ml/min、≥2级的听力受损、周围神经病变、≥3级心力衰竭，至少符合一项），可选择卡铂或免疫治疗（PD-L1阳性），如帕博利珠单抗或阿替利珠单抗。mUC患者预后很差，以铂类为基础的系统化疗可以将中位生存期由小于12个月延长至13.8～15.5个月，其反应率在50%～70%，仅有10%～20%可以达到完全缓解，免疫检查点抑制剂可进一步将中位生存期延长5～7个月，系统治疗后疾病最终会出现进展。1995年Hellman和Weichselbaum提出"寡转移"的概念，并提出针对寡转移灶的局部治疗可能改善恶性肿瘤患者的长期预后，而mUC患者进展的原因大多数是原来对系统治疗有效的病灶发生进展，这些是转移灶局部治疗提出的临床基础，目前包括肾细胞癌、结直肠癌等在内的多种恶性实体肿瘤均有相关研究。实际上转移灶的局部治疗有两个目的，其一是缓解症状、提高生活质量，其二是延长系统治疗的有效时间、延长患者的总生存时间。前一点方便理解，特别是骨转移导致疼痛、行动不便的患者，手术和（或）放疗通常可以达到缓解疼痛和行动不便的目的，而本文更多的是关注后一点，即转移灶的局部治疗是否可以延长患者的无进展生存期和总生存期，前提是全身评估转移灶有限，且能够全部手术或放疗（治愈性目的）。

实际上，针对mUC转移灶的手术或放疗很早就有尝试，1981年Cowles首先报道了孤立肺转移灶切除后延长生存时间。到目前为止，多个回顾性研究显示转移灶的"根治性"切除可以改善患者的长期预后。例如Abe等回顾总结了42例mUC经过转移灶切除治疗的患者，中位总生存期为29个月，5年总生存率为31%，其中孤立性肺转移和孤立性淋巴结转移的患者预后最好，中位总生存期可达81个月。Abe等同样回顾了放疗在mUC转移灶局部治疗的作用，相比于单纯系统治疗，在治疗性目的（放射剂量大于50Gy）的患者中针对转移灶的放疗明显延长了mUC患者的总生存期（29个月 vs. 17个月），3年总生存率为43.3%，而转移灶切除组的中位总生存期为53个月，似乎手术组优势更加明显，但考虑回顾性研究的局限性，只能作为参考。放疗和手术所针对的病灶和适应证有所差异，特别是手术对患者的身体状况、病灶的可切除性评估更加严格。相比之下，随着放疗技术的提升，特别是立体定向放疗（SBRT）可以在局部病灶增加放射剂量、减少放疗副损伤或并发症，放疗在转移灶的局部治疗的应用也越来越广。mUC针对转移灶的局部治疗一般需要在系统治疗的基础上进行，包括局部治疗前和局部治疗后的系统治疗，也有采用单纯局部治疗取得良好疗效的报道，但需要选择合适的患者，如单纯孤立肺转移或孤立淋巴结转移。

由于UTUC病例数量有限和个体患者转移特点差异较大，目前还没有针对UTUC转移灶切除的前瞻性随机对照研究。目前指南推荐弥漫性或无法切除的mUC一般采用系统治疗，而对于进展缓慢的寡转移UC，特别是孤立单发转移、系统治疗反应良好、肺或淋巴结转移，如患者身体状况允许，寡转移灶的手术或放疗可以作为治疗方式之一。随着药物和治疗技术的进展以及对疾病发展机制的研究，今后包括放疗联合免疫治疗、局部治疗联合化疗＋免疫治疗等方案在内的多种治疗模式在mUC中的应用会得到进一步的探究。

【小结】

高危、浸润性UTUC长期预后差，积极的手术及围手术期新辅助和（或）辅助治疗是目前可选择的最佳治疗模式，高危UTUC术后即刻膀胱灌注化疗可能能够降低膀胱内出现尿路上皮癌的可能；mUC的治疗目前仍以系统治疗为主，包括化疗、免疫治疗、靶向治疗等，对于孤立或寡转移、身体状况良好的患者，即使是肝脏、骨骼等预后欠佳的转移位置，针对转移灶的局部治疗（手术或放疗），只要生活质量和生存时间有可能获益，依然是值得尝试的治疗手段。

（杨 勇 赵 强）

▶【专家点评】

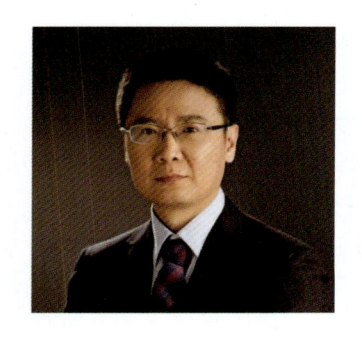

张宁，医学博士，主任医师，博士研究生导师，首都医科大学附属北京安贞医院泌尿外科主任。中国医师协会泌尿外科分会委员，中华医学会泌尿外科分会泌尿系统遗传性和罕见病联盟秘书长，中国国家卫健委能教中心泌尿系统肿瘤规范化诊治专家组组长，中国老年保健协会老年医学分会副会长

本病例介绍了一例浸润性UTUC从非转移阶段发展到转移阶段的整个治疗过程，并对治疗过程中的问题进行了分析和思考。总体来说，浸润性UTUC患者长期预后较差，即使手术达到R0切除，术后远处转移的风险依然很高。从文献来看pT_2/T_3期患者5年肿瘤特异性生存率＜50%，而pT_4期则＜10%，该患者疾病的发展过程印证了此点。尿路上皮癌一旦发生转移，预后极差。20世纪80年代，mUC患者的平均生存时间仅为3个月。随着1989年之后以铂制剂为主联合化疗的出现，

将平均生存时间延长至13～15个月。而在2016年之后，免疫检查点抑制剂的出现又给这些患者带来了额外5～7个月的生存获益。但非常遗憾的是系统治疗迟早会失败。这也使我们思考在非转移性UTUC患者中，如何能降低肿瘤复发和转移的风险，术前新辅助化疗和术后辅助化疗，甚至联合免疫治疗，是目前可及的治疗方式。目前没有高级别的证据支持UTUC进行新辅助化疗会使患者获益，但回顾性研究显示新辅助化疗不但可能对肿瘤降期、评判肿瘤对化疗药物的敏感性，还可能改善长期预后。此例患者未行新辅助治疗有些遗憾。当然从术后患者接受铂类辅助化疗的效果看，该肿瘤对铂类化疗敏感性可能较差，那么在常规化疗的基础上联合免疫检查点抑制剂或其他靶向药物，或单独应用免疫检查点抑制剂等方案是否可以改善预后，应用免疫检查点抑制剂时是否需要依靠基因检测的结果进行判断等，仍然需要系统的临床研究证据，可见UTUC在辅助治疗阶段的改善空间还很大。

本病例的独特之处在于患者转移阶段所采用的转移灶减瘤联合系统治疗方式。该患者在接受手术、术后辅助铂制剂化疗后，出现了孤立单发肝转移，肝转移灶切除并应用二线紫杉类化疗后，再次出现孤立单发骨转移，此后接受了局部放疗联合系统治疗（紫杉类联合免疫检查点抑制剂）。实际上，指南中针对mUC治疗推荐系统治疗为主，包括系统化疗和（或）免疫治疗，此患者随访时间仍较短，但从目前随访结果来看，患者的生存和生活质量效果较好，治疗方案的合理性还是值得肯定的。其一，相比肺转移和淋巴结转移，肝转移和骨转移预后较差，特别是肝转移的中位生存时间仅9个月，单纯系统治疗疗效显然有限。其二，铂制剂辅助化疗后出现肝转移，继续应用铂类化疗可能无效，采用了肝转移灶切除并将二线系统治疗改为紫杉类联合贝伐珠单抗治疗，治疗3周期后复查即出现骨转移，采用了骨转移灶局部放疗（转移灶减瘤手段），并将系统治疗改为紫杉类联合免疫检查点抑制剂。虽然从文献上来看，mUC减瘤手术的证据等级均不高，认为淋巴结转移和肺转移减瘤效果良好，而多发肝转移和骨转移是减瘤治疗预后的不佳信号，但此例患者无论是肝转移还是骨转移（虽然发现的时间间隔较短，仅8个月），各阶段检查都提示为孤立单发转移灶。该例患者的治疗过程为今后mUC患者针对转移灶的局部减瘤治疗提供了一些依据。当然，转移灶的局部减瘤治疗不局限于手术和放疗，介入、消融等也可能会为mUC患者带来获益。

此外，在出现转移瘤时，有一个概念需要注意，那就是所谓的寡转移和单发转移可能是一个假象，检查不出来的转移灶和没有转移并不是一个概念。这个患者的疾病进展又为我们肯定了这一概念，在二线化疗后（3周期白蛋白紫杉醇联合贝伐珠单抗），患者又被发现了一处骨转移（非常遗憾的是没有获得病理证据）。这个时候的治疗可能会使我们陷入更大的困境，临床试验可能是最佳的选择，毕竟针对mUC又有了很多新药。但是单纯的药物治疗对骨转移瘤的效果一般不佳，目前少量的Ⅱ期研究告诉我们，放疗联合免疫检查点抑制剂可能会获得理想的效果。很遗憾的是，这例患者在接受放疗联合免疫检查点抑制剂后的随访时间还不长，还没有为我们提供更多地证据。

总之，从这个病例来看，mUC的多学科治疗，即在系统治疗基础上辅助局部的减瘤性治疗手段，可能会使患者获得更良好的生活质量和更多的生存获益。希望在同道们的共同努力下，对mUC进行更多地、更深入地治疗和研究，最终提升此类患者的临床治疗效果。

参 考 文 献

Abe T, Minami K, Harabayashi T, et al. Prognostic impact of local radiotherapy on metastatic urothelial carcinoma patients receiving systemic chemotherapy [J]. Jpn J Clin Oncol, 2020, 50 (2): 206-213.

Davaro F, May A, McFerrin C, et al. Chemotherapy increases survival and downstaging of upper tract urothelial cancer [J]. Can J Urol, 2019, 26 (5): 9938-9944.

Freifeld Y, Ghandour R, Singla N, et al. Intraoperative prophylactic intravesical chemotherapy to reduce bladder recurrence following radical nephroureterectomy [J]. Urol Oncol, 2020, 38 (9): 737.e11-e737, e16.

Harraz AM, El-Shabrawy M, El-Nahas AR, et al. Single versus maintenance intravesical chemotherapy for the prevention of bladder recurrence after radical nephroureterectomy for upper tract urothelial carcinoma: a randomized clinical trial [J]. Clin Genitourin Cancer, 2019, 17 (6): e1108-e1115.

Lemke E, Sahasrabudhe D, Guancial E, et al. The role of metastasectomy in urothelial carcinoma: where are we in 2020? [J]. Clin Genitourin Cancer, 2020, 18 (4): e478-e483.

Rouprêt M, Babjuk M, Burger M, et al. European association of urology guidelines on upper urinary tract urothelial carcinoma: 2020 update [J]. Eur Urol, 2021, 79 (1): 62-79.

Yoo SH, Jeong CW, Kwak C, et al. Intravesical chemotherapy after radical nephroureterectomy for primary upper tract urothelial carcinoma: a systematic review and network meta-analysis [J]. J Clin Med, 2019, 8 (7): 1059.

病例53

睾丸混合性生殖细胞肿瘤的诊断与处理

【导读】

睾丸混合性生殖细胞肿瘤腹膜后淋巴结转移率较高，根据有无脉管浸润可给予密切监测、辅助化疗或保留神经的腹膜后淋巴结清扫（nerve-sparing retroperitoneal lymph node dissection，NS-RPLND）。对临床Ⅰ期的混合性生殖细胞肿瘤患者行腹膜后淋巴结清扫可对肿瘤进行更准确病理分期，以指导后续治疗。

【病例介绍】

患者，男性，31岁，因"右侧睾丸肿大10余天"入院。2020年4月患者出现右侧睾丸肿大，阴囊彩超及腹部CT提示"右侧睾丸肿瘤，腹膜后数个稍大淋巴结"。人绒毛膜促性腺激素（human chorionic gonadotropin，HCG）偏高，AFP及LDH正常。2020年4月24日在全身麻醉下行"右侧睾丸高位切除术"。术中见：肿块大小约2cm×1.5cm×1.5cm，表面光滑，未侵透睾丸白膜，精索未见明显受侵，睾丸鞘膜囊内少量淡黄清亮积液。术后病理：混合性生殖细胞肿瘤（胚胎性癌成分80%，精原细胞瘤成分20%），脉管壁见肿瘤侵犯，精索断端未见肿瘤累及。MDT多学科讨论：临床Ⅰ期高危混合性生殖细胞肿瘤，建议行术后辅助化疗，患者拒绝。术后1个月复查HCG明显升高，进一步行PET-CT提示"腹主动脉旁、下腔静脉前方淋巴结代谢增高，多系肿瘤转移"。为行后续治疗再次入院。

1.既往史　20年前曾患"腮腺炎"。

2.体格检查　右侧阴囊空虚，右侧腹股沟见一长约4cm陈旧性手术瘢痕。

3.实验室检查

（1）甲胎蛋白（AFP）：5.52ng/ml（睾丸切除前），4.25ng/ml（术后1个月）。

（2）人绒毛膜促性腺激素（HCG）：10.65mIU/ml（睾丸切除前），187.20mIU/ml（术后1个月）。

（3）乳酸脱氢酶（LDH）：148U/L（睾丸切除前），167U/L（术后1个月）。

4.影像学检查　全身^{18}F-FDG PET-CT：腹主动脉旁、下腔静脉前方淋巴结代谢增高，多系肿瘤转移（图53-1～图53-3）。

5.诊断　右睾丸混合性生殖细胞肿瘤伴腹膜后淋巴结转移，临床分期Ⅱb期。

【临床决策分析】

1.手术指征　睾丸混合性生殖细胞肿瘤，有脉管侵犯，影像学提示腹膜后淋巴结转移。

2.手术评估　术前血常规、肝肾功能、电解质、凝血检测及心肺功能等无明显

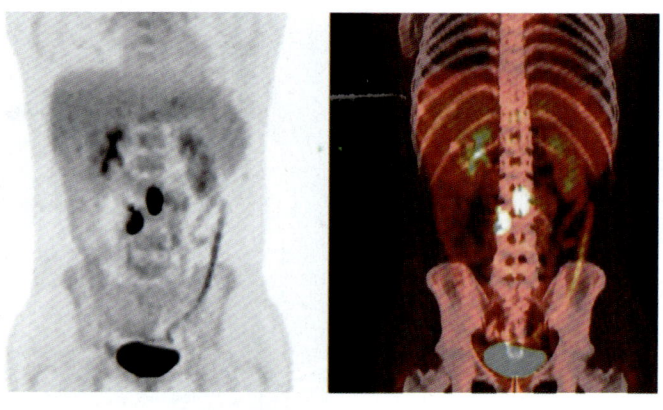

图 53-1　腹主动脉及下腔静脉前方转移淋巴结（冠状位）

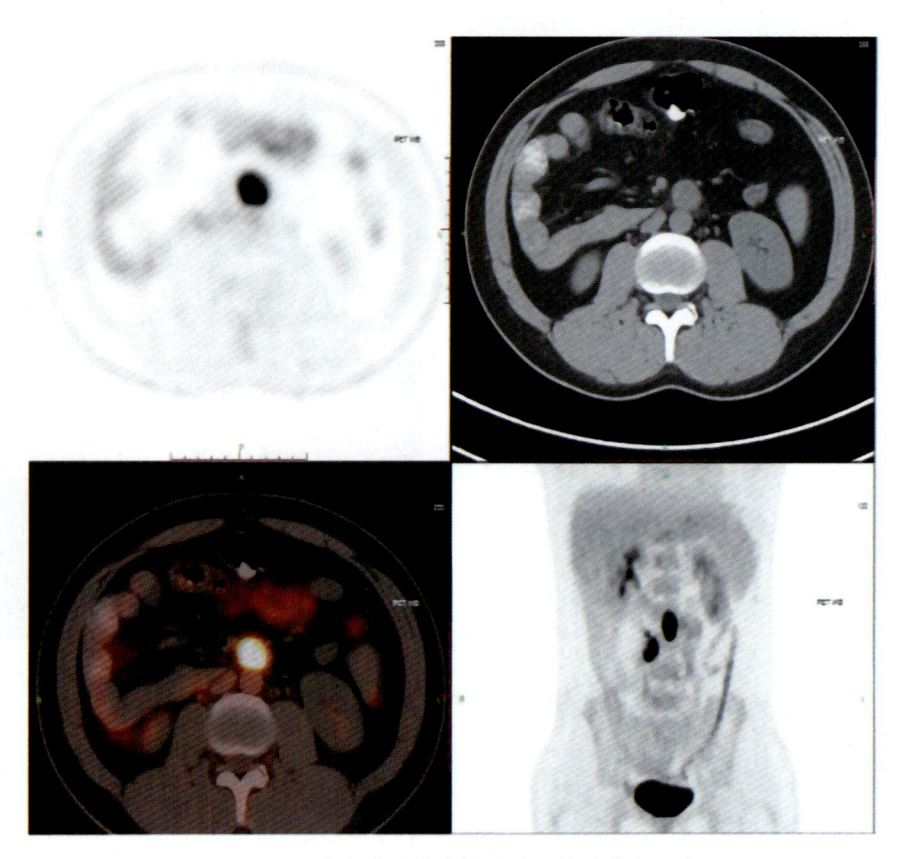

图 53-2　腹主动脉前方转移淋巴结（横断面）

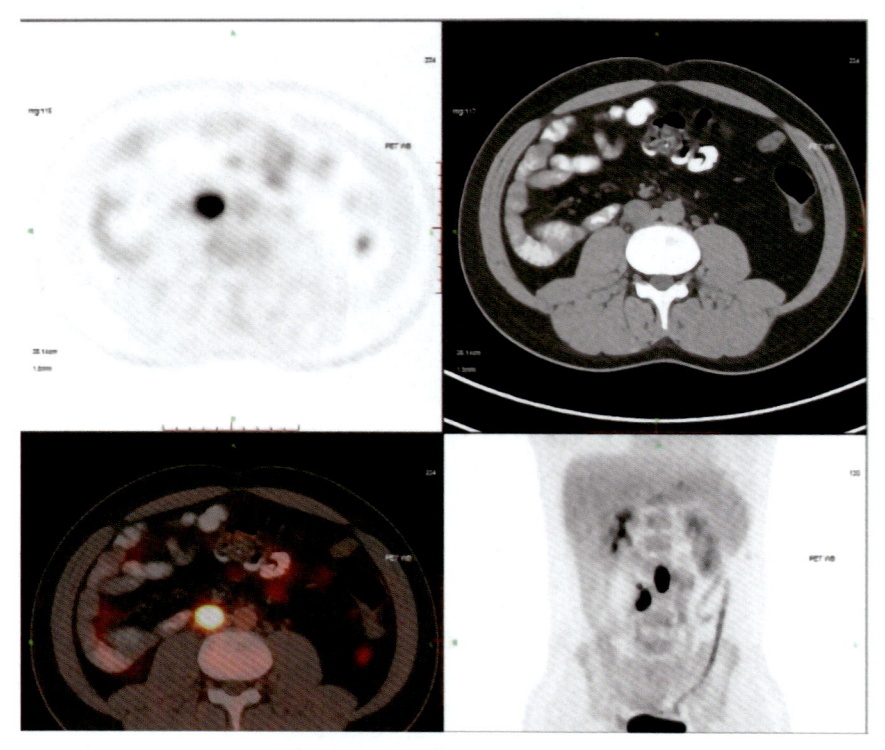

图53-3　下腔静脉右前方转移淋巴结（横断面）

异常。

3.手术方案　腹腔镜下腹膜后淋巴结清扫术。

4.术后注意事项　密切监测患者生命体征，引流液情况及肠功能恢复情况。

【治疗过程】

1.手术过程　全身麻醉下行"腹腔镜下腹膜后淋巴结清扫术"，术中见腹主动脉前方、下腔静脉右前方多枚肿大淋巴结（图53-4），较大者直径约2.5cm，且与腹主动脉及下腔静脉粘连紧密。手术顺利，术中出血约200ml。

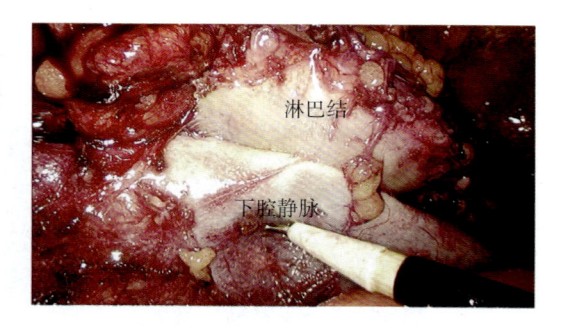

图53-4　下腔静脉前方转移淋巴结

2.术后情况及手术并发症　术后患者恢复顺利，术后第2天肠道功能恢复，给予进食流质饮食；术后无大出血及淋巴漏等并发症发生，第5天拔除引流管，顺利出院。

3.预后　患者恢复顺利，无明显不适。术后病理：腹主动脉前方淋巴结（1/3）、下腔静脉右前方淋巴结（2/5）、右侧髂血管旁淋巴结（0/4）、下腔静脉后淋巴结（0/13），转移成分符合胚胎性癌。病理分期：$pT_2N_2M_0$。行4周期"BEP（博来霉素、顺铂、依托泊苷）"方案术后辅助化疗，化疗结束后复查AFP、HCG及LDH均正常。

【经验与体会】

1.混合性生殖细胞肿瘤的定义及特点　指含有一种以上生殖细胞肿瘤成分的肿瘤；

无论是否含有精原细胞瘤成分，临床上均被视为非精原细胞瘤性肿瘤。占所有非精原细胞瘤性肿瘤中的大部分。平均发病年龄30岁，青春期前非常罕见。常有AFP及HCG的升高。不同的成分和比例，尤其是在Ⅰ期的患者，具有明显的临床意义，故病理需给出每种成分的比例。

2.临床Ⅰ期的睾丸混合性生殖细胞肿瘤的后续处理　临床Ⅰ期的睾丸混合性生殖细胞肿瘤，因含有非精原细胞瘤成分，出现腹膜后淋巴结转移的概率可达30%，尤其对高危患者，NCCN及EAU指南推荐睾丸根治性切除术后行术后辅助化疗及腹膜后淋巴结清扫术。本例患者右睾丸切除术后病理提示右睾丸混合性生殖细胞肿瘤（精原细胞瘤＋胚胎性癌），伴脉管侵犯。MDT考虑为高危混合性生殖细胞肿瘤，虽腹部CT提示腹膜后未见明显肿大淋巴结，亦不排除腹膜后淋巴结微转移可能，指南推荐行术后辅助化疗及腹膜后淋巴结清扫术。该患者拒绝化疗，术后1个月即出现明显的腹膜后淋巴结肿大，病情进展迅速，行保留神经的腹膜后淋巴结清扫，最终术后病理结果也证实了腹膜后淋巴结的转移，睾丸根治性切除术后化疗及腹膜后淋巴结清扫术的及时干预可避免病情再次进展，丧失最佳治疗时机。

3.减少并发症的术中注意事项　RPLND术中及术后并发症较多，如大出血、淋巴漏、肠梗阻、逆行射精、阳痿等。术中游离肾蒂、下腔静脉及腹主动脉时应特别小心，避免损伤此类大血管导致大出血；淋巴管断端尽量结扎，减少淋巴漏；EAU及NCCN指南均建议保留神经的RPLND，术中需注意保护肠系膜下神经节周围和沿主动脉下行的主要内脏神经，尽量保护交感神经支干，以保留勃起和射精功能。

【小结】

高危混合性生殖细胞肿瘤根治性睾丸切除术后，应进行化疗和（或）腹膜后淋巴结清扫等辅助治疗，明确病理分期，避免转移加重，延误最佳治疗时机。

（杨盛柯　梁　旭）

▶【专家点评】

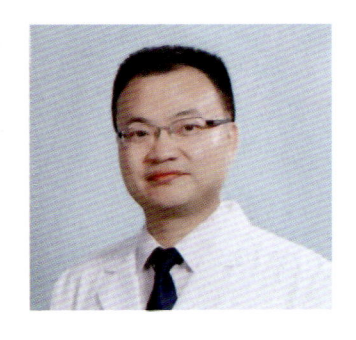

廖洪，主任医师，研究员，博士研究生导师，四川省肿瘤医院副院长，泌尿外科学科带头人，四川省卫生健康委员会学术技术带头人。中国抗癌协会泌尿男生殖系肿瘤专业委员会常委，中国临床肿瘤学会前列腺癌专家委员会委员，四川省抗癌协会副理事长，四川省老年医学会泌尿外科专业委员会主任委员

睾丸肿瘤病理诊断和临床分期对后续诊疗方案制订非常重要。NCCN及EAU指南推荐对临床Ⅰ期高危混合性生殖细胞肿瘤实施辅助化疗或RPLND。判断睾丸肿瘤高危因素包括肿瘤大小、病理类型、有无脉管神经浸润、肿瘤标志物水平、有无腹膜后淋巴结转移和远处转移，PET-CT可以作为转移状况评估的影像学检查手段，尤其是在判断是否存在残留病灶及患者预后方面有重要价值。Ⅱ期以上的混合性睾丸肿瘤患者建议通过MDT制订个体化综合诊疗方案，包括原发灶切除、腹

膜后淋巴结清扫、辅助放化疗等。

参 考 文 献

张忠云，孙忠全，汪东亚，等. 睾丸混合性生殖细胞肿瘤临床分析［J］. 中国男科学杂志，2019，33（5）：57-59.

朱刚，张凯. 睾丸癌腹膜后淋巴结清扫的现状及展望［J］. 中国男科学杂志，2019，33（3）：4-6.

病例54

生殖细胞混合瘤伴腹膜后淋巴结转移的治疗

【导读】

睾丸肿瘤临床相对较少见，仅占男性肿瘤的1%～1.5%，占泌尿系肿瘤的5%，在15～34岁年轻男性中发病率较高。睾丸肿瘤大部分为生殖细胞肿瘤，其病理类型有精原细胞瘤、胚胎癌、卵黄囊瘤、绒毛膜上皮癌和畸胎瘤等，若含有2种或2种以上成分的即为睾丸混合性生殖细胞肿瘤（testicular mixed germ cell tumors，TMGCT），在治疗时需按非精原细胞瘤治疗。

【病例介绍】

患者，男性，47岁，因"左侧睾丸肿物10个月"就诊入院。10个月前患者无意中发现左侧睾丸肿大，无明显疼痛不适，未予在意，病程中肿物逐渐增大，出现坠胀不适，无明显其他症状，为明确诊治入院。

1.既往史　既往体健，无高血压、冠心病病史，无结核病史及寄生虫病史。

2.体格检查　阴囊皮肤无红肿，左睾丸弥漫增大，大小约10.0cm×8.0cm，质硬，表面光滑，未及明显触痛，精索未及明显异常，右侧睾丸、附睾未及明显异常。

3.实验室检查

（1）血常规及生化检查未见明显异常。

（2）甲胎蛋白（AFP）8.2μg/L，癌胚抗原（CEA）1.4μg/L，人绒毛膜促性腺激素（HCG）22.3mIU/ml。

4.影像学检查　腹部CT：左肾体积减小；自第1腰椎水平向下沿腹主动脉及左侧髂血管走行方向见大小不等低密度影，融合成团，与左肾血管及左侧输尿管关系密切，最大径线达13.9cm，其内可见点状高密度影（图54-1）。

5.临床诊断　①左睾丸肿瘤（$T_3N_3M_0$）；②腹膜后淋巴结转移；③左肾发育不全。

【临床决策分析】

1.手术指征　通过病史、查体、肿瘤标志物及影像学检查明确睾丸肿瘤并腹膜后淋巴结转移诊断，手术指征明确。

2.手术评估　术前常规检查未见明显手术禁忌。

血常规：白细胞$7.35×10^9$/L，中性粒细胞百分比76.2%，红细胞$4.1×10^9$/L，血红蛋白136g/L，血小板$175×10^9$/L。

肝肾功能：丙氨酸氨基转移酶33.1IU/L，天冬氨酸氨基转移酶29.6U/L，尿素氮7.3mmol/L，血肌酐68.5μmol/L。

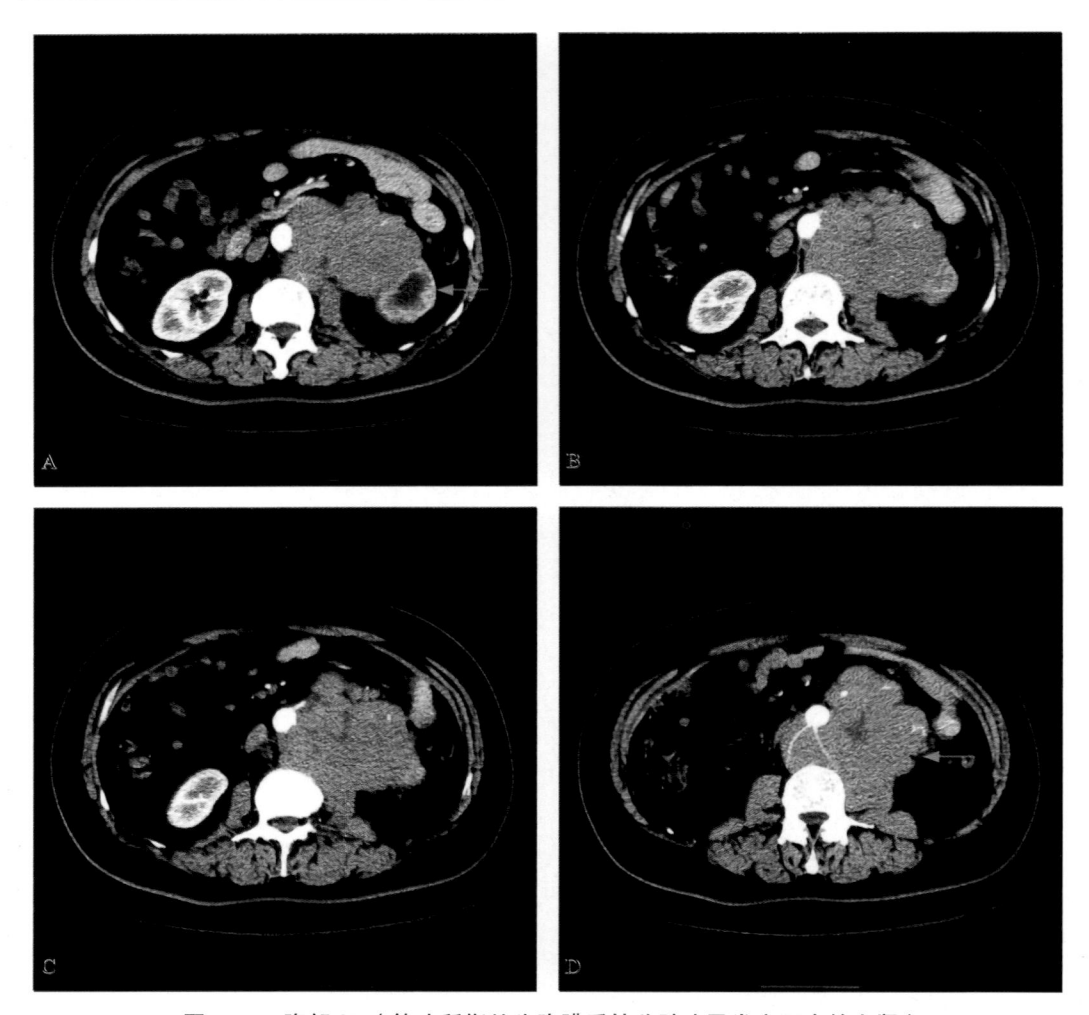

图54-1　腹部CT（箭头所指处为腹膜后转移肿瘤及发育不全的左肾）

但腹膜后转移瘤体积较大，与周围组织器官关系密切，与左侧肾蒂血管及左侧输尿管界限不清，肿瘤包绕腹主动脉及其分支动脉，手术恐需将左侧肾脏一并切除，损伤动脉分支风险较大，且肿瘤呈不规则生长，恐侵犯周围组织，术后复发风险较大。

3.治疗方案　经多学科会诊，综合会诊意见，决定分期手术治疗。先一期行左侧睾丸高位切除术，切除睾丸肿瘤的同时可明确病理，术后行新辅助化疗，缩小腹膜后肿瘤体积，降低手术风险及并发症发生率。

【治疗过程】

行左侧睾丸高位切除术，术后病理回报为精原细胞瘤。鉴于拟二期手术行腹膜后淋巴结清扫术，若行放射治疗不利于手术的进行，且易出现远期并发症可能，并且精原细胞瘤对化疗反应较理想，故选择腹膜后转移瘤的新辅助化疗。给予TIP方案，化疗后出现消化道并骨髓抑制，恶心呕吐伴白细胞计数降低，对症治疗后缓解，化疗耐受尚可。化疗2周期后HCG降至正常，腹膜后转移淋巴结明显减小（图54-2）。

新辅助化疗4个周期后，行腹膜后淋巴结清扫术，鉴于患者年轻且要求保留射精功

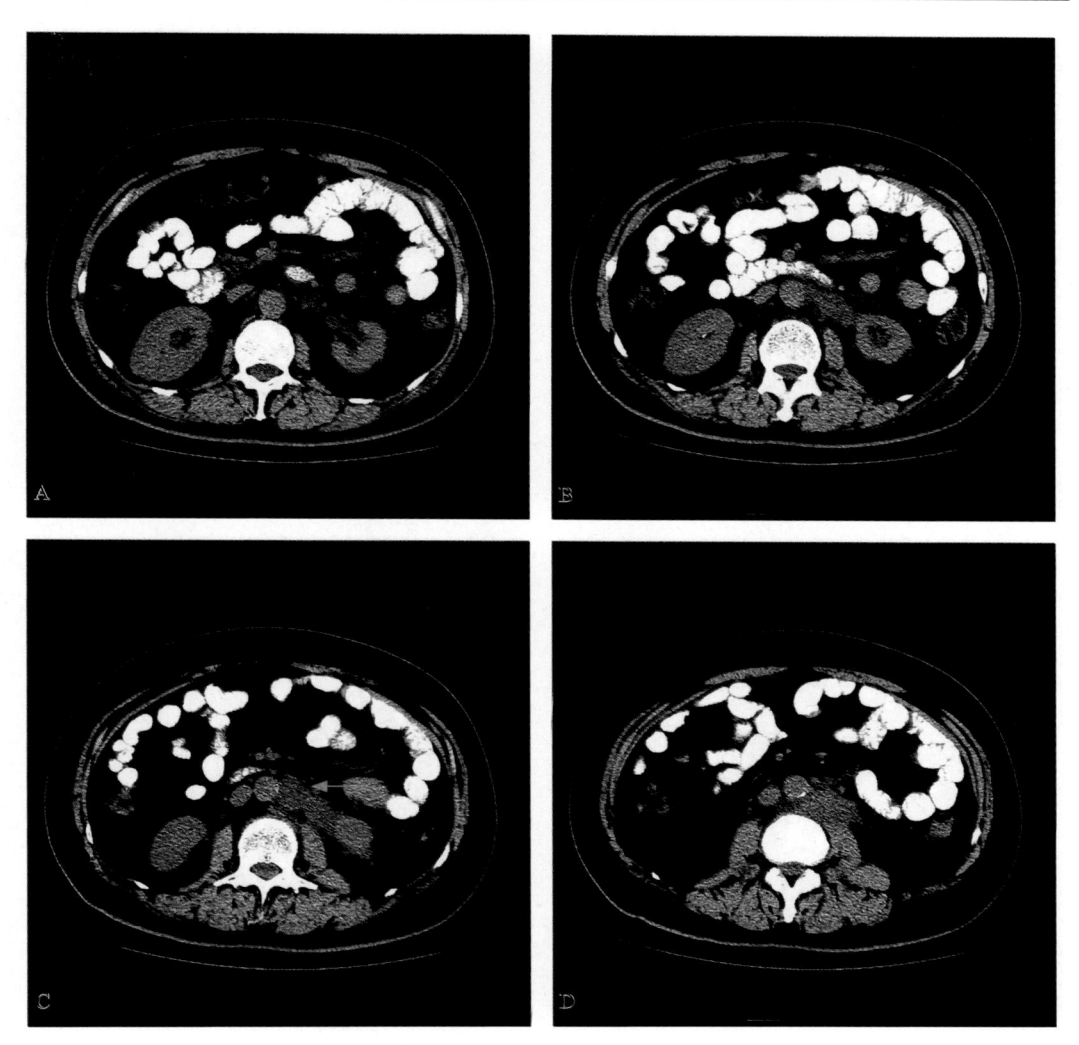

图54-2 复查腹部CT（箭头所指为缩小的腹膜后转移瘤）

能，故采用保留神经的双侧腹膜后淋巴结清扫术，彻底切除肿瘤、清扫术区淋巴结。术中见残余肿瘤组织与周围组织粘连紧密，但术程尚顺利，未损伤腹主动脉属支、未损伤左肾血管及左侧输尿管，术后病理：生殖细胞混合瘤。术后18个月复查，肿瘤标志物正常，影像学检查未见肿瘤复发转移征象（图54-3），术后性功能正常，未出现逆行射精。

【经验与体会】

1. 睾丸肿瘤的发病概况　睾丸肿瘤在临床中相对少见，但全球范围内睾丸肿瘤发病率有逐渐增加趋势，我国的睾丸肿瘤年发病率在1/10万左右，大部分为睾丸生殖细胞肿瘤，TMGCT是其中的一种，含有多种病理成分，在治疗时按非精原细胞瘤治疗。TMGCT在生殖细胞肿瘤中的比例并不低，国外有报道，30%～50%的生殖细胞肿瘤为TMGCT。

2. 睾丸肿瘤腹膜后淋巴结清扫术（retroperitoneal lymph node dissection，RPLND）

图54-3 复查腹部CT

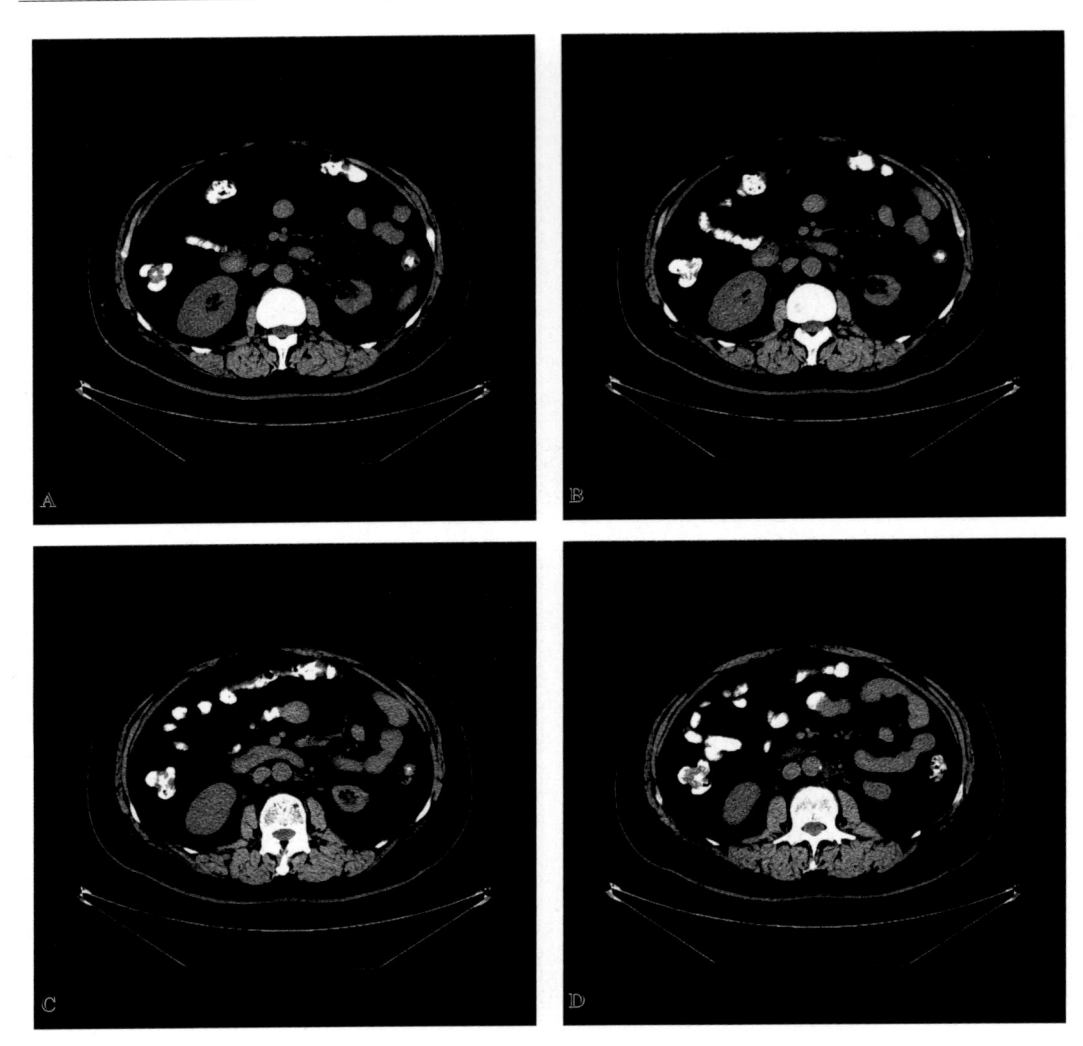

的时机 对于睾丸肿瘤患者，术前要完善肿瘤标志物、腹部CT、肺部CT等检查，行根治性睾丸切除术，根据手术病理、术前影像检查结果及术后肿瘤标志物确定患者肿瘤分期。随着化疗作用在临床中的提升，腹膜后淋巴结清扫术对于Ⅰ期非精原细胞瘤的诊断性手术已逐渐被淡化。对于转移性病例，EAU指南建议晚期非精原细胞瘤的系统治疗应该自化疗开始。Ⅱ期患者在睾丸切除术后，如肿瘤标志物升高，可直接行腹膜后淋巴结清扫术，如肿瘤标志物正常，行3～4个周期的化疗，若化疗后残留肿瘤＞1cm，则行腹膜后淋巴结清扫术。

3.对于睾丸肿瘤病理为精原细胞瘤的腹膜后转移患者，是否可行RPLND 睾丸肿瘤有其不同于其他肿瘤的特点，即转移肿瘤和原发肿瘤的成分可以不一致，这可能与生殖细胞的多潜能分化有关。本例患者睾丸肿瘤病理为精原细胞瘤，而腹膜后淋巴结清扫术后，病理回报为生殖细胞混合瘤，恰恰印证了睾丸肿瘤的这一特点。结合本病例来看，对于部分睾丸肿瘤病理为精原细胞瘤的转移患者，可视具体情况决定是否行

RPLND。

4.腹膜后淋巴结清扫术的清扫范围　RPLND的范围应包括上至肾动脉上缘水平、下至输尿管跨越髂总动脉水平、两侧以输尿管为界限的整个区域的淋巴组织，同时对腰动、静脉周围淋巴结进行清扫，切除患者的精索静脉。对有要求保留射精功能的经过选择的患者，可以采用保留神经的RPLND。但若采用改良的清扫范围进行手术，要注意清扫范围以外术后出现转移的可能。

【小结】

生殖细胞混合瘤是睾丸恶性肿瘤的一种，对于伴有广泛腹膜后转移的病例，若手术风险及难度较大，可考虑分期手术，先行睾丸高位切除术，根据睾丸肿瘤的病理选择适合的新辅助治疗方案，通过新辅助治疗来减小转移瘤的体积，降低手术的风险及难度，以达到彻底清除肿瘤的目的。

（周昌东）

▶【专家点评】

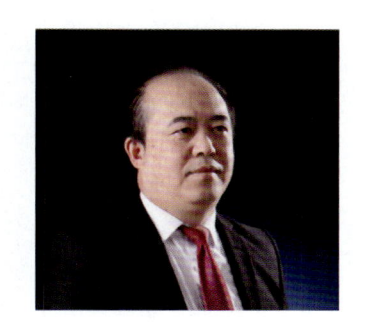

张奇夫，主任医师，吉林省肿瘤医院泌尿外科首席专家。国家卫健委手术机器人临床应用管理专家委员会委员，中华医学会泌尿外科分会机器人学组委员，中国抗癌协会泌尿生殖肿瘤专业委员会常委，吉林省抗癌协会泌尿生殖肿瘤专业委员会主任委员

睾丸肿瘤主要发生于年轻男性患者，随着医疗技术的发展，睾丸肿瘤的生存率大大提高，有数据统计，各阶段睾丸肿瘤总的5年生存率可达96.6%，说明大部分睾丸肿瘤可以治愈。并且，睾丸肿瘤也是少数几种即使有远处转移也可治愈的肿瘤之一。

化疗是睾丸肿瘤的主要治疗手段之一，在睾丸肿瘤各期、各阶段都起到重要作用，睾丸转移瘤通过化疗往往可能达到治愈的效果。

RPLND是睾丸癌多模式治疗中重要的一部分，对总体治愈率做出重要贡献，然而依据EAU指南，其手术适应证多为非精原细胞肿瘤，在精原细胞瘤治疗中极少有适应证。化疗后残留的精原细胞瘤是否需要切除取决于影像学表现及肿瘤标志物水平，PET-CT对于判断是否残留恶性肿瘤有重大意义。精原细胞瘤化疗后的残余肿瘤病灶无论大小，外科切除都不应该是首选，而是应该通过影像学和肿瘤标志物严密随访。如果残存病灶＞3cm，应行PET-CT检查，若为阳性，需行腹膜后淋巴结清扫术。

NCCN指南和EAU指南建议对有高危肿瘤或依从性差的患者实施RPLND。缩小清扫范围会存在超出范围的潜在病灶未被清除而出现迟发性复发的状况，可能因此而需要再次手术。

本例是典型的睾丸混合生殖细胞肿瘤伴腹膜后淋巴结转移病例，在睾丸高位切除术后，病理回报为精原细胞瘤，经过化学治疗，转移瘤明显减小。虽然在缺少其他生殖细胞肿瘤成分证据的前提下实施了腹膜后淋巴结清扫术，但术后病理证实了生殖细胞混合瘤的诊断，这也体现了生殖细胞的多潜能分化，转移肿瘤和原发肿瘤的成分可以不一致的特点。

参 考 文 献

张忠云，孙忠全，汪东亚. 睾丸混合性生殖细胞肿瘤临床分析［J］. 中国男科学杂志，2019，33（5）：57-59.

朱刚，张凯. 睾丸癌腹膜后淋巴结清扫的现状及展望［J］. 中国男科学杂志，2019，33（3）：4-6.

Yadav K. Retroperitoneal lymph node dissection: an update intesticular malignancies［J］. Clin Transl Oncol，2017，19（7）：793-798.

病例 55

晚期睾丸肿瘤的诊断与治疗经验分享

【导读】

睾丸肿瘤整体发病率较低，我国发病率为1/10万左右，占男性全部恶性肿瘤的1%～2%，占泌尿生殖系统恶性肿瘤的3%～9%。绝大部分病例是生殖细胞肿瘤，主要包括精原细胞瘤及非精原细胞瘤两大类。睾丸肿瘤根据病理性质的不同治疗方案也不相同，同一种病理类型根据肿瘤临床分期不同治疗方法也不尽相同；治疗时综合考虑不同肿瘤成分对于不同治疗方式敏感性存在的差异，精准的临床及病理分期以及多学科诊疗可极大提高睾丸肿瘤的治愈率。

【病例介绍】

患者，男性，31岁，因"发现左侧睾丸增大1个月"入院。患者1个月前偶然发现左侧睾丸肿大，否认疼痛，否认阴囊红肿、发热，B超诊断"左侧睾丸肿瘤"，为求进一步治疗收治入院。

1. 既往史　无特殊。

2. 体格检查　左侧睾丸增大，大小约7.0cm×6.0cm，质地硬，伴有压痛，活动度差，透光试验阴性。

3. 实验室检查

（1）乳酸脱氢酶（LDH）293U/L。

（2）甲胎蛋白（AFP）595.72ng/ml。

（3）人绒毛膜促性腺激素（HCG）<1.2mIU/ml。

4. 影像学检查　增强CT（图55-1）：左睾丸肿物，考虑精原细胞瘤，大小7.3cm×6.6cm；腹膜后多发淋巴结肿大，大者1.5cm×1.6cm，转移瘤可能。

5. 初步诊断　①左侧睾丸恶性肿瘤（cT$_x$N$_1$M$_0$）；②腹膜后淋巴结转移瘤。

【讨论及临床决策分析】

根据病史、肿瘤标志物升高、CT影像学等证据判断，诊断成立。

根据2019年版中国泌尿外科疾病诊断治疗指南（睾丸肿瘤诊断治疗指南），任何患者如果怀疑睾丸肿瘤均应进行经腹股沟途径探查，将睾丸及其周围筋膜完整拉出，确诊者在内环口处分离精索切除睾丸。如果诊断不能明确，可切取可疑部位睾丸组织冷冻活检。

腹膜后淋巴结清扫术是转移性非精原细胞瘤治疗的重要手段，考虑到辅助化疗后复发率较低，以及复发后挽救性治疗患者肿瘤特异性生存率较高，近年腹膜后淋巴结清扫

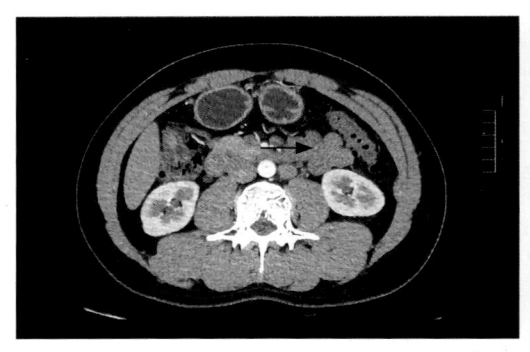

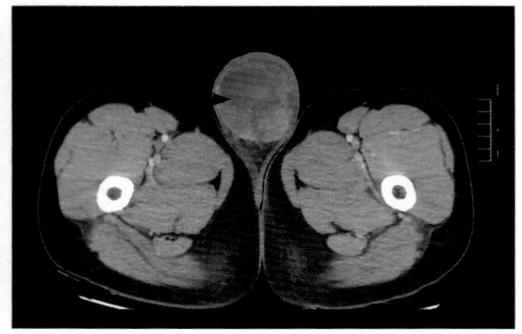

图55-1　腹部增强CT左睾丸肿物，腹膜后多发淋巴结肿大

的地位逐渐下降。一项对比腹膜后淋巴结清扫和单周期BEP方案化疗作为辅助治疗的疗效的Ⅲ期随机对照研究，结果显示化疗组复发率低于腹膜后淋巴结清扫组。两组间的生活质量评分无显著差异。

腹膜后淋巴结清扫术手术指征：①临床Ⅰ期、Ⅱa、Ⅱb期睾丸非精原细胞瘤；②睾丸非精原细胞瘤化疗后，影像学检查发现腹膜后仍残留肿块或化疗后肿瘤标志物仍升高者；③含有胚胎癌、畸胎癌成分或未分化型的精原细胞瘤。2019年版中国泌尿外科疾病诊断治疗指南（睾丸肿瘤诊断治疗指南）中指出肿瘤标志物不升高的Ⅱa、Ⅱb期非精原细胞瘤可以选择腹膜后淋巴结清扫术，但是肿瘤标志物不升高的非精原细胞瘤非常稀少，包括已分化畸胎瘤或纯胚胎癌。肿瘤标志物升高的Ⅱa、Ⅱb期非精原细胞瘤治疗应在3～4个疗程的BEP化疗后实施残留肿瘤切除，约30%的患者在化疗后不能完全缓解，需要实施残留肿瘤切除，不愿实施基础化疗的患者也可以选择保留神经的腹膜后淋巴结清扫术，术后辅助2周期BEP化疗。

【手术或治疗过程】

第一阶段：根治性睾丸切除术

硬脊膜外腔阻滞麻醉下行根治性左侧睾丸切除术：取平卧位，双下肢稍外展，取腹股沟斜切口，打开腹股沟管，游离精索至内环口，结扎精索并切断；向下游离、切断睾丸系带，剥离切除整个睾丸和附睾及鞘膜；缝合关闭内环口，仔细止血，局部放置橡皮引流条1根，间断缝合切口，创面加压包扎。

术后注意事项：①根据情况应用抗生素预防感染；②引流条在术后24～48h拔除；③局部加压，防止血肿；④术后5～7d拆除伤口缝线；⑤切除的睾丸送病理学检查，如为睾丸肿瘤，须根据病理性质行腹膜后淋巴结清扫术、放疗、化疗。

第二阶段：化疗

BEP方案：依托泊苷 100mg/m^2 第1～5天静脉滴注；顺铂 20mg/m^2 第1～5天静脉滴注；博来霉素30mg 第1、8、15天肌内注射（或2、9、16）；每21天为1周期。

第三阶段：腹腔镜下腹膜后淋巴结清扫术

全身麻醉下行腹腔镜下腹膜后淋巴结清扫术：取健侧卧位，脐左侧1.5cm切口10mm戳卡，建立气腹；腋前线平脐切口12mm戳卡，锁骨中线脐水平上下分别切口5mm和12mm戳卡；探查腹腔各主要脏器，切除患侧精索，延伸至近端的睾丸动、静脉；清扫范围：上界为左肾静脉水平，左侧至输尿管，右侧界限为肾蒂和肠系膜下动脉分叉水平之间的下腔静脉左侧缘，下界为主动脉系膜下动脉分支处至左侧髂总动脉分叉处。

术后注意事项：①禁食及胃肠减压2～3d，补充液体以维持水、电解质平衡，如肠蠕动恢复可进流质饮食；②术后1～2d注意血压、脉搏变化；③术后第2天下床活动，固定导尿管接引流袋，记录每天尿量，术后2～3d可予以拔除；④如腹膜后留置引流管，应记录每天引流量；⑤使用抗生素预防感染；⑥术后病检如有淋巴结转移，需补充放疗或化疗。

【治疗情况及预后】

睾丸肿瘤病理：生殖细胞肿瘤，混合性畸胎瘤和卵黄囊瘤。

实验室检查：LDH 330U/L，AFP 20.79ng/ml，HCG＜1.2mIU/ml。

确定诊断：左侧睾丸恶性肿瘤 $pT_1N_1M_0S_1$ Ⅱa期。

诊断明确后根据2019年版中国泌尿外科疾病诊断治疗指南（睾丸肿瘤诊断治疗指南）推荐：肿瘤标志物升高的Ⅱa期非精原细胞瘤给予3～4个疗程的BEP化疗；该方案的三种药物均具有骨髓抑制作用，需格外注意，根据需要可给予粒细胞集落刺激因子升白细胞，白介素-11升血小板治疗，必要时需输血治疗。

四周期化疗结束后评估：

实验室检查：LDH 160U/L，AFP 2.45ng/ml，HCG＜1.2mIU/ml。

影像学检查：增强CT（图55-2）见腹膜后淋巴结肿大，较前缩小，大者直径0.7cm。

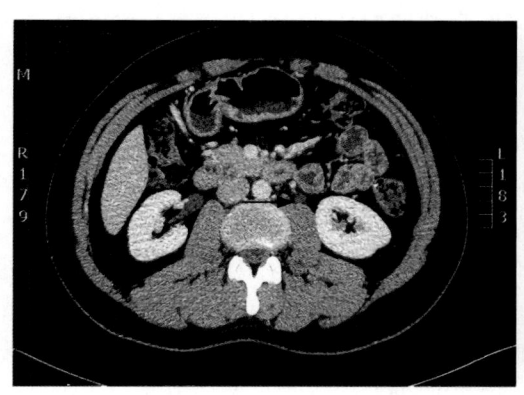

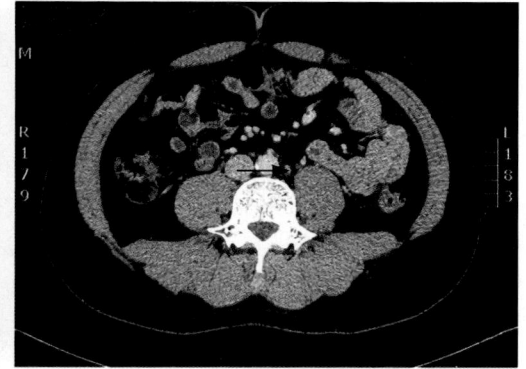

图55-2 增强CT见腹膜后淋巴结较前明显缩小

行腹膜后淋巴结清扫术。术后病理：淋巴结未见肿瘤转移（0/11），其中2枚淋巴结可见大片纤维化，考虑治疗反应。

【经验与体会】

1.根治性睾丸切除术注意事项　睾丸是重要的人体器官，切除前诊断要明确，并要充分告知患方。术前下腹部、阴囊、会阴皮肤准备和清洗。术前睾丸肿瘤诊断明确者，应游离精索至内环处切断后再分离睾丸及鞘膜，避免挤压睾丸引起血行转移，术中如果发现睾丸肿瘤与阴囊皮肤粘连紧密，考虑阴囊皮肤受侵时应切除局部受侵的阴囊皮肤。如肿瘤诊断不明确，须暂时阻断精索及输精管后探查睾丸，必要时切开鞘膜活检，纱垫保护切口后切取可疑病变组织送快速冷冻切片检查，避免行穿刺活检。在靠近内环口的位置将输精管、精索血管分别结扎、切断，有利于在腹膜后淋巴结清扫手术时切除精索及其血管。睾丸良性病变可行睾丸部分切除，尽可能保留部分睾丸的功能。阴囊血供丰富，术中应仔细全面止血，避免术后出现阴囊血肿；如果已经发生阴囊血肿应及早手术，清除血肿并充分止血。根治术后复查LDH、AFP、HCG有助于分期及判断预后。

2. 睾丸癌化疗注意事项　①使用止吐药物有助于化疗顺利完成；②第1个疗程化疗尽可能足量，后续疗程可根据第1个疗程情况调整剂量；③化疗期间复查血常规，及时发现骨髓抑制并针对不同情况可给予粒细胞集落刺激因子、重组人血小板生成素等药物，必要时需给予预防性抗炎、输血治疗；④化疗过程中监测电解质和患者临床症状，防止出现严重的电解质紊乱；⑤注意博来霉素累积剂量，化疗后监测肺部变化，避免发生肺纤维化；⑥推荐使用深静脉置管完成化疗。

3. 腹膜后淋巴结清扫在睾丸癌治疗中的应用　腹膜后淋巴结清扫术对睾丸非精原细胞瘤分期和治疗有重要作用。美国国家综合癌症网络推荐腹膜后淋巴结清扫术作为临床Ⅰ期非精原细胞瘤的辅助治疗，欧洲泌尿外科学会指南不推荐腹膜后淋巴结清扫术作为临床Ⅰ期非精原细胞瘤的标准治疗。鉴于睾丸肿瘤切除术后血清肿瘤标志物正常的Ⅰ期非精原细胞瘤，仍有约30%患者出现转移，故美国国家综合癌症网络指南推荐对于无法严密监测的Ⅰ期非精原细胞瘤患者行腹膜后淋巴结清扫术。

目前指南推荐以顺铂为基础的联合化疗是晚期非精原细胞瘤的标准治疗，复查CT评估病灶是否稳定、缩小、进展，但因影像学检查无法预测残留病灶的组织学情况，因此，即使肿瘤标志物正常，只要存在影像学可见的残留病灶，欧洲泌尿外科学会指南推荐行手术切除。如果原睾丸切除标本中含有畸胎瘤，那么残留病灶含有活肿瘤细胞概率显著增加，因此这部分患者推荐手术切除。

4. 腹膜后淋巴结清扫术注意事项　腹膜后淋巴结清扫是睾丸肿瘤的重要治疗方式之一。腹膜后淋巴结清扫术可与根治性睾丸切除术同时进行，亦可在化疗后施行。术中探查如发现有肝、脾等处转移，或腹膜后较大转移癌已浸润主要血管，仍应积极做减瘤手术，即尽量切除癌组织，可提高术后放疗或化疗的疗效。切断、结扎腰动脉、腰静脉可更好地游离腹主动脉及下腔静脉，有助于两血管周围淋巴脂肪组织彻底清扫。肠系膜下动脉应尽量保护。明显淋巴结转移部位或不能彻底清除处，应给予银夹定位，便于术后放疗。较大淋巴管应结扎，防止乳糜漏发生。术中应观察肠管的血循环情况，防止过度牵拉肠系膜上动脉和胰腺。应向家属交代术后射精障碍难以避免，部分患者发生不育，因此未生育的患者可考虑术前冻存精子。左右侧的肿瘤淋巴清扫范围有所不同。右侧淋巴清扫范围上方为右肾静脉上缘、下方为同侧髂血管分叉的髂动脉外侧、内侧在肠系膜下动脉上方的腹主动脉表面、外侧为输尿管外侧缘。左侧淋巴清扫范围外侧为左侧输尿管边缘、上方为左肾静脉上缘、下方至同侧髂总动脉分叉处、内侧上方至腹主动脉和腔静脉间、内侧下方肠系膜下方的腹主动脉表面组织予以保留。

【小结】

针对患者关心或容易误解的问题进行通俗易懂的科普知识介绍，为同行提供参考。

（皮　卓　毕　兴）

【专家点评】

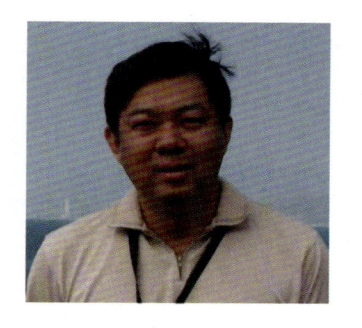

陈鹏，主任医师，博士研究生导师，新疆医科大学附属肿瘤医院泌尿科主任。中国抗癌协会男生殖系肿瘤专业委员会委员，中国临床肿瘤学会前列腺癌、肾癌专业委员会委员，新疆抗癌协会泌尿男生殖系肿瘤专业委员会主任委员，新疆医学会泌尿外科专业委员会副主任委员

传统的腹膜后淋巴清扫术手术范围大，术中、术后并发症多，由于损伤了腹下神经及盆神经丛，几乎所有患者术后都会出现逆行射精、阳痿、不育等。随着睾丸淋巴转移途径和与射精有关的神经解剖学研究进展，有效的化疗方案的应用，影像学、血清肿瘤标志物检查，出现了改良腹膜后淋巴清扫术及保留神经的腹膜后淋巴结清扫术。根据不同分期的患者，采用个体化综合治疗方法，可以使多数患者保留射精及生育功能，总的5年生存率可达95%以上。传统的腹膜后淋巴结清扫术现仅适用于Ⅲ期患者、化疗后残留肿瘤者及双侧均有淋巴结肿大者。改良的腹膜后淋巴结清扫术目的是保证疗效前提下缩小清扫范围，降低并发症发生率，特别是保护与射精有关的交感神经纤维，恢复射精功能，主要措施包括：彻底清除腔静脉腹主动脉间和同侧大血管旁淋巴结，清扫上至肾血管下至髂总动脉分叉水平；缩小清扫范围，特别保护肠系膜下动脉水平以下的脂肪结缔组织。

参 考 文 献

Cheng P，Guan Y，Li H，et al. Urologic cancer in China [J]. Jpn J Clin Oncol，2016，46（6）：497-501.

病例 56

转移性睾丸生殖细胞肿瘤的诊断与处理

【导读】

睾丸生殖细胞肿瘤在接受根治性睾丸切除术后，应根据病理结果和风险因素决定进一步治疗方案。高危精原细胞瘤应接受辅助化疗，而高危非精原细胞瘤（nonseminomatous germ cell tumor，NSGCT）则应该接受腹膜后淋巴结清扫术（RPLND），以提高治愈率。

【病例介绍】

患者，男性，37岁，因"发现右侧睾丸肿瘤9个月"入院。2017年11月因发现右侧睾丸肿瘤，于外院行根治性右侧睾丸切除术，术前肿瘤标志物（HCG、AFP、LDH）正常。病理结果显示睾丸混合性生殖细胞肿瘤，精原细胞癌30%，胚胎性癌70%，多灶性淋巴血管浸润。患者在外院未接受后续治疗。术后6个月于我院复查发现腹膜后多发淋巴结转移，于肿瘤科进行BEP（博来霉素、顺铂、依托泊苷）方案化疗。化疗过程中CT及MRI检查显示出现肺转移、下腔静脉瘤栓。4个BEP化疗疗程结束后影像学检查发现肺转移瘤消失，但是腹膜后淋巴结以及下腔静脉瘤栓仍然存在。为进一步诊治入院。

1. 既往史　无特殊。
2. 体格检查　右侧阴囊空虚，右侧睾丸缺如。
3. 实验室检查

（1）AFP：2.46μg/L（化疗前），5.47μg/L（化疗后）。

（2）HCG：＜0.1U/L（化疗前），0.5U/L（化疗后）。

（3）LDH：452U/L（化疗前），250U/L（化疗后）。

4. 影像学检查

（1）CT、MRI：腹膜后下腔静脉旁肿大淋巴结，考虑转移，并下腔静脉内瘤栓侵犯，瘤栓约长10cm（图56-1）。

（2）PET-CT：下腔静脉瘤栓，腹膜后多发淋巴结转移，双肺多发微小结节。

5. 诊断　①右睾丸混合性生殖细胞肿瘤，临床分期Ⅲb；②腹膜后淋巴结转移；③下腔静脉瘤栓。

【术前讨论及临床决策分析】

1. 手术指征　睾丸混合性生殖细胞肿瘤，化疗后仍存在＞1cm腹膜后转移淋巴结，下腔静脉瘤栓。

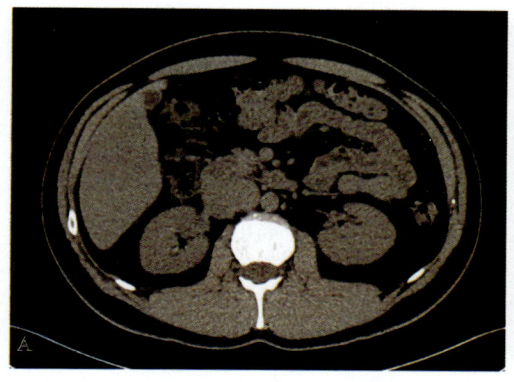

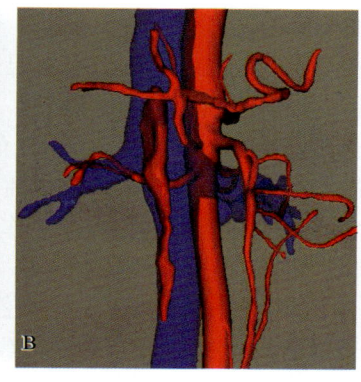

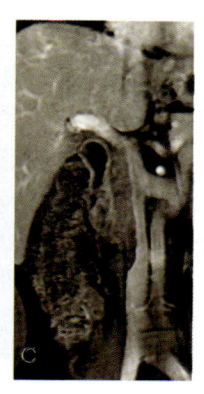

图56-1 CT显示腹膜后淋巴结（A），CT 3D影像重建（B），MRI显示下腔静脉瘤栓（C）

2. 手术评估 ①术前血常规：血红蛋白126g/L。②心功能：射血分数69%。③X线胸片：未见明显异常。

3. 手术方案 机器人辅助腹腔镜盆腔扩大淋巴结清扫术＋下腔静脉瘤栓切除术＋腔静脉重建术。

4. 术后注意事项 密切监测患者生命体征，注意术后大出血，引流液情况，静脉栓塞症预防，以及患者肝肾功能。

【手术或治疗过程】

术中发现化疗后淋巴结粘连紧密，进行右侧腹膜后扩大淋巴结清扫。依次阻断血管后，切开下腔静脉，发现瘤栓粘连紧密，到达肝门水平，完整切除瘤栓，进行下腔静脉重建。手术时间600min，出血量2300ml，输注红细胞10个单位，血浆800ml。

【术后情况及预后】

术后患者入ICU继续治疗，无发热、感染、大出血等并发症出现，术后病情平稳，恢复顺利，于ICU治疗4d后转回普通病房继续治疗，并于术后7d顺利出院。

患者恢复顺利，无明显不适。术后病理显示淋巴结伴广泛完全的中央细胞坏死，周围伴泡沫细胞、纤维化及瘢痕形成，未见具有活性的癌细胞。下腔静脉瘤栓伴广泛完全的细胞坏死，散在泡沫细胞，含铁血黄素沉积，中性粒细胞及淋巴细胞浸润。未见具有活性的癌细胞。术后6个月胸部CT显示未见明确转移征象，腹部MRI显示下腔静脉内未见瘤栓。术后1年胸部CT显示未见明确转移征象，腹部＋盆腔增强CT未见下腔静脉瘤栓及肿大淋巴结，头颅MRI未见明显异常。

【经验与体会】

1. 该患者根治性睾丸切除术后是否需要进一步辅助治疗？

对于该患者，根治性睾丸切除术后病理结果显示混合性生殖细胞肿瘤，精原细胞癌30%，胚胎性癌70%，多灶性淋巴血管浸润。肿瘤标志物正常，分级Ⅰ期，而且具有淋巴血管浸润，为高危非精原细胞瘤患者，按照EAU指南需要辅助BEP方案化疗及腹膜后淋巴清扫。但是此患者在外院治疗后并没有密切随访，也没有接受进一步辅助治疗，这是疾病迅速进展发生淋巴结转移、远处转移并发生腔静脉瘤栓的重要原因之一。

2. 早期睾丸肿瘤如何规范治疗？

根据欧洲泌尿外科学会指南，建议对于Ⅰ期非精原细胞肿瘤进行以风险为基础的分级治疗。对于无淋巴血管浸润的，为低风险，建议可行严密监测或化疗，无法化疗的可行保留神经的腹膜后淋巴结清扫；对于有淋巴血管浸润的，为高风险，建议行化疗，无法化疗的可行保留神经的腹膜后淋巴结清扫。

对于Ⅰ期精原细胞肿瘤，Ⅰa及Ⅰb期低危患者行根治性睾丸切除术后可以进行严密监测，但要求患者有良好的长期随访依从性。由于精原细胞瘤对放射线高度敏感，临床上推荐总剂量20～24Gy、主动脉旁放疗作为Ⅰ期精原细胞肿瘤的治疗方案。同时，单周期卡铂辅助化疗也是有效治疗方案之一。至于如何选择，需要医师与患者沟通，共同决定。有研究建议将肿瘤＞4cm以及肿瘤侵及睾丸基质作为高危因素。对于低危患者，更建议行严密随访，不推荐对所有患者常规行辅助放疗。对于有危险因素的患者，可考虑行辅助治疗。

3. 转移性生殖细胞睾丸肿瘤应该如何处理？

对于转移性生殖细胞睾丸肿瘤，应根据肿瘤病理、分期、肿瘤标志物水平、转移情况等指标将患者分为预后佳、中、差三组，进行包括手术、化疗等手段为主的综合治疗。对于非精原细胞瘤肿瘤，研究显示经过一线BEP化疗之后，只有6%～10%的残余肿瘤仍然具有活性。如果影像学检查未见残余肿瘤，可以不必进行手术。但是如果残余肿瘤＞1cm，仍强烈建议进行手术切除。具体到本病例，在接受4个疗程BEP化疗之后，影像学检查仍显示肿大淋巴结（约2cm），下腔静脉瘤栓（约10cm），而且患者年轻，一般状况较好，预期寿命很长，手术指征明确。

【小结】

根治性睾丸切除术后，高危患者应进行辅助治疗，否则易发生转移，降低治愈率。转移性睾丸生殖细胞肿瘤应根据预后分级进行包括手术、化疗等手段为主的综合治疗。

（张　凯）

▶【专家点评】

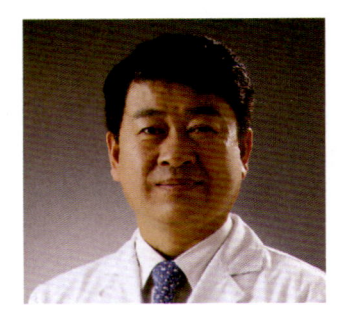

朱刚，主任医师，博士研究生导师，和睦家医疗北京区外科及泌尿外科主任。中国抗癌协会理事，中国抗癌协会泌尿生殖肿瘤整合康复专业委员会主任委员，中国抗癌协会泌尿肿瘤专业委员会副主任委员，亚洲泌尿外科机器人学会科学委员会主席

RPLND在睾丸肿瘤的诊断角色已经不再重要。RPLND在精原细胞瘤的治疗中几乎没有适应证。RPLND的典型适应证包括NSGCT临床Ⅰ期、低瘤负荷的NSGCT临床Ⅱ期和化疗后有残存肿瘤的NSGCT。NCCN指南和EAU指南支持对有高危肿瘤或依从性差的患者实施RPLND。优化的清扫范围会有超出范围的潜在病灶未被清除而出现迟发性复发，需要再次手术。双侧保留神经的RPLND对肿瘤学控制及功能性恢复都是谨慎适当的选择。腔静脉瘤栓切开取栓是高风险手术，需要医疗团队的紧密配合支持。机器人是RPLND的微创治疗选择，更快康复，更低并发症和更美观。

参 考 文 献

Bandak M, Jørgensen N, Juul A, et al. Preorchiectomy leydig cell dysfunction in patients with testicular cancer [J]. Clin Genitourin, Cancer, 2017, 15 (1): e37-e43.

Tandstad T, Ståhl O, Dahl O, et al. Treatment of stage I seminoma, with one course of adjuvant carboplatin or surveillance, risk-adapted recommendations implementing patient autonomy: a report from the Swedish and Norwegian testicular cancer group (SWENOTECA) [J]. Ann Oncol, 2016, 27 (7): 1299-1304.

Zhang K, Zhu G, Liu X, et al. Robot-assisted laparoscopic retroperitoneal lymph node dissection with concomitant inferior vena cava thrombectomy for metastatic mixed testicular germ cell cancer: a case report [J]. J Med Case Rep, 2019, 13 (1): 272-279.

病例57

阴茎癌及腹股沟淋巴结清扫术后复发的再次手术挑战

【导读】

阴茎癌患者一旦出现无法切除的转移性淋巴结、一线化疗失败后，总体中位生存时间仅6个月。而通过原发病灶切除及髂腹股沟淋巴结清扫可能达到治愈阴茎癌的目的。因此，积极针对原发灶和转移灶的手术治疗，可能会改善患者的生活质量和预后。

【病例介绍】

患者，男性，59岁，因"阴茎部分切除术后1年，发现阴茎根部质硬疼痛4月余"入院。患者2017年7月因阴茎头肿物于外院行"阴茎部分切除术"，术后病理："阴茎头溃疡型中分化鳞状细胞癌，癌组织浸润至海绵体，可见脉管癌栓，切缘未见癌"；2017年8月外院行"经腹腔腹腔镜下双侧髂腹股沟淋巴结清扫术"，术后病理："淋巴结未见癌转移（左侧0/7，右侧0/6）"。术后定期复查，未行其他辅助治疗。近4个月出现阴茎根部肿胀、质硬伴局部疼痛，口服镇痛药对症治疗，效果不佳。

1. 既往史 否认长期慢性病史，否认外伤史，吸烟40余年，平均20支/日，戒烟4个月余。

2. 体格检查 神清，生命体征平稳。阴茎根部肿胀、质硬伴局部压痛，尿道外口较小，会阴区海绵体尚软。双侧腹股沟未触及明显肿大的淋巴结。

3. 实验室检查

（1）血常规：白细胞$6.37×10^9$/L，血红蛋白134g/L。

（2）生化：碱性磷酸酶86U/L，乳酸脱氢酶173U/L，C反应蛋白20mg/L。

4. 影像学检查 FDG-PET-CT（图57-1）：阴茎残端囊状灶，周围软组织可见放射性摄取，SUV_{max} 18.0；双侧腹股沟、双侧髂血管旁可见淋巴结，伴放射性摄取增高，较大者位于左侧，约2.3cm×1.4cm，SUV_{max} 2.1；左侧髂骨浓聚灶，伴骨质密度增高，SUV_{max} 4.3，考虑转移。

5. 诊断 ①阴茎头癌术后复发（$cT_2N_3M_1$）；②双侧腹股沟淋巴结肿大；③双侧髂血管旁淋巴结肿大；④左侧髂骨转移不除外。

【临床决策分析】

1. 病情分析 患者为中年男性，阴茎癌行"阴茎部分切除术＋双侧经腹腔腹腔镜下髂腹股沟淋巴结清扫"术后1年，出现阴茎残端复发、腹股沟淋巴结和左侧髂骨转移可能；体格检查提示阴茎根部肿胀、质硬伴局部压痛；同时，影像学显示阴茎残端囊状

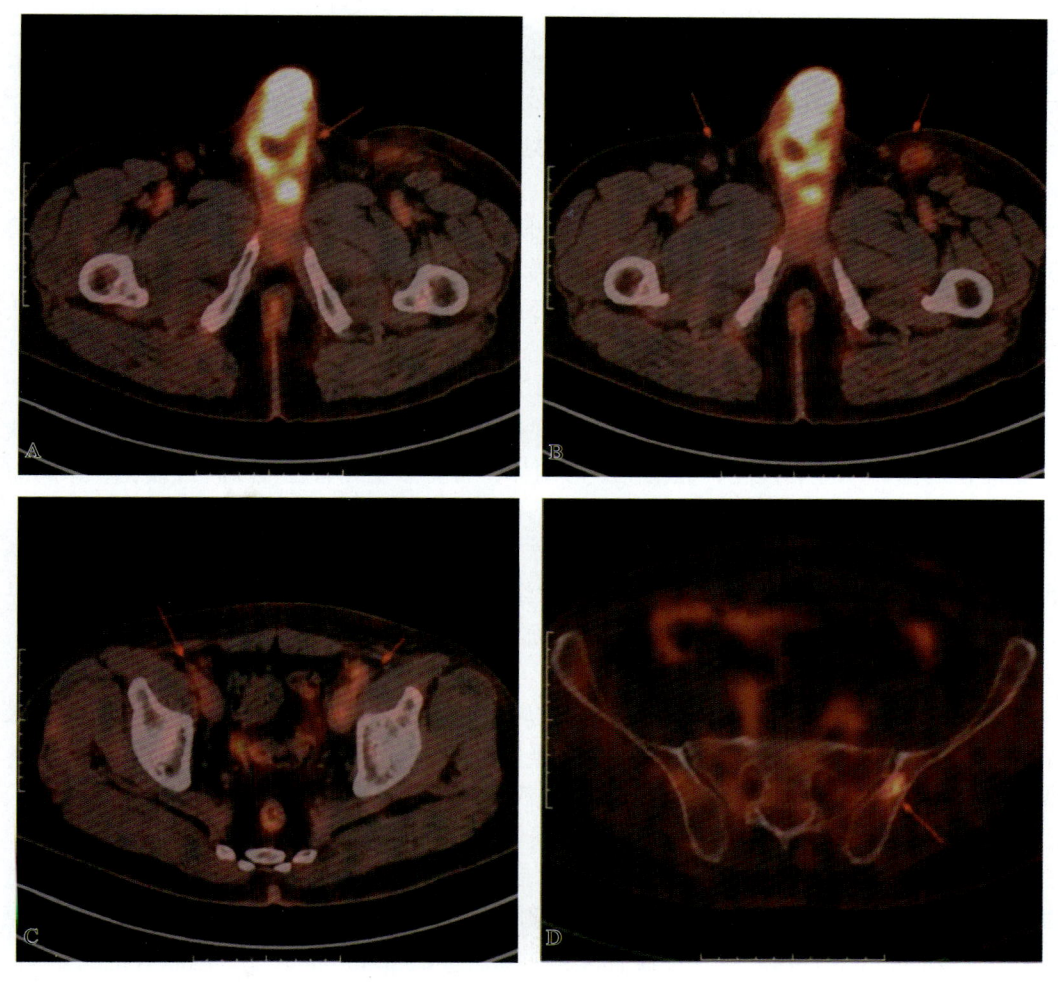

图 57-1 FDG-PET-CT

A.阴茎残端囊状灶，周围软组织可见放射性摄取；B.双侧腹股沟淋巴结可见放射性摄取增高；C.双侧髂血管旁淋巴结可见放射性摄取增高；D.左侧髂骨浓聚灶，伴骨质密度增高

灶，周围软组织可见放射性高摄取，双侧腹股沟及髂血管旁淋巴结转移不除外；左侧髂骨转移不除外。上述病情给我们提出了3个问题：①第一次阴茎部分切除术后，病理提示肿瘤切缘干净，但是阴茎残端仍有阴茎癌再发，提示阴茎癌可以多中心发生，单纯依靠肿瘤切缘判断阴茎原发肿瘤是否会复发可能并不充分。按照NCCN指南和CUA指南，复发的阴茎癌如侵犯海绵体需行阴茎部分切除或全切除治疗，选择保留阴茎的治疗可能再次复发；其次对于该患者，在第一次阴茎部分切除术后，肿瘤可能已蔓延几乎整个残留的阴茎，也只能进行阴茎全切治疗。②经腹腔或是腹股沟进行腹腔镜淋巴结清扫术，可能存在手术盲区，无法彻底清扫阴茎癌淋巴转移通路上的淋巴结，所以进行腹腔镜腹股沟淋巴结清扫时，经腹腔同时联合腹股沟淋巴结清扫才可能达到彻底清扫淋巴结的目的。按照Campbell-Walsh Urology和临床指南，阴茎癌淋巴结一般是逐站转移，无跳跃转移，所以区域淋巴结有无转移、转移程度、能否根治切除是影响生存的决定因素。因

此，希望通过再次双侧腹股沟淋巴结清扫，明确淋巴结转移情况和清除可能存在的淋巴结转移灶，改善患者预后。③阴茎癌合并骨转移属于M_1期肿瘤，单纯系统化疗预后不佳。如果对于化疗或放疗没有反应，积极的淋巴结清扫对生存获益可能有限，所以可穿刺活检明确病理后，先行化疗，观察骨转移灶是否有缓解，之后再进行淋巴结清扫或骨转移灶的局部放疗可能会更有益。

2. 治疗方案　先行"阴茎全切＋尿道会阴重建术"，术后应用TIP（紫杉醇、异环磷酰胺、顺铂）方案化疗，评估淋巴结及骨转移灶变化；如系统治疗可以达到CR或PR，则进行双侧腹股沟淋巴结清扫和左髂骨局部放疗，否则，则需要更换二线系统治疗方法或联合放疗。

【治疗过程】

1. 2018年9月于我院行"阴茎全切＋尿道会阴重建"，术后病理：阴茎中分化鳞状细胞癌，局部坏死伴囊性变，侵及阴茎海绵体，可见多量脉管癌栓及神经侵犯，尿道海绵体残端及皮肤切缘未见癌。

2. 2018年10月开始行TIP方案辅助化疗，至2019年1月完成4周期化疗后行影像学评估。盆腔增强CT：阴茎癌术后，残端软组织增厚，较厚处约15mm；左侧腹股沟见一肿大淋巴结，约21mm×14mm，双侧髂血管旁未见肿大淋巴结，左侧髂骨高密度灶，转移待排。

3. 2019年2月3日先后行开放左侧和右侧髂腹股沟淋巴结清扫术，病理：阴茎癌术后化疗，左侧腹股沟浅表淋巴结可见坏死伴炎症细胞浸润（0/4），左股血管旁淋巴结可见坏死伴炎症细胞浸润（0/3）；右侧腹股沟浅组淋巴结可见坏死伴炎症细胞浸润（0/7）。

4. 2019年5月6日继续行2周期TIP方案化疗。

5. 2019年8月复查，盆腔增强CT：术区未见特殊，左侧髂骨高密度灶同前；骶髂关节MRI：双侧腹股沟区术后改变，左侧髂骨异常信号结节；鳞状上皮细胞癌抗原（SCC）：0.7ng/ml。建议患者左侧髂骨穿刺明确病理，增加局部放疗，但患者拒绝。

6. 2020年4月复查，盆腔增强CT：阴茎癌术后，残端增厚大致同前，双侧腹股沟区术后改变，左侧髂骨高密度灶同前；骨ECT：全身诸骨未见明显转移征象；鳞状上皮细胞癌抗原（SCC）：0.8ng/ml。

7. 2020年7月复查，病情平稳，未见异常。

【经验与体会】

1. 阴茎癌诊疗过程中，原发肿瘤的分期、病理分级、组织学特性，淋巴结转移与否和范围以及远处转移情况对治疗计划的制订和预后判断至关重要。

2. 阴茎癌原发灶的治疗以手术切除为主。切除方式取决于肿瘤位置、范围、浸润深度及组织学特性等，原则上需达到切缘阴性，以降低局部复发的风险。阴茎癌手术切除的局部复发率为0～8%。本例患者前期阴茎部分切除术后病理提示溃疡型中分化鳞状细胞癌，浸润至海绵体，可见脉管癌栓，但切缘阴性。阴茎癌的组织学特征与淋巴结转移和预后相关，中低分化肿瘤恶性程度高，易出现复发和远处转移。此例患者在术后8个月出现肿瘤复发，分析其原因可能一方面组织病理学类型较差，脉管癌栓提示肿瘤可能存在微转移灶；另一方面两次阴茎术后病理均证实为中分化鳞状细胞癌伴脉管癌栓，此肿瘤是否属于多中心性值得进一步探讨，对于多中心肿瘤，无法单纯通过切缘阴性判断其预后，选择阴茎部分切除术后易出现肿瘤再次复发和进展。因此，对于组织分化较差，同时伴有脉管癌栓、神经血管侵犯等高危因素的患者需密切随访监测，预防术后局部复发和远处转移。

3.阴茎癌不同肿瘤分期选择的手术方式不同。T_1期以下的肿瘤，可选择保留阴茎的治疗；当肿瘤复发如未侵犯海绵体可选择保留阴茎治疗，如侵犯海绵体则需行阴茎部分切除术或全切治疗。分化差的T_1、T_2期肿瘤，推荐阴茎部分切除术，对于阴茎部分切除术后复发者应行阴茎全切，同时行预防或治疗性淋巴结清扫术。阴茎癌T_2期以上、T_2期行部分切除术后残端无法维持站立排尿或性功能的患者建议全切和会阴尿道重建。此例pT_2期中分化阴茎癌患者部分切除术后出现复发，影像学提示阴茎残端周围软组织可见肿瘤侵犯，范围较广，建议"阴茎全切＋会阴尿道重建"，以达到将肿瘤灶切除的更彻底，降低原发灶肿瘤负荷。

4.阴茎癌淋巴结最早的转移途径是通过腹股沟、沿股动静脉向髂血管蔓延，目前无淋巴结"跳跃式"转移的证据。区域淋巴结有无转移、转移程度是影响阴茎癌患者预后的决定性因素。此例患者阴茎癌术后阴茎复发，同时PET-CT提示双侧腹股沟及双侧髂血管旁淋巴结肿大，左侧髂骨浓聚灶，转移不除外。阴茎癌合并骨转移单纯系统化疗预后不佳。如果对于化疗或放疗无反应，积极的淋巴结清扫对生存获益可能有限，建议先行化疗，观察骨转移灶是否有缓解，之后再进行淋巴结清扫或骨转移灶的局部放疗可能会更有益。此例患者行4周期TIP方案化疗后复查提示髂腹股沟肿大淋巴结较前减小或消失，左髂骨病灶稳定，说明对化疗存在反应性。进一步行开放双侧髂腹股沟淋巴结清扫术，病理：阴茎癌术后化疗，双侧腹股沟淋巴结可见坏死伴炎症细胞浸润，表明此例患者接受系统化疗后取得良好的疗效。

腹股沟淋巴结清扫术式包括：传统开放腹股沟淋巴结清扫术和腹腔镜下淋巴结清扫术。而腹腔镜腹股沟淋巴结清扫又分为经腹腔和经腹股沟两种术式。两种术式分别清扫淋巴结时均有可能遗漏存在转移的淋巴结。例如本例患者，经腹腔途径腹股沟淋巴结清扫后，PET-CT所见高SUV摄取的淋巴结存在于腹股沟区，此是常见的经腹腔腹腔镜淋巴结清扫的盲点之一。根据本中心的经验，经腹股沟腹腔镜淋巴结清扫在减少术后并发症、缩短伤口愈合时间等方面具备一定的优势；但在清扫盆腔淋巴结过程中，需要切开腹股沟韧带进入腹膜外，术中对髂血管淋巴结的清扫也存在不便，可能会造成髂血管淋巴结清扫的不彻底。所以，一般仅对诊断性、转移局限的患者选择该术式。此例患者前次腹腔镜淋巴结清扫并不完全，提示我们在应用腹腔镜进行腹股沟淋巴结清扫时需要谨慎选择适应证。此外，即使患者曾行淋巴结清扫治疗，第二次手术中淋巴结会与血管存在粘连，但一般均可仔细将淋巴结与血管分离开，不会造成严重并发症。

5.阴茎癌常见转移部位包括肺、肝、骨、脑。通常采用手术清除远处转移灶，同时可结合放疗和化疗。此例患者PET-CT提示左侧髂骨浓聚灶，伴骨质密度增高，SUV_{max} 4.3，转移不除外。我们建议穿刺活检明确诊断，在全身化疗基础上同时辅以局部放疗。但患者拒绝局部放疗，随后定期复查，目前无临床症状，未发现肿瘤进展，可继续观察。化疗对于转移性阴茎癌有一定的作用，但持续时间有限。临床中对于全身多发转移而无法通过手术切除减瘤的患者或者化疗出现耐药的患者，是否可以联合新兴的免疫治疗改善患者预后值得进一步研究探索。

【小结】

阴茎癌是男性恶性肿瘤中较罕见的一种疾病，是泌尿肿瘤中少见的可以早期发现的肿瘤，早期诊断和治疗可以获得良好的预后。针对阴茎癌的治疗方式多样，其中以手术切除病灶为主，包括原发病灶切除和腹股沟、髂血管旁淋巴结清扫。对于可以手术切除的患者尽量不采用放疗，可以根据系统治疗的效果再选择合适的治疗方式。对于术后复发的患者，应进行综合评估和多学科讨论，制订个体化、规范化的治疗方案以获得良好的临床结局。

（张　宁　洪保安）

▶【专家点评】

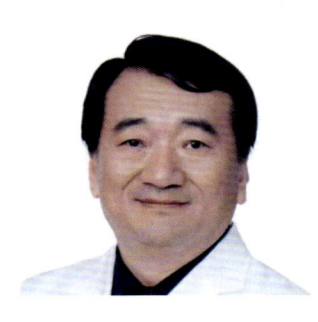

杨勇，主任医师，博士研究生导师，北京大学肿瘤医院泌尿外科主任。中国抗癌协会泌尿外科分会常委，北京医学会泌尿外科分会常委，北京抗癌协会泌尿外科分会常委

阴茎癌相对少见，但是却严重影响男性生活质量。而且，从某种意义上来说，这种疾病是最有机会早期发现、从而接受早期治疗的疾病。但非常遗憾的是，临床上常见一些贻误治疗时机、在局部肿物进展或已出现淋巴结转移才开始就诊的患者。阴茎癌在晚期本身是一种致命性疾病，存在转移的患者，其5年总生存率仅为20%。但如果在疾病早期治疗，切除原发病灶，进行区域淋巴结清扫，患者则有可能达到治愈目的。但是由于开放性腹股沟淋巴结清扫术后的局部皮肤、血管和淋巴管并发症较高，所以大家对这种治疗相对比较慎重。腹腔镜腹股沟淋清扫术式的出现，显著降低了术后局部的早期并发症，对一些术后可疑淋巴结转移、需要动态监测、活检的患者，也可以通过该种术式治疗，从而使患者获益。但不可否认的是单纯经腹腔自上而下、或者经腹股沟自下而上的腔镜下淋巴结清扫，均有可能遗漏可能存在转移的淋巴结。所以对于患者可能存在髂、腹股沟淋巴结转移时，联合两种术式或直接开放性手术治疗，可能会使患者获得更彻底的淋巴结清除。该例患者的诊疗过程，给我们提供了解释上述结论的证据。而且也告诉我们，如果在第一次淋巴结清扫后仍存在可疑的淋巴结转移，我们仍可以安全地进行再次淋巴结清扫手术，并使患者获益。

另外，该报道也使我们进一步认识到应用PET-CT成像方式精确阴茎癌分期的可能性。阴茎癌淋巴结转移的存在和转移范围仍然是患者癌症特异性预后最重要的预后因子，在高危人群中更好地应用PET-CT检查，可能有助于对患者进行适当的风险分层。该例患者遗憾之处在于没有对可疑骨转移灶进行穿刺活检，如果有病理结果与影像结果相对应，可能会更好地说明问题。

该例阴茎癌患者术后再次发现阴茎癌及髂、腹股沟淋巴结转移并可疑骨转移后，通过再次手术和化疗获得了益处，提示了多学科治疗对转移性阴茎癌患者的重要性。而目前对转移性阴茎癌患者一线化疗失败后，尚无特别有效的治疗。所以，对阴茎癌的进一步分子生物学研究也非常重要，通过精准医学、分析某些基因标志物的活性水平来研究特定药物对阴茎癌的有效性、指导临床试验可能会为我们提供新的治疗途径。而新的系统性治疗药物，不仅仅可以用于挽救性治疗，在新辅助和辅助治疗中也会具有重要的临床意义，并可能成为今后研究的重点。

肿瘤的多学科治疗在转移性肿瘤治疗中尤为重要，该例患者的多学科治疗最终使患者获益。正如"以正合，以奇胜"，也就是在对肿瘤患者的多学科治疗过程中守住使患者生存和生活获益的原则，应用"无穷如天地，不竭如江海"的多学科治疗组合方法，结合目前我们不断进步的研究技术，应该会比传统的单一的治疗模式，获得更多的益处。

参 考 文 献

Muneer A, Horenblas S. Textbook of penile cancer [M]. 2th Edition, Springer, 2016.

Spiess PE. Penile cancer-diagnosis and treatment [M]. 2th Edition, Springer, 2017.

Wein AJ, Kavoussi LR, Partin AW, et al. Campbell-walsh urology [M]. 11th Edition, Elsevier, 2016.

病例58

腹膜后平滑肌肉瘤伴腔静脉癌栓的诊治

【导读】

原发性腹膜后平滑肌肉瘤是临床比较罕见的来源于深部软组织的恶性肿瘤，占腹膜后恶性肿瘤的第2位，仅次于脂肪肉瘤。肿瘤位于腹膜后间隙，发病早期多无特异性症状，当肿瘤发展到一定阶段时，肿瘤压迫或侵犯周围组织器官才会产生相应的症状。患者最常见的症状是腰部或腹部疼痛，或触及腹部包块就诊，也可出现便频、血尿等尿道和直肠受压的症状，亦可出现肿瘤侵及消化道引起的消化道症状。疾病发现时，肿瘤往往已经很大，常侵犯腹膜后结构和器官。治疗以手术治疗为主，切除术后易发生复发转移，放化疗效果常不明显，预后较差。

【病例介绍】

患者，女性，49岁，因"左侧腰部间断疼痛2月余，疼痛加重1周余"入院。患者2个月前无明显诱因出现左侧腹腰部间断疼痛，无明显发热、恶心呕吐、腹泻、血尿等不适症状，近1周患者左侧腰部疼痛加重，腹部CT提示左侧中腹部占位，考虑平滑肌肉瘤伴下腔静脉、左肾静脉及腰升静脉癌栓形成，为进一步治疗收治入院。

1. 既往史　无特殊。
2. 体格检查　神志清楚，无发热，腹部柔软，腰部可触及包块。
3. 实验室检查　尿常规及其他实验室检测未见异常。
4. 影像学检查

（1）腹部CT：左侧中腹部占位，考虑平滑肌肉瘤伴下腔静脉、左肾静脉及腰静脉癌栓形成，左侧输尿管及左侧腰大肌受侵可能，肿块最大截面约77mm×54mm，建议进一步检查（图58-1）。

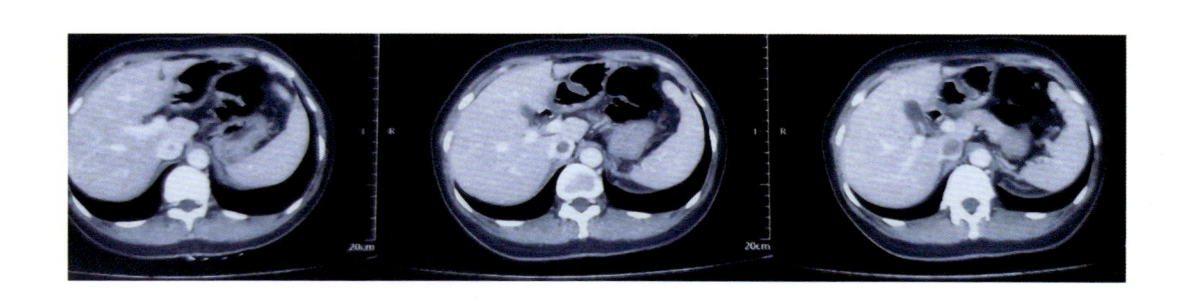

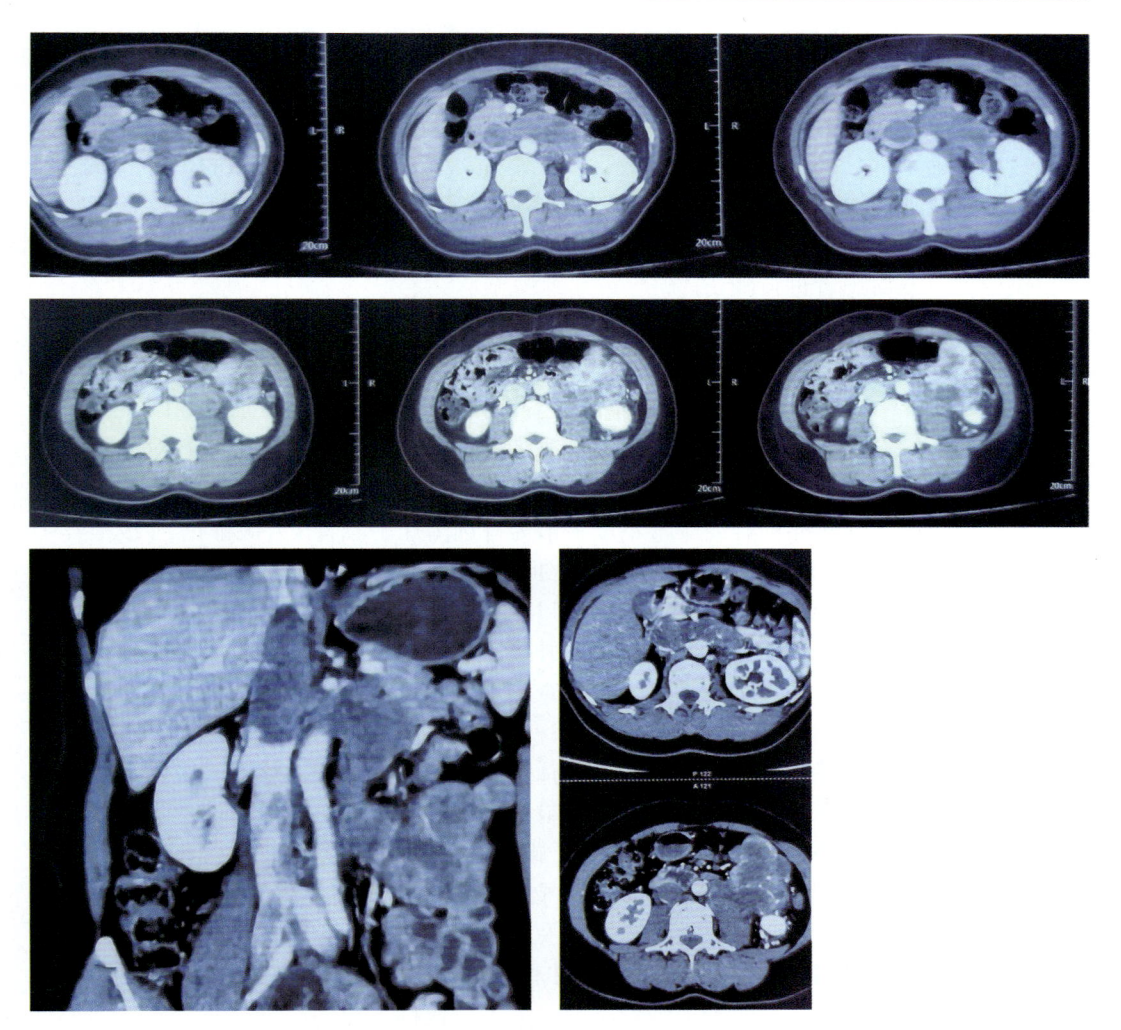

图58-1　腹部CT：左侧中腹部见一团块状软组织影，边界欠清，最大截面大小约77mm×54mm，密度不均，可见片状低密度影，下腔静脉、左肾静脉及左侧腰升静脉增宽，内可见充盈缺损，周围可见血管曲张

（2）MRI：①考虑左肾静脉及下腔静脉癌栓形成，左侧腹膜后异常信号，考虑性腺静脉血栓可能，转移淋巴结不能除外。②左肾前下方占位，建议进一步检查。

（3）骨ECT：未见明显异常。

5.初步诊断　①左腹膜后肿瘤（平滑肌肉瘤？）；②左肾静脉及下腔静脉瘤栓（MayoⅢ级）。

【术前讨论及临床决策分析】

根据病史、体格检查、泌尿系CT及MRI等证据判断，诊断成立。

根据2019年中华医学会制定的原发性腹膜后软组织肉瘤诊疗指南，原发性腹膜后肿瘤是指源于腹膜后腔非特定器官的一大类肿瘤，其中50%以上为软组织肉瘤。术前完善腹膜后肿瘤的相关检查及初步诊断是病情评估、治疗方案制订、随访及总结的前提，更是入组临床研究的必要条件。

影像学诊断腹膜后肿瘤的主要作用是：①评估肿瘤的质地和内部成分，肿瘤大小、数目、部位、范围、与邻近重要解剖结构的关系，以及可能的病理学类型，为肿瘤的良恶性鉴别、分期、预后评估及个体化治疗方案的制订提供依据。②明确是否有远位转移病灶，以及转移病灶的部位、范围、数目、大小等。③对拟行手术切除的患者，评估手术风险及有无手术禁忌证（如严重心脏和肺部疾病等）。④手术切除可能涉及一侧肾脏者，评估对侧肾脏血管是否受累以及肾功能。⑤评估治疗效果，为进一步治疗方案的调整提供依据。⑥对患者进行随访。

另外，为了明确肿瘤病理类型是否在术前行腹膜后肿瘤穿刺活检术目前存在很大争议，指南指出：有关腹膜后肉瘤针吸活体组织检查引起针道种植的研究多为个案报道，发生率为0.4%～2.0%。考虑到随访期较短、失访、腹腔种植难以评估等原因，此数值可能被低估。综合考虑活体组织检查对不同患者可能造成的影响，指南推荐对如下患者应进行治疗前活体组织检查：①术前影像学检查不能除外淋巴瘤、胃肠道间质瘤、尤文肉瘤、精原细胞瘤或转移性肿瘤等常不以手术为首选治疗手段者（A级证据，1级推荐）。②术前影像学检查无法确定肿瘤具体类型，但手术可能对患者造成不可逆的重大影响者，如短肠综合征、全胰腺切除、永久肠造口、下肢功能障碍等。③所有拟行化疗、放疗等非手术治疗，或参加临床研究的腹膜后肿瘤患者。对于术前影像学检查明确诊断为肉瘤的病例，应尽量避免行术前活体组织检查，此例患者针对上述指南推荐标准，不推荐行穿刺活检检查。

目前腹膜后肿瘤伴周围组织器官侵犯包括合并腔静脉癌栓的治疗方式主要是手术切除，是具有适应证患者获得潜在治愈机会的最佳手段。随着外科技术和设备的发展，影像技术的不断更新，术前术后放化疗、分子靶向乃至免疫治疗等非手术治疗手段的进步，对软组织肿瘤认识的不断深入，以及肿瘤治疗模式的不断优化，外科治疗的理念、形式和模式也有了很大改变，针对此例患者手术治疗应讨论以下几个方面：

1. 手术指征　根据病史、查体、腹部CT检查结果，腹膜后肿瘤诊断成立。术前检查排除了相关手术禁忌证，明确了肿瘤位置、大小、数目等相关情况，与家属充分沟通理解后，根据此病例病情，肿瘤侵犯腔静脉、肾静脉，按照肿瘤完整切除的原则，拟行的手术方式为：腹腔镜腔静脉切开取栓＋左肾及腹膜后肿瘤切除术。

2. 手术评估　肿瘤的完整切除是治疗疾病的主要方式，也是降低肿瘤复发风险的关键，对于较大的肿瘤侵犯周围血管，可考虑将肿瘤连同包绕的血管整块切除，然后行血管重建；对于侵犯周围脏器，也可同时将周围脏器切除，这并非是手术的绝对禁忌证。一项单中心研究报道了31例腹膜后平滑肌肉瘤的治疗方式，其中有10例是联合脏器完整切除。手术方式可选择开放，腹腔镜以及机器人辅助下的肿瘤切除。此病例，肿瘤侵及下腔静脉，手术切除具有高挑战性。据报道，对于起源于下腔静脉的腹膜后平滑肌肉瘤手术切除30d内的死亡率可达到15%。但是，为了获得根治性的效果，需要将肿瘤合并所有相关受侵犯的组织和器官（如肾脏、下腔静脉、结肠、十二指肠等）切除，从而获得合适的手术切缘。

3. 手术风险　腹膜后肿瘤术后并发症发生率较高，主要以出血、感染常见，术后死因主要是器官功能衰竭、脓毒血症、心肌梗死、心律失常和心力衰竭等。

4. 术前准备　文献报道，大血管被肿瘤侵及的概率可达到34%，术中易出现大出血，术前需要充分准备血液制品，腹膜后肿瘤术中出血中位数可达到1.5L，对于需要切除受侵犯的血管，还需要血管外科的辅助进行人工血管的再植入。考虑切除一侧肾脏的情况，还需要术前检测双肾肾动态显像，评估另一侧肾脏的功能是否正常。

【手术和治疗过程】

1. 患者于2019年5月2号在局部麻醉下行左肾动脉栓塞术，5F-C2导管进入左肾动脉干中远端后予以栓塞：先以直径560～710μm明胶海绵100mg栓塞，再以4mm×3cm弹簧圈两枚栓塞主干，复行DSA造影：左肾动脉仅主干保留，肿瘤染色消失。

2. 于2019年5月4号在全身麻醉下行腹腔镜下下腔静脉瘤栓取出术＋腹腔镜下腹膜后肿物及左肾根治性切除术。先左侧卧位，在腹腔镜下游离出肝下下腔静脉，左、右肾静脉，分别在腔静脉近端癌栓上方，左肾静脉，腔静脉远端癌栓下方阻断血管，阻断后剪开腔静脉，完整分离瘤栓后缝合腔静脉。再将患者改为右侧卧位，完整切除左肾及腹膜后肿瘤。

3. 逐层关闭腹壁手术切口，患者安返病房，切除的标本送家属看后送病理。

【术后情况及预后】

术后患者恢复可，术后1周后出院，术后常规病理：腹膜后平滑肌肉瘤，肿瘤大小约10cm×9cm×7cm。另送静脉癌栓大小6cm×4cm×1cm，镜下为平滑肌肉瘤成分伴出血；另送左侧肾脏，肾静脉可见肿瘤累及，瘤体大小约9cm×6cm×3cm，肾实质未见肿瘤累及。

术后辅助化疗治疗存在争议，目前尚无新辅助化疗或辅助化疗可改善生存结果的确切证据，事实上，最近的一些回顾性研究表明，与腹膜后肉瘤（包括平滑肌肉瘤）相比，术前、术后或手术中增加化疗可能会导致生存结果比单纯手术差。术后的辅助放化疗不会延长患者术后生存期，但也有报道术后放疗能够降低术后局部复发率。

指南强烈推荐对组织标本进行基因组学、转录组学和蛋白质组学等其他各种组学检测。推荐行PD-1表达、PD-L1表达、肿瘤突变负荷（TMB）、微卫星不稳定（MSI）、错配修复缺陷（dMMR）、ALK以及NTRK等检测。结合检测结果，在合乎伦理标准并取得相关伦理和学术委员会批准下开展个体化试验性治疗。这些治疗包括单个或几种靶向药物的联合应用，或者靶向与化疗、免疫治疗药物的联合应用等方式。

患者术后进行了基因检测，检测结果见表58-1～表58-3。

表58-1　肿瘤个体化基因检测结果

检测项目	检测结果
靶向/耐药相关变异	1个突变
遗传变异	未见变异
肿瘤突变负荷（TMB）	2mutations/mb
错配修复（MMR）基因	未见变异
免疫治疗有利基因	未见变异
免疫治疗不利基因	未见变异

表58-2 肿瘤靶向/耐药相关基因突变

基因	外显子/碱基/氨基酸	突变丰度	敏感相关药物（等级）	耐药相关药物（等级）	临床试验
TP53	Exon5 c.515T＞A p.v172D	6.07%	无	无	有

表58-3 化疗敏感性检测结果

有效性较好	安全性较好
吉西他滨、多西他赛、表柔比星	伊立替康、长春新碱/长春碱

腹膜后平滑肌肉瘤的术后5年生存率较低，主要的影响因素为：病理分级、手术方式和手术切缘。肿瘤病理分级目前多采用法国癌症中心联盟肉瘤学组（FNCLCC）制定的软组织肉瘤分级系统，根据肿瘤分化程度、核分裂象和镜下肿瘤坏死分别评分，将肿瘤分为低级别、中级别和高级别。目前手术切除做到显微镜下没有肿瘤边缘非常困难，完整手术切除定义为肉眼无肿瘤残余（R0），文献表明R0切除可以降低局部复发率，因此结合术前影像学评估，术中的谨慎操作，结合联合器官的切除，从而提高R0切除率，降低腹膜后平滑肌肉瘤复发风险。其他影响预后的因素包括：肿瘤分期、分级等。

【经验与体会】

1. 术前要不要做穿刺明确病理？

腹膜后肿瘤病理类型较多，腹膜后平滑肌肉瘤常显示腹膜后较大肿块、形状不规则，密度接近肌肉组织，与周围组织界限常不清楚，易侵犯后腹膜血管，尤其是大血管；脂肪肉瘤是最常见的腹膜后肿瘤，密度通常比平滑肌肉瘤密度低，与脂肪密度相似，容易辨认；神经来源的腹膜后肉瘤多沿神经分布，多位于腹部中线两侧；纤维肉瘤增强可有不规则的强化表现。虽然影像学能够为腹膜后肿瘤的诊断提供重要价值，但最终的诊断依然取决于病理免疫组织化学，术前穿刺活检可以获得病理诊断的依据，但由于穿刺活检存在肿瘤种植的风险，目前对于是否术前穿刺活检仍然存在一定的争议。从指南和专家共识来看，对于术前影像学检查明确诊断为肉瘤的病例，不管什么类型的肉瘤都应尽量避免行术前活体组织检查。

2. 手术实际的选择及术中注意事项

腹膜后肿瘤手术操作难度大，术前应多学科评估、讨论，结合影像学评估腹膜后肿瘤手术切除的方式和范围。术前影像学的检查有时具有不确定性，如肿瘤包裹下腔静脉或腔静脉充盈缺损，但术中发现仅是静脉受压迫，此时并不需要切除血管。术前影像学提示邻近器官受累，但只能在术中进行确定，需要术前合理计划，特别是涉及其他专科，需要多学科的协助诊治，既往文献报道，肾脏是腹膜后肿瘤最常受累的器官，通常需要联合腹膜后肿瘤联合切除。根治性肿瘤切除：目的是为了将肿瘤彻底切除，达到肿瘤无残留，可根据术前影像学决定是否能够达到全切除，术中可根据肉眼观察肿瘤的假包膜，从包膜外进行切除，预防复发；部分肿瘤切除：对于不能完全切除的肿瘤，姑息性的肿瘤切除可以减轻肿瘤对邻近器官的压迫，减少肿瘤负荷。

3. 术中和术后的注意要点

手术入路的选择：经腹腔入路或腹膜后入路。腹腔入路可以充分显露肿瘤及肿瘤侵犯的器官，获得较好的操作空间，有利于肿瘤的游离；若肿瘤的直径＜10cm，也可选择腹膜后入路，减少腹腔内肿瘤传播的机会。手术当中动作应当轻柔，避免挤压肿瘤，使肿瘤破裂，减少手术当中的医源性扩散，尽可能做到无瘤残余。术中需要联合脏器切除，可以减少术后的复发率，因此具有其必要性和有效性。

4. 术后下一步应该怎么治疗？

原发性腹膜后平滑肌肉瘤是罕见的深部软组织肉瘤，整体治疗策略参照软组织肉瘤。传统的治疗手段包括手术、放疗和药物治疗，目前越来越提倡多学科综合治疗。软组织肉瘤具有高度异质性，表现为遗传学和临床特点上的差异，不同病理学类型的肿瘤药物选择也不尽相同，因此生存差异也很大。手术是软组织肉瘤最主要的治疗手段，但即使是接受了手术治疗，一些高级别软组织肉瘤患者术后复发率也达到40%～50%。目前，多项研究肯定了辅助化疗在软组织肉瘤中的作用。最新版的NCCN软组织肉瘤临床实践指南推荐Ⅱ、Ⅲ期患者接受辅助化疗（循证医学ⅡB类证据），尤其是肿瘤位置深、肿瘤累及周围血管、包膜不完整或突破间室、局部复发二次切除术、腹腔或腹膜后肉瘤。平滑肌肉瘤属中度敏感的软组织肉瘤，蒽环类药物和（或）异环磷酰胺仍是标准的系统性化疗药物，给药方式可考虑序贯用药和联合用药。

对于腹膜后肉瘤，术后复发与手术是否获得足够的阴性切缘有关。尤其合并腹腔脏器、大血管侵犯的肿瘤病灶，通常很难保证足够的切缘宽度，局部复发的风险高。对于高度恶性的深部软组织肉瘤（直径＞5cm），广泛切除+放疗是标准的治疗方法，但是放疗所导致的消化道反应，尤其是黏膜炎、骨髓抑制等毒性反应使放疗难以足剂量完成。

该病例病灶广泛、手术范围大，对于后续的最佳治疗选择，可根据患者的全身情况由MDT团队综合制订。若难以行术后辅助化疗、放疗，则需密切的影像学随访。若患者出现疾病进展，一线方案可选蒽环类药物和（或）异环磷酰胺联合治疗，二线及以上，目前平滑肌肉瘤并无标准治疗推荐。目前有循证依据的包括吉西他滨+达卡巴嗪，吉西他滨+多西他赛，或者曲贝替定。曲贝替定是FDA批准用于平滑肌肉瘤和脂肪肉瘤的二线化疗药物，与达卡巴嗪相比有PFS的获益，但并没有带来OS的获益，目前在我国尚不可及。

近10年来，随着对软组织肉瘤分子机制研究的深入，靶向药物越来越多应用于进展期软组织肉瘤的治疗。培唑帕尼、安罗替尼和瑞戈非尼都可以作为不可切除或晚期软组织肉瘤的二线治疗。拉罗替尼（Larotrectinib）的篮子试验结果显示，所有人群ORR达81%，肉瘤组最佳ORR为80%，故对于 NTRK 基因融合突变的肉瘤，拉罗替尼也是一种选择，但突变发生率较低。回顾该患者基因检测结果，未见明确可选靶向药物突变靶点，TMB不高，也符合软组织肉瘤的遗传学特点，对于靶向+免疫的联合，目前初露曙光，未来需要更多研究证实。

【小结】

腹膜后平滑肌肉瘤自身生物学行为的特殊性及所处部位解剖结构的复杂性，使此类肿瘤首次手术后的5年内局部复发率近50%。随着随访时间的延长，此数值仍会呈缓慢攀升趋势，20余年都难以达到平台期。

局部复发性肿瘤的治疗，原则上与原发肿瘤相同，完整切除病例的总体生活质量和生存期明显优于不能手术切除者。但与首次手术相比较，再次甚至多次手术可切除性的评价、手术时机的把握、是否联合器官切除的判断以及对综合治疗及MDT等都有更高的要求。手术的复杂性、难度、风险都会大大增加，而且术后再次复发率也远高于首次手术。

（刘 治）

▶【专家点评】

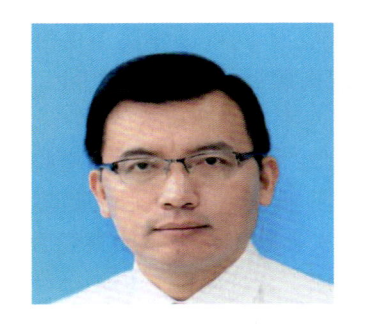

肖峻，主任医师，医学博士，博士研究生导师，中国科学技术大学附属第一医院（安徽省立医院）泌尿外科主任。中国医师协会泌尿外科医师分会委员，中国抗癌协会泌尿男生殖系统肿瘤专业委员会委员，中国临床肿瘤学会前列腺癌专家委员会常委，中国医学装备协会泌尿外科分会常委

根据此例病例术前检查，诊断考虑为平滑肌肉瘤伴腔静脉癌栓，根据AJCC腹膜后软组织肉瘤TNM分期，考虑为$T_2N_1M_1$，根据AJCC腹膜后软组织肉瘤分期系统（第8版，2017）分期标准，考虑为Ⅳ期。此病例为一个晚期患者，根据指南和文献分析预后较差。目前随着手术医师技术的成熟及手术器械的发展，在评估患者全身情况及充分术前评估手术风险并取得患者的充分理解后，手术治疗是优先选择的一个治疗方案。目前腹膜后肉瘤首次手术行R0切除，几乎是此类患者获得潜在治愈的唯一机会，也是唯一可能通过外科方式改变的重要预后因素。针对此例患者伴腔静脉癌栓，扩大手术的范围，已取得降低局部复发、改善生存的明显效果。在经验丰富的中心进行的该种扩大范围的手术，已占腹膜后肿瘤手术的50%以上，术后并发症发生率和病史率均在可接受的范围。

此例患者癌栓分级属于Mayo Ⅲ级，需要客观评估手术难度及手术方式，必要时在术前通过MDT讨论，充分考虑肿瘤性质、患者条件、医疗条件、是否需要多学科协同手术，术前是否需要新辅助治疗等。此例患者术前做了左肾动脉栓塞术，是一个很好的选择，这样做可以减少术中肾脏及肿瘤的出血。

参 考 文 献

杨文昶，李睿东，张鹏，等. 原发性腹膜后平滑肌肉瘤31例诊治分析［J］. 腹部外科，2019，32（6）：435-438.

Berger-Richardson D, Swallow CJ. Needle tract seeding after percutaneous biopsy of sarcoma: risk/benefit considerations［J］. Cancer, 2017, 123（4）: 560-567.

Constantinidou A, Jones RL. Systemic therapy in retroperitoneal sarcoma management［J］. J Surg Oncol，2018，117（1）：87-92.

Konofaos P，Spartalis E，Moris D，et al. Challenges in the surgical treatment of retroperitoneal sarcomas［J］. Indian J Surg，2016，78（1）：1-5.

Makris MC，Athanasopoulos PG，Kornaropoulos M，et al. Robotic resection of a giant retroperitoneal leiomyosarcoma：a case report［J］. Mol Clin Oncol，2019，11（6）：599-601.

Trans-Atlantic RPS Working Group. Management of recurrent retroperitoneal sarcoma（RPS）in the adult：a consensus approach from the trans-atlantic RPS working group［J］. Ann Surg Oncol，2016，23（11）：3531-3540.

Van Houdt WJ，Schrijver AM，Cohen-Hallaleh RB，et al. Needle tract seeding following core biopsies in retroperitoneal sarcoma［J］. Eur J Surg Oncol，2017，43（9）：1740-1745.

病例59

膀胱癌根治术后输尿管髂血管瘘的诊断与处理

【导读】

血尿是泌尿外科最常见的症状之一，对于血尿的诊疗需要缜密的思维与判断，输尿管髂血管瘘是膀胱癌根治术后一个少见但十分致命的并发症，其首发症状即是大量的肉眼血尿。因此，对于膀胱癌根治术后的患者，代膀胱输出道内出现大量血尿时，需要在第一时间明确是否为输尿管髂血管瘘所导致的。DSA在输尿管髂血管瘘的诊断与治疗过程中有着重要的地位。

【病例介绍】

患者，女性，61岁，因"膀胱癌术后1年余，反复肉眼血尿2周"入院。患者1年余前因膀胱占位于我院行经尿道膀胱肿瘤电切术，术后病理：高级别乳头状尿路上皮癌。10个月前患者因肿瘤复发于我院行根治性膀胱切除术＋回肠膀胱术，术后行全身化疗4次（GC方案：吉西他滨＋顺铂）。因患者无法耐受，于6个月前停止化疗。之后患者定期随访，未发现明显肿瘤复发转移迹象。2个月前超声检查：双肾轻度积水（左侧22mm、右侧18mm）、双侧输尿管扩张（8mm）。考虑积水为尿路改道所致，嘱患者随访观察。2周前患者无明显诱因出现大量无痛性肉眼血尿，伴大量成形血凝块排出，同时伴发热，最高38.5℃，无腰酸、腰痛等症状，前往我院急诊就诊，予以抗感染止血治疗后，血尿较前好转，但仍有反复，为进一步治疗。拟"膀胱癌术后，血尿待查"收治入院。

1. 既往史　无高血压、糖尿病、心脏病、血液病等慢性疾病史，否认服用阿司匹林、波立维等抗血小板药物以及华法林等抗凝药物，否认食物药物过敏史，除膀胱癌手术外否认其他手术外伤史，否认输血史。

2. 体格检查　神志清晰，精神稍萎，皮肤黏膜苍白，腹平软，无压痛，无反跳痛，回肠膀胱乳头正常，尿色淡红，双下肢无水肿。

3. 实验室检查

（1）尿常规：白细胞3～4个/HP；红细胞满视野，尿蛋白阴性。

（2）凝血检测：凝血酶原时间12.30s，国际标准化比值1.14，活化部分凝血活酶时间39.2s；凝血酶时间12.40s。

（3）血常规（2周前）：CRP 154mg/L，白细胞 18.60×10^9/L，中性粒细胞百分比90.60%，血红蛋白 99g/L，血小板 260×10^9/L。

（4）血常规（入院前1d）：CRP 30mg/L，白细胞 10.01×10^9/L，中性粒细胞百分比

70.5%，血红蛋白63g/L，血小板358×10⁹/L。

4.影像学检查　泌尿系超声：双肾轻度积水（左侧21mm，右侧27mm），双侧输尿管上段扩张（左侧10mm，右侧12mm）。

5.初步诊断　①膀胱癌根治术后；②血尿待查；③双肾积水；④中度贫血。

【术前讨论及临床决策分析】

根据病史、血常规、尿常规、超声检查等证据判断，初步诊断成立。

血尿的病因分为肾性、肾后性、血液性和血管性疾病这几大类，并与年龄、性别、种族、危险因素和个人/家庭史有关。在成人中，血尿最常见的原因是肾结石、肾盂肾炎、良性前列腺肥大或恶性肿瘤，在极少数情况下，血尿预示着或与危及生命的血管事件有关。

实验室研究有助于对患者血尿的评估。患者尿常规检查结果排除了假血尿、横纹肌溶解症导致的肌红蛋白尿及尿路感染的可能，血常规检查提示患者血红蛋白短时间内下降明显，表明患者血尿较为严重，并和凝血检查结果一起排除了由于血小板减少及凝血功能异常导致的血尿。

血尿患者一般不常规进行有创性检查。但患者的泌尿系超声提示双肾积水，可能表明结石或肿块阻塞输尿管，或者有输尿管吻合口狭窄的可能，需要结合影像学检查、尿脱落细胞学检查及代膀胱的膀胱镜检查综合评估。

【治疗过程】

入院后，根据上述临床决策分析，对患者进行了进一步检查，尿脱落细胞学、尿荧光原位杂交检查均阴性，没有尿路上皮肿瘤的依据。膀胱镜检查发现回肠膀胱内未见出血点、未见新生物。双侧输尿管开口无法探及，无法进一步行输尿管镜检查。CT尿路造影检查发现"膀胱癌术后"表现，双肾及双输尿管积水，右输尿管中下段结石（图59-1）。

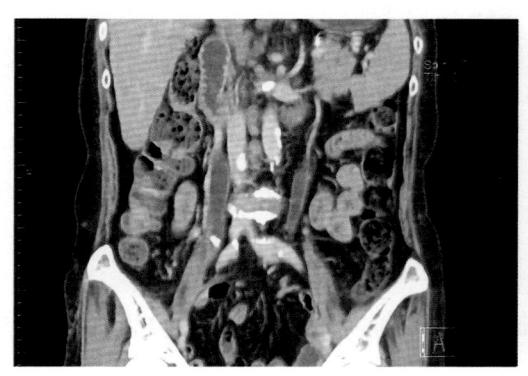

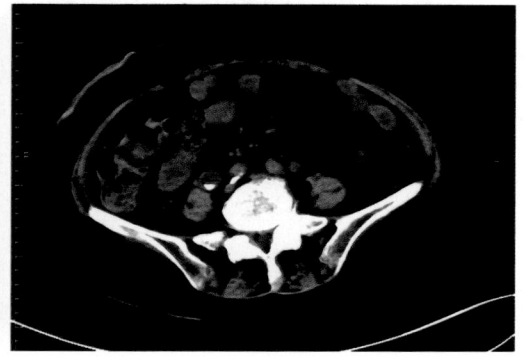

图59-1　CT尿路造影："膀胱癌术后"表现，双肾及双输尿管积水，右输尿管中下段结石

通过以上检查，考虑右输尿管结石导致血尿的可能性较大，遂行体外震波碎石，术后未再出现血尿，尿色澄清。复查腹部X线片未见明显阳性结石。于1周后出院。

【术后情况及预后】

出院后3d，患者再次出现肉眼血尿伴成形血块，无明显腰酸腰痛症状，无发热，遂再次入院，经止血治疗后患者血尿消失，住院10d后出院。

出院11d后患者再次出现大量肉眼血尿伴大量血凝块，遂第3次入院，血常规示血红蛋白54g/L，予以输血、止血治疗后尿色明显好转，但仍有反复血尿。

目前诊断：膀胱癌根治术后，血尿待查，重度贫血。

【多学科讨论】

针对该疑难病例，邀请了放射介入科、外科重症监护室进行多学科讨论。根据先前的诊疗结果，已基本排除了肾脏疾病、肾后性疾病及血液系统疾病引起的血尿，血管因素是目前重点考虑的引起血尿的原因。可能引起血尿的血管源性疾病包括腹主动脉瘤，肾动脉夹层，肾动静脉畸形，肾动脉瘤/假性动脉瘤，肾梗死，输尿管动脉瘘及小儿常见的肾静脉血栓。

评估严重血尿患者的第一个也是最重要的部分是血流动力学稳定性。低血压、心动过速和低血红蛋白/血细胞比容的患者可能需要紧急干预包括外科治疗（如前列腺出血电灼术，介入放射学血管栓塞）以及复苏术。该患者目前为重度贫血，需要紧急外科干预。经过讨论，决定先行DSA检查。

【手术及治疗过程】

DSA过程中见双侧肾脏血管正常，无明显出血，右侧输尿管伴行血管出血，予以明胶海绵栓塞后成功止血（图59-2）。术后患者尿色转为淡红，转入外科重症监护室监护。

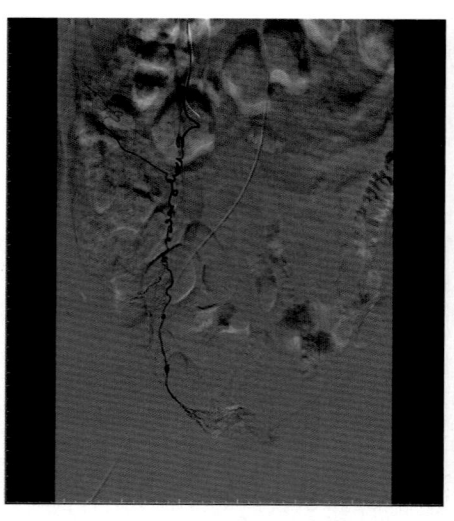

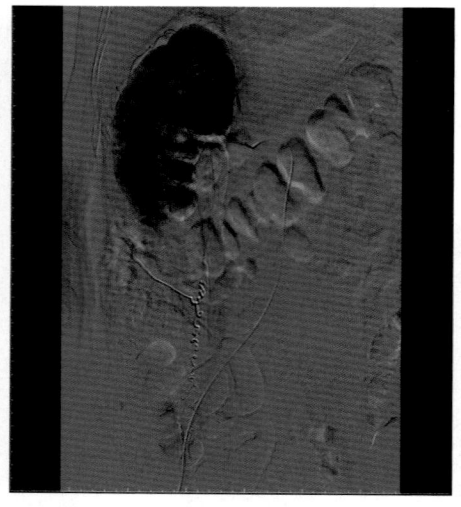

图59-2　DSA检查发现右侧输尿管伴行血管出血（左），予以明胶海绵栓塞（右）

但当天下午患者再次出现大量出血，2h内出血量约1500ml，患者出现失血性休克症状，血压64/32mmHg，心率132次/分，点头样呼吸，意识模糊，全身湿冷，予以开放多路静脉，在快速输血输液纠正休克的同时立即再次进行DSA检查。

这次的DSA检查重点在肾动脉平面以下的血管，发现左髂总动脉与左输尿管连通，大量动脉血涌入输尿管至回肠膀胱（图59-3）。即刻予以球囊封堵住左髂总动脉，但效果不佳，遂予以急诊剖腹探查。术中见左输尿管与左髂总动脉接触面均有裂口，缝合髂总动脉，将输尿管内血块悉数取尽后，缝合输尿管。取带蒂网膜置于输尿管与髂总动脉之间，防止输尿管髂血管瘘复发。

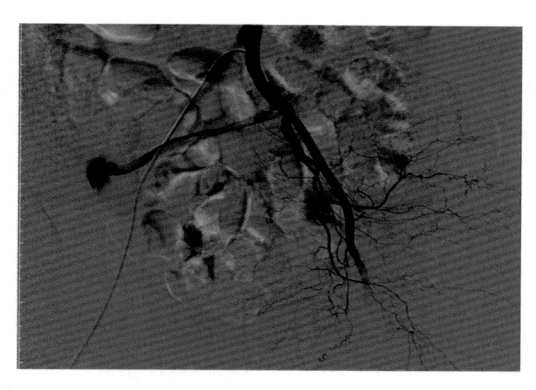

图59-3　第二次DSA检查发现左髂总动脉与左输尿管连通，大量动脉血涌入输尿管至回肠膀胱

【术后情况及预后】

术后患者生命体征稳定，尿色澄清，未再有血尿发生，血红蛋白逐步转为正常，左下肢足背动脉搏动有力，活动无障碍，表明左下肢的血供未受影响。后痊愈出院。

最终诊断：膀胱癌根治术后，左侧输尿管髂动脉瘘。

【经验与体会】

1. 肉眼血尿的处理原则　对肉眼血尿的检查包括病史、体格检查、实验室检查、影像学检查和膀胱镜检查。病史询问包括详细的现病史，包括血尿的伴随症状、用药史、既往疾病及手术史。体格检查包括生命体征、腹部和生殖器的检查，实验室检查包括血尿常规、凝血检测、肝肾功能，对于可能需要输血的患者，输血前测试和血型抗筛检查是必需的。影像学检查以泌尿系超声为初筛检查，进一步的检查首先推荐CT尿路造影，也可选择磁共振尿路造影或静脉/逆行尿路造影对比。膀胱镜检查可鉴别尿道病变、狭窄、假通道、膀胱病变或肿块，并可明确血尿来源于哪一侧输尿管。如果经过上述检查，肉眼血尿的病因还未明确，可以考虑做DSA检查。

血尿的治疗主要是基于出血原因和出血量。大多数患者血尿的出血量，可以在门诊进行进一步检查，若出血量较大，出现失血性休克表现，或者血常规提示血红蛋白进行性下降，需要急诊入院，在输血输液补充血容量的同时尽早进行外科干预。

2. 输尿管髂动脉瘘的临床表现、危险因素及发病机制　在血管源性血尿中，输尿管动脉瘘是一种罕见但具有潜在致命性的并发症，据报道，输尿管动脉瘘的死亡率较高，达到18%～40%。大多数的输尿管动脉瘘发生于输尿管与髂总动脉交叉处，因此也可称为髂动脉输尿管瘘。髂动脉输尿管瘘的临床表现多样，包括间歇性血尿，伴或不伴肾积水，以及症状性贫血和腰痛，易感的危险因素包括任何先前的盆腔或血管手术、输尿管松动术或留置支架、盆腔放射线或已知的主动脉-髂动脉瘤。

输尿管髂动脉瘘的危险因素主要有长期留置输尿管支架管，盆腔恶性肿瘤手术史，放疗史、血管疾病、感染以及妊娠等。其中，长期留置输尿管支架管、盆腔恶性肿瘤手术史、放疗史以及血管疾病是最常见的引起输尿管髂动脉瘘的原因。近年来，输尿管髂动脉瘘的发生率较以往提高，可能是因为输尿管支架管留置率提高、恶性肿瘤的发病率增高引起放疗及手术增多有关。本例患者的输尿管髂动脉瘘出现于根治性膀胱切除术后，因此，首先考虑根治性膀胱切除术引起的输尿管髂动脉瘘。

引起输尿管髂动脉瘘的可能机制为因长期留置输尿管支架管、手术及放疗等原因导致输尿管滋养血管破坏，引起输尿管局部炎症以及后续的纤维化、瘢痕化，输尿管局灶坏死出现瘘口。若输尿管瘘口位于髂动脉旁，跳动的动脉不断撞击着较硬的瘢痕及纤维化的输尿管，加上局部动脉壁较为薄弱，就可导致输尿管髂动脉瘘的发生。若患者长期留置输尿管支架管，更换支架管可能会加重输尿管的损伤，更容易导致输尿管髂动脉瘘的发生。

3.输尿管髂动脉瘘的诊断与处理　输尿管髂动脉瘘的诊断以往多采用顺行或逆行造影，以及输尿管镜检查。但这些检查的作用有限，准确率在40%～50%，且可能引起进一步的损伤，CT检查的敏感度也较低，如果没有明显的造影剂外渗，CT的准确率仅为23%～42%。DSA的诊断准确度较高，是诊断输尿管髂动脉瘘的首选检查。如果DSA检查结果阴性，但仍高度怀疑输尿管髂动脉瘘，剖腹探查将是最后的选择，准确率达97%。

输尿管髂动脉瘘的治疗以往多采用开放手术为主，包括瘘口修补，血管结扎，搭桥手术等，1996年Kerns报道了第1例血管支架治疗输尿管髂动脉瘘之后，微创治疗的比例迅速提高。微创治疗包括血管支架置入以及栓塞，创伤小，术后恢复快，住院周期短，但也存在支架折断、感染等并发症。

【小结】

膀胱癌根治术后血尿的原因较多，需要结合患者的病史、体征和辅助检查结果进行综合判断，对于严重血尿的患者，需要警惕血管源性的疾病。DSA创伤小，诊断率高，是诊断血管源性疾病导致严重血尿的重要检查方式。

（徐　丁）

▶【专家点评】

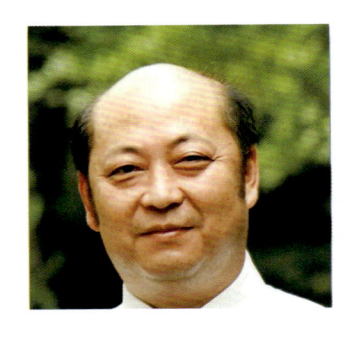

齐隽，主任医师，博士研究生导师，上海交通大学医学院附属新华医院泌尿外科学科带头人。中国临床肿瘤协会前列腺专家委员会副主任委员，中国非公医疗泌尿外科专业委员会常委，中国抗癌协会泌尿男生殖系肿瘤专业委员会常委，上海市社会医疗机构协会泌尿外科专业委员会副主任委员

输尿管髂动脉瘘可造成大量的血液流失，威胁到患者的生命，但在临床上，由于输尿管髂动脉瘘发病率很低，且通常仅表现为肉眼血尿，容易引起误诊或延误诊断，确诊往往需要有经验的泌尿外科或者血管外科医师。

在本病例中，输尿管结石以及输尿管伴行血管的出血都是干扰输尿管髂动脉瘘诊断的疾病，极有可能因临床医师发现了这两种疾病而导致忽视了输尿管髂动脉瘘的存在，延误了该疾病的治疗。因此，对于严重血尿的患者，一定要在短时间里明确是否为血管性疾病所导致。对于有长期留置输尿管支架管、放疗史、盆腔恶性肿瘤手术史以及血管疾病史，以血尿就诊的患者，临床医师需要考虑到输尿管髂动脉瘘的可能，DSA是诊断输尿管髂动脉瘘的首要检查方式。加强与血管外科，介入科的多学科合作，可以早期诊断和处理输尿管髂动脉瘘，降低输尿管髂动脉瘘的死亡率。

参 考 文 献

Avellino GJ, Bose S, Wang DS. Diagnosis and management of hematuria [J]. Surg Clin North Am [J], 2016, 96（3）：503-515.

Willis GC, Tewelde SZ. The approach to the patient with hematuria [J]. Emerg Med Clin North Am, 2019, 37（4）：755-769.

病例60

腹腔镜保留肾单位手术术后肾假性动脉瘤的诊断与处理

【导读】

腹腔镜保留肾单位手术（LNSS）具有创伤小、并发症少、恢复快等优点，随着技术日趋成熟，使得手术适应证逐步扩大，但与开放手术相比，LNSS技术上具有更高的挑战性，并且引起并发症的概率增加，其中最常见的是出血，包括术中和术后出血。

迟发性出血是一种少见的并发症，分析原因主要是由于肾假性动脉瘤（RAP）破裂出血，RAP的发生主要由于肾动脉损伤后，出血被周围组织包裹，从而得到暂时停止并形成假性动脉瘤，往往并不表现出临床症状，然而随着出血造成周围组织尤其集合系统压力逐步增高，发生缺血改变，最终出血突破集合系统而表现出迟发性血尿。除LNSS外，肾穿刺活检、经皮肾手术、外伤等均可能发生RAP。

LNSS术后RAP比较少见，通常难以预判和处理，但对于泌尿外科医师来说，了解这一潜在的并发症很重要。

【病例介绍】

患者，男性，36岁，因"后腹腔镜下右肾部分切除术后17d，肉眼血尿2d"入院。患者于17d前行后腹腔镜下右肾部分切除术，肿瘤位于右肾外侧中部，3cm×3cm×3cm大小，有假包膜，手术顺利，术中肾动脉阻断13min，术后引流量共约50ml，无尿漏，无肉眼血尿，病理结果为透明细胞性肾细胞癌，Fuhrman核2级，术后1周出院。2d前无明显诱因出现肉眼血尿，表现为全程血尿，呈间歇性，无血块，伴腰部不适，1d前血尿呈持续性，伴暗红色蚯蚓状血块，急诊收入院。

1. 既往史　无特殊。

2. 体格检查　神志清楚，精神略紧张，皮肤温度色泽正常，无结膜苍白，腹部软，无压痛，无反跳痛及肌紧张，输尿管行径无压痛，肾区无叩击痛。

3. 实验室检查

（1）入院当日血常规：HGB 122g/L，HCT 37.9%，PLT 427×10^9/L；凝血检测：PT 12.9s，APTT 32.4s，Fbg 5.46，Ddi 4.53mg/L（FEU0-0.55）。

（2）入院后2d血常规：HGB 95g/L，HCT 38.7%，PLT 295×10^9/L。

4. 影像学检查　CT：右肾轮廓清晰，肾周未见出血，肾盂轻度扩张，右肾实质见1cm×1cm略低密度影像（图60-1）。

5. 初步诊断　LNSS术后RAP破裂出血。

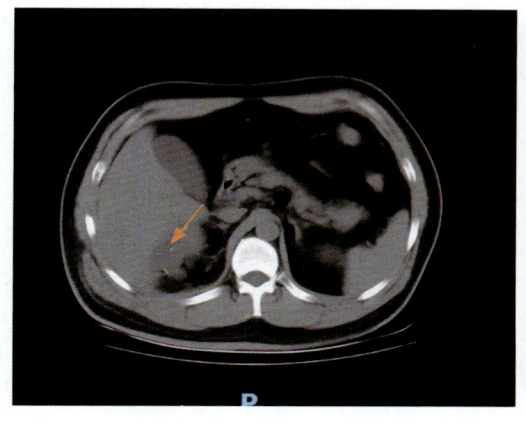

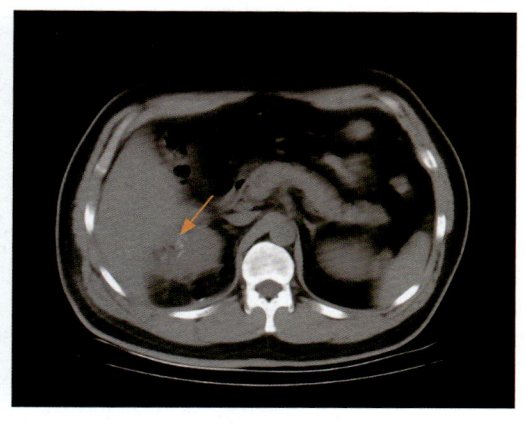

图60-1　肾实质内见略低密度影像，考虑肾实质切口局部裂开，内部为血肿

【术前讨论及临床决策分析】

根据病史：①患者LNSS术后半个月出现肉眼血尿。②血红蛋白及血细胞比容进行性下降。③CT影像学等证据判断，诊断成立。

一项荟萃分析统计，开放手术与腹腔镜保留肾单位手术RAP发生率分别为1%和1.96%，常在术后2～4周发生，分析原因主要是由于缝合过程中发生肾小动脉损伤，造成肾小动脉断端或侧方出血，由于血管痉挛、缝合不够紧密、凝血块阻挡等原因，造成出血聚积在肾切口内形成血肿并得到暂时性控制，血肿周围组织逐渐形成囊壁，但并非是真正血管壁，通常位于集合系统处囊壁相对薄弱，然而随着出血逐渐聚积，血肿压力逐步增高，血肿也将逐步扩大，使已对合的肾组织渐渐分离，当压力增高到一定程度可能造成囊壁薄弱处撕裂，如果血液突破到集合系统，将会发生迟发性出血，通常表现出轻重不一的肉眼血尿。

目前LNSS后RAP主要是通过介入方式治疗，该例患者根据症状、血常规及CT所见，考虑RAP，经与家属沟通后行介入选择性肾动脉造影，确诊为RAP出血后经肾动脉超选择性栓塞术。

【手术或治疗过程】

1. 手术于2018年8月21日完成，仰卧位，于右腹股沟韧带下方1cm处股动脉两侧1%利多卡因3ml局部浸润麻醉，以麻醉点为中心沿皮纹方向切开皮肤约3mm。

2. 采用seldinger穿刺右股动脉成功后，引入5F导管鞘，经导管鞘注入肝素钠盐水20ml。

3. 引入导丝及4F动脉导管，将导管插入到右肾动脉血管造影，见右肾中上极血管造影剂溢出，血管纡曲、纤细（图60-2）。

4. 将微导管选入出血血管，以2mm×2mm弹簧圈及少量明胶海绵微球栓塞至出血血管，观察出血停止（图60-3）。

5. 撤出导管及导管鞘，局部加压包扎，术毕。

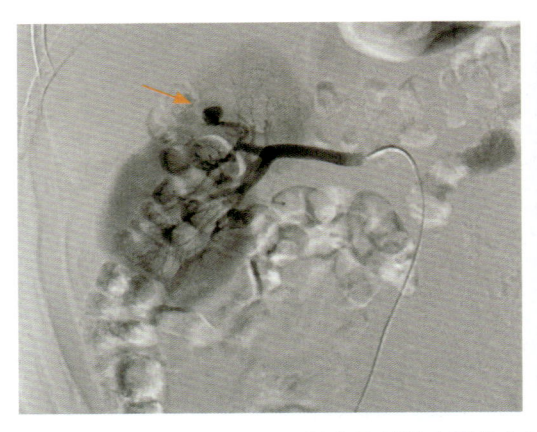

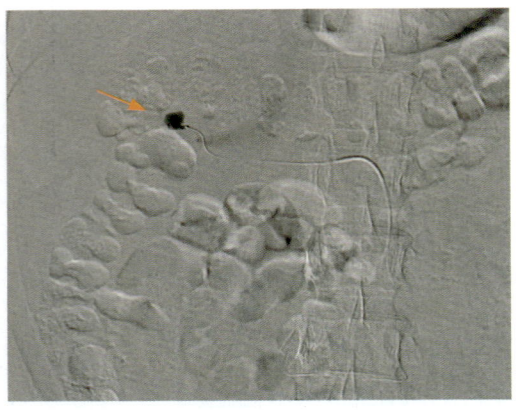

图60-2 可见造影剂从右肾终末细小动脉溢出，考虑为假性动脉瘤

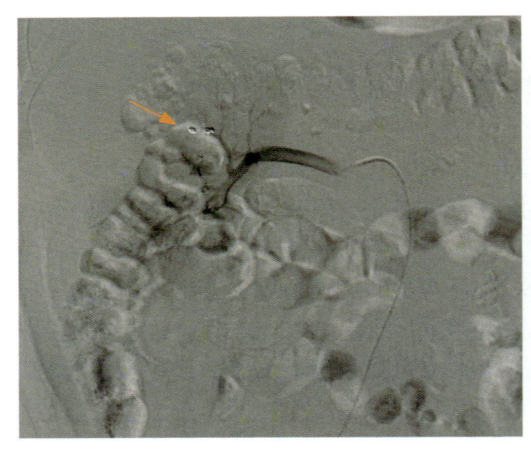

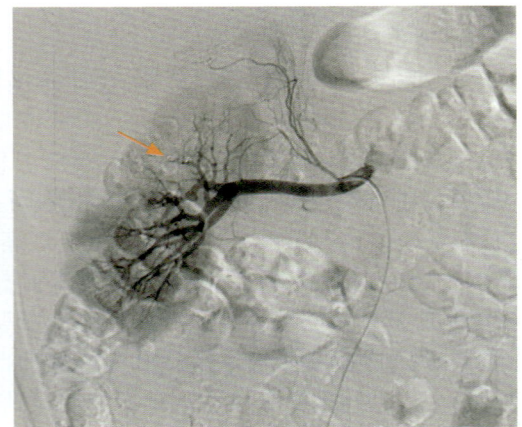

图60-3 可见弹簧圈影像，栓塞后不再有造影剂溢出，栓塞确切

【术后情况及预后】

患者术后24h解除加压包扎并离床活动，术后第1、第3、第5天复查血常规，血红蛋白及血细胞比容平稳。

术后第1天仍有肉眼血尿，但血尿程度明显减轻，由持续性逐步过渡为间歇性，术后第2天肉眼血尿消失，术后第5天复查尿常规隐血阴性。已随访2年，无再次血尿发生，肾脏形态与功能正常。

【经验与体会】

1. 什么样的患者容易发生LNSS术后RAP？

LNSS术后RAP的发生主要是由于肾小动脉损伤后止血不确切造成的，因此肿瘤较大、靠近肾门、RENAL评分较高或肾周围脂肪皂化明显、肾脏游离困难活动度差的患者容易发生RAP。

因此，LNSS术中应保持术野清晰，确切缝合可见血管断端及集合系统切口最为关键，另外也要保证肾实质切口对合紧密以及术后1个月内尽量避免剧烈活动。

2.手术时机如何抉择？

LNSS术后RAP通常表现为术中或术后1～2d有肉眼血尿发生，呈间歇性，随后肉眼血尿停止，术后2～4周再次发生逐渐加重的肉眼血尿。

如果出现疑似征象后建议患者卧床、止血、补液及营养支持，并观察生命体征及血红蛋白、血细胞比容动态变化，并做CT、增强CT或MRI检查，如发现肾实质内肾切口分离，存在可疑血肿囊腔，建议尽早行介入肾动脉造影，如明确诊断同时行超选择性栓塞止血术。

3.术中和术后需注意什么？

通常情况下为终末端细小动脉出血，术中需注意观察出血点位置和出血程度，并选择恰当的栓塞方式和栓塞材料，如为血管断端出血只需栓塞血管断端，如为血管侧方出血需栓塞出血点两端，止血材料通常选用明胶海绵微球与弹簧圈二者相结合，栓塞后应再次血管造影，保证栓塞确切。术后因血肿囊腔短时间内依然存在，仍有陈旧血液向集合系统排出以及已分离肾实质创面仍有渗血可能，因此术后短时间内仍有血尿可能，通常程度较轻，很快可以自愈。

【小结】

对于LNSS术后患者建议观察排尿颜色，并术后2周及1个月时分别做尿常规检查，如手术2周后依然有肉眼血尿或尿常规有持续隐血存在，应警惕RAP的可能，可行增强CT检查，以便尽早发现、尽早处理。

（陈永胜）

▶【专家点评】

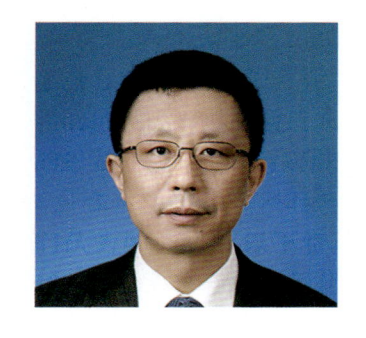

李长福，医学博士，主任医师，博士研究生导师，哈尔滨医科大学附属肿瘤医院泌尿外科主任，兼泌尿外科一病房主任。中国抗癌协会泌尿男生殖系肿瘤专业委员会委员，中国抗癌协会泌尿男生殖系肿瘤专业委员会肾癌学组委员，黑龙江省抗癌协会泌尿及男生殖系肿瘤专业委员会主任委员，黑龙江省泌尿生殖肿瘤联盟主席

RAP通常表现为迟发性出血，由于早期无明显征象，所以是否存在RAP仅从临床表现很难预判，无论是开放手术还是腹腔镜保留肾单位手术，术后肾脏假性动脉瘤的发生率都很低，但是无法避免。因此行LNSS前对手术难易程度、损伤血管可能性要做到充分评估，术中要保持缝合创面视野清晰，可见血管断端及集合系统破口一定要缝合确切，肾实质要对合紧密，避免肾实质内形成假腔。

一旦出现术后迟发性肉眼血尿，一定要警惕RAP的存在，经初步CT等影像学检查发现肾实质内存在可疑血肿囊腔基本可以明确该诊断，应尽早行介入肾动脉造影及超选择性肾动脉栓塞止血，通常效果较好。

参 考 文 献

Kisa E, Koc G, Yucel C, et al. Renal artery pseudoaneurysm after open partial nephrectomy for renal cell carcinoma [J]. Urologia, 2020, 87 (1): 11-14.

Morita S, Tajima T, Yamazaki H, et al. Early postoperative screening by contrast-enhanced CT and prophylactic embolization of detected pseudoaneurysms prevents delayed hemorrhage after partial nephrectomy [J]. J Vasc Interv Radiol, 2015, 26 (7): 950-957.

病例61

腹腔镜保留肾单位手术术后输尿管瘘的诊断与处理

【导读】

输尿管损伤是保留肾单位手术的并发症之一，虽然总体发生率较低。但是一旦发生后，无论是损伤后输尿管梗阻，还是尿液外渗，均可导致肾功能受损和感染，轻者影响患者的生活质量，重者伤侧肾脏严重受损甚至危及生命。

肾部分切除术可导致输尿管损伤的类型包括结扎、电凝或缝扎、离断、部分裂伤等。根据输尿管损伤的不同，所采用的治疗方式亦不相同。

【病例介绍】

患者，男性，54岁，因"查体发现左肾肿物2月余"入院。患者入院前2个月于外院行常规查体，腹部CT：左肾下极外突不规则软组织影，肿物位于近肾门部，大小约4.0cm×4.0cm×3.0cm（图61-1）。为行治疗患者就诊于我院。入院后完善相关检查检验，术前评估RENAL评分为6A，除外手术禁忌后在全身麻醉下行腹腔镜下左肾部分切除术，但术中见患者输尿管与肿物周围皂化脂肪粘连严重，仔细分离，将左肾肿物及周围0.5cm肾组织完整切除，V-Loc线连续缝合左肾创缘。查无明显出血及漏尿后结束手术。术后第3天患者左侧腹膜后引流管引流出可见大量淡红色引流液，约620ml。考虑为输尿管损伤导致输尿管瘘形成。

1. 既往史　"系统性红斑狼疮"病史12年，规律口服"醋酸泼尼松片"35mg 1次/天，"硫酸羟氯喹片"0.2g 2次/天。

2. 体格检查　神清，体温37.1℃，腹部平坦，腹软，叩诊呈鼓音，无压痛及反跳痛。

3. 实验室检查

（1）血常规：白细胞$14.09×10^9$/L，中性粒细胞百分比92.83%，红细胞$3.57×10^9$/L，血红蛋白106.5g/L。

（2）肝肾功能：白蛋白29.3g/L，肌酐59.1μmol/L，尿素7.5mmol/L，尿酸331.0μmol/L。

（3）引流液：肌酐2442.8μmol/L，尿素42.4mmol/L，尿酸1298.0μmol/L。

4. 影像学检查

（1）腹部CT：左肾下极外突不规则软组织影，肿物位于近肾门部，大小约4.0cm×4.0cm×3.0cm（图61-1）。

（2）超声：左肾大小正常，形态轮廓规整，中心集合系统分离0.8cm。左肾实质厚度及回声未见明显异常。

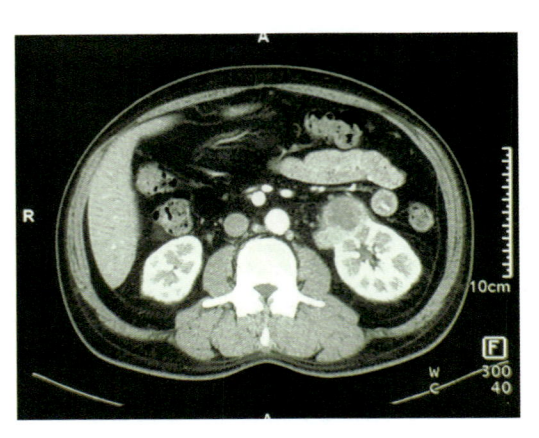

图61-1　术前腹部CT：左肾下极外突不规则软组织影，肿物位于近肾门部

5.诊断　左肾部分切除术后左输尿管损伤。

【术前讨论及临床决策分析】

1.手术指征　根据①术中输尿管与肿物周围皂化脂肪粘连严重；②术后引流液突然增多；③引流液中肌酐明显高于正常；④超声等综合判断，考虑为术中超声刀热损伤致术后左侧输尿管瘘，手术指征明确。

2.手术方案　根据手术过程及泌尿系超声结果考虑患者输尿管瘘口不大，且有多篇相关研究表明，行输尿管D-J管置入术，通畅引流尿液可获得较好的治疗效果。

与患者及其家属充分沟通，可行输尿管镜检＋输尿管D-J管置入术或者行膀胱镜下输尿管D-J管置入术，并充分告知风险，患者及其家属表示为减少输尿管损伤可能，仅同意行膀胱镜下左侧输尿管D-J管置入术。

3.术后注意事项　术后行影像学检查确定输尿管D-J管位置，密切关注患者尿量及左侧腹膜后引流量，嘱患者加强营养，补充人血白蛋白，促进瘘口愈合。

【治疗过程】

1.治疗方法　完善相关准备后，在局部麻醉下行膀胱镜下左侧输尿管D-J管置入术，首先置入导丝，导丝引导下置入D-J管，过程顺利。术毕，腹部平扫CT：左肾肿物术后，左肾下极前缘可见条形囊性低密度影，边缘尚清，其内可见引流管影与左侧输尿管相通，余未见明显异常（图61-2）。根据患者CT结果显示D-J管上段未在肾盂内，考虑输尿管上段存在瘘口，遂在膀胱镜下拔除左侧输尿管D-J管。

再次与家属充分沟通后拟在全身麻醉下行左侧输尿管镜探查＋D-J管置入术。术中见患者左侧输尿管口显示清晰，无明显喷尿，直视下沿输尿管缓慢进镜，于输

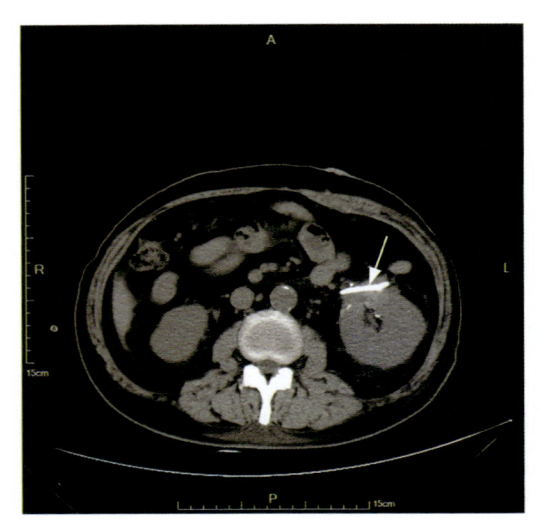

图61-2　下腹部平扫CT（箭头指向处为D-J管）

尿管上段近肾盂处可见一大小约1.0cm×1.0cm瘘口，瘘口周围组织水肿，通过瘘口可见腹膜后引流管，直视下置入导丝至肾盂处，导丝引导下置入左侧输尿管D-J管，过程顺利，撤镜，留置导尿管后查双肾超声：左侧肾盂内可见D-J管影。

2.术后情况　患者术后第1天腹膜后引流管引流出淡血性引流液约15ml，较前明显减少。嘱患者下床自由活动，加强营养。术后1周拔除导尿管，患者自行排尿可，腹膜后引流未见明显增加，后拔除腹膜后引流管。患者无发热，腹胀等不适。术后3个月给予患者拔除左侧输尿管D-J管，复查超声：左肾肿物切除术后，双肾形态规整，实质与集合系统分界清晰，中心集合系统未见明显分离。

【经验与体会】

1.治疗方式的选择　输尿管作为连接肾脏与膀胱的管道，具有狭长、隐蔽、血供较少等特点，外伤性输尿管损伤较少发生。然而，随着腔镜手术在临床工作中普及，由此导致的输尿管医源性损伤亦不少见。恢复输尿管的连续性，保障尿液的引流通畅是输尿管损伤的治疗原则。治疗方法应根据损伤的性质、部位、大小、时间长短、局部有无肿瘤侵犯等情况具体考虑。如输尿管被缝扎或者结扎，可松解缝线后观察如输尿管无明显缺血坏死，行输尿管D-J置入术即可；电凝或者较小的裂伤可选择置入D-J管行非手术治疗；输尿管完全离断或较重裂伤则需充分有力输尿管后行端端吻合或者输尿管膀胱吻合术。

本病例患者输尿管瘘口较小可尝试单纯置入输尿管D-J管，保障尿液引流，达到恢复输尿管连续性的目的。在瘘口处愈合的同时瘘口周围组织亦会形成粘连，最终使瘘口愈合。因输尿管镜可在探查瘘口位置及大小的同时可确保导丝置入的位置，因此建议首先考虑输尿管镜引导下行D-J管置入术。

关于D-J管的留置时间目前尚无定论，我们认为保留3个月左右为宜。D-J管拔除过早有输尿管狭窄的可能，拔除时间过晚则易导致D-J管结石和泌尿系感染的发生。

2.手术时机的选择　根据查阅相关文献及我们的临床经验，输尿管损伤诊断越早，治疗方式越简便。如术中即发现输尿管损伤，则可根据具体情况第一时间选择D-J管置入术或者输尿管端端吻合。

有研究显示，术后3d内发现输尿管损伤的可立即进行修复，成功率较高且无明显并发症。对于1~2周发现的损伤可视患者情况，如条件允许亦可立即手术探查。对于2周以上明确诊断的患者，因此时周围组织粘连水肿较重，建议先行肾盂造瘘术，引流尿液保护肾功能，待2~3个月后再行手术修复。

【小结】

随着医学影像学的发展和健康普查的广泛开展，早期肾癌的发现率逐渐增长，伴随着腔镜技术的不断成熟发展，腹腔镜保留肾单位的肾部分切除术已经成为一个常规的标准手术方式。但是术后输尿管损伤致尿漏、肾盂积水等并发症仍难以避免。早期发现输尿管损伤并及时处理能够改善患者预后，减少输尿管狭窄等远期并发症，避免或减少医疗纠纷，维护医疗安全。输尿管镜既是诊断检查手段又是治疗手段。明确损伤的部位及程度决定最佳的治疗方式。

（张爱莉　齐　盼）

> **【专家点评】**

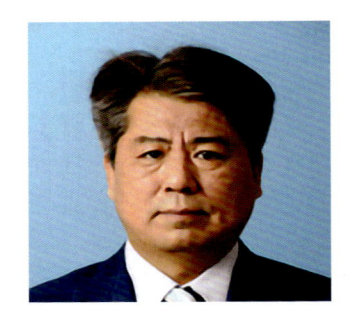

姚欣，医学博士，主任医师，博士研究生导师，天津医科大学肿瘤医院泌尿肿瘤科科主任。中国抗癌协会理事，中国抗癌协会泌尿男生殖肿瘤专业委员会候任主任委员，中国临床肿瘤学会肾癌专业委员会候任主任委员，中华医学会泌尿外科分会委员

近些年来随着肾癌发病率的提升，手术量亦明显增多，且高难度手术的占比也明显增加。但是随之而来的就是手术并发症的增加。

输尿管损伤常由外科医源性损伤引起，早期常无明显临床症状，表现为术后突然引流出大量淡血性液体。结合影像学检查及引流液肌酐检测，即可考虑输尿管损伤致尿瘘可能。本例中可以看出输尿管损伤后行输尿管镜置入D-J管的方案较安全可靠，既可以检查输尿管损伤的程度及部位，又可以同时进行治疗。仅行膀胱镜下D-J管逆行置入术有再次损伤输尿管的可能。

根据术者术中所见，考虑电凝损伤输尿管，输尿管损伤较小，置管选择较为合理，这也避免了再次手术修补。术后置管3个月，也为输尿管愈合赢得了时间，且不会由于置管时间过长导致感染、结石发生。

该病例很好地为我们展示了如何应对术后发现输尿管损伤，也为我们提供了较为全面的从发现到诊治的全过程。这种医源性损伤在所难免，只要我们早发现早治疗，还是可以极大地减轻患者痛苦的。

参 考 文 献

徐向军，黄永斌，刘兆飞，等. 医源性腔镜下输尿管损伤的原因分析与处理[J]. 中国微创外科杂志，2019，19（4）：372-374.

Eryilmaz R, Aslan R, Demir M, et al. Retrospective view and treatment of iatrogenic ureteral injuries[J]. Ann Med Res, 2020, 27（2）：448.

病例 62

肿瘤热的诊断与处理

【导读】

肾细胞癌简称肾癌，占肾脏恶性肿瘤的80%~90%，是起源于肾实质泌尿小管上皮系统的恶性肿瘤。虽然随着医学影像学的发展和健康普查的广泛开展，早期肾癌的发现率逐渐增长，但是仍有一部患者就诊时疾病已进展至晚期。肿瘤热是恶性肿瘤晚期的常见症状，因有发热，常与感染难以鉴别，尽管有一定的诊断标准来定义肿瘤热，然而临床工作中仍有很大的困难来鉴别肿瘤热和炎性发热，所有肿瘤晚期发热患者均常规抗感染治疗不仅浪费医疗资源，而且导致抗菌药物滥用，增加耐药菌生成及二重感染的发生，同时有可能延误肿瘤患者的治疗。因此，早期明确肿瘤热的诊断显得尤为重要。

【病例介绍】

患者，男性，55岁，因"发热1月余，查体发现右肾肿物2d"入院。患者1个月前无明显诱因出现午后发热，体温38℃左右，于当地医院行抗炎退热治疗后体温恢复至正常，停药后再次出现发热。2d前就诊于我院，查胸腹部CT：右肾肿物，双肺多发转移瘤。为进一步治疗收治入院。

1. 既往史　无特殊。

2. 体格检查　神清，体温37.4℃，双肺呼吸音清，未闻及明显啰音，腹软无压痛及反跳痛，腹部未触及明显肿块。

3. 实验室检查

（1）血常规：白细胞$10.61×10^9/L$，中性粒细胞百分比70.25%，淋巴细胞百分比19.72%，红细胞$3.30×10^9/L$，血红蛋白94.0g/L，血小板计数$408×10^9/L$。红细胞沉降率113.0mm/h。

（2）肝肾功能：白蛋白32.6g/L，丙氨酸氨基转移酶31.0U/L，天冬氨酸氨基转移酶17.0U/L，胆碱酯酶3678.0U/L，碱性磷酸酶314.2U/L，肌酐54.7μmol/L，尿酸160.0μmol/L。

（3）尿常规：白细胞2.7个/μl，白细胞0.8个/HPF，亚硝酸盐（−）。

4. 影像学检查

（1）胸腹部CT：右肾上极肿物，考虑肾癌；双肺多发转移瘤；纵隔内增大淋巴结（图62-1，图62-2）。

（2）全身骨ECT：左侧第2肋骨前端点状异常放射性浓聚，CT示左侧第2肋骨前端溶骨性骨质破坏，考虑为骨转移癌。

图62-1　腹部CT　　　　　　　图62-2　胸部CT

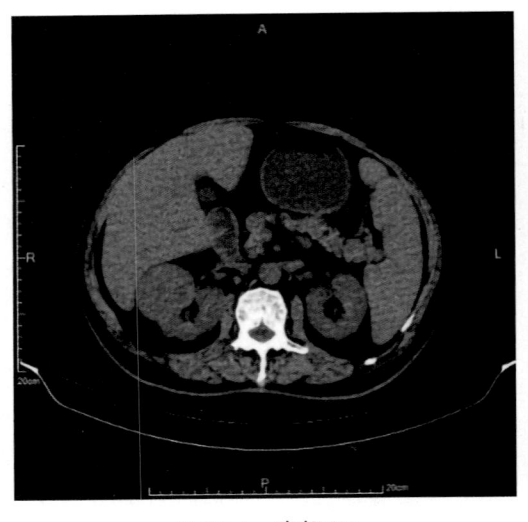

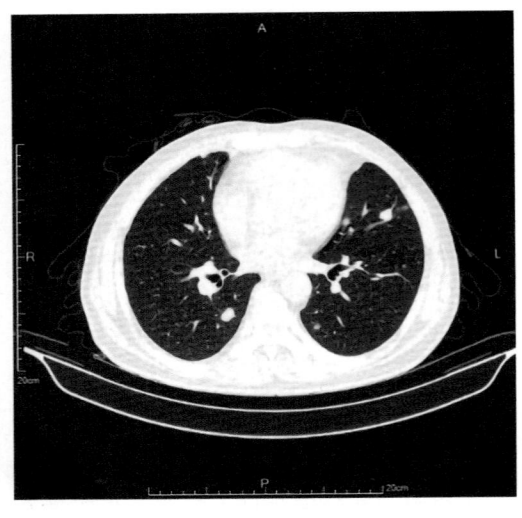

5.初步诊断　①右肾肿瘤双肺转移骨转移不除外；②发热原因待查。

【临床决策分析】

患者为中年男性，既往发热1月余，治疗效果欠佳。目前考虑为右肾肿瘤双肺转移骨转移可能性大。嘱患者积极完善术前检查检验，除外手术禁忌，拟行右肾根治性切除术，待病理回报后决定下一步治疗。

患者行术前准备期间仍诉有发热不适，结合入院查血常规示白细胞计数10.61×10^9/L，中性粒细胞百分比70.25%，给予患者抗炎治疗，控制发热症状。然而常规抗炎治疗7d后患者仍诉午后发热，体温最高可达38.5℃。再次复查血常规示白细胞计数6.64×10^9/L，中性粒细胞百分比62.31%。结果显示未见明显炎症反应，但患者仍有反复午后发热，为麻醉禁忌无法行手术治疗。

为明确诊断，科室综合讨论病史：患者发热时间较长，使用抗生素后患者体温控制仍较差，且体内无导管保留，考虑肿瘤热的可能性大，但不能排除其他原因引起发热的可能。

综合患者病情及各项检查检验结果，建议：①查C反应蛋白、降钙素原、血培养、病毒全项、G试验、肥达氏反应及外斐氏试验，以进一步明确有无感染因素；②行右肾肿物穿刺活检术以明确病理结果同时可除外肾淋巴瘤等疾病引起的发热；③患者红细胞沉降率较快，可完善结核杆菌抗体格检查测，抗酸染色、γ-干扰素试验及免疫球蛋白明确有无结核病变，同时行抗核抗体谱筛查除外风湿免疫性疾病；④行骨髓穿刺活检术，除外血液系统性疾病致发热的可能；⑤患者诉有牛羊接触史，可查布氏杆菌凝集试验除外布氏杆菌病可能。

完善检查期间，同时给予患者升级抗生素治疗，体温仍控制欠佳。

患者各项检查结果回报：降钙素0.19ng/ml，C反应蛋白166.00mg/ml，结核感染T细胞判读：阴性，抗酸染色未检出抗酸阳性菌，肥达氏反应＋外斐氏反应＋病毒全项＋结核杆菌抗体均未见异常，抗核抗体谱筛查未见异常，G试验（－），布氏杆菌凝集试验（－）。

右肾肿物穿刺活检：考虑肾细胞癌。

骨髓穿刺结果：缺铁性贫血伴感染，外周血可见幼红、幼粒细胞。

综合各项检查考虑患者发热为右肾癌伴双肺及骨转移引起的肿瘤热，遂嘱患者停用抗生素，口服萘普生控制体温。应用萘普生3d后患者体温明显降低，最高达37.3℃，进一步证明患者为肿瘤热。

患者体温平稳后请麻醉科会诊明确无手术禁忌后拟行手术治疗。

【治疗过程】

患者于2016年9月22日在全身麻醉下行后腹腔镜下右肾根治性切除术。

【术后情况及预后】

术后患者即停用萘普生，一般情况可，恢复良好，未再次出现发热不适。术后病理：肾肉瘤样癌。输尿管残端（-），血管断端（-）。淋巴结：肾门0/3转移。修正诊断为：右肾肉瘤样癌伴双肺转移骨转移（$T_1N_0M_1$）。

考虑患者为晚期肾癌，术后给予口服甲苯磺酸索拉非尼行肾癌靶向治疗。

【经验与体会】

1. 肿瘤热的定义　肿瘤热即肿瘤性发热是肿瘤本身引起的一种副癌综合征，其发生机制尚不明确，且与感染等其他疾病引起的发热相比，肿瘤热缺乏明确的临床特点。肿瘤热的发生可能与恶性肿瘤生长过快，导致的组织相对缺血缺氧而坏死有关，也可能肿瘤细胞本身产生内源性致热原或者分泌的一些活性物质有关。肿瘤热实质上是一种排他性的诊断，指癌症患者在排除感染、抗生素治疗无效的情况下出现的直接与癌症有关的非感染性发热和患者在肿瘤发展过程中因治疗而引起的发热。同时有研究表明肿瘤热主要表现在恶性淋巴瘤、急性白血病和肾癌的患者。

2. 肾癌肿瘤热的发生率　有研究表明肾癌患者肿瘤热的发生率为7.8%～14.9%，其中约有2%的患者发热是其唯一的临床表现。因常规的抗炎治疗对肿瘤热无效，且长时间的抗炎治疗可能会造成二重感染及延误患者的治疗。因此，临床上遇到肾肿物伴发热的患者一定要警惕肾癌肿瘤热的可能。

3. 肿瘤热的诊断标准　经过对既往肿瘤性发热患者资料进行总结及查阅文献，我们认为肿瘤具有以下特征：①持续2周以上的发热病史，且每日至少一次体温高于38.0℃；②实验室及影像学检查无明显感染性证据；③经验性抗炎治疗1周以上无效；④萘普生试验可使患者体温降至正常水平。

【小结】

结合本病例，患者入院前既有发热，入院后给予经验性抗炎治疗后发热症状未见明显好转，此时应考虑患者为肿瘤性发热的可能性较大。为谨慎起见我们在诊断肿瘤热之前为患者进行了大量的临床检查，以除外其他应感染性因素导致的发热。但是这不仅需要较长的检查时间，同时花费大量的金额。因此，我们建议入院伴发热的肿瘤患者应时刻警惕肿瘤热的可能。

（张爱莉）

▶【专家点评】

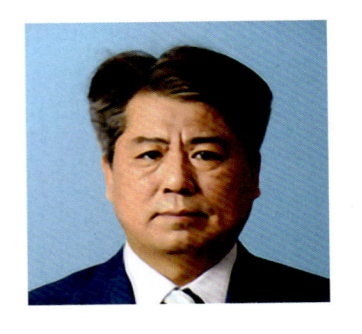

姚欣，医学博士，主任医师，博士研究生导师，天津医科大学肿瘤医院泌尿肿瘤科科主任。中国抗癌协会理事，中国抗癌协会泌尿男生殖肿瘤专业委员会候任主任委员，中国临床肿瘤学会肾癌专业委员会候任主任委员，中华医学会泌尿外科分会委员

发热为临床较为常见的症状之一，其病因复杂，时常不易诊断。肿瘤患者发热也是其常见的临床症状之一，所以肿瘤患者在院治疗期间出现的发热，是否伴随感染成为临床诊断和治疗过程中的难点。而对于临床医师来说，为了尽快给予恰当的治疗，减少医疗开支，缩短治疗时间，使病死率最小化，判断发热的原因至关重要。

肿瘤性发热是由肿瘤本身引起的一种副癌综合征，常表现为间歇热或不规则热，常见皮肤发红及出汗，很少出现畏寒，应用抗菌药物无效。血常规检查一般正常，可有轻度的白细胞升高或有贫血。本例中患者入院查胸腹部CT：右肾肿物，双肺多发转移瘤，同时白细胞轻度升高。针对并发感染的肿瘤患者，及时的抗感染治疗非常重要，若延误治疗可能会产生严重的后果，影像学资料和细菌学检查作为感染的早期鉴别诊断是远远不够的，且这些结果往往并不能及时反馈。经抗炎治疗后仍有反复发热，复查血常规未见明显异常，此时对患者的诊疗成为棘手问题。通过对其他发热原因进行系统化排除，而又穿刺确诊肾细胞癌，再经非甾体抗炎药中的萘普生来区分肿瘤热与非肿瘤热。最终肾根治性切除术后再未出现发热情况。有研究表明：肿瘤热属于一个排外性诊断，因为没有临床特点作为肿瘤热的诊断标准。因此，全面掌握病情，系统排查病因，成为本例诊治过程中的关键环节。

肿瘤患者免疫功能低下，是感染的高发人群，一旦合并感染，病死率较高，肿瘤热是恶性肿瘤常见的症状，因有发热，常难以与感染相鉴别，大部分肿瘤晚期发热患者均常规抗感染治疗不仅浪费医疗资源，而且导致抗感染药物滥用，增加耐药菌生成及二重感染的发生。因此，鉴别诊断至关重要。

参 考 文 献

陈银葵，邓欢，蔡思娜，等．肿瘤晚期患者感染与肿瘤热早期诊断的临床研究［J］．中华医院感染学杂志，2016，26（12）：2721-2723.

郭凡，霍怡杉，封敏，等．降钙素原在恶性肿瘤患者发热诊断中的研究［J］．国际检验医学杂志，2017，38（9）：1186-1189.

Vincenzi B，Fioroni I，Pantano F，et al．Procalcitonin as diagnostic marker of infection in solid tumors patients with fever［J］．Sci Rep，2016，6：28090.

Zhang H，Wu Y，Lin Z，et al．Naproxen for the treatment of neoplastic fever：a PRISMA-compliant systematic review and meta-analysis［J］．Medicine，2019，98（22）：e15840.